연하장애

Swallowing Disorders

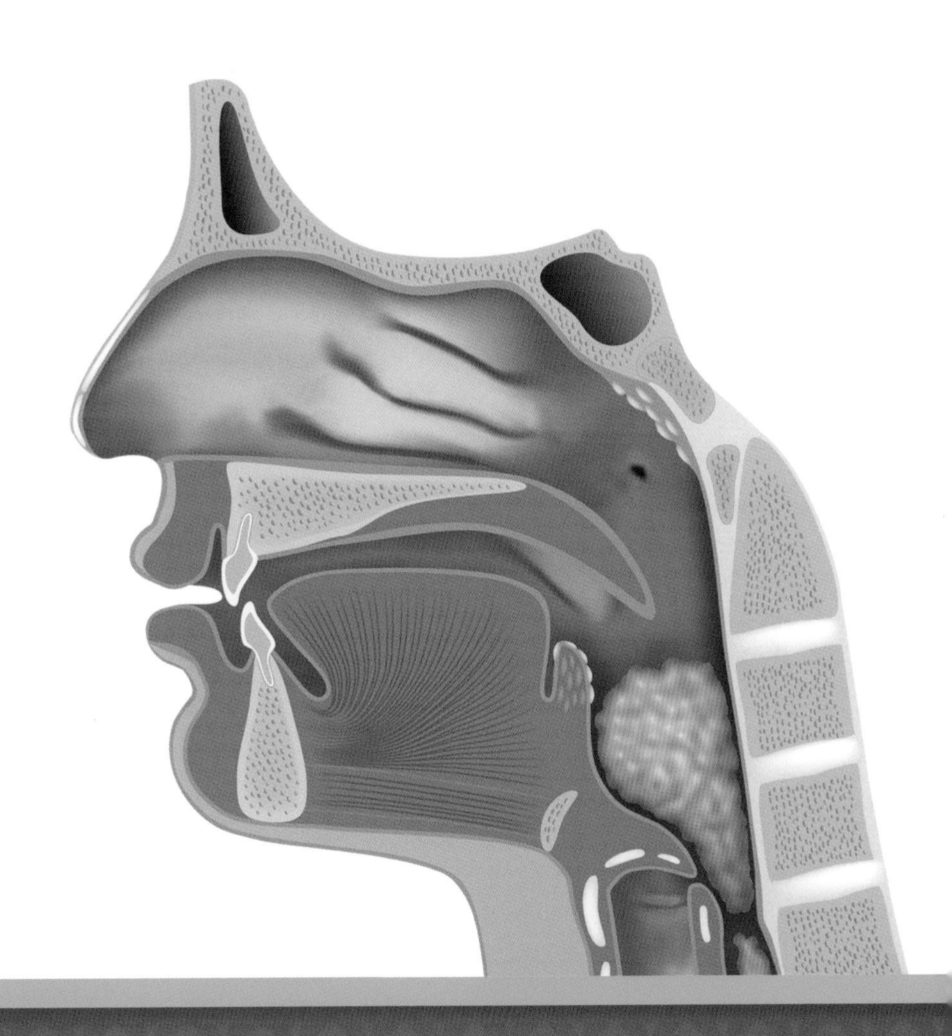

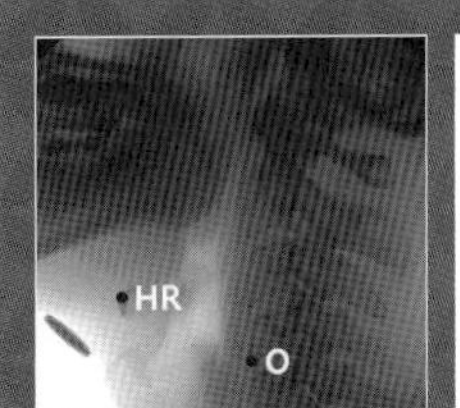

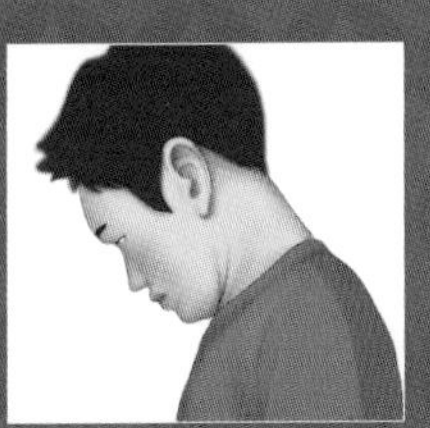

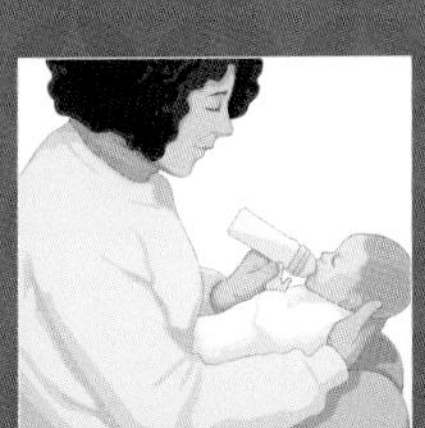

연하장애

첫째판 1쇄 인쇄 | 2017년 2월 20일
첫째판 1쇄 발행 | 2017년 3월 02일
첫째판 2쇄 발행 | 2019년 6월 21일

지 은 이 대한연하장애학회
발 행 인 장주연
출 판 기 획 김재한
편집디자인 김영선
표지디자인 이상희
발 행 처 군자출판사(주)
등록 제 4-139호(1991. 6. 24)
본사 (10881) **파주출판단지** 경기도 파주시 회동길 338(서패동 474-1)
전화 (031) 943-1888 팩스 (031) 955-9545
www.koonja.co.kr

ISBN 979-11-5955-157-4
정가 70,000원

집필진

권재성 청주대학교 작업치료학과
권정이 삼성서울병원 재활의학과
권택균 서울대병원 이비인후과
김광현 서울대학교 보라매병원 이비인후과
김덕용 세브란스병원 재활의학과
김돈규 중앙대병원 재활의학과
김민욱 강동성심병원 재활의학과
김상윤 서울아산병원 이비인후과
김성우 일산병원 재활의학과
김은선 고려대병원 소화기내과
김한수 이대목동병원 이비인후과
남인철 인천성모병원 이비인후과
류주석 분당서울대병원 재활의학과
민경철 서울시립아동병원 작업치료실
박명숙 건국대학교 간호학과
박상균 분당 제생병원 작업치료실
박연환 서울대학교 간호학과
박영학 여의도성모병원 이비인후과
박윤길 세브란스병원 재활의학과
박은정 경복대학교 작업치료학과
박주현 서울성모병원 재활의학과
박진우 동국대일상병원 재활의학과
백남종 분당서울대병원 재활의학과
백지영 동신대학교 작업치료학과
서연옥 순천향대학교 간호학과
서한길 서울대병원 재활의학과
선동일 서울성모병원 이비인후과
송보경 강원대학교 작업치료학과
송영진 서울아산병원 재활의학과 작업치료실
신진용 서울대학교 어린이병원 작업치료실
신철민 분당서울대병원 소화기내과
안강민 서울아산병원 구강외과
오병모 서울대병원 재활의학과
오종치 경동대학교 작업치료학과
오혜원 우석대학교 작업치료학과
우희순 원광대학교 작업치료학과
유 미 경상대학교 간호학과
윤인진 서울아산병원 재활의학과 작업치료실
이경희 백석대학교 작업치료학과
이동호 분당서울대병원 소화기내과
이승원 순천향대병원 이비인후과
이윤세 서울아산병원 이비인후과
이종호 서울대병원 구강악안면외과
이주강 가천길병원 재활의학과
이지인 대구파티마병원 재활의학과
이호선 신촌세브란스병원 영양실
임상희 분당차병원 재활의학과
임 선 부천성모병원 재활의학과
장대현 인천성모병원 재활의학과
정세희 서울대학교 보라매병원 재활의학과
정은재 서울대병원 이비인후과
정한영 인하대병원 재활의학과
주영훈 부천성모병원 이비인후과
차태현 건양대학교 작업치료학과
최경효 서울아산병원 재활의학과
최승호 서울아산병원 이비인후과
최유임 원광대학교 작업치료학과
최윤진 분당서울대병원 소화기내과
팽준영 경북대병원 구강악안면외과
편성범 고려대병원 재활의학과
한태륜 강원도재활병원
홍호진 동국대학교 일산병원 작업치료실

편집위원

편집위원장

편성범　고려대학교병원 재활의학과

편집위간사

서한길　서울대학교병원 재활의학과

편집위원

김한수　이화여자대학교 목동병원 이비인후과
류주석　분당서울대학교병원 재활의학과
박기덕　가천대학교 길병원 재활의학과
박연환　서울대학교 간호학과
박은정　경북대학교 작업치료학과
안강민　서울아산병원 구강외과
오병모　서울대학교병원 재활의학과
정세희　서울대학교 보라매병원 재활의학과
정은재　서울대학교병원 이비인후과
주영훈　부천성모병원 이비인후과

발간사

대한연하장애학회가 주관이 되어 집필한 연하장애 교과서가 발간이 된 것을 모든 회원님들과 함께 진심으로 기쁘게 생각합니다. 본 학회는 연하장애에 대한 연구와 진료, 교육 그리고 정책과 관련된 문제들을 함께 해결하고자 2009년에 창립이 되었고, 연하장애와 관련된 다양한 전문가들로 구성된 전체 회원님들의 적극적인 참여와 협조로 비교적 짧은 기간 안에 양적인 면은 물론이고 질적으로도 비약적인 발전을 하였다고 감히 자부할 수 있습니다. 학회가 창립될 때부터 초대 한태륜 회장님과 전임 박영학 회장님을 중심으로 학회가 추진해야 할 중점 사업의 하나로 교과서 발간 계획이 수립되었고 다년간의 준비 작업을 거쳐 2016년 초부터 발간 실무 작업이 진행되었습니다.

지금까지 국외는 물론이고 국내에서도 연하장애에 관한 내용을 담고 있는 책자들이 여러 권 발간이 되었습니다. 하지만 대부분은 우리나라 의료상황과는 여러 가지로 큰 차이가 나는 외국 서적을 번역한 책자이거나 그렇지 않으면 일부 독자층을 겨냥한 책자로 명실상부한 연하장애 교과서라고 하기에는 아쉬움이 있었습니다. 본 교과서는 연하장애에 관한 기초적인 지식부터 실제 임상에서 적용할 수 있는 최신 치료기법에 이르기까지 광범위한 내용을 체계적으로 정리하였습니다. 특히 연하장애에 관심이 있고 실제 임상에서 연하장애 환자들의 진료를 담당하고 있는 의사 및 치료사, 간호사, 영양사뿐만 아니고 해당 학과 학생들도 어렵지 않게 이해할 수 있도록 내용을 조절하였습니다.

본 교과서 발간을 위하여 연하장애에 대한 각 분야의 전문가 분들이 바쁘신 중에도 흔쾌히 참여해주셨습니다. 주옥같은 원고와 소중한 자료들을 보내주신 모든 저자 분들께 감사드리고, 특히 여러 가지로 어려운 상황에서 제한된 기간 내에 훌륭하게 연하장애 교과서를 만들어주신 편성범 편찬위원장과 서한길 간사를 비롯한 모든 편찬위원 여러분들께도 심심한 감사의 말씀을 드립니다.

아무쪼록 이 교과서가 연하장애에 대해 관심을 가지고 있는 모든 분들에게 많은 도움이 되기를 기대합니다.

2017년 2월

대한연하장애학회 회장 최경효

서문

최근 사회가 고령화 됨에 따라 연하장애와 이로 인한 흡인성 폐렴은 임상에서 매우 중요한 문제로 대두되고 있습니다. 한 연구에 따르면 50세 이상 성인에서 연하장애의 유병율이 22%에 이른다고 보고하였고, 재활치료기관에 입원한 환자 중 약 1/3에서 연하장애를 가진다는 보고도 있습니다. 정상적인 노령화에 따른 삼킴기능의 저하 외에도 뇌졸중, 퇴행성 중추신경계 질환, 신경근육계 질환, 구강, 인후두 및 식도질환, 두경부 암 등 다양한 원인으로 연하장애가 발생합니다.

연하장애를 치료하기 위해서는 전문가에 의한 정확한 평가와 적절한 치료가 중요하지만, 그 임상적인 중요성에도 불구하고 전문가를 교육하기 위한 체계적인 프로그램과 좋은 교재가 매우 부족한 실정이었습니다. 대한연하장애학회는 2009년에 창립되어 의사, 작업치료사, 영양사, 간호사, 언어치료사 등 다양한 분야의 전문가들이 모여 연하장애에 대한 학문적 교류와 발전, 연하장애 전문가 양성, 그리고 정책수립에 반영하는 등 다양한 노력을 기울여 왔습니다. 이번 연하장애 교과서의 발간은 이러한 노력의 일환으로 탄생한 결과물입니다. 외국에는 이미 다양한 연하장애 관련 책들이 발간되어 있지만, 국내에서는 일부 번역서만 출간되어 있는 상태여서 일선 현장에서 학생과 임상 전문가 교육에 활용하기에는 많은 어려움이 있었습니다. 이에 본 책자는 일선 학교와 임상 현장에서 교재로 쉽게 활용할 수 있고, 연하장애 관련 임상가들이 지식을 습득하고 임상에 활용할 수 있도록 많은 실제적인 내용을 담아 저술하였습니다. 본 교과서는 대한연하장애학회에서 수년간 연하장애 전문가과정을 운영해 오면서 쌓인 경험을 바탕으로 연하장애 교과서를 구성하였고, 각 장(章)은 그 분야에서 가장 오랜 임상경험을 갖고 권위있는 전문가들이 집필에 참여하였습니다. 저자들의 풍부한 임상경험에 바탕을 두고 기존에 연구된 문헌들을 참고로 하여 근거에 기반하면서도 가능하면 쉽게 이해할 수 있도록 집필하였습니다.

본 교과서는 모두 다섯 개의 파트로 구성되어 있습니다. 1부 ‘서론’에서는 연하장애와 치료에 대한 이해를 돕고 연하와 관련된 생리해부학적인 기능에 대해 다루었습니다. 2부 ‘연하장애의 평가’에서는 임상에서 시행하고 있는 다양한 연하장애의 평가방법과 비정상 소견, 그리고 영양평가에 대해 서술하였습니다. 3부 ‘연하장애와 관련된 임상질환’에서는 흔히 연하장애를 일으키는 다양한 질환에 대해 기술하였습니다. 4부 ‘연하장애의 치료’에서는 연하장애의 치료원칙과 함께 임상현장에서 사용하고 있는 구강간호, 보상기법과 행동적 접근법, 신경근 전기자극치료, 수술적 치료와 비경구 식이 등 다양한 치료기법을 기술하였습니다. 또한 치료기법과 관련된 동영상을 함께 제공하여 독자들이 좀더 쉽게 이해할 수 있도록 하였습니다. 마지막 5부 '소아에서 연하장애의 평가와 치료'에서는 흔히 어렵게 생각하고 있는 소아에서 삼킴기능의 발달, 임상적 평가, 연하장애를 흔히 동반하는 질환, 섭식관리와 함께 소아 연하장애의 치료에 대해 다루었습니다. 이를 통해 소아를 주로 보거나 소아 연하장애의 평가와 치료를 새로 시작하려는 임상가들이 참고할 수 있도록 하였습니다.

이 책은 국내에서는 처음 발간되는 '연하장애' 교과서로서 앞으로 우리나라의 연하장애 관련 다양한 분야에서 학생과 임상 전문가 교육에 활용할 수 있을 것으로 기대합니다. 뿐만 아니라, 연하장애에 관심이 있는 일반인, 환자와 보호자 등 다양한 독자층에서도 이 책을 참고하여 연하장애를 쉽게 이해하는데 도움을 받을 수 있을 것으로 생각합니다.

그동안 본 교과서가 출판될 수 있기까지 본 교과서의 저술에 참여해 주신 모든 저자분들께 깊이 감사드립니다. 아무쪼록 이 책이 우리나라의 연하장애 분야의 임상적인 발전과 학문적인 기반을 한단계 더 높이는데 기여할 수 있는 주춧돌이 되기를 바랍니다.

연하장애 교과서 편집위원장 편성범

목 차

1부 서론

2부 연하장애의 평가

4부 연하장애의 치료

5부 소아에서 연하장애의 평가와 치료

D I F F I C U L T Y   O F   S W A L L O W I N G

1부 서론

1장 연하장애 재활의 이해

2장 연하와 관련된 해부학적 구조에 대한 이해

3장 정상 연하의 생리

4장 노화에 따른 연하기능의 변화

chapter

01

연하장애 재활의 이해

한태륜, 오병모

삼킴을 뜻하는 '연하(嚥下)'는 사실 많은 사람들에게 낯선 용어다. 우리가 사용하는 많은 의학 용어들이 그렇듯이 '연하'도 서양의 것을 번역한 일본 의학 용어에서 가져왔으리라 생각한다. 대한연하장애학회를 창립할 때 회원들이 모여서 학회의 이름을 두고 여러 가지 의견을 나누었다. '삼킴'이라고 쉽게 표현하는 것을 선호하는 회원들도 있었다. 비록 '연하'라는 용어가 일반인에게는 낯선 것이 사실이지만 의학 용어로는 국내에서도 오랫동안 사용해 왔으며, 한자를 사용하는 다른 아시아 국가들에서도 '연하'라는 용어를 사용하기 때문에 국제적인 교류를 고려하여 결국 학회 명칭에 '연하'라는 용어를 사용하기로 결정했다.

연하장애를 뜻하는 영어 단어 Dysphagia는 그리스어 어원을 가지고 있으며, 삼키는 것(Phagia, 그리스어 φαγεῖν '먹다'에서 유래)을 잘 못하는(dys-) 상태를 의미한다[1]. 연하장애를 한마디로 정의하기는 쉽지 않으나 '삼키는 과정에 문제가 생겨서 입으로 먹기가 어려운 상태'라고 얘기 할 수 있다. 그러나 어디까지가 정상이고 어디서부터 연하장애라고 해야 하는지 그 경계는 사실 그렇게 선명하지 않다. 정상인도 가끔 음식을 빨리 먹다가 사레들리곤 한다. 이런 현상은 노화와 함께 점점 더 빈번히 일어나기 시작하는데 이 경우 어디까지가 정상이고 어디서부터 연하장애라고 해야 하는지 아직 그 정의가 확실히 내려져 있진 않다.

연하장애 때문에 발생할 수 있는 가장 심각한 합병증은 흡인(吸引, aspiration)으로 인한 폐렴과 질식, 그리고 영양분의 공급 부족으로 인한 영양실조일 것이다. 흡인은 '먹은 것이 후두나 기관으로 잘못 들어가는 것'을 일컫는데, '빨아들인다'는 의미를 지닌 '흡인'이 과연 정확한 번역인지는 의문이다. 일본에서는 '잘못된 삼킴'이라는 의미의 '오연(誤嚥)'이라는 용어를 사용하여 삼키는 과정에서 발생한 병태생리라는 뜻을 분명히 전달하고 있으나, 우리에게는 아직 낯선 용어이다.

평가와 치료의 한 분야로서 연하장애가 정립된 것은 의학의 다른 분야와 비교할 때 비교적 최근의 일이다. 그러나 삶의 질을 중시하는 현대 의학의 흐름 속에서 음식을 먹는 것의 중요성은 더 크게 주목을 받고 있다. 폐렴 등의 합병증을 막고 충분한 영양을 공급한다는 일차적인 목표를 넘어서, 이제는 환자에게 음식을 먹는 즐거움을 되돌려 준다는, '삶의 질' 차원의 목표가 더욱 강조되고 있다.

I. 연하장애 치료의 역사

19세기 초에 들어와 Magendie가 연하 운동의 3단계를 기술한 것이 연하장애에 대한 최초의 연구로 알려져 있는데, 연하를 구강기, 인두기, 식도기로 구분하는 것은 이때부터 정립되었다고 볼 수 있다[2]. 그 후 Cannon 등이 X 선을 이용하여 실험 동물에서 삼킴 과정을 연구했으며[3], 20세기에 들어와 Miller 등에 의해 연하 운동 중추에 대한 연구가 시작되었다[4].

치료 분야에서 진보는 더욱 더뎌서, 1951년 Kaplan이 실시한 윤상인두근절제술(cricopharyngeal myotomy)이 연하장애에 대한 최초의 치료라고 알려져 있다[5]. 그 전까지는 연하장애는 치료가 되지 않는 것으로 생각하여 특별한 치료를 하지 않았다고 한다. 이후에 연하장애에 대해서 다양한 치료가 시도되었으며, 재활 훈련에 대한 최초의 논문은 1972년에 Larsen에 의해 기술되었다[6]. 그러나 본격적으로 연하장애에 대한 재활 치료가 시작된 것은 1979년에 Logeman 등이 비디오투시연하검사(videofluoroscopic swallowing study, 이하 VFSS)를 소개하면서부터라고 할 수 있다[7]. 왜냐하면 VFSS가 도입되기 전까지는 연하장애를 의심하더라도 객관적으로 진단을 내리거나 치료 효과를 과학적으로 검증할 방법이 없었기 때문이다. VFSS와 함께 연하장애에 대한 표준적 평가 방법으로 인정받고 있는 내시경연하검사(fiberoptic endoscopic examination of swallowing, 이하 FEES)는 1988년 Langmore 등에 의해 처음 발표되었다[8]. 1983년에는 연하장애 재활에 대한 두 권의 교과서가 Logemann 및 Groher에 의해 각각 발간되었고[9], 그 후 연하장애에 대한 최초의 의학 학술지인 Dysphagia가 1986년에 창간호를 선보이게 된다.

학술단체로는 미국에서는 1992년에 Dysphagia Research Society가, 일본에서는 1995년에 Japanese Society of Dysphagia Rehabilitation가 창립되었고, 우리나라는 2009년에 연하장애에 관심있는 모든 분야의 사람들이 모여 대한연하장애학회(Korean Dysphagia Society)를 창설하였다. 대한연하장애학회는 미국이나 일본에 비해 늦게 출발하였으나 학술적으로는 다른 나라들 못지 않게 매우 왕성하게 활동하고 있다.

인구가 고령화됨에 따라서 앞으로 연하장애에 대한 관심은 폭발적으로 늘어날 것이라 예상한다. 이는 연하장애에 대한 연구를 먼저 시작한 미국보다 오히려 후발 주자라고 할 수 있는 일본에서 연하장애 재활에 대한 관심이 더 뜨겁다는 것을 보면 알 수 있다. 연하장애는 많은 질환을 그 원인으로 하지만 자연적인 노화 현상으로 발생할 수 있다. 따라서 노인인구의 폭발적인 증가가 진행되고 있는 우리나라에서는 반드시 이에 대한 연구와 대비가 필요하다고 하겠다.

II. 연하장애의 원인

연하장애는 매우 다양한 질환에 의해서 발생할 수 있다. 이 원인 질환들도 다양한 방식으로 분류할 수 있지만, 일반적으로는 신경계를 침범한 질환군과 그렇지 않은 군으로 나눈다. 신경계를 침범한 군은 다시 중추 신경계를 침범한 군과 말초 신경계/신경근접합부/근육을 침범한 군으로 나눌 수 있다. 신경계를 침범하지 않은 질환으로는 해부학적 구조 변화에 의한 것이 가장 많은데 후두암이나 구강암, 설암, 인두암 등의 두경부 종양이 대표적이며 그 밖에 식도 연동 운동 소실과 하부 식도 괄약근의 이완 부전을 특징으로 하는 식도이완불능증(achalasia)이나 식도 벽의 섬유화를 초래하는 경피증(scleroderma) 등이 이 범주에 들어 간다(표 1-1). 기질적 원인이 불분명한 연하장애를 기능적(functional) 연하장애라고 표현하기도 하지만[10], 이는 전형적인 배제 진단(diagnosis of exclusion)이므로 병태생리에 대한 이해가 깊어짐에 따라서 '기능적 연하장애'라고 진단을 내리는 일은 점점 감소할 것이다.

정신적인 이유로 음식을 삼키는 것이 어려워 병원을 찾는 경우도 흔하다. '식이장애' 또는 '먹기장애'라고도 번역되는 섭식장애(eating disorder)는 비정상적인 음식섭취와 관련된 정신과적 질환을 일컫는 광범위한 용어인데, 대표적인 질환이 바로 신경성식욕부진(anorexia nervosa)과 신경성폭식(bulimia nervosa)이다. 신경성식욕부진증은 섭식을 거부하거나 구토를 하지만, 연하 기능 자체에는 문제가 없다. 매우 드물긴 하지만 '먹기공포증(phagophobia)' 등의 심인성(psychogenic) 연하장애도 학계에 보고되어 있는데[11], 이 경우 임상적으로는 그 구별이 쉽지 않으므로 비디오투시검사 등의 객관적 검사를 통해 연하장애의 유무를 확인하여야 한다.

표 1-1. 연하장애의 원인 분류

구분	질환
중추신경계 질환	뇌졸중 외상성 뇌손상 뇌종양 뇌염 파킨슨병 다발성 경화증 치매, 알츠하이머병 등
말초신경계, 신경근접합부, 근육 질환	뇌신경 손상 길랑-바레 증후군 중증근무력증 램버트-이튼 근무력증후군 염증성 근육병증 근디스트로피 등
국소적, 구조적 병변	구강, 인두, 식도의 종양 수술 후 해부학적 변형 전방경추부 골극 식도막, 식도폐쇄증 젠커 게실 등

III. 연하장애의 역학

한 지역사회 전체에서 연하장애의 유병률과 발생률은 정확히 알려져 있지 않다. 한 보고에 의하면 50세 이상에서 식도기 이상까지 포함한 연하장애의 유병율은 22%이다[12]. 또한 재활치료 기관에 입원한 환자 중 약 1/3이 연하장애를 가지고 있다는 보고도 있다[13].

질환별 유병율은 연하장애의 가장 흔한 원인 질환인 뇌졸중에서 다수의 대규모 연구가 이루어졌다. 급성기 뇌졸중 환자에서 물마시기 검사(water swallow test) 등 임상적인 선별검사를 사용한 연구들에서는 37~45%의 유병률을 보고하고 있다. 그러나 비디오투시검사를 이용한 객관적 검사에서는 유병율이 더욱 높아서 64~78%에[14] 이른다. 임상 증상에 바탕을 둔 선별검사와 객관적인 검사 결과 사이에 이렇게 큰 차이가 있는 것은 뇌졸중 환자에서 무증상 흡인(silent aspiration)이 매우 빈번하다는 것을 보여준다. 따라서 뇌졸중과 같이 신경계 질환이 있는 환자들에서 연하장애를 정확하게 평가하기 위해서는 VFSS, FEES 등의 객관적 검사를 사용하는 것이 중요하다. 그 밖에 파킨슨 환자의 20~40%에서[15], 그리고 전방 경추부 수술 환자에서 많게는 50% 정도의 연하장애 유병률을 보고하고 있다. 하지만 여전히 많은 질환에서 연하장애의 발생률과 유병율이 잘 알려져 있지 않다[16].

이 뿐 아니라, 정상적인 노화에 따라 발생하는 연하장애에 대한 조사가 매우 시급히 필요하다. 일본에서 수행된 연구에 따르면 재가 노인의 13.8%가 연하장애 위험군으로 보고되었고, 지역사회 공공복지 서비스를 이용하는 노인의 약 35%가 연하장애를 보인다고 한다[17]. 미국에서 65세 이상 노인의 15%가[18], 그리고 요양원 입소자에서는 50% 이상에서 연하장애가 있다고 보고하고 있다[19]. 최근의 국내 지역 보고에 의하면 65세 이상 노인 인구의 33.7%가 연하장애 증상이 있다고 보고하고 있다[20].

2014년 우리나라 통계청이 발표한 자료에 의하면 우리나라 사망 원인 중 폐렴이 5위를 달리고 있다. 폐렴은 2004년 이전에는 우리나라에서 10대 사망원인에도 들지 못하였으나 지난 10년간 크게 증가했다(그림 1-1). 일본에서도 폐렴이 제3위의 사망원인인 것을 고려하면(2014년 사망원인 통계), 이러한 사망 원인의 변화가 인구의 고령화와 무관하지 않은 것 같다. 영국에서 이루어진 연구에 의하면 지역사회획득 폐렴(community-acquired pneumonia)으로 입원한 환자의 13.8%가 흡인의 고위험군이었다[21]. 따라서 사망에 이르는 심각한 폐렴 중 상당수가 흡인성 폐렴일 것으로 추정되며, 연하장애가 있을 때 흡인성 폐렴의 위험이 크게 증가한다는 점을 고려하면 연하장애가 큰 사회적 문제가 될 수 있음을 보여준다. 한시라도 빨리 국내에서도 대단위 연구가 이루어져서 우리나라 연하장애 환자들의 치료 및 정책 수립에 바탕이 마련되어야 할 것이다.

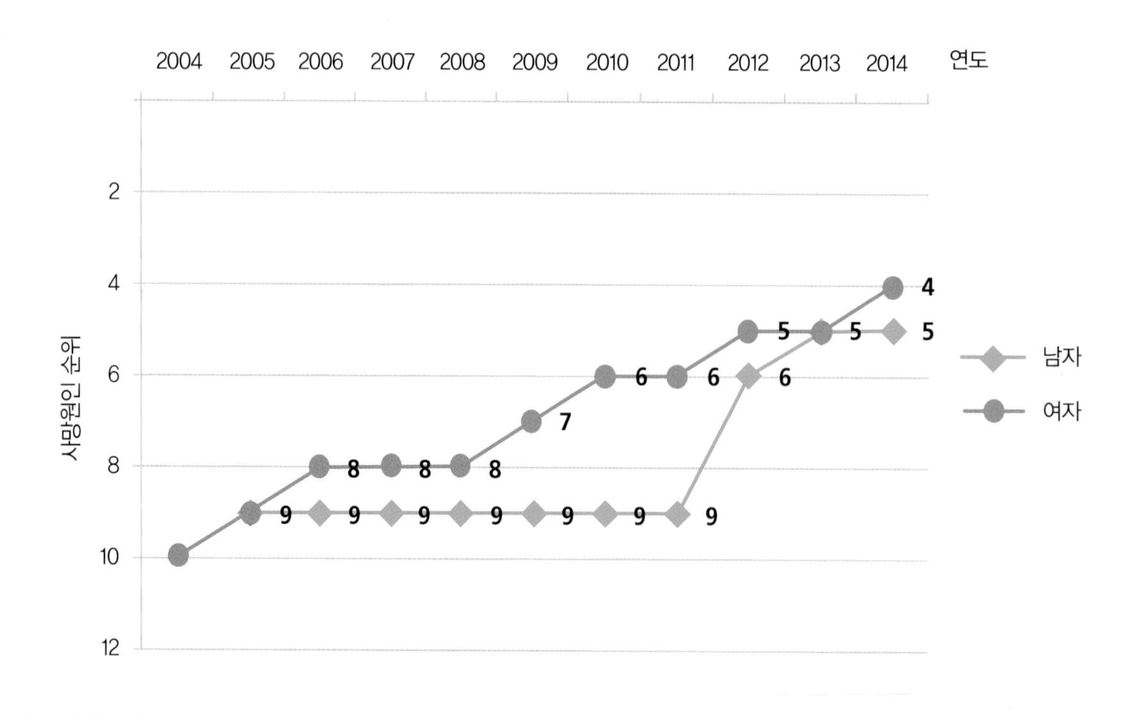

그림 1-1. 지난 10년간 우리나라 사망원인 중 폐렴의 순위도 변천
2004년 처음 10위권에 진입한 이후 10년만에 5위로 껑충 뛰어 올랐다.

IV. 연하장애 환자의 치료전략

1. 연하장애 치료의 특징

연하장애는 완치 가능한 단일 질환이 아니라 다양한 질환군에서 발생할 수 있는 기능장애이기 때문에, 일반적인 질환 치료와는 다른 점이 있다. 연하장애 치료는 기능의 스펙트럼 위에서 한 걸음 더 좋은 방향으로 개선하는 것을 목적으로 한다. 따라서 각 환자의 초기 장애 상태를 평가하여 각자의 상황에 맞게 장기 및 단기 목표를 수립하는데, 이는 재활의학에서 추구하는 목표지향적 접근 방법(goal-oriented approach)과 동일하다. 또 하나의 특색은 이와 같이 목표를 설정하고 치료를 하기 위해서는 하나의 의료 직종만으로는 불가능하며 여러 직종이 힘을 합치는 다학제적 팀 접근 방법(multidisciplinary team approach)이 필요하다. 따라서 환자를 중심으로 의사가 팀 리더가 되어 목표를 설정한 후 언어치료사, 작업치료사 등 직접 연하장애의 치료에 참가하는 인원 이외에도 연하장애 음식을 담당하는 영양사, 조리사와 환자의 전신 상태를 향상시키는 물리치료사, 병실에서 실제로 식사를 시키는 간호사 및 간병인, 가족에 이르기까지 여러 직종의 치료진이 의사의 지휘 하에 일사분란하게 움직여야 그 목표를 달성할 수 있다. 위와 같은 특징은 사실 재활의학 자체의 특징이기도 한데, 연하장애에 대한 치료가 재활의학의 일부로 자연스럽게 포함된 배경이라 할 수 있다.

이러한 치료 흐름은 한 번의 시도로 끝나지 않는다. 단기적 치료 목표와 치료 방법을 치료 팀 내에서 공유한 후 치료를 개시하면 그 이후 일정한 기간마다 이를 재평가하는 평가회의를 반복하면서 목표와 치료적 접근법을 조정한다. 따라서, 연하장애의 치료는 단숨에 마음대로 먹을 수 있도록 해주는 '완치'의 개념이 아니라 각 환자의 연하 기능이 허용하는 범위 내에서 최선의 영양 공급의 방법을 찾는 단계적인 재활 치료라고 할 수 있다(그림 1-2).

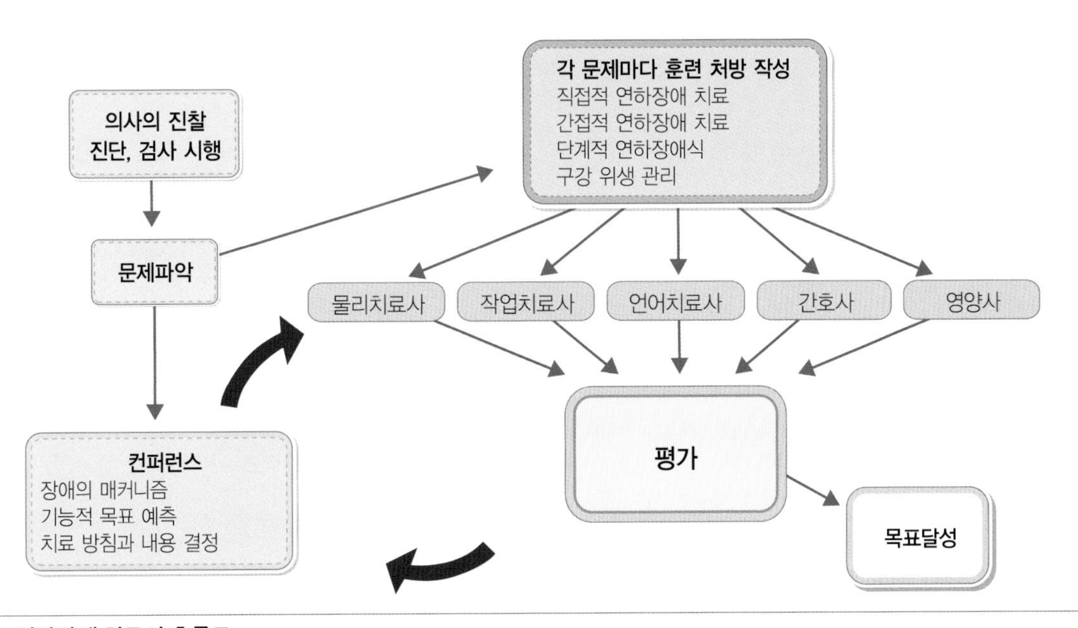

그림 1-2. 연하장애 치료의 흐름도
다학제적 접근방법에 의해 목표 달성에 접근하는 것은 재활의학 치료 방침과 동일하다.

2. 연하장애 치료의 목표

연하장애 치료의 두 가지 일차적인 목표는 충분한 영양을 공급하는 것과 폐렴이나 질식 등의 합병증이 없도록 안전을 확보하는 것이라고 할 수 있다. 이와 같은 목표를 만족시킨 후에는 가능한 최대로 '음식을 먹는 즐거움'을 다시 누릴 수 있게 하는 것이 그 다음 단계의 과제이다. 영양 공급과 안전 확보는 연하장애 치료의 기본이며 필요조건이지만, 삶의 질을 중시하는 현대 의학의 흐름 속에서 후자의 중요성도 결코 간과할 수 없다.

앞서 설명한 대로 연하장애는 다양한 질환에 의해서 초래될 수 있는 기능장애로 보아야 한다. 기능 장애는 '장애가 있는 상태' 또는 '장애가 없는 상태'와 같이 흑백 논리로 재단할 수 없다. 모든 기능은 연속선 위의 한 지점으로 보아야 하며 어느 지점에서 출발하더라도 더 나은 방향으로 목표를 설정할 수 있다. 또한 모든 기능 장애는 다면적 성격을 가진다. 세계보건기구가 제안한 "기능, 장애, 건강에 대한 국제 분류(International Classification of Functioning, Disability and Health)"에 따르면 인간의 신체 기능은 세 가지 즉, 신체의 구조와 기능, 활동, 참여라는 측면에서 바라볼 수 있다. 따라서, 연하장애에 대한 치료 목표도 다음과 같이 다면적으로 수립할 수 있다. 합병증을 예방하고 재활 훈련을 통해 신체의 기능을 회복시키는 일을 일차적으로 추구하면서, 안전한 섭식을 위해서 보다 안전한 식이로 구성된 식사를 찾는 것도 다른 측면에서의 목표가 될 수 있다. 때로는 연하장애로 인해 생긴 심리적 좌절감과 사회생활의 위축을 최소화하는 것을 목표로 설정할 수도 있다(그림 1-3).

3. 연하장애 치료의 구성

목표 설정이 다층적인 것과 마찬가지로, 연하장애의 치료도 다면적인 접근으로 이루어진다. 신체의 구조와 기능을 회복시키기 위한 촉진 및 운동기법, 잔존한 장애에 대한 보상적 기법, 마지막으로 심리적, 사회문화적 접근까지 포괄한다. 이는 보행장애 등 다른 장애에 대한 접근법과 크게 다르지 않다. 예를 들어, 보행장애가 있을 때 다시 잘 걸을 수 있도록 재활 훈련과 운동을 시행하고, 한 편으로는 남아 있는 장애를 보상(compensation)하기 위해서 보조기를 사용할 수 있으며, 보행 장애인의 사회 참여를 위축시키는 사회문화적 제반 환경을 개선하기 위해서 정책적인 노력과 사회 운동이 필요하다. 이와 마찬가지로 연하장애가 있을 때, 연하 훈련을 통해서 신체 기능 회복을 도모하는 한편, 보다 안전하게 식사를 할 수 있도록 자세나 보상기법을 교육해야 하며 경관 식이(tube feeding)를 시행할 수도 있다. 또한 연하장애로 인해 초래되는 가정에서의 역할 변화나 사회적 참여 위축에도 관심을 기울여야 할 것이다(그림 1-3).

연하장애가 발생했을 때 조기에 치료를 적용할수록 흡인성 폐렴이나 영양 장애, 탈수 등의 각종 합병증을 줄일 수 있다고 알려져 있다. 따라서 진단이 내려지면 최대한 빨리 연하장애 치료를 시작하는 것이 바람직하다.

V. 현황과 과제

연하장애가 의학계의 주목을 받기 시작한 것은 비교적 최근의 일이다. 역사가 짧기 때문에 축적된 지식과 노하우도 의학의 다른 분야와 비교할 때 부족해 보이는 것이 사실이다. 지난 30년 동안 진단과 치료에 있어서 큰 진보가 있었지만 아직도 극복해야 할 과제가 매우 많다. 현재 표준 검사(gold standard)로 여겨지는 VFSS는 다양한 장점이 있지만, 방사선을 사용해야 하며 2차원적 영상만 얻을 수 있고, 침상 곁에서 바로 시행할 수 없다. 또한 고가의 장비가 필요하며 검사 식이를 자체 공급할 수 있는 중대형 병원에서만 시행할 수 있다는 점도 단점이다. 내시경을 사용하는 FEES는 방사선을 사용하지 않으며 점막과 성대를 관찰하고 평가할 수 있다는 장점이 있으나 연하과정의 핵심인 중간 인두기를 관찰할 수 없다는 점은 매우 아쉬운 부분이다. 이와 같이 연하장애의 진단법에 있어서도 획기적인 전기가 마련되어야 할 것이다. 이 뿐 아니라 치료법에도 지난 20년간 큰 진보가 있었지만, 여전히 많은 난치성 연하장애 환자들이 치료에 돌파구가 생겨나기를 여전히 기다리고 있다.

이와 같은 학문적인 과제 외에도 우리에겐 많은 숙제가 남아있다. 앞에서 기술한 대로 대한연하장애학회는 2009년에 창립총회를 거쳐 2010년 374명의 회원으로 출발하여 2016년 현재 809명의 회원들이 활동하고 있다. 회원들은 의사(50%), 작업치료사(31%), 영양사(4%), 간호사(4%), 언어재활사(4%)로 다양하게 구성되어 있지만, 규모면에서 볼 때 가까운 일본과는 비교할 수 없을 정도로 초라하다. 일본 연하장애재활학회(Japanese Society of Dysphagia Rehabilitation)에는 2014년 현재 10,000명이 넘는 회원이 있으며 회원

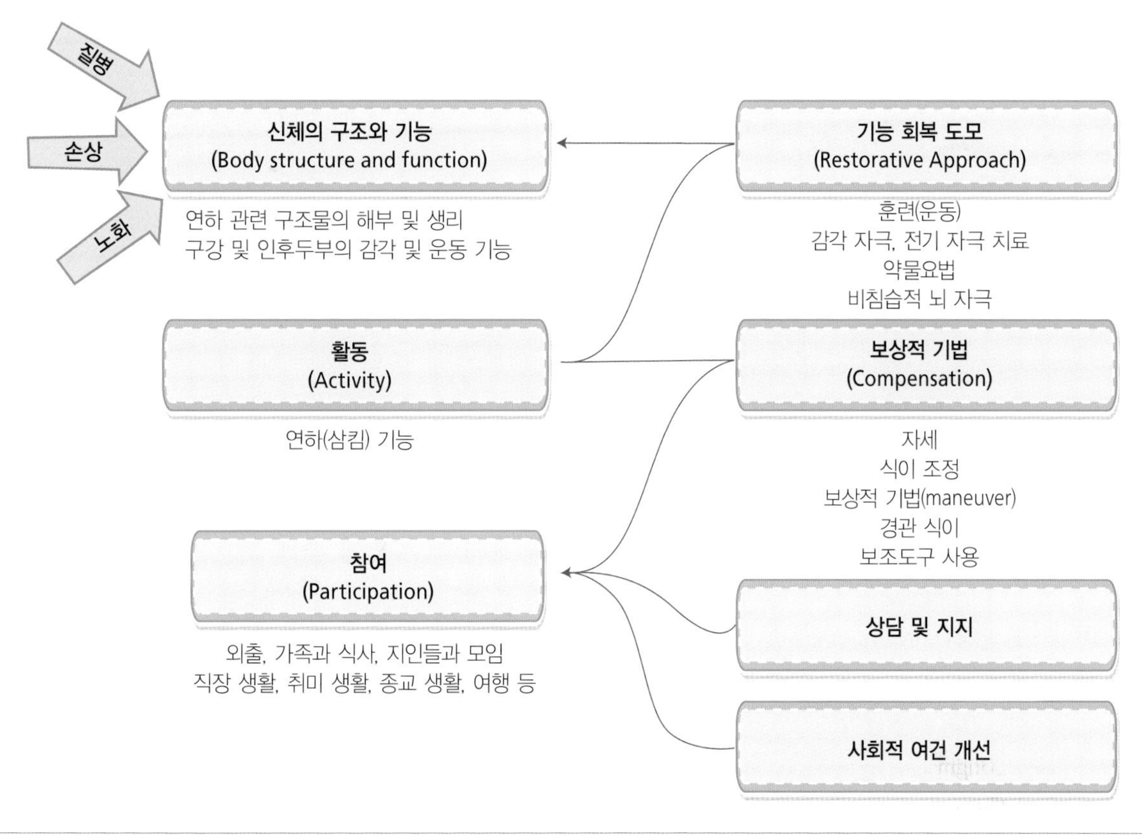

그림 1-3. 기능, 장애, 건강에 대한 국제 분류 (International Classification of Functioning, Disability and Health)에서 제안한 기능의 세 측면에 따른 연하장애 치료 전략

들의 분포에 있어서도 의사는 11%에 지나지 않고, 언어재활사, 간호사 등 다양한 전문가의 고른 분포를 보이고 있다. 연하장애에 대한 일반적인 인식을 높이기 위해 노력을 경주하는 동시에, 의료 각 분야의 전문가들이 더욱 관심을 가지고 활발한 토론과 연구를 이어가야 할 것이다.

연하장애의 치료는 병원 안에서만 일어나는 일이 아니라 환자의 집이나 요양 병원을 포함한 요양 시설 모두에서 지속적으로 일어나야 함은 당연한 일이다. 이를 위해서는 각 환자의 연하 기능 재활을 담당하고 있는 의료 기관과 환자의 집, 요양 시설 간의 유기적 관계가 반드시 필요하며 환자를 돌보는 환자의 가족이나 간병인, 수발사 등의 직업적 환자 개인들에 대한 교육이 필수적이다. 그러나 수많은 요양 시설에서 이루어지는 연하장애 치료에 대한 대단위의 실태조사도 이루어지지 않고 있으며, 간병인이나 수발사들에 대한 연하장애 치료의 기본적 교육도 정비되어 있지 않은 형편이다. 하루 빨리 연하장애 환자들에게 국가적으로 체계적인 치료와 관리 시스템이 제공되길 희망한다.

참고문헌

1. Dictionary OE. "dysphagia, n.": Oxford University Press.
2. Magendie F. Memoire sur l'usage de l'epiglotte dans la deglutition Paris: Meguigon-Marvis; 1813.
3. Cannon WB. The mechanical factors of digestion. New York,: Longmans, Green & co.; etc.; 1911.
4. Miller FR. The cortical paths for mastication and deglutition. J Physiol 1920;53:473-8.
5. Kaplan S. Paralysis of deglutition, a post-poliomyelitis complication treated by section of the cricopharyngeus muscle. Ann Surg 1951;133:572-3.
6. Larsen GL. Rehabilitation for dysphagia paralytica. J Speech Hear Disord 1972;37:187-94.
7. Logemann JA, Bytell DE. Swallowing disorders in three types of head and neck surgical patients. Cancer 1979;44:1095-105.
8. Langmore SE, Schatz K, Olsen N. Fiberoptic endoscopic examination of swallowing safety: a new procedure. Dysphagia 1988;2:216-9.
9. Logemann JA. Evaluation and treatment of swallowing disorders. San Diego, CA: College-Hill Press; 1983.
10. Galmiche JP, Clouse RE, Balint A, et al. Functional esophageal disorders. Gastroenterology 2006;130:1459-65.
11. Bülow M. Psychogenic Dysphagia. In: Shaker R, ed. Principles of deglutition : a multidisciplinary text for swallowing and its disorders. New York: Springer; 2013:772-6.
12. Howden CW. Management of acid-related disorders in patients with dysphagia. Am J Med 2004;117 Suppl 5A:44S-8S.
13. Cherney LR, Cherney LR. Clinical management of dysphagia in adults and children. 2nd ed. Gaithersburg, Md.: Aspen Publishers; 1994.
14. Martino R, Foley N, Bhogal S, Diamant N, Speechley M, Teasell R. Dysphagia after stroke: incidence, diagnosis, and pulmonary complications. Stroke 2005;36:2756-63.
15. Volonte MA, Porta M, Comi G. Clinical assessment of dysphagia in early phases of Parkinson's disease. Neurol Sci 2002;23 Suppl 2:S121-2.
16. Martin RE, Neary MA, Diamant NE. Dysphagia following Anterior Cervical Spine Surgery. Dysphagia 1997;12:2-8.
17. Miura H, Kariyasu M, Yamasaki K, Arai Y. Evaluation of chewing and swallowing disorders among frail community-dwelling elderly individuals. J Oral

Rehabil 2007;34:422-7.

18. Chen P-H, Golub J, Hapner E, Johns M. Prevalence of Perceived Dysphagia and Quality-of-Life Impairment in a Geriatric Population. Dysphagia 2009;24:1-6.
19. Sue Eisenstadt E. Dysphagia and aspiration pneumonia in older adults. J Am Acad Nurse Pract 2010;22:17-22.
20. Yang EJ, Kim MH, Lim JY, Paik NJ. Oropharyngeal Dysphagia in a community-based elderly cohort: the korean longitudinal study on health and aging. J Korean Med Sci 2013;28:1534-9.
21. Taylor JK, Fleming GB, Singanayagam A, Hill AT, Chalmers JD. Risk factors for aspiration in community-acquired pneumonia: analysis of a hospitalized UK cohort. Am J Med 2013;126:995-1001.

chapter

02

연하와 관련된 해부학적 구조에 대한 이해

주영훈, 임선, 서한길

연하와 관련된 해부학적 구조는 구강, 인두, 후두, 식도와 연하의 전체 과정을 조절하는 중추신경계 및 말초신경계를 포함한다. 구강, 인두 및 식도는 음식물을 적절히 처리하여 이동시키는 역할을 하며, 그 과정에서 후두의 구조가 음식물의 기도 흡인을 방지하게 된다. 연하 시 발생하는 복잡하지만 정형화된 일련의 근육활동은 뇌간에 위치한 중추패턴생성기(central pattern generator)로부터 여러 뇌신경을 통해 조절되며, 최근에는 대뇌피질 뿐 아니라 기저핵과 시상 등의 피질하 구조물, 소뇌 및 변연계, 그리고 다양한 감각, 인지, 정서적 자극의 중요성도 확인되고 있다.

음식물을 안전하고 효과적으로 전달하기 위해서는 모든 구조물의 협응이 필요하며, 이들 구조물 중 하나라도 제 기능을 하지 못할 경우 연하장애가 발생할 수 있다. 그러므로 연하와 관련된 해부학적 구조를 이해하는 것은 다양한 질환에 의한 연하장애의 진단과 치료에 필수적이다.

I. 구강 및 인후두부

1. 구강의 구조와 기능

1) 구강의 구조

구강은 구순(lip)에서 구인두(oropharynx)에 연결되는 상부소화관의 기시부로, 입을 벌리면 구조물들을 어느 정도 관찰할 수 있어 우리에게 익숙한 기관이지만, 부위별로 다소 다른 구조 및 부속기관을 가지고 있으며, 호발하는 병변도 차이가 있다(그림 2-1)[1,2].

① 구순(lips)

구강의 입구부위로서 피부와 점막의 경계를 이루고 있으며, 구강점막 중 멜라닌 색소를 가장 많이 함유하고 있고, 햇볕이나 외계의 자극에 대하여 쉽게 손상을 받는 부위이다.

② 구강전정(oral vestibule)

구순과 치은 사이를 말하며 음식물을 저작할 때 효율적인 공간을 제공한다.

③ 협부(cheek)

구강의 외벽으로, 저작할 때 상하 치아에 의한 손

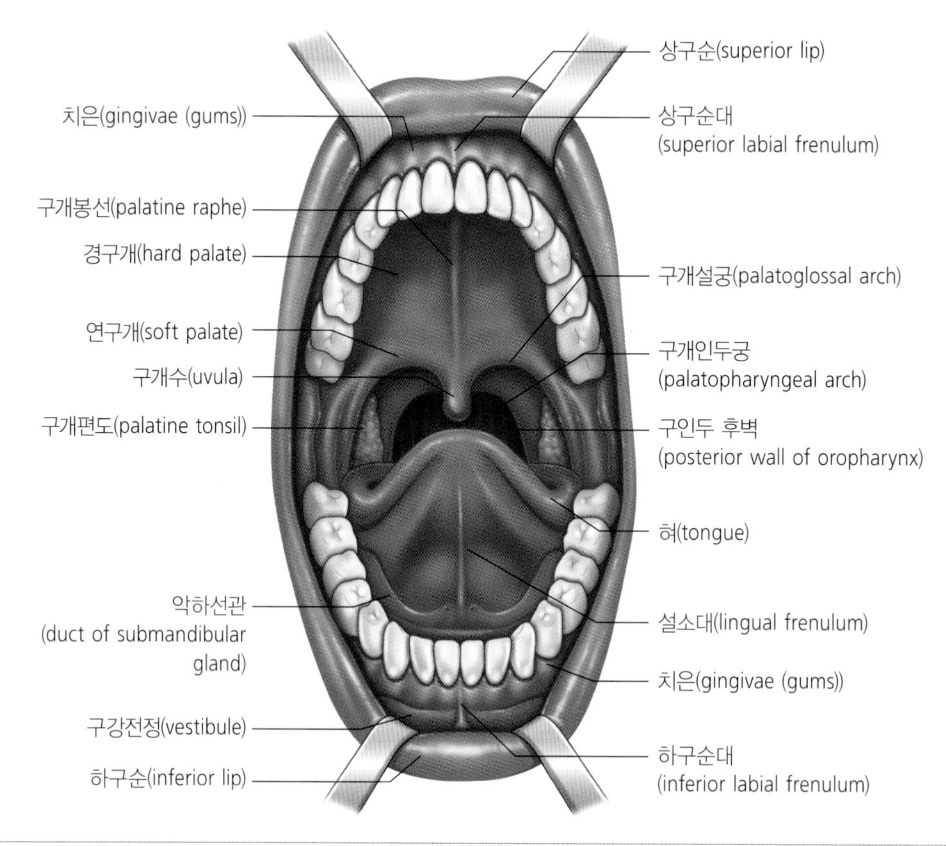

그림 2-1. 구강의 구조

상을 방지하기 위하여 얇은 점막이 항상 젖은 상태로 있고, 점막의 외측으로는 협근(buccinators)과 구륜근(orbicularis oris)이 위치하고 있다. 상악의 제2대구치 측방에 이하선의 유출관이 개구하여 유두를 형성하고 있으며, 점막 하부에는 수많은 소타액선이 있어 협부 점막의 수분을 공급한다.

④ 구개(palate)

경구개와 연구개로 구분되며 경구개는 저작, 연구개는 연하 및 구음을 담당하기 때문에 점막의 구조에 차이가 있다. 경부개의 점막은 구개골막에 밀착되어 있으나, 후방 2/3 부위의 측방으로는 점막이 골막으로부터 분리되어 있으며, 이 부위에는 400개의 소타액선과 분비선들이 가장 많이 분포되어 있다. 연구개는 경구개와의 경계부위가 구강과 인두를 구분하는 부위이며 해부학적으로는 구인두에 속하고 점막 하부에 분비선, 혈관, 지방조직, 림프조직 등이 경구개에 비하여 풍부하나 점막이 얇은 것이 특징이다.

⑤ 구강저(floor of the mouth)

구강의 하부에 위치하며 "U"자 모양을 하고 있다. 바깥쪽으로는 하부의 치조돌기와 치은, 후방으로는 양측 구개설궁까지 뻗어 있다. 구강저의 얇은 점막과 하악설골근(mylohyoid) 사이에는 결체조직이 풍부하고, 앞쪽으로 수많은 점액선이 모여 설하선을 형성하고 있으며, 뒤쪽으로는 소타액선이 많이 분포되어 있고, 정중부에는 설소대(lingual frenulum)가 위치하고 있다. 설소대의 양측으로 악하선 유출관이 유두를 형성하면서 개구하고 있다.

⑥ 혀(tongue)

음식물의 저작, 운반, 인두반사를 통한 식괴의 이동, 미각과 구음을 담당하는 부위로, 가동부인 전 2/3는 구강에 속하고, 고정부인 후 1/3 부위는 인두에 속하며, 그 경계부위에는 성곽유두(circumvallate papillae)가 "V"자 모양으로 위치하고 있다. 첨부, 측부, 배부(dorsum) 그리고 하부 표면의 네 가지 해부학적 부분으로 구성되어 있으며, 혀의 대부분을 차지하는 배부의 점막은 거칠고 두꺼우며 수많은 유두가 존재하고 있고, 대부분의 유두에는 미각신경의 말초기관인 미뢰가 함유되어 있다. 미뢰는 미각을 감지하는 곳으로 40가지의 변형된 상피세포로 구성되어 있으며, 미각수용세포, 지지세포, 신경말초세포로 구성되어 있다.

혀의 신경분포는 설하신경(hypoglossal nerve)이 혀의 운동을 관장하며, 전 2/3의 감각은 설신경(lingual nerve), 미각은 고삭신경(chorda tympani nerve)이 담당하고, 후 1/3 부위의 감각과 미각은 설인신경(glossopharyngeal nerve)과 상후두신경(superior laryngeal nerve)이 담당하고 있다.

2) 구강의 기능

구강은 기능적으로 소화, 미각 및 구음작용을 담당한다. 소화작용은 음식물을 잘게 부수고 혼합하는 저작과, 타액에 들어 있는 프크알린에 의한 전분의 소화작용 및 음식물을 인두강에 들어가게 하는 연하작용을 하게 된다[3]. 미각작용은 대부분 혀의 유두에 존재하는 주 미각신경(고삭신경 및 설인신경)의 말초기관인 미뢰에서 담당한다. 이러한 미뢰는 혀 이외에도 연구개, 인두후벽, 후두개 및 상부식도에도 존재하는 것으로 알려져 있으며, 구강점막에 조그만 구멍으로 미세융모를 내어 미각을 감지하고 있다. 미각은 혀의 부위별로 맛을 감지하는 곳이 차이가 있는데, 첨부는 단맛, 측면은 신맛, 배부는 짠맛, 유곽유두가 위치한 뒷부분은 쓴맛을 감지한다. 구음작용은 구강이 공명을 할 수 있는 하나의 공간으로 모음을 만들며, 구순, 혀 및 구개 등의 모양을 변형하여 자음을 만들어 낸다[4].

2. 타액선의 구조와 기능

1) 타액선의 구조(그림 2-2)

(1) 이하선(parotid gland)

하악지(ramus of mandible)와 이복근의 후복(posterior belly muscle)에 의하여 형성되는 협부(isthmus)를 기점으로 천엽(superficial lobe)과 심엽(deep lobe)으로 구분하며, 이 사이로 안면신경이 지나간다. 이하선관(Stensen's duct)은 길이 6cm, 굵기 2mm로 3개의 분지가 있으며 관골궁(zygomatic arch) 하방 1cm을 주행하여 협근을 뚫고 상악대구치 부위에 개구한다.

(2) 악하선(submandibular gland)

하악설골근과 설골설근(hyoglossus) 하방에 위치하고 하악설골근의 직하방을 천엽, 후방을 심엽이라 하며, 천엽은 외측에서 촉지되나 심엽은 구강저에서만 촉지된다. 주위 조직은 변연하악신경(marginal mandibular nerve), 설신경, 설하신경과 전안면혈관(anterior facial vessel)이 있고, 경상하악인대(stylomandibular ligament)에 의하여 이하선과 분리된다. 악하선관(Wharton's duct)은 심엽으로부터 나와 하악설골근과 이설골근(geniohyoid) 사이를 거쳐 설골설근과 이하선 사이로 주행한 후 구강저로 개구한다.

(3) 설하선(sublingual gland)

악하선관의 원위부 상부, 구강저 점막의 하부에 위치한다.

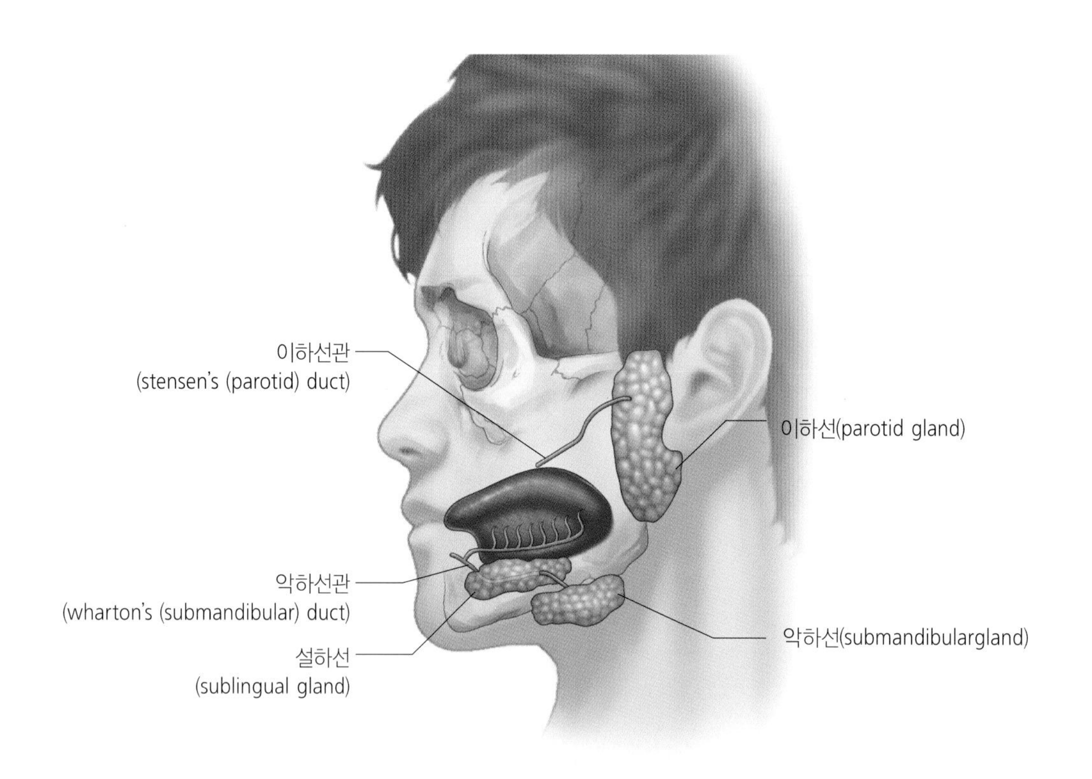

그림 2-2. 타액선의 구조

(4) 소타액(minor salivary gland)

구강 내 약 800개의 소타액선이 있고 구개에 400개로 가장 많고 연구개에 150개, 그 외 구강, 인두, 비강, 부비동, 후두 등에도 존재한다.

2) 타액선의 생리 및 기능(표 2-1)

타액의 분비는 정상인에서 1분에 1cc 정도, 하루에 1.5L 정도 분비된다. 악하선이 가장 많이 분비하여 전체 타액분비의 70%를 차지하고, 다음이 이하선으로 25%를 차지한다. 주로 부교감신경의 지배를 받고, 자

표 2-1. 타액선의 해부학적 특징

특징	대타액선			소타액선
	이하선	악하선	설하선	
부위	이하선와	악하삼각	구강저	구강, 상기도
무게	20gm	10gm	2gm	–
타액	장액선	장액 〉 점액	점액 〉 장액	점액
타액량	++	++++	+	–
도관	Stensen	Wharton	Rivini(8~20)	단일
점성도	1.5	3.4	13.4	–

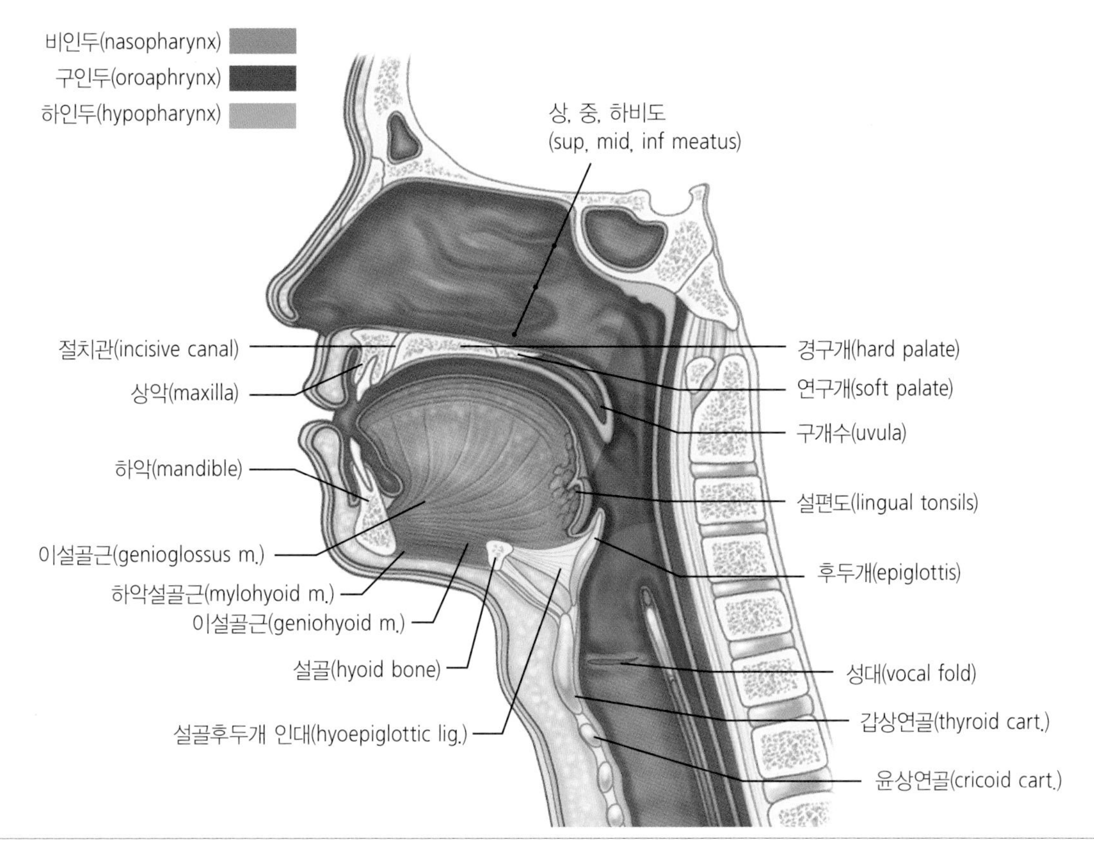

그림 2-3. 인두의 구조

극 없이는 분비되지 않아 수면 중에는 타액분비가 없다[5]. 타액의 기능은 윤활작용, 소화작용, 산 중화작용, 내분비기능, 보호작용, 혈액형반응, 미각중개작용이 있다[6].

3. 인두의 구조와 기능

1) 인두의 구조와 기능

인두는 두개저부터 식도입구까지 이르는 불규칙적인 관상 구조물로, 후외벽은 인두수축근(pharyngeal constrictor muscle)에 의하여 구성되고 전벽은 비강과 구강으로 개구되며 하부는 후두와 식도로 구분된다. 인두는 비인두(nasopharynx), 구인두(oropharynx), 하인두(hypopharynx)로 구분된다(그림 2-3).

비인두는 비강의 말단부에서 경구개 하측 경계의 가상 수평선상까지의 공간을 말하며(표 2-2), 아데노이드와 이관의 개구부가 위치하고 있다. 구인두는 비인두와 하인두 사이의 공간으로, 연구개의 하측 경계에서 후두개의 상측 경계 사이를 말하고, 설기저부, 연구개, 편도 및 편도와, 후인두벽 등의 4개의 부속기로 구성되어 있다(표 2-3). 하인두는 구인두 하부, 즉 후두개 상측 경계에서부터 윤상연골부 또는 식도입구까지의 공간을 말하며, 후윤상부, 이상와(pyriform sinus), 후인두벽으로 구성되어 있다(표 2-4). 외경동맥의 분지인 설동맥, 안면동맥, 상악동맥의 분지에서 혈류를 공급받으며, 상악신경은 혀의 지각을 담당하고, 운동신경은 설인신경, 미주신경, 부신경이 담당한

표 2-2. 비인두의 경계 및 구조물

경 계	구 조 물
외 벽	이관편도, 이관입구부, 측비인강와(Rosenmüller fossa), 이관융기(torus tubarius)
전 벽	후비공
상 벽	접형골
내하벽	가동부 연구개의 수평선상에 이르는 가상선
후 벽	아데노이드 상부 경부 제 1, 2 경추

표 2-3. 구인두의 경계

경 계	구 조 물
전 방	설근편도, 유곽유두
상 방	연구개와 경구개 경계의 가상선
후 방	후인두벽, 림프조직측대
측 방	구개편도

다. 인두는 호흡기의 일부로 작용하고 발성 시 공명작용, 편도조직에 의한 항체생성으로 감염에 대한 방어기능, 그리고 소화관의 일부로서 연하작용을 한다[7].

2) 편도의 구조와 기능(그림 2-4)

인두의 림프조직 분포를 보면, 인두편도, 구개편도, 설편도, 이관편도 등이 인두를 고리 모양으로 둘러싸고 있어 Waldeyer 편도환(Waldeyer's ring)이라 한다. 편도는 연령에 따라 비대해지는데 인두편도(아데노이드)는 5세, 구개편도는 7세에 가장 커진다. 림프관은 유입림프관이 없이 유출림프관만 있고 주로 안면동맥의 편도 분지가 혈류를 담당한다. 편도는 면역글로불린을 생산할 뿐만 아니라 인체의 다른 장소로 이동하는 B 림프구도 생산하여 감염에 대한 방어기능과 항체생산에 참여한다.

4. 후두의 구조와 기능

1) 후두의 구조

후두는 경부의 중앙에 위치하는 구조물로 기도의 역

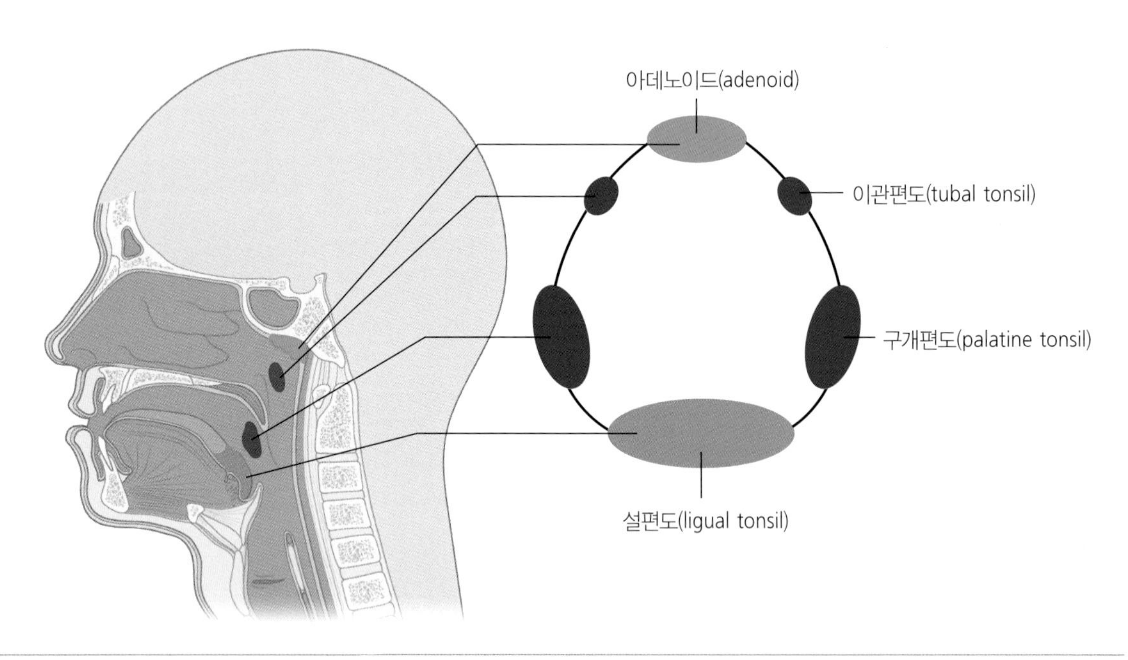

그림 2-4. 편도의 구조

표 2-4. 하인두의 경계

경계	구조물
후윤상부	상방 : 피열연골
	하방 : 윤상연골의 하부
이상와	상방 : 측설후두갑개주름(lateral glossoepiglottic fold)
	하방 : 이상와첨부, 식도 상측 경계
	측방 : 갑상연골
	내방 : 피열연골 및 윤상연골
후인두벽	상방 : 곡부저(floor of vallecula)
	하방 : 윤상피열관절
	측방 : 갑상연골의 외측 경계

할 뿐 아니라 이물질이 기도로 들어가는 것을 방지하여 기도를 보호하며 발성기관으로서 의사소통을 가능하게 한다. 후두는 설골(hyoid bone)과 6개의 연골 즉, 후두개연골(epiglottis), 갑상연골(thyroid cartilage), 윤상연골(cricoids cartilage), 피열연골(arytenoids cartilage), 소각연골(corniculate cartilage), 설상연골(cuneiform cartilage)과 여러 개의 근육 및 인대로 이루어져 있다. 이러한 연골 중 윤상연골은 완전한 원형으로 후두관강을 유지하는 데 중요한 역할을 한다(그림 2-5).

후두는 성문상부(surpraglottis), 성문부(glottis), 성문하부(subglottis)로 나누어지는데 성문상부는 후두개와 피열후두개 주름, 가성대를 포함하며 후두개 상단에서 후두실의 외측 경계까지이다. 후두전정과 진성대 사이의 공간을 후두실(ventricle)이라 하며, 성문부는 성대, 전 · 후교련을 포함하여 후두실의 외측 경계에서 1cm 아래까지를 말한다. 성문하부는 성문부의 최

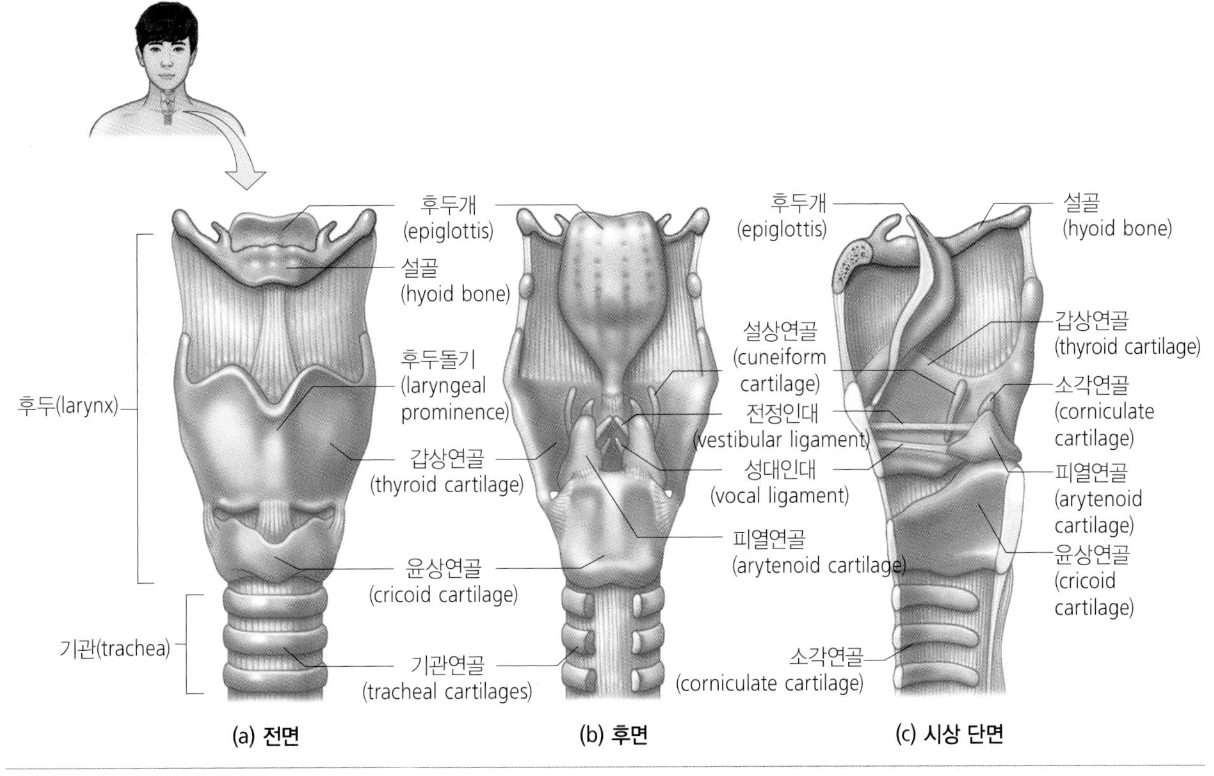

그림 2-5. 후두의 연골

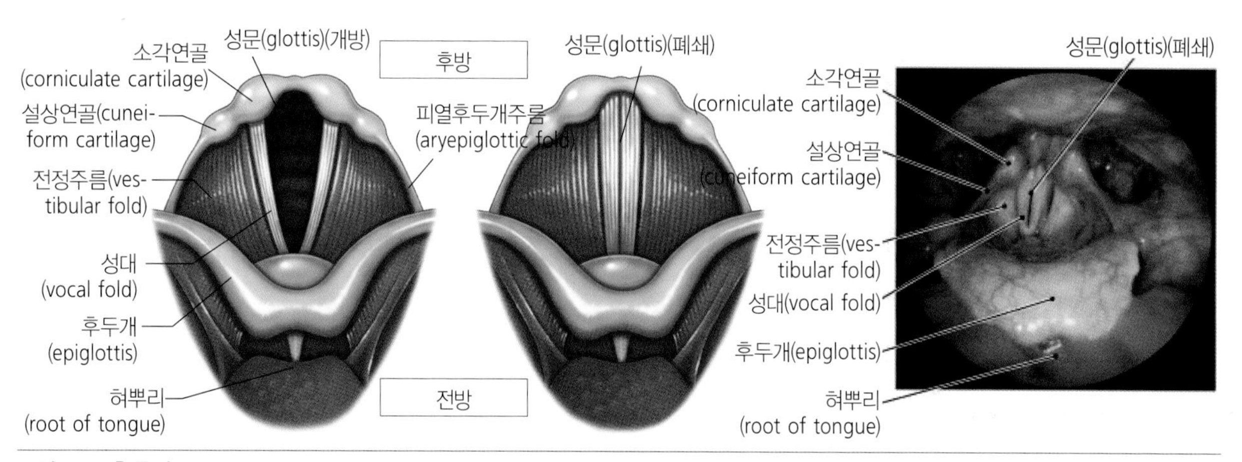

그림 2-6. 후두의 구조

하단에서 윤상연골의 하측 경계까지이다(그림 2-6).

후두의 근육은 후두외근과 윤상갑상근(cricothyroid), 후윤상피열근(posterior cricoarytenoid), 외측윤상피열근(lateral cricothroid), 횡피열근(interarytenoid), 경사피열근(oblique arytenoids), 갑상피열근(thyroarytenoid) 등의 후두내근으로 구성된다. 후윤상피열근은 후두내근 중 유일한 외전근(abductor)으로 진성대를 외전시켜 흡기시에 성문을 연다(그림 2-7).

후두의 지각신경은 상후두신경의 내지(internal branch)이며 운동신경은 윤상갑상근을 지배하는 상후두신경의 외지(external branch)와 나머지 후두내근에 분포하는 반회후두신경(recurrent laryngeal nerve)이다. 후두의 혈관은 외경동맥에서 처음으로 분지되는 상갑상동맥(superior thyroid artery)과 갑상경동맥

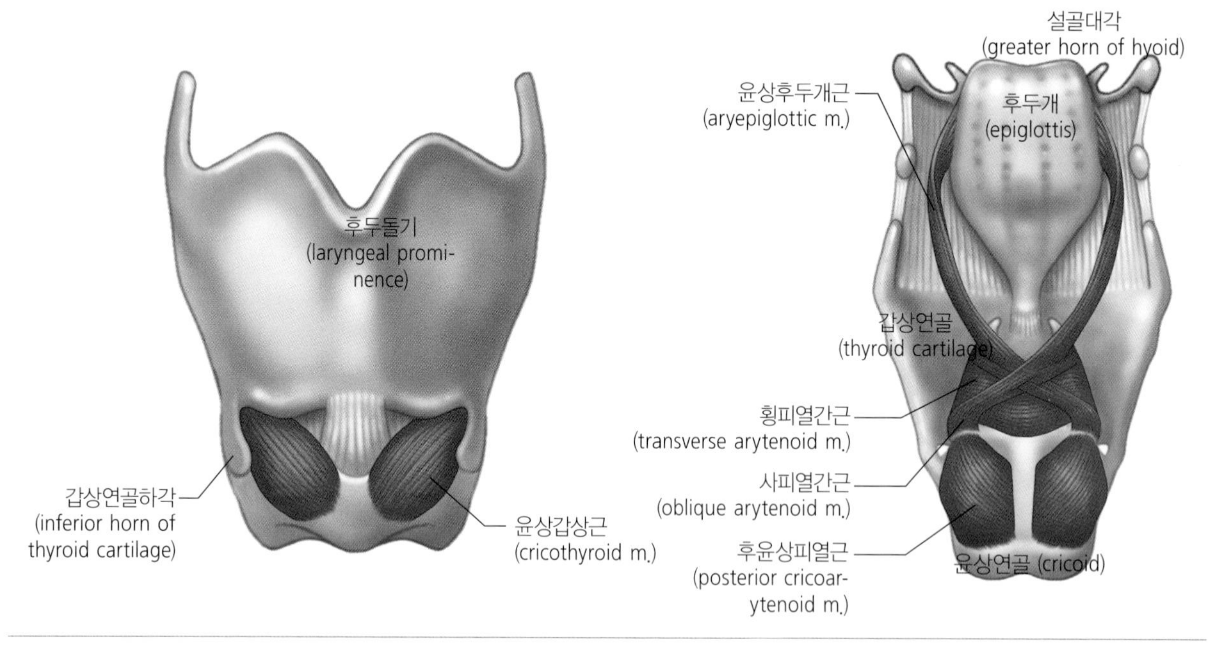

그림 2-7. 후두의 근육

간(thyrocervical trunk)에서 분지한 하갑상동맥(inferior thyroid artery)에 의하여 분포된다.

2) 성대의 구조

성대는 성문부에 속하며 점막상피와 천층(Reinke's space), 중간층, 심층으로 이루어진 점막 고유층, 그리고 성대근(갑상피열근의 내측)으로 구성되어 있다. 점막 고유층은 염증이나 기타 자극으로 쉽게 부종이 생겨서 후두폴립 등이 생길 수 있다. 성대의 진동부분인 유리연은 편평상피 세포로 덮여 있으며, 상피 및 점막 고유층으로 된 덮개(cover)와 성대근을 주체로 하는 본체(body)가 각각 물리적 성질이 상이한 이중구조로 되어 있어 후두근의 조절에 의하여 여러가지 진동양상을 나타낼 수 있다. 발성 시에 성대는 정중위로 되어 성문이 폐쇄되고, 흡기에는 성대가 개대위로 되어 성문이 열린다. 성대의 이중구조로 진동 중의 성대연은 복잡하게 변형되며 발성 시 성대의 하순부터 상순으로 폐쇄된다[8].

3) 후두의 기능

후두의 기능으로는 기도 보호기능, 호흡기능, 발성기능, 연하기능 등이 있다. 기도 보호기능은 음식물 등이 기도로 들어가는 것을 방지하여 기도를 보호하는 기능으로서 연하 시 무의식적으로 작동하는 여러 반사기능에 의하여 이루어지는데, 음식물이 후두개나 피열후두개주름(aryepiglottic fold)에 닿아 흡기운동의 억제가 시작되며 진성대가 닫히고 이차적으로 가성대가 닫힌 후, 피열후두개주름이 내측으로 당겨지면서 후두개가 뒤쪽으로 밀려 후두입구를 막게 된다. 발성은 근탄력-공기역학설로 호기시 성대가 닫혀 기도 내 압력이 상승하게 되고 성대를 닫히게 하는 압력보다 높아지면 성대가 열리며, 이어 베르누이 효과(Bernoulli's effect)에 의하여 압력이 떨어져 성대가 다시 닫히게 되고 이러한 운동을 반복하게 된다. 연하작용은 연하 시 설기저부는 후하방으로 움직이고 후두는 전상방으로 움직이며 음식물은 양측 이상와를 거쳐 식도로 들어가게 된다.

II. 중추신경계

1. 대뇌피질 및 피질하 구조물

대뇌피질 및 피질하 구조물이 연하의 조절에 깊이 관여한다는 사실이 여러 연구를 통해 보고되었다. 양과 유인원에서 대뇌피질의 자극으로 전체의 연하 과정을 유발할 수 있음이 보고되었고, 피질로부터 뇌간의 연하 중추에 이르는 명확한 해부학적 경로가 밝혀졌으며, 이 경로의 손상은 저명한 연하장애를 유발할 수 있다[9]. 또한, 기능적 뇌영상검사를 통해 인간에서 연하 시 활성화되는 여러 대뇌피질 및 피질하 구조물이 보고된 바 있다(표 2-5)[10-13]. 아직까지는 연하 시 활성화되는 각 부위의 기능이 명확하게 규명되지 못하여, 기존에 알려진 각 부위의 기능으로부터 그 역할을 유추하여 설명하고 있다.

1) 대뇌피질 구조물[14,15]

연하에 관여하는 주요 대뇌피질 구조물은 아래와 같으며, 그림 2-8은 각 부위의 해부학적 위치를 보여준다.

(1) 외측 중심전회(lateral precentral gyrus)

외측 감각운동피질은 연하의 개시에 중요하다. 이 부위는 감각운동피질 중에서 혀와 얼굴을 담당하는

표 2-5. 기능적 뇌영상검사로 확인된 연하시 활성화되는 구조물

대뇌피질 구조물	피질하 구조물	기타
체성감각피질		
일차운동피질		
전운동피질		
보조운동피질	피각	
뇌섬엽	미상핵	소뇌
전두덮개	창백핵	뇌간
전방 대상회	시상	
후방 대상회		
쐐기(cuneus)		
쐐기앞소엽(precuneus)		
측두피질		

부위이며, 같은 구조물을 활용하는 발화의 중추와도 밀접하게 연관되어 있다. 유인원 실험에서 외측 일차 운동피질을 자극하면 연하를 유발할 수 있으며, 이 부위를 불활성화 시키면 연하 실행이 손상됨이 보고되었다. 그러므로, 이 부위는 전체 연하과정의 유발에 관여하는 최상위 중추로 여겨진다.

(2) 보조운동영역(supplementary motor area)

보조운동영역은 상전두회 및 중전두회에 위치하고 있으며 운동 계획(motor planning), 특히 순차적 움직임의 계획에 관여한다. 연하에 있어서도 보조운동영역은 서로 다른 연하 과제에서 동적인 역할을 수행할 것으로 생각되며, 과제의 난이도에 따라 그 활성이 변할 것으로 여겨진다.

(3) 전방 대상회(anterior cingulate gyrus)

능동적 연하시 나타나는 전방 대상회 부위의 활성화는 연하과제에 대한 인지적인 집중 혹은 감정적인 요소를 반영할 것으로 추정된다. 또한, 이 부위는 소화기능과 같은 내장운동활동의 조정에 역할을 한다고 알려져, 연하시 관찰되는 활성화는 이 역할을 반영하

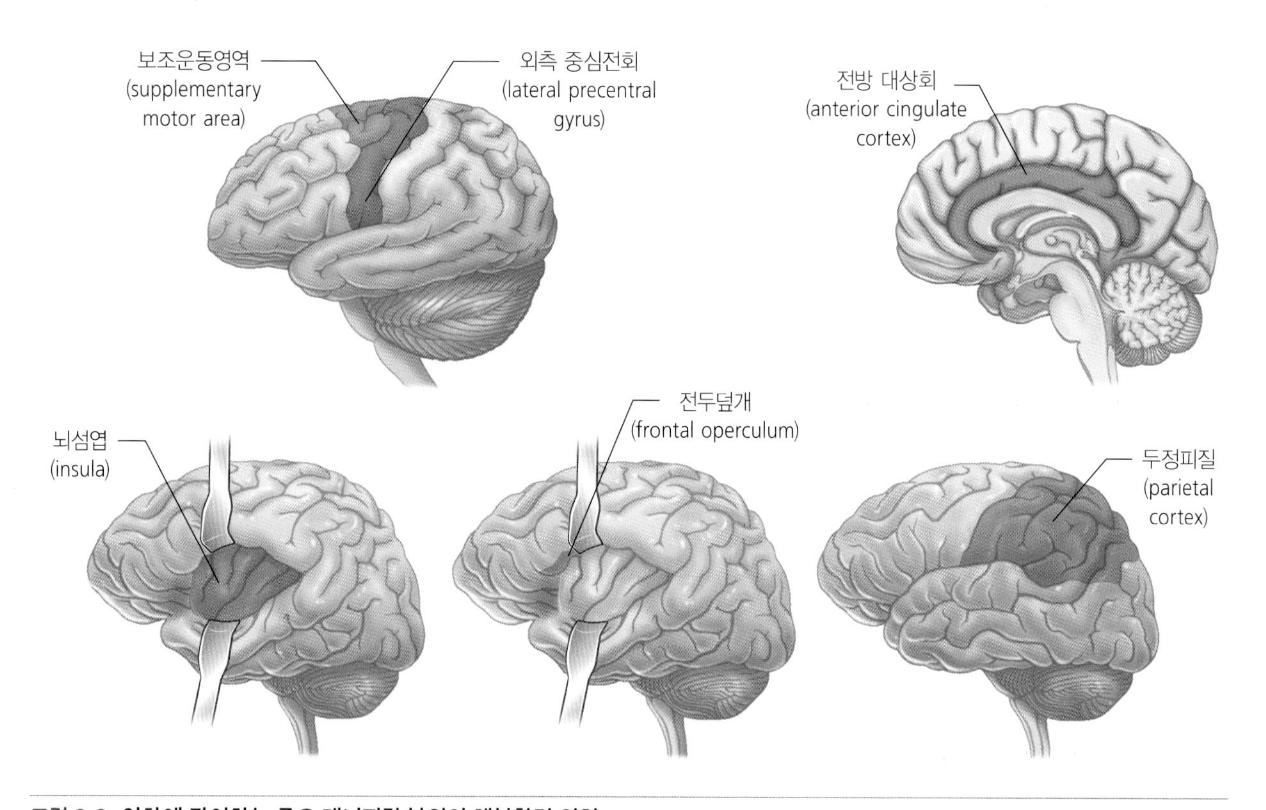

그림 2-8. 연하에 관여하는 주요 대뇌피질 부위의 해부학적 위치

는 것일 수 있다.

(4) 뇌섬엽(insula) 및 전두덮개(frontal operculum)

뇌섬엽은 중심고랑을 기준으로 전방과 후방 뇌섬엽으로 나뉘어지는데, 전방 뇌섬엽은 미각, 후각, 인두와 식도의 내장감각 등 연하와 연관된 감각정보를 포함한 여러 감각 및 감정의 처리에 관여한다. 유인원에서 뇌섬엽의 자극은 연하를 유발하며, 전두덮개의 자극은 주로 저작을 유발하지만 자극을 높이면 연하를 유발할 수 있음이 보고되었다. 인간에서 미각에 의해 전두덮개/뇌섬엽 및 안와전두피질(orbitofrontal cortex)이 활성화 되는 것이 뇌영상검사를 통해 확인되었다. 특히, 뇌섬엽의 병변은 연하장애를 유발할 수 있으며 폐렴의 위험을 높이는 것으로 보고된 바 있다[16].

(5) 두정피질(parietal cortex)

연하와 관련한 중심후회(postcentral gyrus)의 활성은 다양한 구인두 감각 처리를 반영하는 것으로, 연하의 조절에 있어 구심성 정보의 중요성을 강조하는 소견이다. 체성감각 및 두정엽 부위는 식도의 기계적, 화학적 자극뿐 아니라 연하 충동을 유발하는 감각에 의해서도 활성화된다. 그러므로 이 부위는 구인두와 식도로부터의 감각의 수용 및 고위 처리에 활용되며 중심전회와 뇌섬엽과의 연결을 통해 연하 운동의 조절에 관여할 것이다.

2) 피질하 구조물

(1) 기저핵(basal ganglia)과 시상(thalamus)

기저핵은 운동의 조절에 관여하는 여러 피질하 핵으로 구성되어 있다. 기저핵은 대뇌피질 및 시상과 밀접하게 연결되어 있으며, 직접경로와 간접경로로 구성된 운동루프(motor loop)를 통해 운동 조절에 관여하여 모든 종류의 운동에서 활성을 나타낸다. 기저핵은 근육 수축력의 조정과, 보조운동영역과 함께 운동피질 내 세포 기둥(cell column)의 필수적인 활성 순서를 조직하는데 관여하는 것으로 알려져 있다[17]. 연하 과정 역시 일련의 근육 활동으로 이루어져 있으므로 기저핵이 관여할 것으로 추정된다. 기능적 뇌영상에서 연하시 관찰되는 피각(putamen)과 미상핵(caudate nucleus) 혹은 창백핵(globus pallidus)의 활성은 이를 뒷받침하는 소견이다[11,18]. 전형적인 기저핵 질환인 파킨슨 병 환자는 주로 연하의 능동적인 요소인 구강 준비기와 구강기의 이상을 보인다[19].

시상은 기저핵과 함께 운동루프를 구성하고 있으며, 감각피질로 체성감각을 전달하는 역할을 한다. 연하시 관찰되는 시상의 활성은 시상피질 및 시상선조체 연결을 통한 감각 및 운동 신호의 처리와 고위 피질로의 감각 정보 전달을 매개하는 것으로 제시된다[20,21]. 급성기의 시상출혈 환자에서 높은 연하장애 유병율이 보고된 바 있다[22)].

(2) 소뇌(cerebellum)

자발적인 연하시 소뇌의 활성이 관찰되며 특히, 좌측 소뇌의 활성은 혀 움직임시보다 연하시 더 큰 활성을 보인다[12,18]. 그러므로 소뇌는 연하와 관련된 특정한 기능이 있을 것으로 추정되며, 연하 시 각 움직임의 조화, 순서 및 타이밍 등의 조절을 도울 것으로 제시된다. 소뇌의 병변과 연관된 연하장애가 보고된 바 있으나, 순수한 소뇌의 이상이 연하장애를 유발할 수 있는지는 분명치 않다.

(3) 내포(internal capsule) 및 백질 구조물

내포 및 뇌실주위 백색질(periventricular white matter)은 상행성 감각신경 및 하행성 운동신경 경로로 구성되어 있다. 이 부위의 병변은 피질의 연하 중추와 뇌간에 위치한 연하 중추패턴생성기(3장 참조)를

연결하는 피질연수로를 손상시켜 연하장애를 유발할 수 있다[23]. 피질하 뇌졸중 환자에서 좌측 뇌실주위 백색질의 병변이 우측 병변보다 연하에 더 큰 손상을 유발한다고 보고된 바 있다[24].

3) 연하의 피질 조절과 우세(dominance)

연하는 양쪽 대뇌반구의 영향 하에 있다는 점에서 다른 운동기능과는 달리 독특하다. 최근의 뇌기능영상을 이용한 연구는 양쪽 대뇌피질이 연하에 어떻게 관여하는지에 대한 상세한 지식을 제공하였다. 경두개자기자극을 이용한 연구는 인두와 식도의 운동 피질이 양측에 위치하며 우세손과 무관한 대뇌반구간의 비대칭성(interhemispheric asymmetry)이 있음을 제시하였다. 이와 같은 편측 대뇌반구의 우세가 있는 양측성 조절은 뇌자도(magnetoencephalography)를 통해서도 확인되었다. 연하 중 대뇌피질의 활동이 시간에 따라 좌측에서 우측 감각운동피질로 이동하였으며, 능동적 연하의 초기 구강기는 좌측 대뇌반구의 우세가, 인두기는 우측 대뇌반구의 우세가 관찰되었다. 이러한 결과는 우측 대뇌반구는 반사적 연하와 연관이 있고 좌측 대뇌반구는 능동적 연하에 관여한다는 기존의 연구결과를 지지한다. 연하의 조절에 있어 각각의 대뇌반구의 명확한 역할에 대한 연구는 여전히 진행중이나, 이러한 대뇌반구의 양측성 조절은 연하장애와 연관된 회복 과정과 뇌가소성에 필수적이다. 뇌졸중에 의해 우세 반구가 손상되었을 때 환자의 연하 기능 호전은 반대쪽 대뇌반구의 가소성에 달려 있다. 이러한 회복은 연하에서 관찰되는 독특한 양측 대뇌반구의 기능적 연결성에 의해서만 가능하다.

2. 뇌간 구조물 및 뇌신경

1) 뇌간 연하중추

연하는 기본적으로 원시적 반사의 일종으로 연하반사의 중추는 뇌간에 위치해 있다. 아직 대뇌 피질과 피질하 구조물이 발생되지 않은 재태연령 12주의 배아나 무뇌증인 태아도 연하가 가능하다는 사실이 이를 뒷받침한다. 해부학적으로 연하중추는 교뇌(pons)의 삼차신경 운동핵과 경추 1번 사이에 위치한다. 연하중추는 구심성 및 원심성 신경, 뇌신경핵 및 주변의 망상체(reticular formation)로 이루어져 있다.

2) 주요 뇌신경핵(그림 2-9)

(1) 의문핵(nucleus ambigus)

의문핵은 연수 상부의 중간 내측에 위치하고 있으며. 미주신경(vagus nerve), 설인신경을 통해서 연구개, 인두, 후두의 골격근에 분포한다.

(2) 미주신경등쪽핵(dorsal motor nucleus of vagus)

미주신경등쪽핵은 뇌간의 가장 큰 부교감신경핵으로, 제4뇌실 바닥의 배쪽에 위치하고 있다. 미주신경을 통하여 위장관을 포함한 흉복부 장기의 부교감 작용을 제공한다.

(3) 고립로핵(nucleus tractus solitarius)

미주신경등쪽핵과 유사한 위치에서 안면신경운동핵의 아래쪽 끝부분까지 뻗어 있으며, 안면신경, 설인신경 및 미주신경으로부터 미각과 내장기관에 대한 감각 정보를 받는다. 연하반사의 유발에 핵심적인 역할을 한다.

(4) 삼차신경핵(trigeminal nucleus)

삼차신경의 핵은 하나의 운동핵과 세 개의 감각핵이 있다. 세 개의 감각핵은 대뇌수도관(cerebral aqueduct)

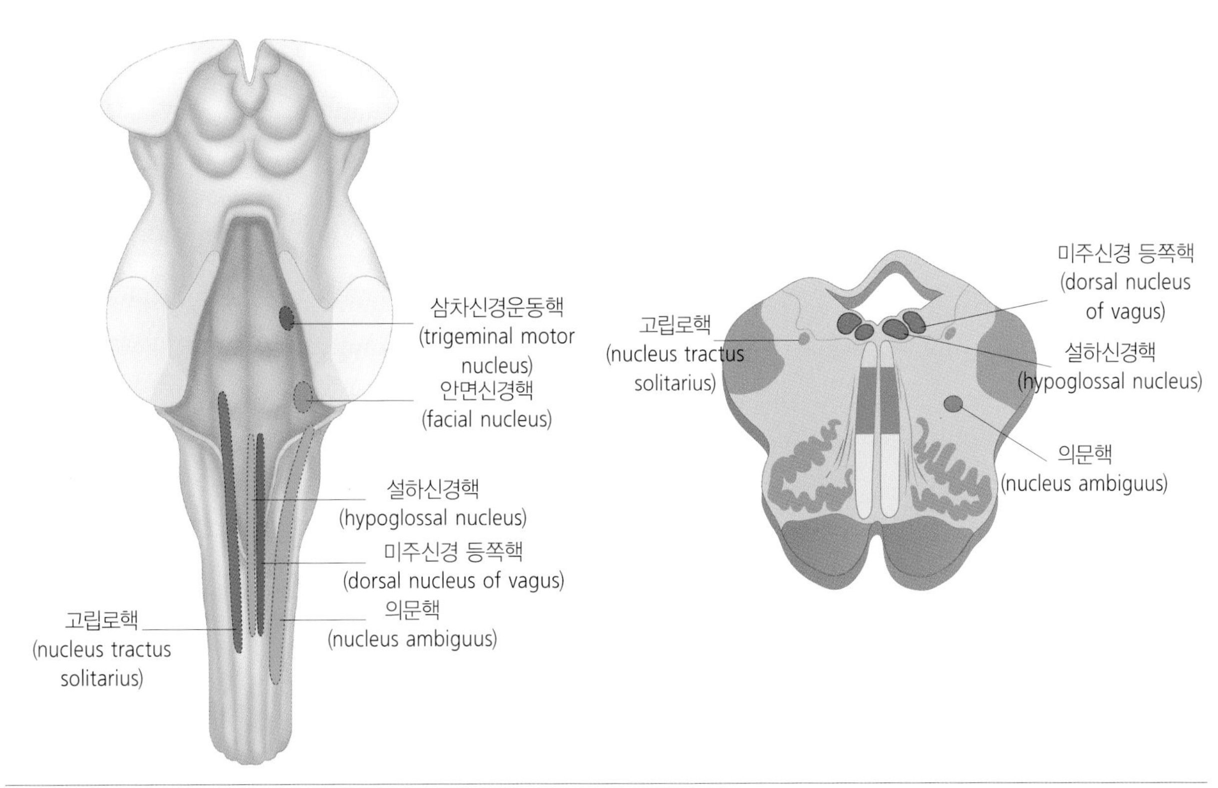

그림 2-9. 연하 중추패턴생성기에 관여하는 주요 신경핵의 해부학적 위치
(A) 성인 뇌간의 후면에서 주요 신경핵의 위치. (B) 상부 연수 단면상에서 주요 신경핵의 위치.

의 외측에 위치한 중뇌핵(mesencephalic nucleus), 교뇌 피개(pontine tegmentum)에 위치한 주감각핵(principal nucleus), 그리고 교뇌의 하부와 연수에 위치한 척수핵(spinal nucleus)이다. 운동핵은 교뇌 피개의 뒤가쪽에 위치한다.

(5) 안면신경핵(facial nucleus)

안면신경운동핵의 위치는 삼차신경운동핵의 하방으로, 교뇌 피개의 배가쪽에 있다. 부교감성 운동신경은 운동핵의 내측에 위치한 상타액핵(superior salivary nucleus)과 누핵(lacrimal nucleus)으로부터 나온다. 특수감각신경은 구강에서 시작하여 고립로핵으로 전달된다.

(6) 설하신경핵(hypoglossal nucleus)

설하신경핵은 연수에 위치하고 있으며, 미주신경 등쪽핵과 연수의 중앙선 사이에 위치한 가늘고 긴 핵이다.

3) 뇌신경(cranial nerves)[28]

연하에 관여하는 뇌신경은 삼차신경(CN V), 안면신경(CN VII), 설인신경(CN IX), 미주신경(CN X), 설하신경(CN XII)으로, 그림 2-10은 해부학적 위치를 보여주며 연하와 관련된 기능은 표 2-6에 요약하였다.

(1) 삼차신경(CN V)

삼차신경은 교뇌의 중간에서 나오는 뇌신경 중 가장 큰 신경으로, 안면의 일반감각신경을 주로 포함하고 있으며 저작근 및 여러 작은 근육들에 대한 운동신경을 일부 포함한다. 감각신경은 안신경(V1), 상악신경

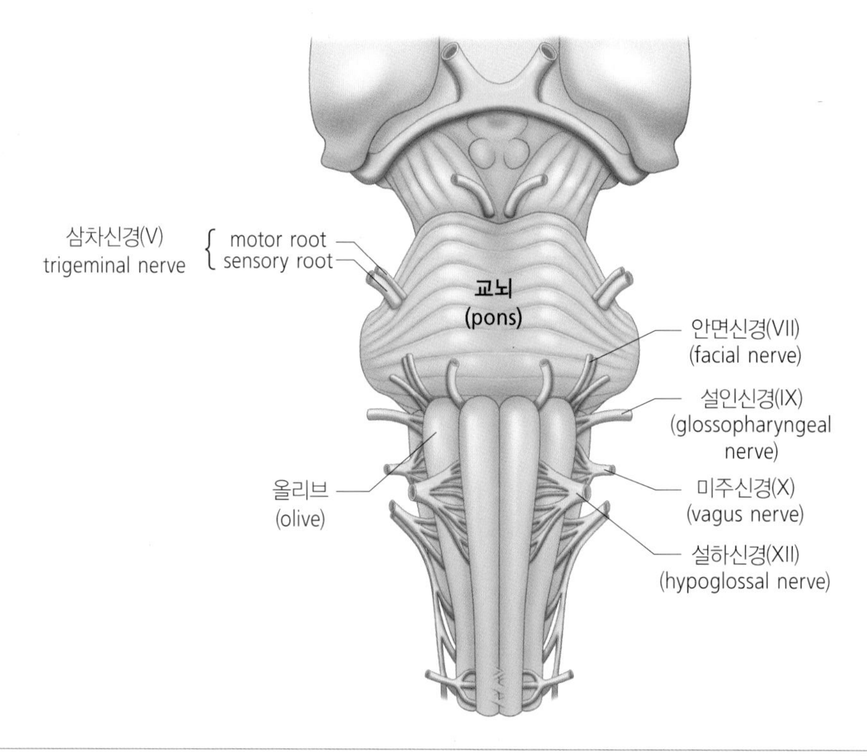

그림 2-10. 연하에 관여하는 뇌신경의 해부학적 위치

표 2-6. 연하에 관여하는 뇌신경의 감각 및 운동기능

	감각	운동
CN V	일반감각 - 혀의 전방 2/3	저작근, 구개범장근, 하악설골근, 이복근의 전복(anterior belly of diagastric)
CN VII	미각 - 혀의 전방 2/3	이복근의 후복(posterior belly of digastric), 경상설골근
CN IX	미각과 일반감각 - 혀의 후방 1/3 일반감각 - 구인두, 편도, 구개궁(faucial pillar)	경상인두근
CN X	미각과 일반감각 - 후두개 일반감각 - 인두, 후두, 식도	연구개의 모든 근육(구개범장근 제외) 인두의 모든 근육(경상인두근 제외)
CN XII		혀의 내재근 및 외재근

(V2), 하악신경(V3)의 세 분지로 나누어지며, 상안와열(superior orbital fissure), 원형공(foramen rotundum), 타원공(foramen ovale)을 각각 통과한다. 이들은 연하와 관련하여 구강과 입술, 턱, 치아, 혀, 그리고 구개의 감각을 전달한다. 운동신경은 저작근인 측두근(temporalis), 교근(masseter), 내측 및 외측 익상근(pterygoid) 외에 고막장근(tensor tympani), 구개범장근(tensor veli palatini), 하악설골근, 이복근의 전복(anterior belly of digastric)을 지배한다.

(2) 안면신경(CN VII)

안면신경은 부교감 신경이 혼합된 운동신경과 특수감각신경으로 구성되어 있으며, 교뇌와 연수 사이에서 나와 전정와우신경(CN VIII)과 함께 내이도(internal acoustic meatus)로 들어가 경유돌공(stylomastoid foramen)으로 빠져 나온다. 운동신경은 얼굴의 표정근과 협근, 이복근의 후복(posterior belly of digastric), 활경근(platysma), 경상설골근(stylohyoid), 등골근(stapedius)을 지배한다. 또한, 부교감성 운동신경(secretomotor)을 포함하고 있으며 악하선, 설하선, 누선 및 비강과 구개점막의 선을 지배한다. 감각영역은 혀의 앞쪽 2/3와 연구개의 미각을 각각 고삭신경과 대추체신경(greater petrosal nerve)을 통해 전달한다.

(3) 설인신경(CN IX)

연수외측섬유단(lateral funiculus of medulla oblongata) 상부에 바깥으로 돌출된 올리브 구조 뒤쪽에 있는 고랑을 후올리브고랑(postolivary groove)라고 하며, 설인신경과 미주신경이 이 고랑에서 나와 경정맥공(jugular foramen)의 전방구획을 통과한다. 설인신경은 특수감각, 일반감각, 운동 및 부교감성 운동신경이 혼재해 있다. 운동신경의 지배를 받는 근육은 경상인두근(stylopharyngeus) 하나이며, 부교감성 운동신경은 귀밑샘을 지배한다. 감각신경은 구인두, 구개편도, 구개궁(faucial pillar), 혀의 후방 1/3의 점막 감각 및 미각을 전달한다. 경상인두근으로 전달되는 운동신경섬유는 의문핵의 앞부분에서 나오며, 부교감성 운동신경은 상타액핵의 아래쪽에 위치한 하타액핵(inferior salivatory nucleus)에서 나온다. 미각을 전달하는 특수감각신경은 고립로핵으로, 일반감각신경은 삼차신경척수핵(spinal nucleus of trigeminal nerve)으로 연결된다.

(4) 미주신경(CN X)

미주신경은 특수감각, 일반감각, 내장운동 및 흉부와 복부로 전달되는 부교감성 운동신경이 혼재해 있다. 내장운동신경은 삼차신경의 지배를 받는 구개범장근을 제외한 모든 연구개의 근육, 설인신경의 지배를 받는 경상인두근를 제외한 모든 인두의 근육, 그리고 모든 후두의 근육을 지배한다. 일반감각신경은 인두, 후두개, 후두, 식도의 점막 감각을 전달한다. 후두개의 미각신경섬유는 처음에는 미주신경을 통해 전달되지만 결국 설인신경의 특수감각신경과 함께 주행하게 된다. 인두와 후두를 지배하는 내장운동신경은 의문핵으로부터 나오며, 일반감각신경은 삼차신경척수핵으로, 미각을 담당하는 특수감각신경은 고립로핵으로 연결된다.

연하와 관련된 중요한 두 가지 신경인 상후두신경과 반회후두신경이 미주신경에서 분지되는데, 반회후두신경은 윤상갑상근을 제외한 후두의 모든 근육을 지배하여, 연하 시에 성대 폐쇄를 담당한다. 상후두신경은 인두 옆, 내경동맥 뒤에서 내측과 외측의 가지로 갈라지게 된다. 외측 가지는 후두를 따라 내려가 흉설골근(sternohyoid muscle) 아래에서 윤상갑상근(cricothyroid muscle)을 지배하게 된다. 또한, 인두총에 가지를 내서 하인두수축근에 분지를 내고, 총경동맥 뒤에서 상심장신경(superior cardiac nerve)과 교통하게 된다. 내측 가지는 갑상설골막을 따라 내려가 상후두동맥과 함께 막을 뚫고 후두 점막에 분포하고, 가지를 내어 후두개, 후두개샘, 혀 밑 바닥을 지배한다. 성대 윗부분의 후두 감각은 상후두신경의 내측 가지가 담당하고 성대 아래쪽의 후두 감각은 반회후두신경이 담당하게 된다. 음식물이나 물이 후두로 잘못 들어가 처음으로 그 감각을 인지하는 것이 상후두신경의 내측 가지로, 정상적인 기능을 하게 될 경우 이물질을 뱉기 위해서 기침을 하게 된다. 따라서 이 신경에 이상이 생기게 될 경우 성대 윗부분의 후두 감각이 무뎌지면서, 이 주변 점막에 이물질이나 분비물이 있어도 느끼지 못하고 기침을 하지 않는 무증상 흡인이 나타날 수 있다.

(5) 설하신경(CN XII)

설하신경은 연수 전방에서 나와 후두골의 설하신경관(hypoglossal canal)을 통과하며, 구개설근(palatoglossus)을 제외한 모든 혀의 내재성, 외재성 근육에 분포를 한다.

3. 감각계

다양한 감각 자극이 연하를 유발하거나 조절하는 것으로 알려진다. 전기자극이나 압력 등 촉각 자극, 맛과 냄새 등 화학 자극, 냉각과 같은 온도자극 등의 연하에 대한 영향이 연구된 바 있다.

1) 연하의 유발에 관여하는 감각계

연하의 유발과 연관된 구심성 신경으로 삼차신경, 설인신경, 미주신경의 분지인 상후두신경의 내측 가지(internal branch of superior laryngeal nerve)가 실험적으로 규명되었다[29]. 이 중에서도 특히 상후두신경의 내측 가지를 자극하였을 때 연하반사를 가장 쉽게 유발할 수 있다.

2) 연하의 조절에 관여하는 감각계

미주신경이나 삼차신경의 분지인 안와상신경(supraorbital nerve)의 자극이 경두개자극으로 유발되는 인두 및 식도 근육 반응을 촉진하고, 인두의 전기자극이 인두와 식도 근육 반응의 잠시(latency)를 감소시킨다고 보고된 바 있다[30].

후각계와 미각계를 통한 화학적 자극 또한 연하의 조절에 관여한다. 후각상피 내의 다양한 화학적 수용체는 후각망울(olfactory bulb) 내의 신경세포로 직접 전달되어 후각신경(CN I)을 통해 측두엽의 후각피질인 조롱박피질(pyriform cortex)과 편도(amygdala), 시상하부(hypothalamus), 뇌섬엽(insula) 등으로 연결된다. 전달된 정보는 안와전두피질, 시상 등 뇌의 여러 부위를 거치면서 처리되며, 자극의 성질에 따라 적절한 운동, 내장, 혹은 감정 반응을 유발한다[31].

미각수용체을 통해 들어온 미각정보는 침분비와 연하를 유도하여 나머지 위장관계가 음식물을 수용하도록 준비하는 것을 돕거나, 혹은 유해한 자극의 경우 구역이나 구토를 유발한다. 미각 정보는 고립로핵을 통해 시상을 거쳐 미각피질인 뇌섬엽과 안와전두피질로 전달된다. 또한, 고립로핵으로부터 시상하부와 편도 간의 연결을 통해 식욕과 포만감 등 섭식과 연관된 항상성 기능 조절에 관여한다[31].

참고문헌

1. 대한이비인후과학회. 이비인후과학 두경부외과학. 개정판: 일조각; 2009.
2. Flint PW, Haughey BH, Lund VJ, et al. Cummings Otolaryngology Head & Neck Surgery. 6th ed: Saunders; 2015.
3. Douglas CW, Naylor K, Phansopa C, Frey AM, Farmilo T, Stafford GP. Physiological adaptations of key oral bacteria. Adv Microb Physiol 2014;65:257-335.
4. Laine FJ, Smoker WR. Oral cavity: anatomy and pathology. Semin Ultrasound CT MR 1995;16:527-45.
5. Proctor GB. The physiology of salivary secretion. Periodontol 2000 2016;70:11-25.
6. Pusztaszeri MP, Faquin WC. Update in salivary gland cytopathology: Recent molecular advances and diagnostic applications. Semin Diagn Pathol 2015;32:264-74.
7. Raol N, Hartnick CJ. Anatomy and physiology of

velopharyngeal closure and insufficiency. Adv Otorhinolaryngol 2015;76:1-6.
8. Schwarz R, Hoppe U, Schuster M, Wurzbacher T, Eysholdt U, Lohscheller J. Classification of unilateral vocal fold paralysis by endoscopic digital high-speed recordings and inversion of a biomechanical model. IEEE Trans Biomed Eng 2006;53:1099-108.
9. Hamdy S. Role of cerebral cortex in the control of swallowing. GI Motility online 2006.
10. Harris ML, Julyan P, Kulkarni B, et al. Mapping metabolic brain activation during human volitional swallowing: a positron emission tomography study using [F-18]fluorodeoxyglucose. J Cerebr Blood F Met 2005;25:520-6.
11. Hamdy S, Mikulis DJ, Crawley A, et al. Cortical activation during human volitional swallowing: an event-related fMRI study. Am J Physiol 1999;277:G219-25.
12. Zald DH, Pardo JV. The functional neuroanatomy of voluntary swallowing. Ann Neurol 1999;46:281-6.
13. Hamdy S, Rothwell JC, Brooks DJ, Bailey D, Aziz Q, Thompson DG. Identification of the cerebral loci processing human swallowing with H-2 O-15 PET activation. J Neurophysiol 1999;81:1917-26.
14. Ertekin C, Aydogdu I. Neurophysiology of swallowing. Clin Neurophysiol 2003;114:2226-44.
15. Soros P, Inamoto Y, Martin RE. Functional brain imaging of swallowing: an activation likelihood estimation meta-analysis. Hum Brain Mapp 2009;30:2426-39.
16. Steinhagen V, Grossmann A, Benecke R, Walter U. Swallowing disturbance pattern relates to brain lesion location in acute stroke patients. Stroke 2009;40:1903-6.
17. FitzGerald MJT, Gruener G, Mtui E. Clinical Neuroanatomy and Neuroscience: Elsevier Saunders; 2012.
18. Suzuki M, Asada Y, Ito J, Hayashi K, Inoue H, Kitano H. Activation of cerebellum and basal ganglia on volitional swallowing detected by functional magnetic resonance imaging. Dysphagia 2003;18:71-7.
19. Leopold NA, Daniels SK. Supranuclear control of swallowing. Dysphagia 2010;25:250-7.
20. Mosier KM, Liu WC, Maldjian JA, Shah R, Modi B. Lateralization of cortical function in swallowing: a functional MR imaging study. AJNR Am J Neuroradiol 1999;20:1520-6.
21. Mihai PG, Otto M, Platz T, Eickhoff SB, Lotze M. Sequential evolution of cortical activity and effective connectivity of swallowing using fMRI. Hum Brain Mapp 2014;35:5962-73.
22. Maeshima S, Osawa A, Yamane F, Ishihara S, Tanahashi N. Dysphagia following acute thalamic haemorrhage: clinical correlates and outcomes. Eur Neurol 2014;71:165-72.
23. Galovic M, Leisi N, Muller M, et al. Lesion location predicts transient and extended risk of aspiration after supratentorial ischemic stroke. Stroke 2013;44:2760-7.
24. Cola MG, Daniels SK, Corey DM, Lemen LC, Romero M, Foundas AL. Relevance of subcortical stroke in dysphagia. Stroke 2010;41:482-6.
25. Hamdy S, Aziz Q, Rothwell JC, et al. The cortical topography of human swallowing musculature in health and disease. Nat Med 1996;2:1217-24.
26. Teismann IK, Dziewas R, Steinstraeter O, Pantev C. Time-dependent hemispheric shift of the cortical control of volitional swallowing. Hum Brain Mapp 2009;30:92-100.
27. Daniels SK, Corey DM, Fraychinaud A, DePolo A, Foundas AL. Swallowing lateralization: the effects of modified dual-task interference. Dysphagia 2006;21:21-7.
28. Cichero JAY, Murdoch BE. Dysphagia: Foundation, Theory and Practice. Chichester, UK: John Wiley & Sons Ltd; 2006.
29. Jean A. Brain stem control of swallowing: neuronal

network and cellular mechanisms. Physiol Rev 2001;81:929-69.

30. Hamdy S, Aziz Q, Rothwell JC, Hobson A, Thompson DG. Sensorimotor modulation of human cortical swallowing pathways. J Physiol 1998;506 (Pt 3):857-66.
31. Mistry S, Hamdy S. Neural control of feeding and swallowing. Phys Med Rehabil Clin N Am 2008;19:709-28, vii-viii.

chapter

03

정상 연하의 생리

김덕용

연하는 음식물을 구강을 통해 섭취하여 인두와 식도를 걸쳐 위로 전달하는 일련의 과정으로 정의된다. 이러한 과정은 수분과 영양분을 섭취하는데 매우 중요하고, 구강과 인두에 남아있는 잔여물을 제거하여 기도를 안전하게 유지하여 생명을 유지하는데 필수적이다. 이러한 과정에 문제가 생기게 되면 이를 연하장애라고 하고, 이는 탈수, 영양결핍, 흡인성 폐렴, 기도폐쇄를 유발하며, 심하면 사망에 이르게 할 수도 있다. 또한 먹는 즐거움을 잃게 하고, 사회 활동에도 제한을 초래할 수 있다. 연하는 일련의 수의 및 불수의적인 운동을 통해 음식물이 특정 해부학적 구조물을 통과하는데, 이와 관련하여 음식물의 위치에 따라 4단계 즉, 예기기(anticipatory phase), 구강기(oral phase), 인두기(pharyngeal phase), 그리고 식도기(esophageal phase)로 이루어진다.

첫 번째 단계인 예기기는 음식물이 입에 닿기 전 시각과 청각 자극에 의해 타액의 분비 등 음식물을 받아들이기 위한 준비가 이루어지는 과정을 의미하며, 두 번째 단계인 구강기는 입안에서 음식물을 조작하고 저작하고 음식물을 인두로 보내는 단계이다. 세 번째 단계인 인두기는 인두연하가 유발되고 음식물이 인두를 통과하는 단계이다. 마지막 단계인 식도기는 식도연하작용에 의해 음식물이 경부 식도와 흉부 식도를 지나 위까지 운반되는 단계이다. 이 일련의 과정은 구강, 인두, 후두, 식도에 존재하는 근육들에 의해 연속적으로 조화된 수축과 이완을 통해 달성되고, 각 단계별로 고유한 기능을 가지게 되며, 이상이 올 때 그에 따른 증상이 보이게 된다. 삼킴과정이 일어나기 위해서는 호흡 및 저작기능과의 조화가 필요한데 이러한 동작들은 뇌간에 있는 중추패턴생성기(central pattern generator)에 의해 조절되는 정형화된 형태로 나타난다.

I. 연하 과정에서의 6 밸브

연하는 일련의 수의 및 불수의적인 운동의 연속적인 과정으로써 동적인 관 혹은 공간을 통한 음식물의 이동으로 생각할 수 있다. 이러한 공간은 괄약근으로 구분되고 다음 공간으로 음식이 이동하려면 새지 않는 공간과 압력을 요하게 된다. 입술에서 구강 및 상인두까지는 수평의 관을 형성하고 인두에서 하부 식도까지는 수직의 관을 형성하게 되는데, 이 두 개의 관에 6개의 밸브가 존재하여, 음식이 기도로 넘어가거나 코로 올라가지 않고 적합한 길로 넘어가도록 하고, 음식물을 추진하는데 필요한 압력을 제공한다(그림 3-1). 밸브 중 제일 앞쪽 것은 입술(lip)로 이것은 입 속에 음식이 구강밖으로 나오지 않게 한다. 다음은 구강 설(tongue) 부분이고 경구개나 연구개와 접촉을 통해 인하여 독립된 공간을 만들어준다.

다음은 연구개 영역으로, 음식이 코로 역류하지 못하도록 연구개의 후방천장(velum)과 목젖(uvula) 부위가 후굴하면서 비 인두부분을 막아준다. 다음은 후두(larynx)와 성대(vocal cord)로서 후두 거상과 성대닫힘을 통해 음식이 기관으로 들어가지 못 하도록 하는 기능을 한다. 이때 설 기저부와 인두벽은 접촉하여 음식물이 남김없이 인두로 넘어가도록 하는 압력을 생성한다. 다음은 윤상인두근(cricopharyngeus)으로, 평상시 수축하고 있다가, 음식이 인두 내로 들어오면 괄약근이 열려 음식물이 식도로 넘어가게 한다. 음식이 식도로 넘어가게 되면 상부식도괄약근(upper esophageal sphincter)인 윤상인두근은 인두로 음식이 역류하는 것을 조절한다. 하부식도괄약근은 위에서 식도로 음식물이 역류되는 것을 막아 위에서 음식과 위산을 유지시키는 기능을 한다. 정상적인 연하과정을 위해서, 이 모든 밸브가 적합한 범위의 움직임으로 작용을 하여야 한다.

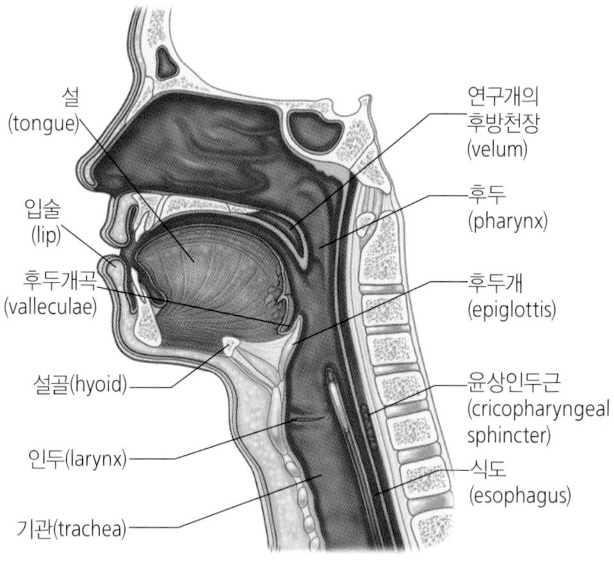

그림 3-1. 연하 과정에서의 6 밸브

II. 정상 연하 생리의 4단계

1. 예기기(anticipatory phase)

음식물이 입에 닿기 전까지의 시기에 이루어지는 예기기에서는 음식물에 대한 시각, 청각, 후각 등의 자극에 의해 음식물의 특성 즉, 성상, 크기, 경도 등을 파악하여, 타액의 분비가 일어나며, 음식물을 받아들이기 위한 준비가 이루어지게 된다.

2. 구강기(oral phase)

구강기는 음식물을 삼키기 좋은 상태의 식괴로 준비하여 인두로의 이동이 일어나는 시기로, 수의적 조절과 불수의적 조절이 함께 나타나게 되며, 세부적으로 구강 준비기와 구강 추진기로 분류할 수 있다.

구강 준비기(oral preparatory stage)는 구강기에서 가장 앞부분을 차지하며, 음식을 삼킬 수 있도록 덩어리로 만들어서 혀 위에 놓게 되는 과정으로, 이러한 과정이 성공적으로 일어나기 위해서는 입술이 제대로 닫히고 혀의 움직임이 원활해야 하며, 저작 과정을 수행하는 근육들의 기능이 유지되어야 한다. 구강 준비기는 음식물의 이동에 따라 입안으로 음식물을 받아들이는 1기 이동이 일어나며, 구강 전방 부에서 저작을 위해 구강 중간 혹은 후방으로 이동이 일어나게 된다(그림 3-2).

구강 추진기(oral propulsive stage)는 삼키기 적당하게 준비된 음식물이 인두로 이동하는 과정인 2기 이동이 일어나게 되며, 이 과정은 혀의 앞부분이 치아 바로 뒤쪽 경구개의 가장 앞부분에 밀착되고 이어서 혀의 옆부분이 경구개의 가장자리에 밀착되어 혀 위에 놓여진 음식물 덩어리를 연속적으로 혀가 앞부분에서 뒷부분의 순서로 공간을 줄여 뒤로 밀어내는 형태의 수축을 일으켜 혀와 경구개 사이의 압력을 높임으로써 식괴를 밀어내는 동작과 동시에 구개인두쪽의 빨아들이는 동작에 의해 구개인두로 식괴가 이동하게 되는 과정이다(그림 3-2). 이러한 이동과정은 정상적으로 1초 미만이 소요된다.

구강기때 정상적인 연하가 일어날 수 있기 위해서는 식괴가 구강 밖으로 새지않도록 입술 닫힘이 잘 일어나야하고, 식괴 조작 및 이동을 위해 혀의 움직임이 적절히 이루어져야 하고, 식괴가 볼과 치아 사이에 잔유물이 남지 않도록 안면 근육의 수축이 적절히 이루어져야 하고, 또한 식괴 조작을 위해 저작작용과 적절한 침의 분비가 일어나야 한다. 또한 삼킴 동작의 시작과 함께 호기기에 호흡을 멈추는 삼킴 무호흡(swallowing apnea)이 일어나게 되는데, 만약 호흡과 삼킴과정의 부조화가 발생하여 식괴가 인두로 흘러 들어가게 되면 흡인이 일어날 수 있다. 이 시기와 관련하여 감각성 뇌신경은 연하가 시작하게 되면 즉시 연하 중추로 신호를 보내게 되고 이때 주로 관계하는 신경이 설인신경과 미주신경이다. 그리고 삼차신경의 가지인 상악신경과 안면신경의 일부도 연하 작용과 관련이 있다. 특히 안면신경은 혀의 전방과 중간의 맛을 관할하고 입술과 안면의 운동을 담당하게 되므로 최초의 음식이 들어갔을 때 입술을 다물어 주고, 구강 내 음식물이 남지 않게 하는 역할을 하게 된다.

하악과 혀의 회전을 포함한 저작은 불수의적인 조

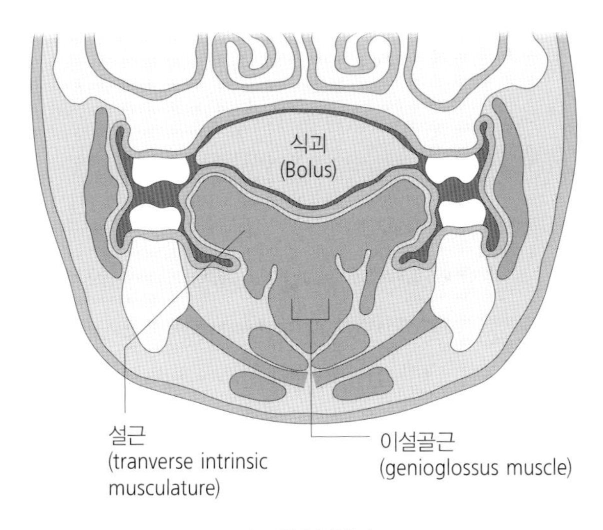

A. 구강 준비기

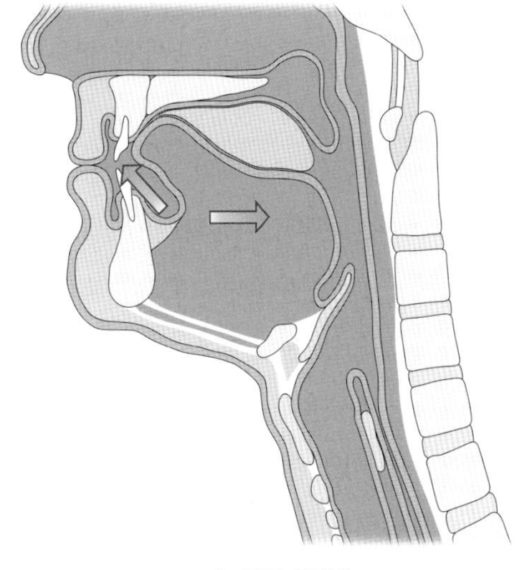

B. 구강 추진기

그림 3-2. 구강기 모식도

절에 의해 일어나지만 수의적 조절에 의해 일어날 수 도 있다. 입안에 음식물이 들어오게 되면 입안의 기계, 화학, 온도 감각 수용기(mechano, chemo, thermo receptor)는 지속적으로 음식물의 성상을 감지하게 되며, 삼차신경을 통해 연수와 뇌교의 경계에 위치한 중추패턴생성기를 자극하게 되어 삼차신경, 안면신경, 설하신경을 통해 정형화된 형태의 움직임이 나타난다. 혀가 음식물을 치아에 위치시키면, 상하악의 치아가 만나 음식물을 분쇄하고, 음식물은 혀로 향하여 내측으로 떨어지며, 하악이 열리면서 혀는 음식물을 다시 치아로 보낸다. 이러한 과정이 수 차례 반복되어 인두로 보내기 좋은 상태의 식괴를 형성하고 또한 이러한 저작은 침의 분비를 자극하게 된다. 분비된 침은 음식물을 부드럽게 해주어 저작과정과 구강기로의 이동을 용이하게 해 준다.

3. 인두기(pharyngeal phase)

인두기에서는 식괴를 흡인없이 식도로 안전하게 이동시키는 단계로, 구강에서 인두로 음식물이 이동해 오면 감각신호가 뇌간의 중추패턴생성기를 자극하게 되어 불수의적으로 삼킴 반사를 일어나 식도로 이동시킨다. 이때 여러가지 흡인 방지 기전이 제대로 작동하지 않을 경우 기도흡인이 일어날 수 있으므로 매우 중요한 시기이며 대개 1초 미만이 소요된다. 음식물의 기도침투와 흡인을 방지하기 위해 후두개가 하방 회전하여 후두입구를 덮는 것, 성대가 닫히는 것, 후두가 전상방으로 상승하는 것, 기침 반사 등의 몇 가지 보호기전이 작용한다. 인두기에 일어나는 동작의 순서를 보면, 혀와 연두개가 상승하고, 후두가 상승하게 되고, 후두개가 아래로 기울어지고, 성문이 닫히며, 윤상인두근이 이완하여 식괴가 인두에서 식도로 이동하게 된다. 인두기에서 나타나는 여러 현상 중 중요한 현상인 혀의 상승은 구강내로의 역류를 예방하고, 연구개의 상승은 비강 쪽으로 음식물이 역류되는 것을 방지한다. 후두의 전상방으로의 이동은 설골상근(suprahyoid muscle)에 의해 일어나며, 상방으로 약 2cm 정도 움직일 뿐만 아니라 전방으로도 약 1cm 정도 움직임이 일어난다. 이는 후두개의 하방 회전으로 이어져 후두 입구를 막는 역할을 하며, 윤상인두근의 앞쪽 벽을 당겨서 윤상인두근이 이완하여 상부 식도가 열리게 되고, 인두의 직경이 증가하게 되어 음식물이 잘 통과되도록 한다. 식괴가 식도 내로 들어가면 연동운동형태의 수축이 일어나서 상부식도괄약근을 통과한 음식물을 식도 아래로 밀어낸다. 혀가 음식물을 밀어주는 동작과 인두수축근의 작용이 식괴의 인두 통과에 중요하며 이러한 작용이 느리거나 약하면 흡인 위험도가 증가하게 된다(그림 3-3). 또한 인두기에서 연하 과정이 일어나는 동안 일시적으로 호흡을 멈추는 삼킴 무호흡(sleep apnea)이 일어나게 되는데, 이는 보통 호기때 무호흡이 시작되어 삼키고 난 후 호기를 계속 유지하여 성문하 공기 압력(subglottic pressure)를 높여 음식물의 흡인을 방지하는데 일부 관여한다. 3차원 컴퓨터 단층 촬영을 이용하여 보다 자세하게 정상적인 삼킴 시 인두기 내에서 일어나는 현상을 설골의 움직임을 중심으로 살펴보면, 설골의 상방으로의 움직임이 일어나고, 후두개가 하방으로 회전하기 시작하고, 상부식도가 열리고, 성대가 닫히고, 설골의 움직임이 정점에 이르게 되고, 후두개의 하방회전이 정점에 이르게 되고, 설골이 하방으로 움직이면서, 성대가 다시 열리고, 상부식도가 다시 닫히게 되고, 후두개가 정상 위치로 돌아오게 된다(그림 3-4).

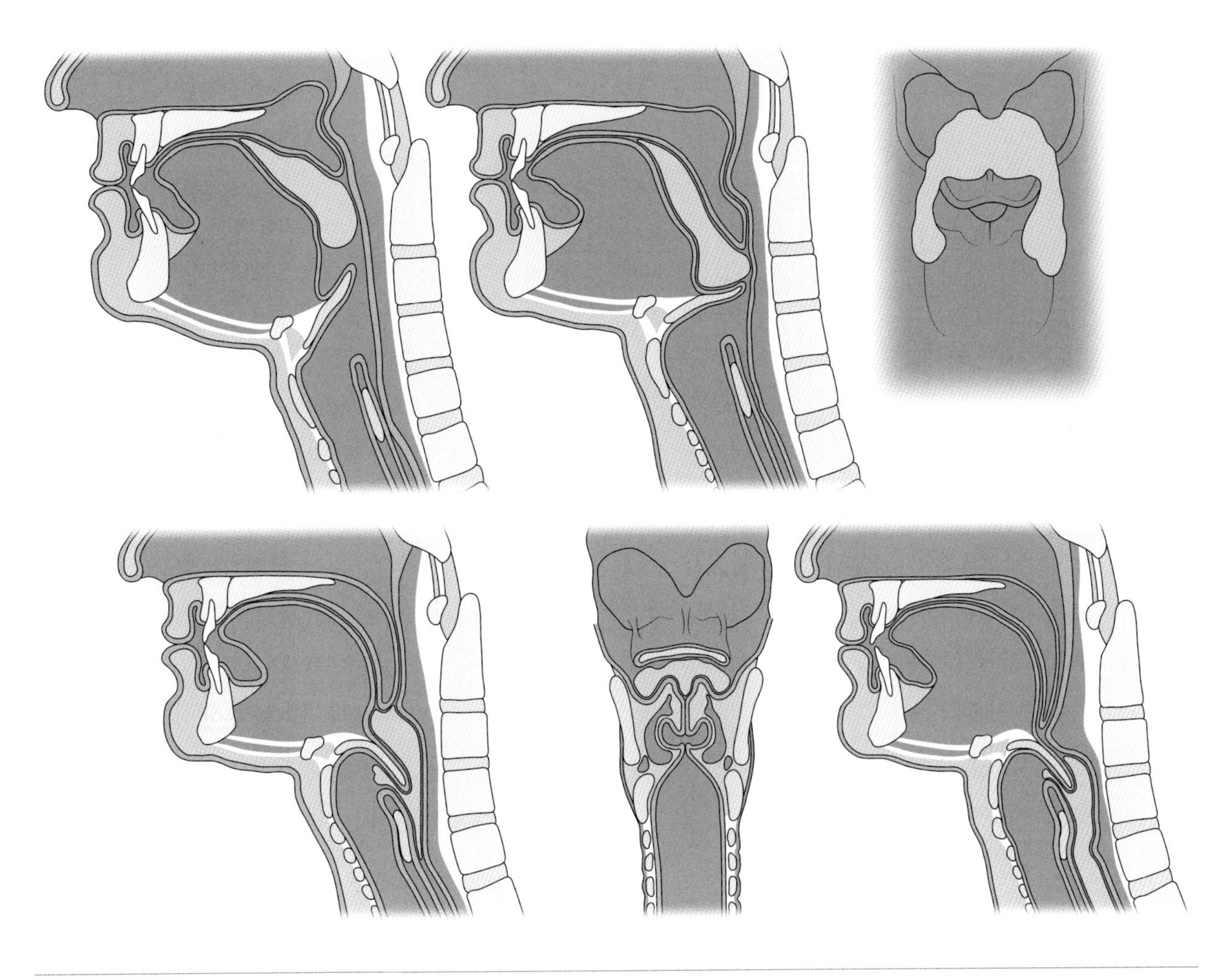

그림 3-3. 인두기의 모식도

이러한 인두기의 삼킴은 불수의적으로 삼킴 반사에 의해 일어나며, 삼킴 반사의 신경학적 구성을 간단하게 요약하면 중추와 말초의 감각신호를 받아 연수의 외측에 위치한 중추패턴생성기를 거쳐 그에 이어지는 운동신경 및 근육에 의한 운동작용으로 구성된다. 삼킴에 관여하는 뇌간의 조화운동중추는 외측 연수의 고립로핵(nucleus tractus solitarius) 및 그 주변 망상계(reticular formation)로 구성되는 고립로핵-배측연하군(nucleus tractus solitarius-dorsal swallowing group)과 전방부에 위치하는 의문핵(nucleus ambigus)과 주변 망상계로 구성된 복외측 연수-복측연하군(ventrolateral medulla-ventral swallowing group)으로 나누어 볼 수 있으며, 양측의 신경군들은 서로 밀접하게 밀접하게 연결되어 있다. 말초의 감각은 삼차, 설인 및 미주신경을 통해 고립로핵-배측연하군에 전달이 되고, 고립로핵-배측연하군은 리듬있는 삼킴 양상을 유발, 가공, 타이밍에 관여하여 적절한 시기에 정형화된 운동을 생성하는 역할을 담당하고, 배가쪽 연수-배쪽 연

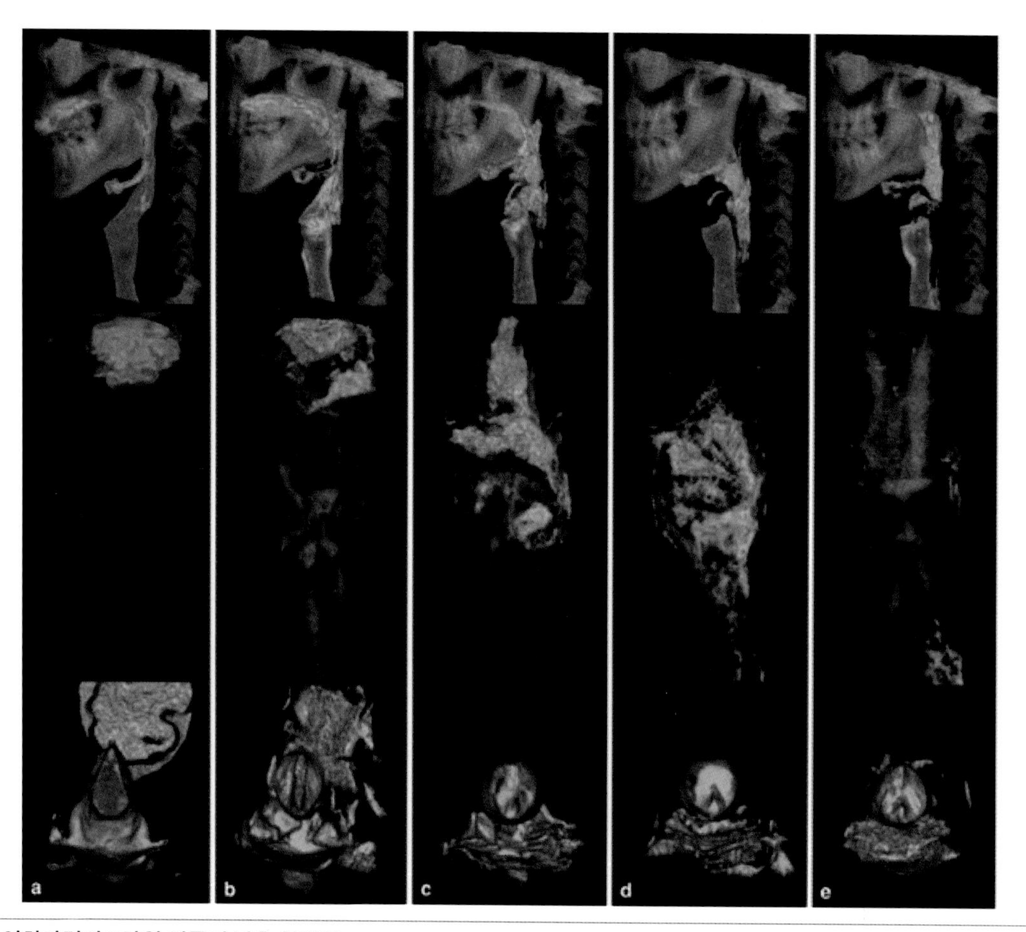

그림 3-4. 연하과정의 3차원 컴퓨터 단층 촬영상

Evaluation of swallowing using 320-detector-row multislice CT. Part I: single- and multiphase volume scanning for three-dimensional morphological and kinematic analysis. *Dysphagia*. 2011,*26*(2), 99-107.

하군은 삼킴 의도를 관련된 운동 신경에 전달하는 스위치의 역할을 담당하여, 제 5, 7, 9, 10, 11, 12 뇌신경 및 제 1~3경수 운동신경을 통해 인두의 움직임을 유발한다(그림 3-5).

뇌간의 삼킴 중추에 영향을 주는 대뇌피질부위는 중심전피질(precentral cortex)에 연접한 전외측의 피질부가 알려져 있으며, 그 외에도 실험적으로 뇌섬엽(insula)가 전기 자극을 받으면 삼킴 동작이 유발되는 것으로 알려져 있다. 이러한 부분들은 수의적 삼킴에도 관여하고, 삼킴 반사를 유도하거나, 조절하는 역할을 하는 것으로 알려져 있으나, 정확한 역할은 아직 명확하지 않다.

삼킴은 턱의 움직임, 혀의 상승에 의해 촉진되며, 식괴의 인두의 접촉, 압력 및 액체가 주입되는 감각에 의해 시작된다. 이러한 감각은 제 5, 7, 9, 10 뇌신경을 통해 연수 및 교뇌와 피질까지 전달된다. 그 외 화학적 감각(미각), 온도감각 등이 기계적 감각과 더불어 중요하게 작용한다. 마른 삼킴은 구강내 침의 양에 의해 조절되고, 수의적으로 삼킴을 할때는 앞서 식괴의 자극 외에도 대뇌피질의 명령에 의해 조절된다. 이

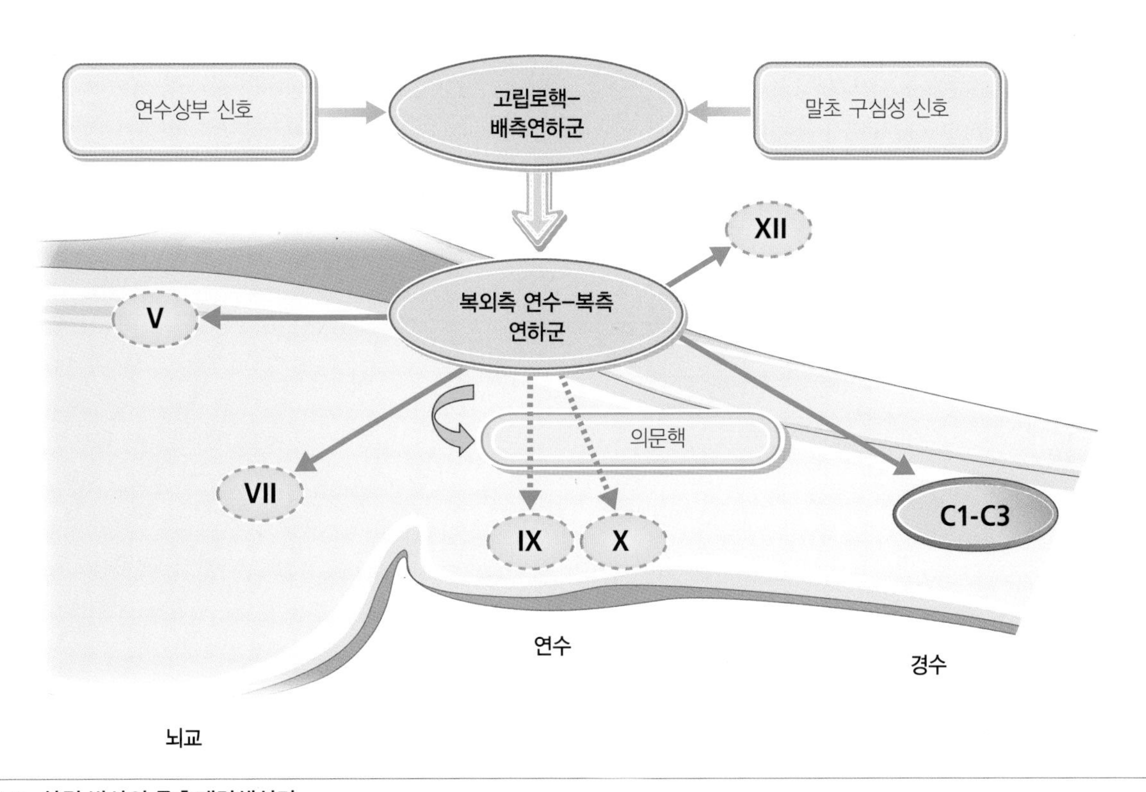

그림 3-5. 삼킴 반사의 중추패턴생성기

러한 삼킴 반사를 잘 유발하는 위치는 혀의 후배측면(posterior dorsum of tongue), 구개궁(faucial pillar), 인두 벽(pharyngeal wall), 후두개이다. 이러한 삼킴 반사의 잠시는 음식물의 온도, 후각, 시각, 맛, 성분 등에 의해 조절될 수 있다. 음식물의 온도가 30~40도에서 가장 삼킴 반사의 잠시가 길었고, 이보다 음식물의 온도가 낮아지거나, 높아질수록 잠시는 짧아지는 것으로 알려져 있고, 여러가지 종류의 향을 흡인한 후 삼킴 반사를 살펴보면 향이 없거나, 라벤다 오일 향에 비해 후추 향이 더 잘 유발된다는 보고가 있고, 한편 음식과 관련된 시각적 자극이 관련 없는 시각적 자극에 비해 삼킴 반사의 잠시가 짧아지는 것으로 알려져 있다. 그밖에도 capsaicin, piperine, menthol, polyphenol, carbonated water 등은 삼킴 반사를 조절할 수 있는 것으로 알려져 있다. 인두기의 삼킴 동작에 작용하는 뇌간의 운동신경핵은 삼차신경운동핵, 안면신경운동핵, 미주신경의 고립로핵, 설하신경핵과 제 1~3경수 운동신경원이고 운동신경들은 제 5, 7, 9, 10, 11, 12 뇌신경이다. 이러한 운동신경활동과 더불어 삼킴과정에 따른 다양한 감각되먹임(sensory feedback)이 존재한다.

4. 식도기(esophageal phase)

식도기는 연하 과정의 가장 마지막 부분으로 대개 6~10초간의 긴 시간 동안 지속되며, 식괴가 식도를 통과하여 위로 들어가기 전까지의 시기로, 음식물이 인두로 역류하지 않고 위로 보내는 역할을 한다. 음식물이 식도 내로 들어갈 때 후두는 처음의 위치로 돌

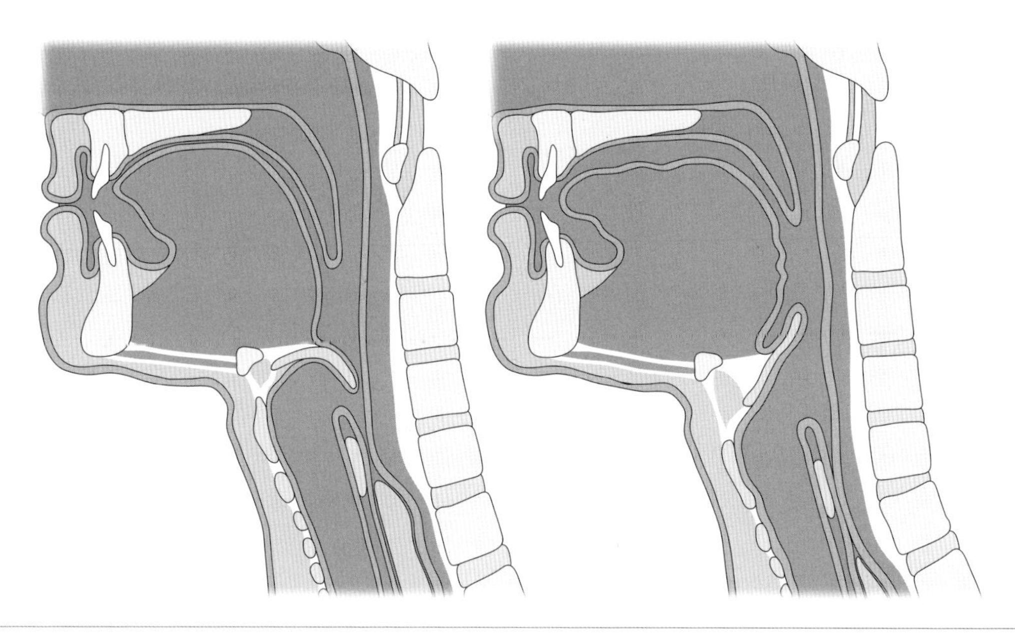

그림 3-6. 식도기의 모식도

아가고 상부식도입구는 닫힌다. 중력과 식도의 연동에 의해서 식괴가 내려가고 인두괄약근이 열리게 되는데, 식도의 연속적인 수축과 하부식도괄약근의 이완인 연동 과정은 연하의 식도 단계의 특징이다. 또한 식도기 동안은 상부식도괄약근의 수축으로 인해 인두로의 역류를 방지하게 된다(그림 3-6). 인두기와 식도기에 결쳐 일어나는 현상 중 주목할만한 흥미로운 부분은 상부식도괄약근의 이완과 수축이다. 상부식도괄약근인 윤상인두근은 미주신경의 후두 가지에 의해 지배 받으며, 연수에 위치한 삼킴 중주에 의해 조절이 일어난다. 평소 음식물이 인두에 없는 상태에 수축하여 식도로 공기가 들어가는 것을 막아 식도를 보호하고, 음식물이 인두에 있게 되면 설하근육이 수축하면서 후두가 거상되고, 인두 내 음식물에 의한 압력으로 이완되어 음식물이 식도로 넘어가도록 하고, 음식물이 식도에 있게 되면 다시 수축하여 음식물이 식도에서 인두로 역류되는 것을 막아준다.

참고문헌

1. Dodds WJ, Stewart ET, Logemann JA. Physiology and radiology of the normal oral and pharyngeal phases of swallowing. AJR American journal of roentgenology 1990;154:953-63.
2. Youmans SR, Stierwalt JA. Measures of tongue function related to normal swallowing. Dysphagia 2006;21:102-11.
3. Diamant NE. Physiology of Esophageal Motor Function. Gastroenterol Clin N 1989;18:179-94.
4. Ravich WJ, Donner MW, Kashima H, et al. The Swallowing Center - Concepts and Procedures. Gastrointest Radiol 1985;10:255-61.
5. Ahn K-M. Anatomy and Physiology of Normal Swallowing. Journal of the Korean Dysphagia Society 2011;1:9-18.
6. 이주강, 박기덕. 연하장애. In: 박창일, 문재호, eds. 재활의학. 2 ed. 서울: 한미의학; 2012:311-28.
7. Jones B. Normal and Abnormal Swallowing: Imaging in Diagnosis and Therapy. 2nd ed. New York:

Springer-Vertag; 2011.

8. Ebihara T, Ebihara S, Maruyama M, et al. A randomized trial of olfactory stimulation using black pepper oil in older people with swallowing dysfunction. J Am Geriatr Soc 2006;54:1401-6.
9. Lund JP, Kolta A. Brainstem circuits that control mastication: Do they have anything to say during speech? J Commun Disord 2006;39:381-90.
10. Watando A, Ebihara S, Ebihara T, et al. Effect of temperature on swallowing reflex in elderly patients with aspiration pneumonia. J Am Geriatr Soc 2004;52:2143-4.
11. Maeda K, Ono T, Otsuka R, Ishiwata Y, Kuroda T, Ohyama K. Modulation of voluntary swallowing by visual inputs in humans. Dysphagia 2004;19:1-6.
12. Mu L, Sanders I. Sensory nerve supply of the human oro- and laryngopharynx: a preliminary study. The Anatomical record 2000;258:406-20.
13. Fujii N, Inamoto Y, Saitoh E, et al. Evaluation of Swallowing Using 320-Detector-Row Multislice CT. Part I: Single- and Multiphase Volume Scanning for Three-dimensional Morphological and Kinematic Analysis. Dysphagia 2011;26:99-107.
14. Inamoto Y, Fujii N, Saitoh E, et al. Evaluation of Swallowing Using 320-detector-row Multislice CT. Part II: Kinematic Analysis of Laryngeal Closure during Normal Swallowing. Dysphagia 2011;26:209-17.
15. Honda Y, Hata N. Dynamic imaging of swallowing in a seated position using open-configuration MRI. J Magn Reson Imaging 2007;26:172-6.
16. Klahn MS, Perlman AL. Temporal and durational patterns associating respiration and swallowing. Dysphagia 1999;14:131-8.
17. Longemann JA. Evaluation and Treatment of Swallowing Disorders. 2nd ed. San Diege, CA: College-Hill Press; 1997.
18. Logemann JA, Kahrilas PJ, Cheng J, et al. Closure mechanisms of laryngeal vestibule during swallow. The American journal of physiology 1992;262:G338-44.
19. Jacob P, Kahrilas PJ, Logemann JA, Shah V, Ha T. Upper esophageal sphincter opening and modulation during swallowing. Gastroenterology 1989;97:1469-78.
20. Steele CM, Miller AJ. Sensory input pathways and mechanisms in swallowing: a review. Dysphagia 2010;25:323-33.
21. Matsuo K, Palmer JB. Coordination of Mastication, Swallowing and Breathing. The Japanese dental science review 2009;45:31-40.
22. Ertekin C, Aydogdu I. Neurophysiology of swallowing. Clinical neurophysiology : official journal of the International Federation of Clinical Neurophysiology 2003;114:2226-44.

chapter

04

노화에 따른 연하기능의 변화

김상윤, 이윤세

노화의 과정 동안 발생하는 신체의 구조적, 기능적 변화가 연하와 연관된 기관들에게서도 발생한다. 이러한 변화는 점진적으로 발생하여 잘 적응하므로 대부분의 노인들은 질병으로 인식할만한 연하장애를 겪지는 않지만, 미세한 연하장애를 겪을 가능성은 나이가 들수록 점차 높아진다. 노인성 연하(presbyphagia)라는 용어는 젊은 성인과 비교해서 노인에게서 나타나는 특징적인 변화과정을 총칭한다[1]. 노인성 연하와 연관된 변화는 45세부터 나타날 수 있으며, 유럽의 연구에서는 50세 이상의 10%에서 연하장애를 겪고 있으나 대부분 전문적인 치료를 받고 있지 않는다고 알려져 있다[2]. 65세 이상의 환자의 30~40%에서 노화로 인한 연하장애를 겪고 있으며 노인성 질환 중 신경학적인 질환인 뇌졸중, 파킨슨병, 알츠하이머병을 가지고 있을 경우 연하장애의 유병율은 급격하게 증가해서 80% 정도까지 보고하기도 한다[3]. 게다가 노인의 특성상 만성 질환을 가지고 있거나, 다양한 약제를 복용하기 때문에 정상적인 연하를 하던 노인들도 연하장애를 겪을 수도 있다[4]. 이번 장에서는 노화가 진행되면서 연하와 연관된 구조와 기능이 어떻게 변화하고 상호작용을 하는지 기술하고 이를 통해 정상적인 노인성 연하와 연하장애를 구별하는데 도움을 주고자 한다.

I. 노화와 연관된 기관의 변화

노화와 함께 연하와 연관된 구강기, 인두기, 식도기 기능이 모두 감소하지만 주로 인두기와 식도기의 변화로 인해 연하장애가 발생할 수 있다(표 4-1)[5]. 일반적으로 노화로 인한 근육과 신경 및 감각기관의 이상이 노인성 연하장애의 주요 원인이지만 노인환자들이 가지고 있는 다른 질환으로 인해 이차적으로 발생하는 경우도 많다. 이러한 경우 노화 자체로 인한 구조적인 변화와 질병으로 인한 변화를 구분하기는 쉽지 않지만 결국 두 가지 원인 모두가 근육의 퇴화를 유도하고 구조물들의 유연성이 감소시켜서 기능적인 문제를 유발할 수 있다. 또한 간접적으로 연하에 도움을 줄 수 있는 타액분비, 미각을 담당하는 말초신경의 변화가 오면서 정상 연하기능이 감소할 수 있다. 이러한 노화에 따른 변화로 삼키는 효율이 감소하고 삼키는

표 4-1. 노화에 따른 정상 연하 과정의 변화[6]

윤상인두근이 이완되면서 열리는 상부식도괄약근의 직경의 감소
연하시 설골과 후두의 수직 상승 정도의 감소
윤상인두근이 열리기까지 설골과 후두의 상승 속도의 감소
식사후 호기대신 흡기시간이 더 길어짐
구강과 인두에 잔존 음식물의 증가
연하시간이 증가하면서 호흡이 멈추는 시간이 증가
전신적인 근육의 힘이 감소
흡인의 빈도 증가
근육이 수축하는 시간과 자극에 반응하는 시간이 증가
분당 삼키는 운동 횟수의 감소
근육과 조직의 유연성의 감소
치아의 감소
구강과 인두의 감수성 감소
음식물의 위치를 파악할 수 있는 능력 감소
연동운동의 폭과 속도의 감소
음식을 저장할 수 있는 능력의 감소
혀의 압력과 여러 근육과의 조화된 운동 능력 감소
구강기에서 인두기로 이환되는 시간의 증가
동반질환, 전신쇠약
연하의 안전성은 대부분 변화하지 않음

시간이 오래 걸리게 되고 기도흡인의 위험에 노출되는 시간이 길어지게 되므로 흡인으로부터 기도를 보호하기가 쉽지 않게 된다. 다시 말해서 노인성 연하장애에 의한 미세한 기도흡인이 노인사망의 많은 원인인 폐렴의 가장 중요한 원인이기 때문에 노화에 따른 연하기능의 변화를 이해해야 한다.

1. 구강기 변화

1) 치아와 치조골 결손

구강 내 위생상태가 좋지 않다면 치아 및 치조골에 문제를 일으킬 수 있다. 또한 위생상태가 좋지 않다는 것은 부적절한 음식물 섭취와 안좋은 식습관이 연관이 되어 전신적인 영양상태에도 나쁜 영향을 미친다. 결국 나쁜 영양상태는 연하와 연관된 구조물을 유지하는데 지장을 주게 되고 다시 연하장애가 발생하고 이로 인해 다시 영양상태가 나빠지는 악순환을 유발할 수 있다. 노인에게서 치아의 보존 상태가 양호하다면 음식물을 삼키기 위해 준비하는 저작작용에 큰 문제 없다. 치아가 없거나 많이 결손된 경우 삼키고 섭취할 수 있는 음식에 제한이 있게 되며 노인에게서 흔히 발견되는 구강 건조까지 동반되면 씹으면서 먹을 수 있는 음식물의 종류를 섭취하지 못하게 된다. 게다가 입맛에도 영향을 주게 되기 때문에 선택적인 식사를 하게 되어 영양분을 충분히 섭취하지 못하게 된다. 타액 분비의 감소는 윤활작용이 감소하는 것 이외에도 타액자체의 항균작용이 감소하여 충치를 유발한다. 치아가 없이 액체류를 삼킬 경우 흡인이 일어날 가능성이 더 높다고 알려져 있기 때문에,[7] 치아 결손으로 인한 기도흡인과 충치가 있는 치아에 분포하고 있는 세균으로 인해 흡인성 폐렴의 위험성이 증가한다.

2) 구강설(oral tongue)

혀는 구강에서 음식을 적절하게 조작해서 삼키기 좋은 습하고 부드러운 상태로 만든 뒤 인두로 음식을 밀어 넣어서 결국 식도까지 이동하게 하는 중요한 기관이다. 구강설 근육을 젊은 성인과 비교할 때 노인의 근육이 낼 수 있는 압력은 나이가 들수록 감소하며 이로 인해 노인성 연하장애를 일으킬 수 있다. 혀의 압력은 영양상태, 골격근의 양, 노화와 연관되어 있다고 알려져 있기 때문에 골격근의 양 자체도 중요하다. 실제로 노화가 진행되면서 구강설의 근육량 자체가 감소하는 현상도 관찰할 수 있다.

전신적인 근감소증(sarcopenia)은 골격근의 양과 근력이 감소하는 현상을 말하며 노인에게서 주로 발생한다. 이러한 현상이 지속되면 신체적으로도 변화를 가져올 뿐만 아니라 삶의 전반적인 질을 감소시키고 결국은 사망에까지 이르게 할 수 있다[8]. 근감소증은 근육의 단면적의 감소, 근육을 구성하는 섬유질(fiber)의 크기 또는 숫자의 감소가 특징적인 소견이다. 오히려 혀의 근육을 둘러싼 결체조직이 증가하면 근육의 작용에 영향을 주게 되어 구강 내 음식물을 조절하기 어렵게 하거나 이를 보상하기 위해 여러 번의 혀의 움직임이 필요하다. 선택적인 근섬유의 변환이나 감소가 보일 수도 있으며 어떠한 과정이던지 근력을 떨어뜨리는 결과를 가져온다.

구강설과 설근부의 근육 또한 부피가 감소하거나 구성성분의 변화가 일어나서 연하에 영향을 미친다[9]. 결국 구강설의 최대 근력이 감소하게 되고 이로 인해 연하장애가 발생할 가능성이 높다[10]. 감소한 구강설의 기능을 보상하기 위해 혀를 움직이는 횟수를 증가시키고 삼키는 시간을 전반적으로 증가시킨다. 반복적인 보상작용을 할 수 있는 설근부의 힘이 대부분 충분하기 때문에 연하장애까지 유발하는 경우는 많지 않다. 그렇기 때문에 노인에게서 보이는 연하의 특징 중 하나가 오랜 식사시간이라고 할 수 있겠다. 삼키기 적합한 형태로 만들기 위해 반복적인 혀의 움직임이 힘들게 되면 삼키기 적합한 상태의 식괴가 미처 되기도 전에 음식을 인두후벽과 후두개곡(vallecula)으로 밀어 넣게 되며 이로 인해 연하장애가 발생할 수 있다.

3) 감각의 변화

(1) 미각

운동기능 외에 미뢰(taste bud)의 변화로 인해 감각기능이 감소할 수 있으며 정상 노인들에게서 많은 변화를 보이지는 않는다. 몇몇 노인들은 입맛이 변했다고 이야기 하기도 하는데 이는 미각에 대한 역치가 변했거나, 보철물의 작용, 씹는 기능의 감소로 인해 발생한다[11]. 또한 복용중인 약물은 금속 맛을 느끼게 할 수도 있고 음식의 맛을 변질시킬 수도 있다. 타액은 미각 수용체를 잘 유지하고 미각에 관련된 물질이 수용체까지 잘 도달하도록 도와주는 역할을 한다. 그러므로 노화에 따른 타액의 감소가 미각을 감소시킬 수 있다.

(2) 위치 및 압력을 인지하는 감각

구강기, 인두기 모두 영향을 줄 수 있다. 미각, 온열감, 촉감이 변하기 때문에 음식의 맛이나 성상을 구분하는 능력이 감소한다. 감각–대뇌피질–운동으로 연결되는 피드백의 과정이 감각 단계에서부터 손상되어 적절한 음식을 저작할 수 있는 능력과 음식물 성상의 변화에 대해서 적절하게 대처할 수 있는 능력이 감소하게 된다. 먹는다는 즐거움이 감소하고 이에 대한 나쁜 기억을 하게 된다. 감각 능력의 감소 소견이 뚜렷한 치매나 파킨슨병을 가진 노인환자들은 음식, 액체류, 타액이 입에 가득 차게 되어도 적절하게 반응해서 입안의 음식물을 적절하게 변형시켜서 인두부까지 넘기는데 어려움을 겪는다.

4) 저작기능과 구강 운동의 감소

저작기능의 감소는 영양분을 섭취하는데 영향을 준다. 저작기능은 상연수(suprabulbar) 기관에 의해 조절되며 입술, 혀, 협부, 하악의 운동을 조화롭게 조절한다. 나이가 들면서 감소하는 다른 운동기능처럼 이렇게 조화로운 운동도 나이에 따라 영향을 받게 된다[12]. 그러므로, 노인들 중에 운동기능 장애가 발생할 경우 연하기능에도 큰 문제가 발생할 가능성이 높다.

설근부 외에 저작근과 연하와 연관된 근육이 감소함으로 인해 음식을 입안에서 충분히 씹어삼키기에 적당한 형태의 음식을 만드는데 문제를 일으킬 수 있다. 저작을 하지 않고 삼키기에 적절한 음식의 형태를 미리 선택하면 이러한 문제를 보상할 수 있기 때문에 구강 주위의 근육이 감소하였다고 해서 연하장애가 발생하는 경우는 많지 않다. 인두기의 장애가 발생할 경우 흡인성 폐렴이 발생할 위험성이 크기 때문에 젊은 성인의 경우 흡인을 막기 위해서 과할 정도의 근육의 힘을 쓰고 여러 근육과의 조화를 유도한다. 이를 연하의 예비 능력(swallowing reserve)이라고 하는데 노화의 과정을 통해 근육이 감소하고 기능 또한 감소한다. 이러한 과정을 보상하기 위해 노인들은 여러 번 반복적으로 삼키는 과정을 통해 목안에 음식물이 남겨지지 않도록 한다.

5) 타액분비

점액과 타액은 신체 전반에 걸쳐서 생리적으로 보존하는 역할을 하고 있다. 점막은 점액을 분비하여 부드러운 음식물의 이동에 큰 도움을 준다. 이와 동시에 점막으로 인해 외부의 물질로부터 보호하는 역할을 한다. 점액은 여러 침샘에서 분비되는 타액의 중요한 부분을 작용하고 있다. 침의 분비는 삼킬 때 자극될 수도 있지만 평상시에도 분비가 되고 있다. 음식이 없이 삼키는 행위 자체가 침을 분비하도록 할 수 있다. 탄수화물을 소화할 때 타액이 작용하기 시작하는데 저작과정을 통해 음식물들을 조절이 가능한 음식물의 형태로 변형하고 타액을 더하면서 이러한 과정을 원활하게 하는 동시에 음식물에 수분을 더하게 된다. 결국은 인두로 넘길 때 적합한 형태로 만들어서 보내게 된다. 이러한 윤활작용을 통해 먹으면서 말하는 기능을 부가적으로 도와준다[13]. 타액에 포함된 면역글로불린을 이용하여 면역계로서 일부 작용하여 외부물질로부터 체내를 보호하는 역할을 한다. 만성적인 구강건조증은 구강내부 뿐만 아니라 인두와 식도까지 영향을 주게 되어서 결국은 음식물이 넘어가는데 문제를 일으키게 되고 연하과정이 일어나는 모든 장기에서 음식물이 남을 수가 있다. 삼킬 때 타액의 분비가 자극되는 경로는 나이에 따라서 큰 영향을 받지는 않지만 타액선에서 분비되는 타액의 양은 현저하게 감소되어서 65세 이상의 노인들의 30% 정도에서 구강건조를 경험하게 된다. 타액선의 퇴화보다는 노인들이 복용하는 약제에 의한 부작용이라는 주장도 있다[14].

2. 인두기 변화

노화과정을 통해서 인두가 늘어지면서 상대적인 길이가 늘어나고 근력이 떨어져서 삼키는 시간이 젊었을 때보다 대략 1초 정도 또는 20% 정도 증가한다. 그렇기 때문에 삼키는 과정 동안 기도를 보호해야 할 시간 또한 늘어나고 흡인의 위험에 노출될 수 있는 시간도 증가한다[15]. 인두부의 이상소견은 흡인을 막는 연하의 예비능력의 감소와 연관되어 있기 때문에 아주 중요한 현상이다. 근육이 잘 보존되어 있어도 인두기는 나이가 들수록 연장이 되고 이를 보상하고 음식을 모두 넘기기 위해서 여러 번 음식을 삼키려는 노력을 한다. 이러한 기간 동안 음식을 먹은 뒤 호기보다는 흡기를 많이 진행하게 되기 때문에 흡인의 위험성이 증가한다. 노인들이 음식 섭취후 기침을 많이 하거나 후두가 여러 번 움직이는 점을 보면 이러한 현상을 짐작할 수 있다. 구강설과 인두의 부피와 힘이 감소하기 때문에 음식물을 효과적으로 뒤로 밀어내서 아래로 내려가는데 지장이 있을 수 있다. 그리고 효과적으로 내려 보내지 못한 음식물은 인두부에 남아 있게 되고 게다가 인두기의 감각이 감소하기 때문에 무증상 흡인(silent aspiration)이 있어도 대응을 할 수 없고 추후에 더 많은 흡인일 발생할 수 있다. 특히 노인들은 삼킨 뒤에 숨을 내쉬는 것보다 들이쉬는 경향이 있어서 흡인이 될 가능성이 높다.

노화가 진행된 상태에서는 정상적인 인두기는 저작된 식괴가 후두개곡으로 넘어가면서 시작이 된다. 이와는 달리 젊은 성인의 경우는 후두개곡보다 앞에 위치한 전구개궁(anterior faucial pillars)을 지나면서 인두기가 시작되어 노인보다는 좀더 적절한 대처를 할 여유가 있다. 노인에게서 기도를 보호해주는 성대의 부피가 감소하고 감수성이 감소한다. 기도가 완벽하게 보호받지 못하면 흡인이 될 수 있으며 기침과 변성을 통해 흡인 여부를 짐작할 수 있다. 궁극적으로 흡인성 폐렴이 문제가 될 수 있다. 신경계를 침범하는 질환의 경우 인두기에 특히 손상을 많이 줄 수 있다(표 4-2)[5].

3. 식도기 변화

연구에 따라서 논란이 있지만 식도의 운동은 나이에 따라서 큰 변화는 없다고 알려져 있다. 그래서 노화와 연관되어 발생하는 식도기의 기능적인 장애는 노인성 식도(presbyesophagus)라는 용어보다는 노인에게서의 연축성 식도(diffuse esophageal spasm)라고 말하는 것이 적당하다. 음식을 충분히 삼킬 수 있는 기능적인 여유가 감소하는데 전신적인 쇠약이 동반될 경우에는 이러한 기능적인 이상이 명확하게 나타날 수 있다.[16] 특징적인 소견으로 식괴의 느린 이동과 느린 청소 시간이 있다. 역류의 소견 또한 노인에게서 쉽게 발생할 수 있기 때문에 식도 내부에 남아있는 음식물이 다시 역류할 경우 흡인의 위험성이 증가하게 된다(표 4-3)[5].

Logemann 등은 신경근의 기능적인 여유(reserve)가 감소하고 근육의 유연성이 감소해서 윤상인두근의 개방기능을 감소시킬 수 있다고 하였다[17]. 식도의 입구부가 열리면서 음식이 식도기로 넘어가게 되는데, 노화가 진행되면 열리는 부위의 크기가 감소하고 적절하게 열리는 시기에도 변화가 오게 된다. 삼키기 힘들다는 증상을 호소할 수도 있고 목에 뭔가 남아 있는 듯

표 4-2. 노인의 인두기 장애를 유발하는 질환들

뇌신경계 질환
뇌졸중
파킨슨병
다발성 경화증
중증근무력증(myasthenia gravis)
근위축성 측색경화증(amyotrophic lateral sclerosis
특발성 상부식도괄약근 기능부전
빈번한 식도열공탈장(hiatal hernia)
구조적 이상
암종
경부척추의 골극(osteophyte)
젠커게실(Zenker's diverticulum)
식도막(web)
수술 및 방사선 치료력

표 4-3. 노화에 따른 식도기의 변화

상부식도괄약근과 인두
여러 근육간의 조화로운 운동의 감소
상부식도 괄약근의 감소
연하시 상부식도괄약근의 불완전 이완
식도 중기
이차 연동운동(secondary peristalsis)의 감소
일차 연동운동(primary persistalsis)의 실패 회수 증가
비효율적인 식도운동
하부식도괄약근
빈번한 식도열공탈장
감각 기능의 감소
압력에 대한 감각감소
산의 역류에 대한 감각감소
인두기의 전반적인 감각감소

한 느낌을 줄 수도 있다.

II. 노인들의 연하에 영향을 주는 질환

1. 만성폐쇄성폐질환(chronic obstructive pulmonary disease, COPD)

호흡과 연하과정이 밀접하게 연관되어 있고 동시에 이루어지는 부분이 많다는 점을 생각한다면 만성폐쇄성폐질환(COPD)의 연하에 미치는 영향이 아주 크다고 볼 수 있다. COPD 환자들은 원활하지 못한 호흡으로 인해 연하 과정과 조화를 이루지 못하며 위식도 역류와 흡인이 빈번하게 발생한다고 알려져 있다. 하지만 얼마나 많은 인구에게서 이러한 영향을 받고 있는지는 보고된 적이 없다.

2. 윤상인두근장애

상부식도괄약근(upper esophageal sphincte, UES)의 이완이 잘 이루어지지 않는 경우가 윤상인두근장애이며 젊은 사람 보다는 노인들에게서 많이 발생하는 경우가 있다. 윤상인두근의 이완이 느려지거나 불완전하게 이루어지기 때문에 음식물이 하인두 또는 식도 입구부에 정체되어 있는 소견이 특징적이다. 기능적인 문제가 많으며 고정된 병변에 의해서 발생하는 경우는 많지 않다. 대부분은 노인에게서 유병율이 높은 신경학적인 문제로 인해 발생한다. 대표적인 질환으로 외측연수증후군(Wallenberg syndrome) 같은 뇌간에 발생한 뇌졸중, 두부 외상, 신경계의 퇴행성 질환이 있다.

3. 뇌신경계 질환

1) 뇌졸중

뇌간(brain stem)에 위치한 연하중추를 침범하거나 5번, 7번, 9번, 10번, 12번 뇌신경을 관할하는 지역이 손상될 경우 연하장애가 나타날 수 있다. 나이가 들면서 뇌졸중의 빈도가 증가하기 때문에 연하장애를 가진 노인환자의 수도 평행하게 증가한다. 주로 인두기에 문제가 발생하는데, 뇌졸중 환자의 절반 정도에서 연하장애의 소견을 관찰할 수 있으며 이들 중 많은 수에서 무증상 흡인의 소견을 보이고 있다[18]. 그러므로 흡인성 폐렴, 탈수 및 영양부족, 우울증까지 발생할 수 있다.

2) 파킨슨병

파킨슨병은 중추신경계의 도파민 뉴런이 콜린성 뉴런으로 대치되는 질환이며 나이에 따라서 발생 빈도가 증가한다. 환자들 중 대략 50% 정도의 환자들이 연하장애를 호소하고 있으며 혀의 떨림으로 인한 음식물의 부적절한 처치와 함께 인두기로 넘어가려는 과정에서 삼키는 단계가 중단되는 성향을 보인다. 두드러진 소견으로 인두기 근육이 잘 움직이지 못하고 제한된 움직임을 보이거나, 후두개곡과 이상와(pyriform sinus)의 음식물의 저류, 후두부폐쇄 부전으로 인한 흡인 등의 소견이 있다[19]. 식도기에도 이상소견을 보이는데 결국 비정상적인 연동운동과 음식물의 저류를 관찰 할 수 있다.

3) 치매

구강전단계에서는 음식을 인지하고 삼킬 준비를 하는 신호가 발생한다. 이에 대해 신체는 적절하게 작용하게 되는데 예를 들면, 음식을 입으로 가져올 손의 움직임을 준비시키거나 잘 먹기 위해 자세를 잡는 등의 행동을 취할 수 있다. 만약 이러한 단계가 치매와 같은 인지장애로 인해 발생한다면 일련의 과정이 원활하게 이루어지지 않을 것이다. 그리고 기억력 저하로 인해 음식에 대한 기억과 이에 대한 대처 능력이 감소한다면 구강기 또한 증가할 수 있다. 결국은 감소한 대처능력 때문에 식사시간이 길어지고 영양실조, 흡인이 발생할 수 있다.

4) 기타질환

다발성 경화증, 중증근무력증(myasthenia gravis), 근위축성 측색경화증(amyotrophic lateral sclerosis) 등 신경계와 근육을 침범하는 질환의 경우도 노화와 함께 많은 환자들에게서 발생하고 있다. 결국은 인두기와 연관된 신경과 근육의 반응이 느려지기 때문에 연하장애를 유발할 수 있다.

4. 약물 복용

노인들은 노화로 인한 여러 질환 때문에 많은 종류의 약제를 복용하는 경우가 많다. 약물을 복용하는 환자들이 작은 알약 등을 삼킬 때 어려움을 겪게 된다면 연하장애의 시작을 알리는 신호라고 생각할 수 있다. 알약을 삼키기 힘드는 것 자체도 문제지만 약물의 작용으로 인해서 연하장애가 유발되기도 한다. 노인인구에서 많이 복용하는 항우울증약, 항구토제, 변비약이나 퇴행성 신경질환에 작용하는 약물은 항콜린 효과를 가지고 있다. 구강건조가 유발되는 경우가 많은데 윤활작용을 하는 타액의 분비가 감소하면 구강과 인두부에 남게되는 음식물이 증가하게 된다. 그리고 타액이 가지고 있는 탄산염기(bicarbonate)는 위산을 중화시켜서 식도와 하인두를 산(acid)으로부터 보호하지만 타액의 분비가 감소하면 위산으로부터 점막을 보호하기 어렵다. 타액분비 이외에도 항콜린성 약물은 식도의 괄약근을 약화시켜서 역류증상을 일으킨다. 이러한 이유로 인해서 음식을 충분히 섭취하지 못하게 된다. 항콜린성 효과 이외에도 이뇨제같이 탈수를 유발하는 약물도 비슷한 문제를 유발한다. 또한 많은 약물들이 신경계에 작용하면서 인지기능이나 운동기능에 영향을 주어서 구강기때 혀의 움직임이나 음식물이 입안과 인두에 들어왔을 때 자연적으로 일어나는 반응들을 감소시킬수 있다[9]. 중추신경계에 작용하는 수면제 같은 약물이나 음주는 원활한 신경계의 활동을 저해해서 음식을 구강이나 인두에서 감작을 하고 이에 반응하는 신경회로의 기능에 장애를 유발해서 연하장애를 유발한다. 게다가 이러한 약물은 식도괄약근의 기능을 떨어뜨려서 위산 역류를 유발해서 하인두와 식도에 손상을 주게 되어 연하장애를 유발한다[20,21].

III. 맺음말

노화와 연관되어 연하장애를 단순히 힘이 없어진다는 것만으로 설명할 수 없는 부분이 있다. 급성기 질환으로 인해 급격하게 변화하는 연하장애를 제외하고는 노화와 연관된 변화는 대부분 속도가 느리며 환자가 인지를 하지 못하기 때문에 주위의 관심이 낮을 수 있다. 하지만 적응을 할 수 있는 단계를 넘어서면 간단한 목의 이물감부터 시작해서 결국 섭식장애, 흡인성 폐렴과 같은 중요한 문제를 겪을 수 있다. 만약 노인환자들이 약을 먹을 때 잘 삼키지 못한다거나 식후 기침이나 액체류를 마실 때 곤란을 겪게 된다면 노화와 연관된 연하장애임을 인지하고 적극적인 진단과 치료를 할 수 있도록 해야 한다. 이러한 주의와 관심을 통해 결국은 노인들의 삶의 질 향상과 생명 연장이라는 목표를 이룰 수 있을 것이다.

참고문헌

1. Robbins J, Hamilton JW, Lof GL, Kempster GB. Oropharyngeal swallowing in normal adults of different ages. Gastroenterology 1992;103:823-9.
2. Lindgren S, Janzon L. Prevalence of swallowing complaints and clinical findings among 50-79-year-old men and women in an urban population. Dysphagia 1991;6:187-92.
3. Rofes L, Arreola V, Almirall J, et al. Diagnosis and management of oropharyngeal Dysphagia and its nutritional and respiratory complications in the elderly. Gastroenterol Res Pract 2011;2011.
4. Prasse J KJ. An overview of dysphagia in the elderly. Adv Stud Med 2004;4:527-33.
5. Achem SR, Devault KR. Dysphagia in aging. J Clin Gastroenterol 2005;39:357-71.
6. Mankekar G. Swallowing-Physiology, Disorders, Diagnosis and Therapy: Springer; 2015.
7. Yoshikawa M, Yoshida M, Nagasaki T, Tanimoto K, Tsuga K, Akagawa Y. Effects of tooth loss and denture wear on tongue-tip motion in elderly dentulous and edentulous people. J Oral Rehabil 2008;35:882-8.
8. Delmonico MJ, Harris TB, Lee JS, et al. Alternative definitions of sarcopenia, lower extremity performance, and functional impairment with aging in older men and women. J Am Geriatr Soc 2007;55:769-74.
9. Chouinard J, Lavigne E, Villeneuve C. Weight loss, dysphagia, and outcome in advanced dementia. Dysphagia 1998;13:151-5.
10. Maeda K, Akagi J. Decreased tongue pressure is associated with sarcopenia and sarcopenic dysphagia in the elderly. Dysphagia 2015;30:80-7.
11. Schiffman SS. Taste and smell losses in normal aging and disease. JAMA 1997;278:1357-62.
12. Kikutani T, Tamura F, Nishiwaki K, et al. Oral motor function and masticatory performance in the community-dwelling elderly. Odontology 2009;97:38-42.
13. Leslie P, Drinnan MJ, Ford GA, Wilson JA. Swallow respiratory patterns and aging: presbyphagia or dysphagia? J gerontol A Biol Sci Med Sci 2005;60:391-5.
14. Astor F, Hanft K, Ciocon J. Xerostomia: a prevalent condition in the elderly. Ear Nose Throat J 1999;78:476-9.
15. Omari T, Kritas S, Cock C, et al. Swallowing dysfunction in healthy older people using pharyngeal pressure-flow analysis. Neurogastroenterol Motil 2014;26:59-68.
16. Paterson WG. Dysphagia in the elderly. Can Fam Physician 1996;42:925-32.
17. Logemann JA, Pauloski BR, Rademaker AW, Colangelo LA, Kahrilas PJ, Smith CH. Temporal and biomechanical characteristics of oropharyngeal swallow in younger and older men. J Speech Lang Hear Res 2000;43:1264-74.
18. Daniels SK, Brailey K, Priestly DH, Herrington LR, Weisberg LA, Foundas AL. Aspiration in patients with acute stroke. Arch Phys Med Rehabil 1998;79:14-9.
19. Leopold NA, Kagel MC. Pharyngo-esophageal dysphagia in Parkinson's disease. Dysphagia 1997;12:11-8.
20. Schindler A, Ginocchio D, Ruoppolo G. What we don't know about dysphagia complications? Rev Laryngol Otol Rhinol 2007;129:75-8.
21. Schindler JS, Kelly JH. Swallowing disorders in the elderly. Laryngoscope 2002;112:589-602.

DIFFICULTY OF SWALLOWING

2부 연하장애의 평가

chapter

05

연하장애의 임상적 평가

최경효, 오종치

연하장애를 진단하는 방법은 다양하다. 연하장애를 어떻게 정의하는가에 따라서, 그리고 평가하는 사람과 평가 대상 환자군에 따라서도 달라진다. 평가방법은 크게 나누어 임상적인 평가로 진단하는 방법과 검사에 필요한 기계 혹은 기구를 이용하여 진단하는 방법으로 나눌 수 있다. 임상적인 평가방법은 다시 병력과 신체검사, 간단한 선별 검사로 나눌 수 있으며, 보다 객관적으로 평가하기 위해서 몇 가지 항목들을 조합하여 지표로 만들어 사용하기도 한다. 진단용 기계를 이용하는 방법은 비디오투시연하검사를 비롯하여 내시경검사, 핵의학적검사 등 여러 검사 방법들을 이용할 수 있으며 환자 상태와 검사 환경 등 여러 가지 상황을 종합하여 환자에게 가장 적합한 방법을 선택하게 된다.

예를 들어, 뇌졸중 환자들은 발병 후 사망 원인 중 약 1/3이 폐렴에 의한 것이고, 특히 뇌졸중 발병 후 첫 달 사이 사망의 가장 흔한 원인이 폐렴으로 알려져 있다. 폐렴을 일으키는 가장 중요한 원인이 연하장애인 점을 고려하면 이 시기에 연하장애를 보다 조기에 그리고 보다 정확하게 진단하는 것은 뇌졸중 환자 치료에 있어 매우 중요하다고 하겠다. 뇌졸중 후에 연하장애 발생률을 조사할 때 간단한 선별검사를 이용하느냐 아니면 보다 객관적이고 정확한 기계를 이용한 진단법을 사용하느냐에 따라 결과에서 대단히 큰 차이가 나타날 수 있으므로 결과 해석을 할 때 이를 고려해야 한다.

임상적 진단법들은 연하평가에서 가장 널리 사용되는 방법이며, 비용이 별로 들지 않고, 비침습적이며 시간이 비교적 적게 걸리는 등의 장점이 있다. 상대적으로 비싸고 불편하지만 객관적이고 정확한 기계적 검사를 시행할지 여부를 결정하기 위한 선별적 목적으로도 이용되고 있다.

이 글에서는 임상적인 방법에 의해서 연하장애를 평가하고 진단하는 방법들에 대해서 간단히 기술하고자 한다.

I. 연하장애가 의심되는 증상

임상에서 연하장애를 의심할 수 있는 증상들은 크게 기도로 음식이 흡인되었을 때 나타날 수 있는 증상과 음식이 식도로 잘 내려가지 않고 인후두부에 남아서 생기는 증상으로 나눌 수 있다.

1. 기도흡인 관련 증상

우리가 임상에서 환자들 혹은 다른 의료진으로부터 연하장애가 의심되는 증상이라고 가장 흔하게 접하는 것이 기도 흡인과 관련된 증상이다. 음식물이 정상적으로는 들어가면 안 되는 기도에 들어감에 따라 발생할 수 있는 일련의 증상들인데, 식사 도중 혹은 식사 후에 기침을 할 때 의심할 수 있다. 어떤 음식물이 기도로 들어가느냐에 따라 증상이 다소 다르게 나타날 수 있는데 부피가 큰 음식물이 기도로 들어가게 되면 기도를 폐쇄하여 질식을 일으킬 수 있어 매우 위험한 상황이 될 수 있으며, 자극성이 강한 음식물이나 오염된 음식물이 흡인되거나, 신체 방어능력이 저하된 환자들인 경우에도 심각한 합병증을 유발할 수 있다. 아울러 흡인된 음식물을 환자들이 제대로 감지하고 이를 적절하게 배출할 수 있는 능력의 정도도 환자에게 증상을 유발할 지 여부에 중요한 인자가 된다. 즉 많은 연하장애 환자들이 실제로 기도 흡인이 있으면서도 기침 반응을 보이지 않을 수 있는데 이 경우를 무증상 흡인(silent aspiration)이라고 하며 우리가 임상에서 접하는 가장 위험한 경우라고 할 수가 있겠다. 뇌졸중 발생 후 연하장애를 호소하는 환자 중 무증상 흡인을 보이는 사례가 약 절반 정도라는 보고도 있으므로, 증상으로만 연하장애 여부를 판단하는 것은 매우 위험하겠다.

음식물이 기도로 흡인되는 경우 성대에 닿게 되는데 이로 인해 음성의 변화가 생길 수 있다. 따라서 식사 전후에 음성이 변하는 환자에서는 기도흡인에 의한 것은 아닌지 반드시 확인해야 하며, 특히 무증상 흡인이 없는지 검사해야 한다. 또 다른 측면으로 연하기능과 발성 기능에 관여하는 공통적인 해부학적 구조물이나 신경지배가 많아서 두 기능이상이 병발하는 경우가 흔하다는 점에서 연하장애가 의심되는 환자에서 음성평가가 도움이 될 수 있다.

2. 음식 잔류 증상

연하장애의 또 다른 중요 증상은 음식을 삼킬 때 시원하게 내려가지 않고 음식이 목에 남는다는 것이다. 음식을 삼킬 때 식도로 깨끗하게 내려가지 않고 남아있는 경우 의심해야 할 원인이 몇 가지 있다. 우선 인두근육의 수축력이 약화되어 잔류물이 남을 수 있고, 연하반사 능력이 저하된 경우도 있으며, 삼킴작용이 일어날 때 연구개가 음식물 덩어리, 즉 식괴가 코로 역류되는 것을 막아야 하는데 구개인두 폐쇄부전(velopharyngeal insufficiency)으로 인해 비강으로 역류가 일어나면 인두 수축력의 저하를 초래하게 된다. 또 다른 원인은 상부식도괄약근 기능의 문제로, 괄약근이 제대로 이완이 되지 않아 식괴의 통과가 어려운 경우도 있고, 반대로 괄약근 수축이 제대로 수축되지 않아 식도에서의 역류로 인두부에 잔류물이 남는 경우도 있다. 이 밖에도 구강, 인후부의 조화운동 능력의 저하, 경추 돌출로 인한 식도 압박, 종양이나 게실, 감염, 식도의 만성적인 꼬임과 같은 원인들도 생각해야 한다.

3. 기타

식사 도중에 심박수가 변동이 있거나 호흡음이 거칠어지는 경우도 있다. 또 속쓰림이나 흉골 뒤 통증을 호소하는 경우, 혹은 자주 구토나 구역질이 나는 경우에는 위식도 역류가 아닌지 확인이 필요하다. 침이나 음식을 흘리는 경우, 코로 음식이 나오는 경우, 혹은 폐렴이나 상부호흡기감염이 특별한 원인이 없이 반복되는 경우도 연하장애 여부를 확인해야 한다. 또한 체중 감소, 연하장애와 관련이 있는 약제의 복용 여부, 만성폐쇄성폐질환, 울혈성심부전, 두경부 수술이나 방사선 치료, 경추척추증, 강직성척추염, 인공호흡기를 사용하거나 기도삽관한 적이 있었는지, 기관절개 튜브를 가지고 있는지도 확인하여야 한다.

II. 병력 청취

연하장애의 평가에 있어서 가장 기본적이면서도 중요한 것이 병력이다. 환자의 증상 발현 시기, 기간, 빈도, 관련 유발 인자, 수술이나 외상 등의 이전 병력 등에 대해서 꼼꼼하게 확인을 해야 한다. 좀 더 효율적으로 병력 확인을 위해서는 표 5-1과 같은 점검표를 이용하는 것이 도움이 된다.

표 5-1. 연하장애 선별을 위한 점검표(logemann, 1998)

1. 반복적인 폐렴
2. 다음의 병력 여부
   ① 부분 후두절개술
   ② 구강 내 구조물 절제
   ③ 두경부 방사선 치료
   ④ 저산소증
   ⑤ 파킨슨병
   ⑥ 중증근무력증
   ⑦ 운동신경원질환(motor neuron disease)
   ⑧ 연수침범 소아마비
   ⑨ 뇌졸중, 특히 뇌간
   ⑩ 길랑바레증후군
   ⑪ 후두부 손상
   ⑫ 전방경추고정술
3. 기도삽관 혹은 기관절개술 여부
4. 심한 호흡기능 문제
5. 식사 후 음질의 변화
6. 식사 전후 기침
7. 침 분비물 처리 조절 장애
8. 잘 삼키지 않는 경우(5분에 침을 한번도 삼키지 않는지?)
9. 기도 분비물이 계속해서 많은 경우
10. 음식 혹은 침을 삼킬 때 다음의 증상이 있는지?
   ① 호흡장애
   ② 분비물 증가
   ③ 음성 변화
   ④ 소량씩 여러 번 나누어 먹는지
   ⑤ 후두 거상이 잘 안되는지
   ⑥ 헛기침
   ⑦ 기침
   ⑧ 심한 피로감

III. 신체검사

신체검사는 우선 구조적인 문제가 없는지 확인이 중요하다. 즉 안면이나 턱, 입술, 혀, 입천장과 치아, 비강 등 각 부분들을 세심하게 확인해야 한다. 또한 뇌신경들에 대한 신경학적 검사를 해야 하는데 특히 연하기능과 직접적으로 관련된 삼차신경, 안면신경, 설인신경, 미주신경, 설하신경에 대해서 확인한다. 삼차신경은 저작 기능과 안면 감각을 통해 평가하고, 안면신경은 안면 근육들의 기능 이상 여부와 미각 이상 여부를, 설인신경과 미주신경은 후두 거상과 발성, 혀 후방의 미각 이상 여부를 통해 확인한다. 설하신경의 이상 여부는 혀 움직임에 문제가 없는 지로 판단한다. 네손가락검진법(four fingers method)이라고 해서 손가락을 턱, 설골, 갑상연골, 윤상연골에 올린 상태에서 침을 삼키게 하여 각 구조물들이 제대로 움직이는지 간단하게 확인하는 방법을 임상에서는 많이 이용하고 있다. 신경학적 검사에 인후부의 연하기능과 관련된 반사인 구역반사, 연하반사, 기침반사 등의 반사기능에 대한 평가도 포함해야 한다.

연하장애 평가에서 인지 기능 평가도 중요하며 언어 능력을 함께 확인해야 한다. 호흡기능의 평가도 중요한데, 정상적으로 연하작용은 호기 즉 날숨에서 일어나게 되는데 이 패턴에 문제가 생겨서 흡기 과정에서 연하반사가 일어나는 경우 기도흡인의 위험성이 높아지게 된다. 주로 만성 폐질환이나 신경학적 문제가 있는 경우, 수술 등으로 인공호흡기를 사용한 이후에 호흡패턴의 변화가 생길 수 있으므로 미리 확인이 필요하다.

신체검사 후에는 환자가 식사를 하는 모습을 직접 관찰하는 것이 좋다. 환자나 보호자에게서 얻는 정보가 실제 환자의 식사 모습과 차이가 나는 경우가 있기 때문이다. 음식을 먹을 때 한꺼번에 너무 많은 양을 먹으려고 한다든지, 지나치게 빨리 먹는 경우 연하장애의 원인이 될 수 있다. 또한 전술한 대로 식사 중 기침이나 목소리 변화, 목 막힘 증상 여부도 확인해야 한다.

IV. 침상 선별 검사

연하장애의 임상적 평가법에는 단일 검사 항목을 이용하는 침상선별검사법과 기도 흡인과 관련된 다양한 항목들을 조합하여 임상척도로 만들어 시행하는 방법이 있다. 단일 항목을 이용하는 검사에는 다양한 양의 물 삼키기, 물 삼킴 속도 측정 등의 방법이 사용되는데, 침상에서 시행하는 간단한 선별 검사로 가장 흔하게 사용되는 것은 물을 마시게 하고 기침이나 목소리의 변화가 나타나는 지를 검사하는 방법이다. 이 검사의 유용성에 대해서는 보고자에 따라 차이가 있는데 민감도는 71~79%, 특이도는 59~71%로 알려져 있다[1,2]. 검사 시 삼키는 물의 양은 5mL에서 90mL까지 보고자에 따라 일정하지 않다. 한 예로 Yale 연하 프로토콜에서는 3온스의 물을 한 번에 마시게 하면서 이상 증상 유무를 관찰하게 된다.

또 청색 염료 연하검사(Blue dye clinical swallow examination)는 기관절개술이 되어 있는 환자에서 주로 시행하게 된다. 1% Evans blue dye를 음식이나 물에 섞어 먹여 보거나, 경관 식이(tube feeding)를 시행하고 있는 환자에서 관으로 제공되는 식이에 염료를 섞어 식도 역류에 의한 기도 흡인을 확인한다. 비디오투시 연하검사나 비디오연하검사를 표준 검사로 하였을 때 민감도 79~82%, 특이도 29~38%로 선별 검사로 유용하다는 보고가 있었다[3,4].

후두부 감각 상태를 확인하기 위한 방법으로 자극성이 있는 물질들을 흡입 혹은 분무한 후 기침 유발 여부를 확인하는 기침 유발 검사도 선별검사로 이용할 수 있다.

기도 흡인이 일어나는 경우 산소 포화도의 저하가 일어나는 것을 이용하여 연하장애를 평가하는 시도도 있었으나 임상적인 효용도는 연구를 수행한 보고자에 따라 차이가 있다.

경부 청진 방법은 청진기를 이용하여 삼키기 전후의 호흡과 삼키는 순간의 소리를 청진하여 흡인 여부를 평가하는 방법이다. 목의 측면에서 윤상연골보다 상부에 청진기를 대고 평가를 하게 되는데, 시술자의 경험과 능력에 따라 정확도가 다르다는 한계가 있다[8,9].

V. 연하 기능 평가를 위한 임상 척도

연하장애의 임상적 평가법 중 단일검사가 아니라 기도흡인과 관련된 다양한 항목들을 조합하여 임상 척도를 만들어 사용하는 검사는 식이 섭취 시 의존 정도, 영양 상태, 식이 제한의 정도 등을 근거로 하는 척도들과 환자의 증상, 신체검사, 선별 검사 소견 들을 통합한 임상 척도들이 주로 사용되고 있다. 주로 비디오투시연하검사와 같은 기구를 이용한 검사가 불가능한 경우에 침상에서 비교적 간단하게 연하기능을 평가하면서 좀 더 정량적인 정보를 얻기 위하여 사용된다.

본 원고에서는 임상에서 신뢰도, 타당도가 검증되어 일반적으로 흔히 사용하고 있는 세 가지 평가법, 즉 Gugging Swallowing Screen, Toronto Bedside Swallowing Screening Test, Mann Assessment of Swallowing Ability에 대해서 소개한다. 하지만 이들 평가법 외에도 Linden이 고안한 Dysarthria dysphagia battery[10], DePippo의 Burke 선별 검사법[11], Tohara의 검사법[12]도 연하장애로 인한 합병증 위험을 선별하기 위한 평가법으로 유용하다고 발표된 바 있다.

1. Gugging Swallowing Screen (GUSS)

2007년에 Trapl 등에 의해 개발된 GUSS는 발병 후 24시간 이내의 뇌졸중 환자를 대상으로 타당성을 증명하였으며, 다양한 식이를 시도하고 점수화하여 연하기능의 정도를 단계화하여 볼 수 있는 장점이 있다. 검사는 예비조사/간접연하검사부터 시작하여 직접 연하검사까지 진행되며, 예비조사/간접연하검사는 5개의 항목으로, 직접 연하검사는 12개 항목으로 구성되어 있다[13].

1) 예비조사

예비조사/간접연하검사에서 5점 만점을 획득하는 경우에만 직접 연하검사로 진행할 수 있으며, 만점이 아닌 경우엔 더 이상 진행하지 않고 비디오투시연하검사 또는 내시경연하검사 등의 심층 검사를 시행하도록 한다.

2) 직접 연하검사

직접 연하검사에서는 총 3가지 유형의 음식을 삼키게 되며, 음식을 제공하는 순서는 지침에 따라 시행되

	네	아니오
각성상태(환자는 적어도 15분은 의식이 명료해야 한다)	1 ☐	0 ☐
기침 throat clearing(자발적 기침) (환자는 기침이나 throat clearing을 두 번은 할 수 있다)	1 ☐	0 ☐
침 삼키기 • 성공적으로 삼킴	1 ☐	0 ☐
• 침 흘림(drooling)	0 ☐	1 ☐
• 목소리 변화(쉰 목소리, 가래 낀 목소리, 가냘픈 목소리)	0 ☐	1 ☐
합계	1~4 = 심층 검사[1](VFSS, FEES) 5 = part 2 검사 시행	(5)

[1] 기능적 검사를 이용 : VFSS, FEES

어야 한다. 이는 반고형식 → 액상식 → 고형식이며, 각 음식에서 만점을 획득하는 경우에만 다음 음식으로 진행이 가능하다. 각각의 음식을 삼키는 동안 총 4가지의 변수를 확인하는데, 여기에는 삼킴, 반사적 기침, 침 흘림, 목소리 변화 등이 있다.

시행 순서		1 →	2 →	3 →
		반고형식*	액상식**	고형식***
삼킴(deglutition)				
■ 삼킴이 불가능		0 □	0 □	0 □
■ 삼킴이 지연됨 (> 2초) (고형식 > 10초)		1 □	1 □	1 □
■ 잘함		2 □	2 □	2 □
기침(비자발적) (삼킴 전, 중간, 후 – 검사 후 3분까지)				
■ 예		0 □	0 □	0 □
■ 아니오		1 □	1 □	1 □
침 흘림				
■ 예		0 □	0 □	0 □
■ 아니오		1 □	1 □	1 □
목소리 변화 (삼킴 전과 후 환자의 “오” 소리를 들을 것)				
■ 예		0 □	0 □	0 □
■ 아니오		1 □	1 □	1 □
	합계	(5)	(5)	(5)
		1~4 = 심층 검사[1](VFSS) 5 = 액체검사 진행	1~4 = 심층 검사[1](VFSS) 5 = 고체검사 진행	1~4 = 심층 검사[1](VFSS) 5 = 정상
합계 : (간접 연하검사 + 직접 연하검사)		(20)		

준비물 : 물, 납작한 찻수저, 점도증진제, 마른 빵

* 물과 점도조절제를 섞어 찻수저의 ⅓~½ 정도 시행 (푸딩 점도) 아무런 증상이 없다면 3~5 스푼 시도, 5회 시행 후 평가

** 3, 5, 10, 20mL 물로 시행, 아무런 증상이 없을 경우 물 50mL 시행 기준 중 하나라도 발견될 경우 검사 중단

*** 임상 검사 시 : 마른 빵 사용 / FEES 검사 시 : 색깔 있는 액체에 담근 마른 빵 사용

[1] 기능적 검사를 이용 : VFSS, FEES

3) 결과해석

GUSS 점수	연하장애 중증도	추천
20	경미한 연하장애 또는 연하장애 없음 – 최소한의 기도흡인 가능성	정상식 추천 음료 : 첫 시도시엔 연하재활 전문가의 감독하에 섭취
15~19	경미한 연하장애 – 기도흡인 가능성 낮음	연하장애식 추천 음료 : 매우 천천히, 한 모금씩 마시기 영상 검사 필요
10~14	중등도 연하장애 – 기도흡인 가능성 있음	연하장애식 추천: 반고형식 + 추가적으로 비경구 급식 약 : 갈아서 점도있는 액체와 섞어 복용, 물약 복용 금지 영상 검사 필요
0~9	중증 연하장애 – 기도흡인 가능성 높음	구강섭취 금지 영상 검사 필요

4) 관련 연구

송 등[14]은 뇌졸중 발병 3개월 이후의 뇌졸중 환자 35명을 대상으로 GUSS와 비디오투시연하검사를 시행하여 결과를 비교하였다. 이 연구에서는 Trapl 등이 정한 GUSS 총점 14점을 기준으로 나눈 경우, 민감도 94.7%, 특이도 62.5%를 나타내었으며, 기준값을 12점으로 하였을 경우, 민감도 91.7%, 특이도 81.8%를 나타내었다.

이 등[15]은 급성기 뇌졸중 환자 55명을 대상으로 GUSS와 비디오투시연하검사를 시행하여 결과를 비교하였다. 비디오투시연하검사 검사 결과는 침투흡인 척도(Penetration aspiration scale, PAS)를 이용하여 등급화 하였으며, Trapl 등과 같이 PAS 5점 이상인 경우를 흡인 위험군으로 분류하였고, GUSS에서는 14점 이하인 경우를 흡인 위험군으로 분류하여 비디오투시연하검사 결과와의 연관 정도를 평가하였다. 이 연구에서는 GUSS의 원래 프로토콜에서 사용한 마른 빵 대신 한국인의 주식인 밥을 이용하여 검사를 진행하였다. 제공하는 밥의 양은 1/2 찻숟가락으로 시작하여 이상 소견이 관찰되지 않을 경우 1 찻숟가락으로 양을 증량하여 5회 반복하였다. 총 3인의 검사자가 시행한 결과, GUSS의 민감도는 3인 모두 100%, 특이도는 검사자 별로 각각 61.1%, 72.2%, 85.7%로 확인되었다. 검사자간 신뢰도 또한 카파계수 0.916으로 높은 일치도를 보였다.

2. Toronto Bedside Swallowing Screening Test (TOR-BSST)

2009년에 Martino 등에 의해 개발된 TOR-BSST는 59명의 뇌졸중 환자를 대상으로 비디오투시연하검사와 TOR-BSST를 시행하여 92%의 검사자 간 신뢰도와 91.3%의 민감도, 66.7%의 특이도를 제시하였다[16]. 이 도구를 사용하기 위해서는 인터넷 방송을 이용한 4시간의 원격 교육 이수가 필요하다. 이 도구는 물마시기 전 검사와 물마시기 검사의 두 가지 파트로 구성되어 있으며, 물마시기 전 검사에는 소리내기, 혀 내밀고 움직이기, 후인두벽 감각 검사의 세 가지가 있으며, 정상, 비정상, 평가불가 중 하나를 체크한다. 물마시기 검사에서는 5mL 물마시기를 총 10회 시행한다. 각각의 삼킴을 시행한 후 환자가 기침을 하거나 아- 소리를 내어보도록 하여 목소리의 변화가 감지되는 경우 검사를 중단한다. 물마시기 검사 후엔 총 10회의 삼킴 동안 각각 기침 여부와 삼킴 후 목소리 변화 여부를 체크하고, 이상이 없는 경우 컵에 들어있는 물 마시기 검사를 추가적으로 시행하여 같은 방식으로 이상 유무를 체크한다. 물 마시기 검사를 모두 끝낸 후에 추가적으로 1분간 기다린 후 아- 소리를 내도록 하여 목소리의 변화 여부를 마지막으로 체크한다. 검사 결과 해석은 물마시기 전 검사와 물마시기 검사 모두에서 1번 이상의 비정상이 확인된 경우 실패로 간주한다.

3. Mann Assessment of Swallowing Ability (MASA)

2002년 Mann에 의해 개발된 MASA는 구강인두기 연하장애의 평가를 위한 포괄적 임상 평가도구로서 24개 항목, 최대 200점으로 구성되어 있다[17]. 소요시간은 20분 정도이며, 항목별로 정량적인 평가가 가능하게 구성되어, 총점에 따라 연하장애 및 기도흡인 여부를 예측하고 적절한 식이를 추천할 수 있도록 되어 있다. 비디오투시연하검사와 비교하여 점수대 별로 다양한 민감도와 특이도가 제시되어 있으며, 각 기관의 특성에 맞게 절단점을 선택하여 사용할 수 있다. 24개 검사 항목에는 각성 수준, 협조, 청각적 이해, 호흡, 연하에 대한 호흡률, 실어증, 협동운동 장애, 조음장애, 침, 입술 다물기, 혀의 움직임, 혀의 근력, 혀의 협응, 구강 준비, 구역반사, 입천장, 식괴 제거, 구강통과, 기침반사, 자발적 기침, 목소리, 기관절개관, 인두기, 인두반응이며, 각 항목의 배점은 5점 척도로 기도흡인과 상관성이 높은 항목에는 좀 더 높은 점수가 배정되어 있다. 24개 항목 외에 별도로 검사를 진행하면서 검사자가 받은 주관적 견해에 따라 식이를 고형식과 음료에 대하여 각각 5단계 내에서 추천할 수 있으며, 삼킴의 온전함 정도에 대해서도 4개 등급에서 판정이 가능하다[18].

오는 2014년에 영문 MASA를 한국어로 번역 및 역번역 과정을 거친 후 54명의 뇌졸중으로 인한 연하장애 환자들에게 시행하여 K-MASA와 비디오투시연하장애척도(Videofluoroscopic Dysphagia Scale) 간에 상관계수 -.509의 유의한 상관관계를 확인하였으며, 99%의 평가자간 신뢰도와 98%의 평가-재평가 신뢰도를 확인하였다.

VI. 맺음말

지금까지 연하장애를 평가할 수 있는 임상적인 검사법들에 대해서 알아보았다. 이들 선별 검사법들은 연하장애 환자들의 초기 선별 검사로서 유용한 검사들이나, 검사의 정확도나 임상적 유용면에서 보고자에 따라 차이가 있고, 비디오투시연하검사와 같은 객관적인 검사법들을 대신할 수 있는 믿을만한 방법은 아직 없는 상태이다[19-21]. 연하장애로 인한 합병증이 매우 심각할 수 있다는 점을 고려할 때, 연하장애를 정확하게 찾아내고 그 원인을 국소화시키며 기능적인 장애 정도를 판단하기 위해서는 좀 더 연구가 필요하며, 정확한 평가 및 진단을 위해서는 아직은 진단 기구를 이용한 검사법을 이용해야 할 것으로 보인다. 하지만 모든 진단법들의 정확성을 높이기 위해서는 임상적인 진찰소견이 필수적이며 매번 진단검사들을 시행하기도 어려운 만큼 연하장애 환자를 진료하는 모든 의료진은 흔히 사용되는 임상 검사법들에 대해서 정확하게 알고 있어야 한다.

참고문헌

1. M. S. Chong, P. K. Lieu, Y. Y. Sitoh, Y. Y. Meng, and L. P. Leow. Bedside Clinical Methods Useful as Screening Test for Aspiration in Elderly Patients with Recent and Previous Strokes. Ann Acad Med Singapore, 32(2003), 790-4
2. S. Teramoto, and Y. Fukuchi. Detection of Aspiration and Swallowing Disorder in Older Stroke Patients: Simple Swallowing Provocation Test Versus Water Swallowing Test. Arch Phys Med Rehabil, 81 (2000), 1517-9.
3. P. C. Belafsky, L. Blumenfeld, A. LePage, and K. Nahrstedt, The Accuracy of the Modified Evan's Blue Dye Test in Predicting Aspiration. Laryngoscope,113(2003),1969-72
4. T. M. O'Neil-Pirozzi, D. J. Lisiecki, K. Jack Momose, J. J. Connors, and M. P. Milliner. Simultaneous Modified Barium Swallow and Blue Dye Tests: A Determination of the Accuracy of Blue Dye Test Aspiration Findings. Dysphagia, 18 (2003), 32-8.
5. Y. Wakasugi, H. Tohara, F. Hattori, Y. Motohashi, A. Nakane, S. Goto, Y. Ouchi, S. Mikushi, S. Takeuchi, and H. Uematsu, Screening Test for Silent Aspiration at the Bedside, Dysphagia, 23 (2008), 364-70.
6. J. S. Ryu, S. R. Park, and K. H. Choi, Prediction of Laryngeal Aspiration Using Voice Analysis, Am J Phys Med Rehabil, 83 (2004), 753-7.
7. N. H. Zaidi, H. A. Smith, S. C. King, C. Park, P. A. O'Neill, and M. J. Connolly, Oxygen Desaturation on Swallowing as a Potential Marker of Aspiration in Acute Stroke, Age Ageing, 24 (1995), 267-70.
8. P. Leslie, M. J. Drinnan, P. Finn, G. A. Ford, and J. A. Wilson. Reliability and Validity of Cervical Auscultation: A Controlled Comparison Using Videofluoroscopy. Dysphagia, 19 (2004), 231-40.
9. A. E. Stroud, B. W. Lawrie, and C. M. Wiles. Inter- and Intra-Rater Reliability of Cervical Auscultation to Detect Aspiration in Patients with Dysphagia. Clin Rehabil, 16 (2002), 640-5.
10. P. Linden, K. V. Kuhlemeier, and C. Patterson, The Probability of Correctly Predicting Subglottic Penetration from Clinical Observations. Dysphagia, 8 (1993), 170-9.
11. K. L. DePippo, M. A. Holas, and M. J. Reding. The Burke Dysphagia Screening Test: Validation of Its Use in Patients with Stroke. Arch Phys Med Rehabil, 75(1994), 1284-6
12. H. Tohara, E. Saitoh, K. A. Mays, K. Kuhlemeier, and J. B. Palmer, Three Tests for Predicting Aspiration without Videofluorography. Dysphagia, 18 (2003), 126-34.
13. Trapl M, Enderle P, Nowotny M, Teuschl Y, Matz K, Dachenhausen A, et al. Dysphagia bedside screening for acute-stroke patients- The Gugging Swallowing Screen. Stroke 2007;38:2948-2952
14. 송원우, 이숙희, 김은주, 김한나, 박정준, 최경인, 류병주. 비디오 투시연하검사에 근거한 Gugging Swallowing Screen의 타당도 평가. 대한재활의학회지 2009;33:704-9.
15. 이경우, 김상범, 이종화, 김민아, 김병희, 이건철. 급성 뇌졸중 환자에 있어 Gugging 연하검사의 임상적 유용성. 대한재활의학회지 2009;33:458-62.
16. Martion R, Silver F, Teasell R, Bayley M, Nicholson G, Streiner DL, et al. The Toronto bedside swallowing screening test(TOR-BSST): development and validation of a dysphagia screening tool for patients with stroke. Stroke 2009;40(2):555-561
17. Mann G. MASA: The Mann assessment of swallowing ability. Clifton(NY): Thomson Learning Inc; 2002
18. 오종치 (2014). Reliability and validity of Korean Mann Assessment of Swallowing Ability (박사학위논문). 연세대학교, 원주.
19. M. L. Splaingard, B. Hutchins, L. D. Sulton, and G. Chaudhuri. Aspiration in Rehabilitation Patients: Videofluoroscopy Vs Bedside Clinical Assessment. Arch Phys Med Rehabil, 69 (1988), 637-40.

20. D. J. Ramsey, D. G. Smithard, and L. Kalra. Early Assessments of Dysphagia and Aspiration Risk in Acute Stroke Patients. Stroke, 34 (2003), 1252-7.

21. R. Terre, and F. Mearin. Oropharyngeal Dysphagia after the Acute Phase of Stroke: Predictors of Aspiration. Neurogastroenterol Motil, 18 (2006), 200-5.

chapter

06

비디오투시연하검사의 기초

박진우

비디오투시연하검사(videofluoroscopic swallowing study, VFSS)는 연하이상의 진단을 위해 가장 많이 사용하는 검사법이며, 현재 표준 검사로 인정을 받고 있다[1,2]. Logemann은 1980년대 초반 표준화된 방법을 제시하였고 이후 약간씩의 변형은 있지만 기본적인 틀이 유지되고 있다[3,4]. 검사를 통해 연하과정과 관련된 해부학적 구조(구강, 인두, 후두, 식도)와 그들의 움직임, 조화 등을 관찰할 수 있으며 기도 흡인의 원인을 확인하고 치료적인 접근을 동시에 할 수 있는 장점이 있다[5].

이러한 비디오투시연하검사의 결과를 정량화하려는 노력들이 이루어졌고 이에 몇몇 객관적 측정도구들이 도구들이 개발되었다. 연구자들은 이 도구들을 통해 치료 효과를 판정하거나 병의 예후를 예측하기도 하였다. 본문에서는 이러한 비디오투시연하검사의 기초 및 객관적 측정 도구들(temporal measurement, biomechanical measurement and scoring system)에 대하여 알아보고자 한다.

I. 비디오투시연하검사 목적 및 시행방법

1. 검사의 목적

비디오투시연하검사의 목적은 연하장애를 일으키는 해부학적 혹은 생리학적 원인을 알아내고, 밝혀진 원인을 바탕으로 즉석에서 치료적 시도를 하여 이를 토대로 치료 계획을 세우는 데 있다.

2. 검사 대상

일반적으로 연하장애의 증상(입안에서 음식물 조절을 잘 못하는 경우, 음식을 삼키는 도중 혹은 삼킨 후 기침을 하는 경우, 목에 음식물이 남아있는 느낌이 드는 경우 등)이 있거나 잦은 흡인성 폐렴이 발생하는 사람, 혹은 어떠한 원인 질환으로 간접 영양법을 실시한 후 구강 섭취를 시작하기 전의 환자들이 대상이 되겠다. 원칙적으로는 선별검사를 먼저 실시하여야 하나 기도흡인을 밝혀내는데 한계가 있고[6], 현재 비디오투시연하검사의 비용이 저렴하고 많은 병원에서 쉽게 실시할 수 있기 때문에 선별검사의 중요성이 그만큼 떨어진다.

3. 검사 장비

일반적인 투시장비에 비디오 녹화장치를 연결하여 사용한다(그림 6-1). 녹화는 통상적으로 초당 30프레임으로 녹화하나 최근 디지털 방식의 녹화는 화질이 뛰어나고 처리가 용이한 반면 초당 7프레임으로 촬영할 경우 캡처 속도가 느리다는 단점이 있다. 이 경우 시간 지표(time parameter)를 측정할 때 오류가 발생할 수 있다. 투시 튜브와 투시판 사이가 좁은 경우 사이에 휠체어가 들어가지 못할 수 있으며 이런 경우 특수 제작 의자를 필요로 한다.

4. 검사 식이

표준화로 정해진 것은 아니나 적어도 3가지 이상의 농도(consistency)를 가지는 식이로 구성하도록 추천한다. 보통 점도를 달리한 음식에 바륨을 섞어서 준비하며 이를 통해 환자에게 안전한 점도의 식이를 결정하는 것이 매우 중요하다[7,8]. Park 등은 포크테스트를 통해 연하장애식을 3단계로 분류하는 것을 제시하였는데[9], 이를 바탕으로 묽은 바륨(보통 35% 희석 바륨 사용), 요플레, 으깬 호박찜을 대표 식이로 사용하고 경우에 따라 음식을 추가 할 수 있다(그림 6-2).

검사에서 제공되는 검사식의 양도 정해진 바는 없지만 묽은 바륨 검사에만 양을 달리하고(2mL, 5mL, cup drinking) 나머지는 한가지로 검사한다. 이는 정상적으로도 점도가 증가하면 한번에 삼키는 양이 줄어들기 때문이다.

검사식을 주는 순서는 논란이 있으나 묽은 점도부터 시작하기를 권한다. 이는 액체의 연하과정을 가장 정확히 관찰할 수 있으며 검사 도중 기도 흡인이 일어나도 점도가 높은 검사식 보다 안전하기 때문이다[10].

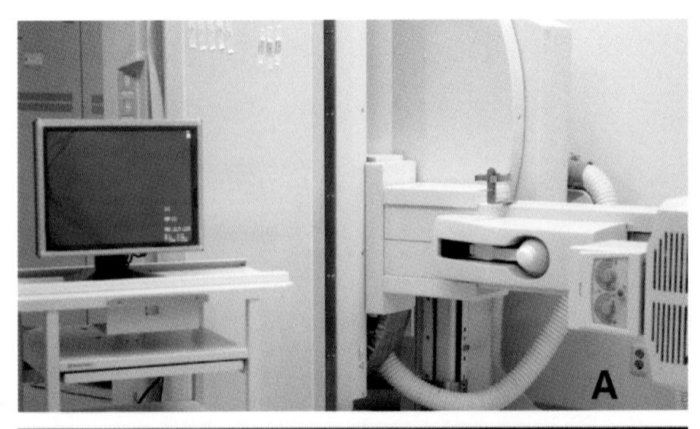
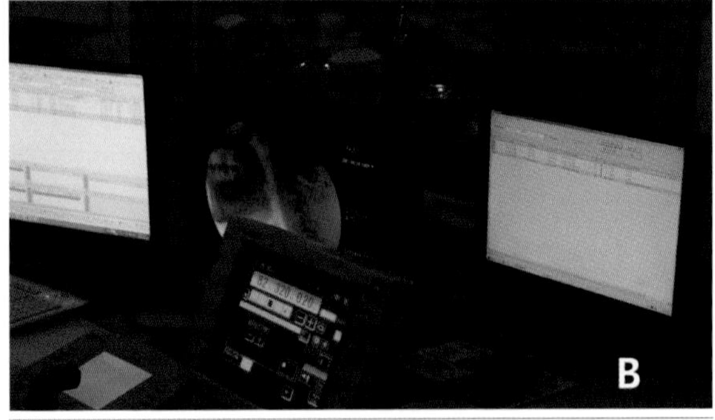

그림 6-1. A 투시장비, B 디지털 녹화장비

5. 환자의 자세

똑바로 앉아 머리를 세운 자세로 중립자세를 유지해야 하며 찍는 방향은 측면 또는 전후면과 같이 보는 방향만 달리 해 준다(그림 6-3). 따라서 자세 유지를

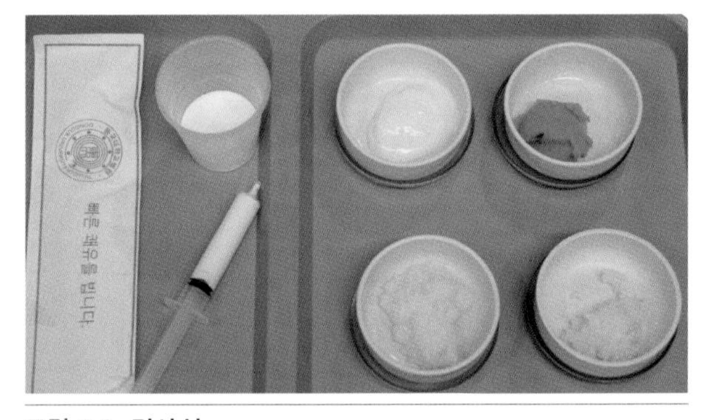

그림 6-2. 검사식

좌측 위부터 시계방향으로 묽은 바륨(보통 35% 희석 바륨 사용), 요플레, 으깬 호박찜, 밥 그리고 죽

도와줄 수 있는 의자가 필수라 할 수 있다. 환자는 치료적 적용에 따라 머리의 위치는 다양하게 변화할 수 있다(chin up, chin down, head rotation 등).

4. 진행 순서

측면 영상(lateral view)로 먼저 시작하며 턱밑에 동전을 붙여 길이나 움직임의 측정에 기준으로 사용한다. 위에서 언급한 바와 같이 묽은 바륨 2mL, 5mL, 컵 마시기(cup drinking), 요플레, 으깬 호박찜 순서로 환자에 제공한다. 한 검사식에 2회씩 실시하여 우연에 의한 현상을 배제한다. 대부분의 관찰은 측면 영상에서 이루어지기 때문에 전후면 영상에서 다양한 음식을 테스트 할 필요는 없다. 따라서 묽은 바륨 2mL에서 2회 실시 후 마무리 한다. 주로 숟가락을 사용하여 주나 양을 정확히 하기 위해서 주사기를 사용하기도 한다.

검사 진행 도중 기도흡인이 심하면 검사를 중단하고 치료적 계획이 수립되면 그에 맞추어 진행하되 기도 흡인 양을 최소로 하도록 해야 한다.

II. 비디오투시연하검사의 해석

1. 시간 변수의 측정(temporal measurement)

1) 구강통과시간(oral transit time, OTT)

혀가 자발적인 삼킴을 위해 움직임을 시작할 때부터 식괴의 머리 부분이 하악골 아래 선에 도착했을 때까지의 경과시간을 뜻한다[11]. 정상적으로 1~1.5초를 넘지 않으며 점도가 증가할수록 증가하는 경향을 보인다[12,13].

2) 인두통과시간(pharyngeal transit time, PTT)

후두가 상승하기 시작하는 시점부터 식괴의 꼬리가 상부식도괄약근을 통과할 때까지 경과된 시간

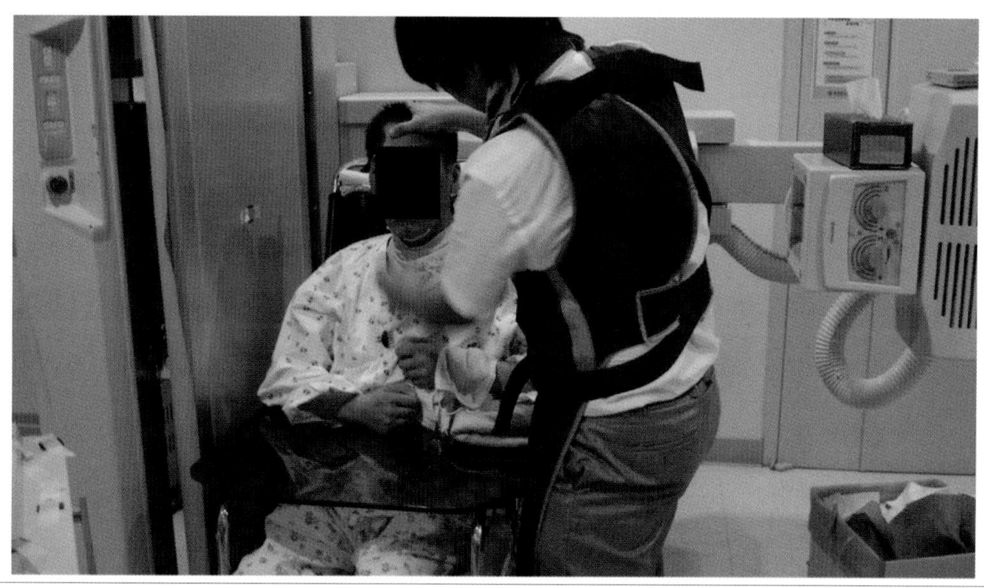

그림 6-3. 검사 시 환자의 자세
똑바로 앉은 상태에서 머리를 중립위치로 맞춘다.

을 뜻한다. 정상적으로 최대 1초를 넘지 않으며 대개 0.35~0.48초에 이르며, 식괴의 양이 증가할수록 증가하는 경향을 보인다[14,15].

3) 인두지연시간 (pharyngeal delay time; PDT)

식괴의 머리 부위가 하악골의 아래 선을 통과한 후부터 후두가 상승하기 시작할 때까지의 시간으로, 정상 성인에서 0~0.2초, 60세 이상 노인에서는 0.4~0.5초 정도이며, 대개 1초를 넘지 않는다[4]. 인두 지연 시간이 정상 범위에 들어도 그로 인해 기도 흡인이 일어나면 비정상으로 간주해야 한다.

이와 비슷하나 조금 다른 개념으로 기전환시간(stage transition duration, STD)과 지연된 인두 삼킴(delayed pharyngeal swallow, DPS) 등이 있다[16,17]. 기전환시간은 식괴가 하악골 가지를 지나서 설골(hyoid bone)이 상승하기 시작할 때까지 시간을 뜻하며 지연된 인두 삼킴은 식괴가 후두개곡(vallecula)에 도착해서부터 후두 거상이 일어나기까지의 시간을 뜻한다.

2. 생역학적 측정(biomechanical measurement)

1) 설골의 움직임

설골의 움직임을 분석하는 방법으로 Image J (National Institutes of Health, Bethesda, MD) 프로그램을 사용한 방법을 많이 이용한다. 휴지기와 설골이 가장 많이 상승한 시기의 사진을 캡쳐하여 경추 2번과 4번의 앞아래 꼭지점을 연결한 선이 참 90도가 되도록 프로그램을 사용하여 회전을 시킨다. 경추 4번의 앞아래 꼭지점을 원점으로 하여 설골의 좌표를 구하고 최고점에서 휴지기 최저점을 빼서 그 움직인 거리를 구한다. 환자 아래턱에 붙인 동전을 이용하여 길이를 보정한다(그림 6-4)[18].

- 전방 이동(anterior displacement): (x2−x1) − (Ox2−Ox1)
- 수직 이동(vertical displacement): (y2−y1) − (Oy2−Oy1)

정상적으로 약 2cm 정도를 오르내린다고 하나 비

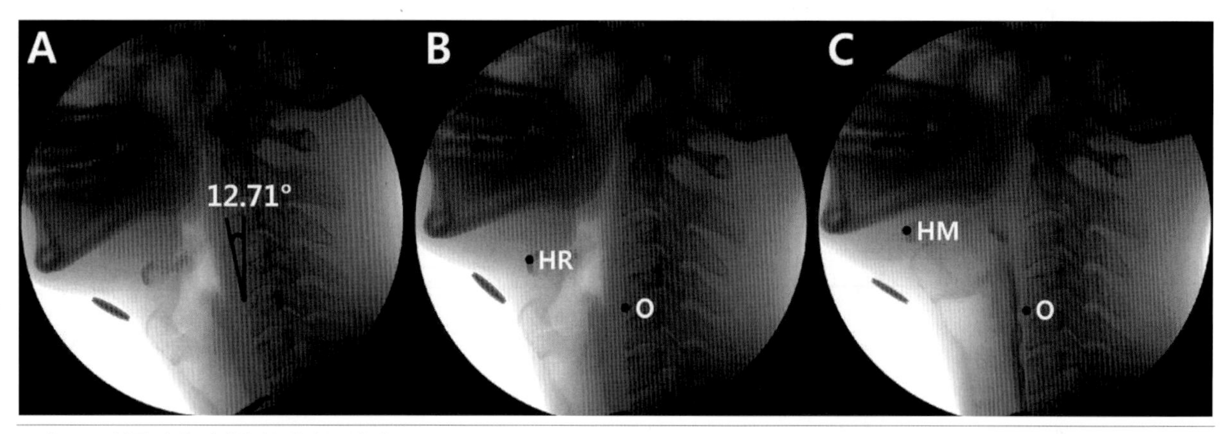

그림 6-4. 설골의 움직임을 분석하는 방법

Image J (National Institutes of Health, Bethesda, MD) 프로그램을 사용. A. 경추 2번과 4번의 앞아래 꼭지점을 연결한 선이 참 90도가 되도록 회전을 시킨다, B. 휴지기 최저점 설골 위치, C. 연하 시 최고점 설골 위치.

정상에 대한 정확한 기준은 없고 주로 치료법을 적용 후 변화를 보는데 사용한다[18,19].

2) 상부식도괄약근의 열림(opening of upper esophageal sphincter)

보통 경추 3번과 6번 사이에서 삼킴시 가장 좁은 부위인 인두식도분절(pharyngoesophageal segment)에서 앞~뒤벽까지의 거리가 가장 커질 때를 Image J 프로그램을 사용하여 측정한다(그림 6-5)[20]. 식괴 양이 늘어날수록 커지는 경향을 보이며 정상적으로 보통 10mm 내외로 열린다[21,22].

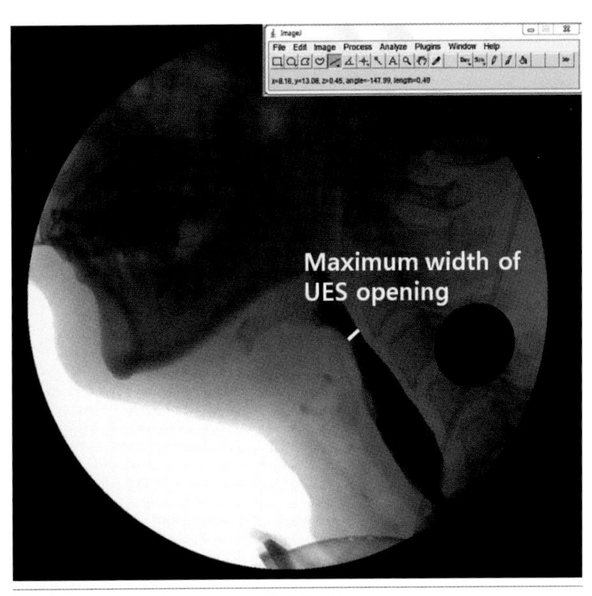

그림 6-5. 상부식도괄약근 직경 측정

3) 인두 수축비(pharyngeal constriction ratio, PCR)

삼킴 시 인두 수축이 최고에 달했을 때의 인두부 면적을 1cc 식괴를 입에 물고 있을 때의 인두부 면적으로 나눈 값을 인두 수축비로 정의한다(그림 6-6)[23]. 이는 정상적으로 0에 가까운 값을 보이며 인두 수축 압력과 음의 상관 관계를 가지는 것으로 알려져 압력계 없이 인두부 수축력을 측정하는데 유용한 도구이다[24].

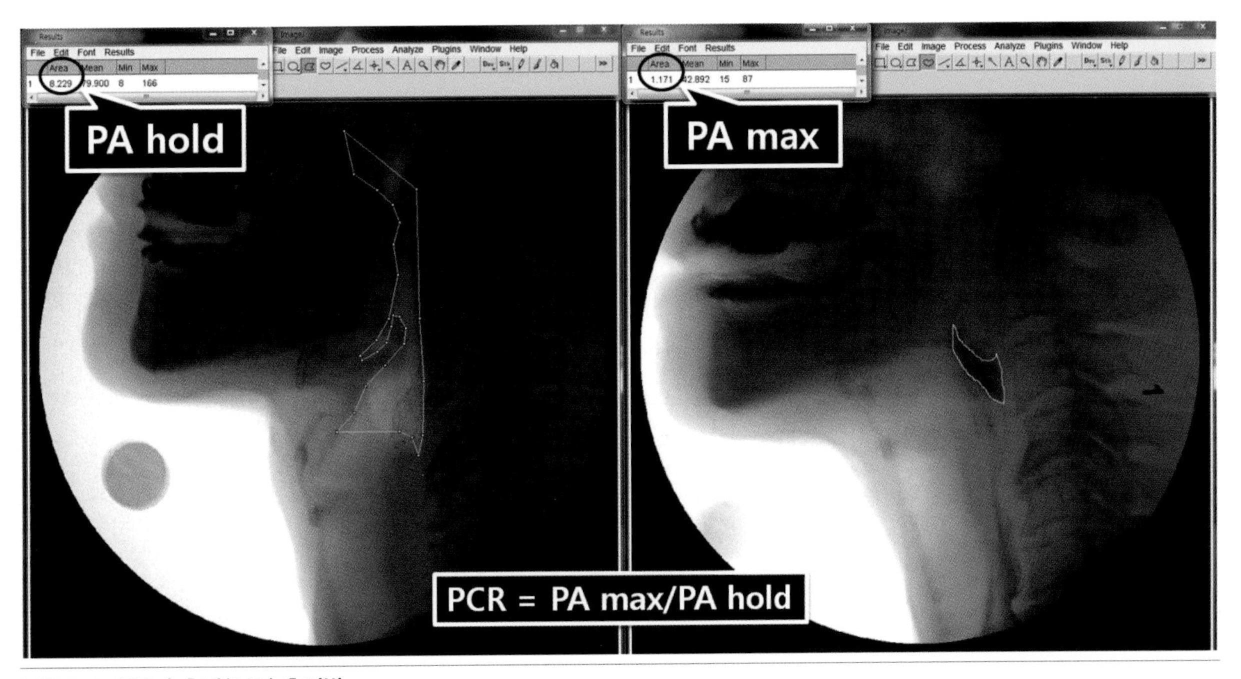

그림 6-6. 인두 수축비(PCR) 측정법

인두 수축이 최고에 달했을 때의 인두부 면적을 1cc 식괴를 입에 물고 있을 때의 인두부 면적으로 나눠서 계산한다.

3. 척도(scoring system)

1) 침투흡인 척도(Penetration Aspiration Scale, PAS)

Rosenbek 등에 의해 개발되어 1996년 발표되었다[25]. 이들은 비디오투시연하검사에서 후두침투와 기도흡인 두 가지 결과만을 가지고 8단계의 척도를 만들었다(표 6-1). 후두침투란 음식물이 후두로 들어가지만 성대주름 아래로는 통과하지 않는 것을 말하며 기도흡인은 성대주름 아래로 음식물이 내려가는 것을 뜻한다. 이 척도의 단계를 나누는 기준은 성대주름을 기준으로 음식물이 들어간 깊이와 이 음식물이 기침 등을 통해 밖으로 배출되는지 여부로 하였다.

척도의 상세 내용은 다음과 같은데, 1점은 음식물이 기도로 들어가지 않은 경우, 2점은 기도로는 들어갔으나 성대주름 상부에 머물면서 기도 밖으로 배출된 경우, 3점은 2점과 같은 상태에서 기도 밖으로 배출이 되지 않은 경우, 4점은 음식물이 기도로 들어가서 성대주름과 닿았으나 다시 배출된 경우, 5점은 4점과 같은 상태에서 배출이 되지 않은 경우, 6점은 성대주름 하부로 통과하였으나 후두 혹은 기도 밖으로 배출된 경우, 7점은 6점과 같은 상태에서 배출이 되지 않은 경우이며 마지막 8점은 7점과 같은 상태에서 배출에 대한 노력이 전혀 보이지 않는 경우로 무증상 흡인을 가리킨다.

본 도구의 장점은 무엇보다도 간단하다는 것이다. 그렇기 때문에 쉽게 적용이 가능하여 현재까지 가장 널리 사용되며 가장 많이 인용되고 있다. 또한 검사의 신뢰도에서 검사자 내 일치도가 63~84% 정도를 보였으며 검사자 간 일치도는 60~75%로 나타나 아주 높지는 않지만 비교적 괜찮은 결과를 보여 이를 뒷받침해 주고 있다. 하지만 비디오투시연하검사에서의 다양한 소견을 반영하지 못하고 오로지 기도침투와 흡인에만 집중되어 있다는 것이 큰 단점으로 지적되고 있다. 또한 환자에 적용했을 때 1점부터 8점까지 고르게 분포를 하지 못하고 양쪽으로 치우쳐져 있으며 4점의 경우는 해당되는 경우가 거의 없는 것도 단점으로 얘기되고 있다.

표 6-1. Penetration Aspiration Scale

1. 음식물이 기도로 들어가지 않은 경우
2. 기도로는 들어갔으나 성대주름 상부에 머물면서 기도 밖으로 배출된 경우
3. 기도로는 들어갔으나 성대주름 상부에 머물면서 기도 밖으로 배출이 되지 않은 경우
4. 음식물이 기도로 들어가서 성대주름과 닿았으나 다시 배출된 경우
5. 음식물이 기도로 들어가서 성대주름과 닿았으나 배출이 되지 않은 경우
6. 성대주름 하부로 통과하였으나 후두 혹은 기도 밖으로 배출 된 경우
7. 성대주름 하부로 통과하였으나 후두 혹은 기도 밖으로 배출이 되지 않은 경우
8. 성대주름 하부로 통과하였으나 후두 혹은 기도 밖으로 배출이 되지 않으며, 배출에 대한 노력이 전혀 보이지 않는 경우

2) 비디오투시연하장애척도(Videofluoroscopic Dysphagia Scale, VDS)

Han 등에 의해 2008년 발표된 척도로서 14개 항목, 100점 만점으로 구성되어 있다[26]. 당초에 뇌졸중 환자에서 6개월 이후에도 회복되지 않는 경우를 예측하기 위해 만든 척도였으나 구강기와 인두기의 많은 항목들이 포함되어 삼킴 상태를 포괄적으로 반영해 줄 수 있어 기능 평가의 척도로도 유용하다(표 6-2).

구강기 항목으로는 입술 닫힘이 4점, 식괴 형성 6점, 저작기능 8점, 실행증 4.5점, 혀-구개 접촉 10점, 조기 식괴 붕괴 4.5점, 구강 통과 시간 3점으로 구성되어 있고 인두기는 인두 삼킴 유발 4.5점, 후두개곡

표 6-2. **비디오투시연하장애척도(Videofluoroscopic dysphagia scale)**

지표(parameter)	측정 점수(coded value)		점수(score)
입술 닫힘(lip closure)	정상(intact)	0	4
	불충분(inadequate)	2	
	완전소실(None)	4	
식괴 형성(bolus formation)	정상(intact)	0	6
	불충분(inadequate)	3	
	완전소실(None)	6	
저작기능(mastication)	정상(intact)	0	8
	불충분(inadequate)	4	
	완전소실(None)	8	
실행증(apraxia)	정상(None)	0	4.5
	경도이상(mild)	1.5	
	중도이상(moderate)	3	
	심한이상(severe)	4.5	
혀-구개 접촉(tongue to palate contact)	정상(intact)	0	10
	불충분(inadequate)	5	
	완전소실(None)	10	
조기 식괴 붕괴(premature bolus loss)	없음(None)	0	4.5
	< 10%	1.5	
	10~50%	3	
	> 50%	4.5	
구강 통과 시간(oral transit time)	≤ 1.5s	0	3
	> 1.5s	3	
인두 삼킴 유발(triggering of pharyngeal swallow)	정상(normal)	0	4.5
	지연(delayed)	4.5	
후두개곡 잔여물(vallecular residue)	없음(None)	0	6
	< 10%	2	
	10~50%	4	
	> 50%	6	
후두 거상(laryngeal elevation)	정상(normal)	0	9
	이상(Impaired)	9	
이상와 잔여물(pyriform sinus residue)	없음(None)	0	13.5
	〈 10%	4.5	
	10~50%	9	
	〉 50%	13.5	
인두 벽 코팅(coating of pharyngeal wall)	없음(No)	0	9
	있음(Yes)	9	
인두 통과 시간(pharyngeal transit time)	≤ 1.0s	0	6
	〉 1.0s	6	
기도 흡인(aspiration)	없음(None)	0	12
	성문상침투(supraglottic penetration)	6	
	성문하흡인(subglottic aspiration)	12	
전체(total)			100

잔여물 6점, 후두 거상 9점, 이상와 잔여물 13.5점, 인두 벽 코팅 9점, 인두 통과 시간 6점, 기도 흡인 여부 12점으로 되어 있다. 또한 각 항목들은 1~3개 세부 항목으로 나누어져 점수를 세분화하고 있다.

이 도구의 장점은 구강기와 인두기의 다양한 항목들의 중대성에 따라 가중치를 두어서 점수를 배치하여 포괄적이면서 또한 어떤 항목이 더 심한가에 대한 논쟁을 배제 시킬 수 있게 해 주었고 100점 만점으로 하고 있어 환자 변화에 대해 매우 민감하게 반영해 준다는 것이다. 하지만 신뢰도 검증이 되어 있지 않고 식도기에 대한 반영이 되지 않은 점, 몇몇 항목에서 세부 단계 구분이 모호한 점은 단점으로 지적되고 있다.

맺음말

이상에서 현재 가장 널리 사용되고 있는 비디오투시 연하검사의 기초 및 이에 기반을 둔 객관적 측정 도구들에 대하여 알아보았다. 각각의 도구들이 나름의 장점과 단점을 보유하고 있는 바 이를 잘 고려하여 선택하여 사용하는 것이 바람직할 것으로 사료된다. 또한 도구들이 나름의 신뢰도를 제시하고 있으나 이는 훈련된 전문가들에 의한 결과로 이러한 도구들을 사용하기 위해서는 많은 연습과 훈련이 필요할 것이다.

참고문헌

1. Kuhlemeier KV, Yates P, Palmer JB. Intra- and interrater variation in the evaluation of videofluorographic swallowing studies. Dysphagia 1998;13:142-7.
2. Palmer JB, Kuhlemeier KV, Tippett DC, Lynch C. A protocol for the videofluorographic swallowing study. Dysphagia 1993;8:209-14.
3. Logemann JA. Evaluation and treatment of swallowing disorders. San Diego, CA: College-Hill Press; 1983.
4. Logemann JA. Evaluation and treatment of swallowing disorders. 2nd ed. Austin, Tex.: PRO-ED; 1998.
5. Leslie P, Carding PN, Wilson JA. Investigation and management of chronic dysphagia. BMJ 2003;326:433-6.
6. Splaingard ML, Hutchins B, Sulton LD, Chaudhuri G. Aspiration in rehabilitation patients: videofluoroscopy vs bedside clinical assessment. Arch Phys Med Rehabil 1988;69:637-40.
7. Dooley CP, Di Lorenzo C, Valenzuela JE. Esophageal function in humans. Effects of bolus consistency and temperature. Dig Dis Sci 1990;35:167-72.
8. Kim CH, Hsu JJ, O'Connor MK, Weaver AL, Brown ML, Zinsmeister AR. Effect of viscosity on oropharyngeal and esophageal emptying in man. Dig Dis Sci 1994;39:189-92.
9. Park JW, Kim IJ, Lee HJ. Fork test: A new simple and reliable consistency measurement for the dysphagia diet. Geriatr Nurs 2016.
10. Holas MA, DePippo KL, Reding MJ. Aspiration and relative risk of medical complications following stroke. Arch Neurol 1994;51:1051-3.
11. Miller AJ. Characteristics of the swallowing reflex induced by peripheral nerve and brain stem stimulation. Exp Neurol 1972;34:210-22.
12. Mandelstam P, Lieber A. Cineradiographic evaluation of the esophagus in normal adults. A study of 146 subjects ranging in age from 21 to 90 years. Gastroenterology 1970;58:32-9.
13. Tracy JF, Logemann JA, Kahrilas PJ, Jacob P, Kobara M, Krugler C. Preliminary observations on the effects of age on oropharyngeal deglutition. Dysphagia 1989;4:90-4.
14. Blonsky ER, Logemann JA, Boshes B, Fisher HB.

Comparison of speech and swallowing function in patients with tremor disorders and in normal geriatric patients: a cinefluorographic study. J Gerontol 1975;30:299-303.

15. Rademaker AW, Pauloski BR, Logemann JA, Shanahan TK. Oropharyngeal swallow efficiency as a representative measure of swallowing function. J Speech Hear Res 1994;37:314-25.
16. Robbins J, Hamilton JW, Lof GL, Kempster GB. Oropharyngeal swallowing in normal adults of different ages. Gastroenterology 1992;103:823-9.
17. Perlman AL, Booth BM, Grayhack JP. Videofluoroscopic predictors of aspiration in patients with oropharyngeal dysphagia. Dysphagia 1994;9:90-5.
18. Kim Y, McCullough GH. Maximum hyoid displacement in normal swallowing. Dysphagia 2008;23:274-9.
19. Park JW, Oh JC, Lee HJ, Park SJ, Yoon TS, Kwon BS. Effortful swallowing training coupled with electrical stimulation leads to an increase in hyoid elevation during swallowing. Dysphagia 2009;24:296-301.
20. Park JW, Kwon BS, Chang JH, Sim KB. Nasal backflow and the difficulty of relaxation in the upper esophageal sphincter. Laryngoscope 2012.
21. Logemann JA, Pauloski BR, Rademaker AW, Colangelo LA, Kahrilas PJ, Smith CH. Temporal and biomechanical characteristics of oropharyngeal swallow in younger and older men. J Speech Lang Hear Res 2000;43:1264-74.
22. Logemann JA, Rademaker A, Pauloski BR, et al. A randomized study comparing the Shaker exercise with traditional therapy: a preliminary study. Dysphagia 2009;24:403-11.
23. Leonard RJ, Kendall KA, McKenzie S, Goncalves MI, Walker A. Structural displacements in normal swallowing: a videofluoroscopic study. Dysphagia 2000;15:146-52.
24. Leonard R, Rees CJ, Belafsky P, Allen J. Fluoroscopic surrogate for pharyngeal strength: the pharyngeal constriction ratio (PCR). Dysphagia 2011;26:13-7.
25. Rosenbek JC, Robbins JA, Roecker EB, Coyle JL, Wood JL. A penetration-aspiration scale. Dysphagia 1996;11:93-8.
26. Han TR, Paik NJ, Park JW, Kwon BS. The prediction of persistent dysphagia beyond six months after stroke. Dysphagia 2008;23:59-64.

chapter

07

비디오투시연하검사의 비정상 소견

김돈규, 오병모

비디오투시연하검사는 환자의 증상을 유발하는 해부학적, 생리학적 이상을 알아내게 해주고, 환자가 안전하게 그리고 효과적으로 먹을 수 있게 하는 직접적인 치료 방법을 찾아내고 평가하는 것을 가능하게 해준다. 즉 연하기능의 이상 유무 뿐만 아니라 중증도에 대한 평가가 가능하며, 검사와 함께 치료 계획을 세울 수 있다. 물론 이상 소견을 정확하게 파악하기 위해서는 비디오투시연하검사에서 정상 연하가 어떻게 관찰되는지를 숙지하는 것이 필수적이다. 본 장에서는 비디오투시 연하검사에서 관찰할 수 있는 대표적인 이상 소견을 살펴보고자 한다.

I. 연하 단계별 주요 이상 소견

환자들은 연하장애의 원인 및 병태생리에 따라서 다양한 이상 소견을 보일 수 있다. 외측면 영상(lateral view) 검사에서 각 연하 시기 별 보일 수 있는 구조적 이상 및 식괴의 움직임, 흡인의 여부 및 원인 등을 잘 관찰할 수 있어 가장 기본적인 검사이다. 특히 식괴의 구강 및 인두이동시간을 측정할 수 있다. 전후면(antero−posterior view, AP view)에서는 식도와 기도가 겹쳐 있어 흡인여부를 평가하기 어려운 경우도 있지만 삼킴 과정에서의 구조물이나 기능의 좌우 비대칭성을 찾아볼 수 있다[9]. 그리고 검사과정에서 외측면과 전후면에서 자세기법이나 보상 기법을 시도하고 효과 여부를 알 수 있다. 연하의 3단계 즉, 구강기(구강 준비기 포함), 인두기, 식도기에 따라서 나타날 수 있는 주요 이상 소견들은 다음과 같다[2,8,9].

1. 구강기

구강 준비기는 인두기에 안전하게 삼킬 수 있도록 음식물을 적당한 크기와 성질을 가진 식괴(bolus)로 만드는 과정이며 이러한 과정이 제대로 일어나기 위해서는 입술의 적절한 닫힘과 식괴를 조절하고 위치시키고 이동시키는 혀의 조절 능력, 침 분비 및 저작능력이 갖추어져야 한다[15].

구강기 또는 구강 이동기에 액체상의 음식은 혀의 후방운동이 시작되면서 인두로 이동하게 된다[4]. 식괴는 혀의 앞부분과 경구개 사이에 위치하며, 혀의 앞부분부터 상방 그리고 순차적인 후방 움직임을 통하여 식괴가 인두로 이동하게 된다[2,10]. 고체상의 음식은 저작 과정에서 식괴가 후구개궁(posterior pillar of the fauces)을 지나 혀의 후방과 후두개곡으로 이동하는 것을 볼 수 있는데, Palmer 등은 구강 준비기에 혀의 후방 움직임에 의해 입안으로 고형 음식물을 받아들이고 교합면으로 이동시키는 과정을 제1기 이동(stage 1 transport)이라고 하고, 저작과정에서 준비된 식괴가 구인두로 이동하는 과정을 제2기 이동(stage 2 transport)으로 구분하였다[10,11]. 구강기의 생리적 기능이 저하된 경우 다음과 같은 이상소견(장애)를 보이게 된다(표 7-1).

1) 음식물이 입 밖으로 샘: 구순폐쇄부전(reduced lip closure)

구순(입술)폐쇄가 불완전 할 때 비디오투시연하검사에서는 입술 밖으로 음식이 흘러내리는 것을 관찰할 수 있으며, 이는 유동식에서 더욱 두드러진다. 구순폐쇄는 안면신경마비 등에서 일측성인 경우가 많으나 측면상에서는 어느 쪽인지 확인할 수 없으므로, 실제 검사를 시행할 때 이상이 있는 쪽을 기술해 두는 것이 좋다.

2) 혀 운동의 감소와 관련된 이상 소견들

구강 준비기 동안에 혀는 음식물을 치아의 저작면으로 움직여주어 원할한 저작 활동이 일어나게 하고, 동시에 침과 잘 섞이도록 하는 역할을 한다. 고형식의 경우 저작을 하면서 처리된 음식물이 제2기 이동을 통

표 7-1. 구강기 장애에 따른 비디오투시연하검사의 이상소견

비디오투시연하검사의 이상소견	기능장애의 유형(type of Impairment)
구강준비기	
식괴를 구강 내 앞 부분에 위치하지 못함	구순폐쇄부전
식괴를 형성하지 못함	혀 운동 범위와 조화의 감소
앞 외측구에 잔여물	입술과 볼의 긴장도 감소
조기 식괴 소실	혀 후방 거상의 감소
턱관절 주위근은 정상이나 씹지 못함.	혀의 좌우 움직임 감소
구강기	
삼킴실행증	인지, 신경 기능, 구강 감각의 저하
삼킴 시작 시기에 혀를 앞으로 내밈	전방 혀 내밀기
구(sulci)에 잔여물 또는 저류	입술과 볼의 긴장도 감소
입 바닥에 잔여물 또는 저류	혀의 움직임과 조절능의 저하
혀의 연동운동의 이상	혀의 운동 저하
혀와 입천장의 접촉이 안됨	혀 거상의 감소
반복적인 혀굴림	파킨슨병
조기 식괴 소실	혀 또는 입천장 조절 기능의 감소
찔끔찔끔 삼킴(piecemeal deglutition)	신경조절의 이상
구강 통과 시간의 지연	혀의 운동의 저하

해 구인두로 이동하여 거기서 식괴(food bolus)가 형성되지만, 유동식의 경우 구강기가 시작되기 전 마치 덩어리처럼 혀 위에 머물게 하였다가 구강기가 시작되면 혀가 식괴를 밀어 인두로 보내는 경우가 많다[2,4]. 이러한 혀 운동의 감소는 다양한 양상으로 나타날 수 있다. 식괴를 형성하지 못하거나, 형성하더라도 유지하지 못하여 음식물이 구강 내의 다른 부위로 퍼지게 된다. 혀가 구개와 잘 접촉하지 못할 경우 효과적으로 식괴를 인두로 넘길 수 없다(reduced tongue-to-palate contact). 때로 수술 후 혀 움직임이 전혀 관찰되지 않는 환자도 있는데, 이 때는 구강 추진기(oral propulsive phase)를 관찰할 수 없다(동영상).

3) 구강 내 잔류물

환자가 가지고 있는 병태 생리에 따라서 구강 내 잔여물이 두드러지는 위치가 달라진다. 안면신경마비 환자는 마비측 외측구(lateral sulcus)에, 혀부분절제술을 받은 환자는 조직 결손부위에, 재건술을 받은 환자는 피판 아래쪽에 잔류물이 많이 남는다(그림 7-1). 그리고, 혀 움직임이 전반적으로 감소된 환자는 혀와 구개 전반에 걸쳐 음식물이 남는 양상을 보인다[1].

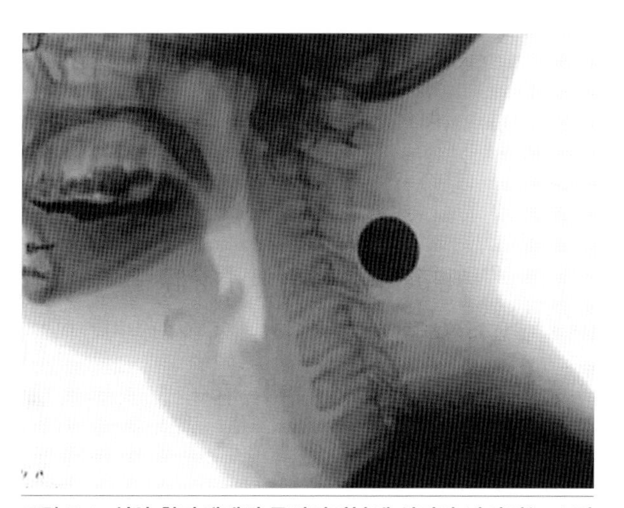

그림 7-1. 설암 환자에게서 구강기저부에 식괴가 남아있는 소견 (stasis of bolus in mouth floor)

4) 혀 내밀기(tongue thrust)

정상적으로 구강기에 혀위에 식괴가 존재하는 경우 혀끝은 위쪽으로 향하며 구강기 이동이 시작되면 위쪽 그리고 뒤쪽으로 움직이게 된다[2]. 소아뇌성마비나 성인의 뇌신경계 장애환자에서 구강 준비기나 구강 이동기에 앞니쪽으로 혀가 움직여 이러한 식괴의 이동을 방해하며 때로 음식물이 앞으로 나오기도 한다(동영상).

5) 조기 식괴 소실(premature spillage of bolus)

조기 식괴 소실은 구강 준비기나 구강기 중에 음식물의 일부가 인두로 흘러내리는 것을 의미한다[9]. 주로 액상이나 반고체상 종류의 음식물을 먹을 때 해당되며, 구개-설 폐쇄(palatoglossosal or linguavelar seal)가 불완전하거나, 인두 감각이 저하된 경우에 흔히 관찰된다. 다만 고체상 음식을 저작하는 과정에는 구개설 폐쇄가 불완전하고, Palmer 등이 주장한 제2기 이동에 의해 저작 과정 중에 일부 식괴가 이동하므로 조기 식괴 소실과 구별하여야 한다[10,11]. 조기 식괴 소실이 있는 환자들은 기도를 보호하는 기전이 작동하기 전에 인두로 음식이 흘러내리기 때문에 흡인의 위험이 높아진다(그림 7-2).

6) 반복적인 혀굴림(repetitive tongue rolling)

파킨슨병 환자들의 경우 삼킴 반사가 유발되기 전에 반복적으로 혀의 중간부위가 상방 그리고 후방으로 움직이는 패턴을 보이는 경우가 많다(동영상). 다만 식괴가 경구개까지 올려졌다가 다시 앞쪽으로 움직이

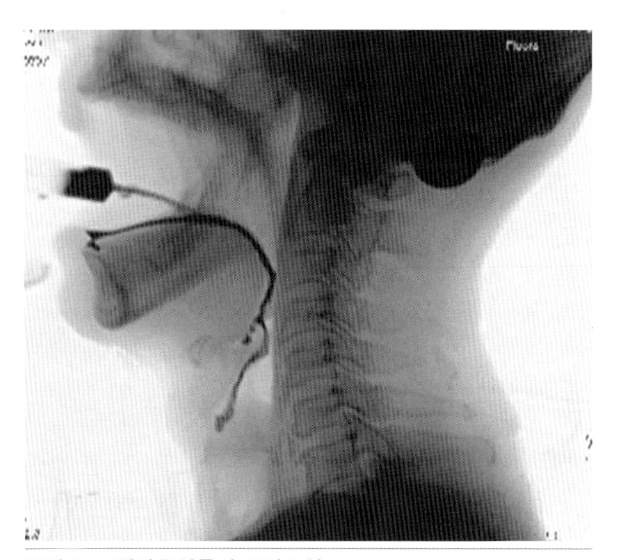

그림 7-2. 액상음식물의 조기소실
구강 준비기에 음식물의 일부가 인두로 흘러내리며 구개-설 폐쇄(palatoglossosal or linguavelar seal)가 불완전하다.

기 때문에 효과적인 이동이 일어나지는 못한다[9].

7) 저작 및 구강기 시작의 지연: 삼킴실행증(apraxia of swallow)

심한 뇌졸중이나 뇌손상, 치매 등 신경계 장애 환자에게서 볼 수 있는 소견으로 음식물을 입으로 주고 삼키기를 지시하여도 심하게 구강 준비기와 구강기가 지연되는 경우를 볼 수 있다. 이 경우 삼킴실행증이나 구강감각저하 또는 식괴에 대한 인식력 저하 등을 원인으로 들 수 있다. 특히 삼킴실행증 환자의 경우 혀의 움직임의 정도는 정상이나 음식물의 이동에 필요한 혀의 전후방 움직임을 조절하는 능력이 저하되어 구강기의 효율적인 시작이 어려우며, 때로 음식물을 입에 단순히 머금고 있기도 한다[13].

2. 인두기

구강에서 인두로 음식물이 이동해오면 감각신호가 뇌간의 중추패턴생성기(central pattern generator)를 자극하게 되어 삼킴 반사를 일으키게 된다. 인두기의 가장 중요한 목표는 흡인없이 음식물을 안전하게 식도로 이동시키는 것이며 흡인방지 기전이 제대로 작동하지 않을 경우 기도흡인이 일어날 수 있다. 이 시기의 필수과제로는 구강이동 및 구강내로의 흘림 방지를 위한 혀의 상승, 비강역류를 방지하기 위한 연구개 상승, 흡인을 방지하기 위한 후두의 상승 및 후두개의 젖힘, 성대의 내전 그리고 음식물의 이동을 위한 인두의 수축 및 윤상인두근의 이완을 들 수 있다[7,8]. 인두기에 관찰할 수 있는 이상소견은 다음과 같다(표 7-2).

1) 설골의 움직임 및 후두상승의 저하

삼킬 때 설골의 움직임은 음식물의 성상이나 양에 따라서 다르며, 평균적으로 8g의 고체상 음식물의 경우 경우 전방으로 약 12mm, 상방으로 11mm 정도 움직이며, 10mL 액체상의 경우 전방으로 약 12.9mm, 상방으로 6.5mm 정도 움직인 것으로 알려져 있다[3]. 정상적으로 후두도 삼키는 동안 약 20mm 정도 혀의 기저부 아래쪽으로 상승하게 되며, 이는 모뿔연골(arytenoid cartilage)을 후두개 아래까지 근접하게 하고, 모뿔연골이 전방으로 기울어지며 후두개의 기저부의 비후와 후두입구의 폐쇄를 가져오게 된다[8]. 아울러 후두의 상승은 상부식도괄약근이 열리는 주요 동력을 제공하므로, 후두상승 저하 시 상부식도괄약근의 열림도 불완전하게 되는 경우가 많다. 따라서 다양한 원인에 의해 설골 움직임과 후두의 상승이 저하될 수 있는데, 이로 인해 후두 폐쇄가 불완전해질 수 있고,

표 7-2. 인두기 장애에 따른 비디오투시연하검사의 이상소견

비디오투시연하검사의 이상소견	기능장애의 유형(type of Impairment)
설골의 움직임과 후두상승의 저하	설골상근육과 갑상설골근육의 위약 또는 비정상적인 수축
입천장 움직임의 저하/비강 역류	구개인두 폐쇄부전
인두기의 지연 또는 이상	감각의 이상, 뇌간의 신경 조절 이상
편측 후두개곡/이상와의 잔여물	편측 인두 연동운동의 저하
후두 침투/흡인	초기(early): 조기 식괴 소실 도중(during): 후두 폐쇄의 손상(impaired laryngeal closure) 후기(late): 인두의 잔여물
상부식도 괄약근이 제대로 열리지 않음.	손상된 상부식도 괄약근의 이완 상부식도 괄약근의 순응도 감소 설골 움직임이 약함 인두의 이송(transport)이 약함

상부식도괄약근의 기능이상과 함께 이상와(pyriform sinus)의 잔여물이 증가하는 소견이 함께 관찰되는 경우가 흔하다(동영상).

2) 구개인두 폐쇄부전(velopharyngeal insufficiency)

인두기에 연구개(soft palate, 또는 velum palatinum)가 위쪽으로 움직이면 인두후벽과 접촉하면서 구인두강과 비인두강을 분리하는 역할을 한다. 이 기능이 저하되면 삼킴과정에서 음식이 비강으로 역류할 수 있다(그림 7-3). 간혹 액상의 음식물에서 연하과정의 후반기에 상부식도괄약근의 장애 등으로 식도로 잘 통과하지 못하는 경우에도 역류가 발생할 수 있다. 일반적으로는 신경질환이나 근육병, 구개열파열 등의 구조적 이상이 있을 경우 발생한다.

3) 후두개곡의 잔류물(vallecular residue), 설근부 후퇴의 감소(reduced tongue base retraction)

식괴가 혀기저부에 도달하면 혀의 기저부가 뒤로 움직여, 앞으로 움직이는 인두벽과 접촉하게 되며 설근부 후퇴는 인두기 연하 시 인두강 내 양압을 만드는 중요한 추진력으로 알려져 있다. 대략 휴지기에서 접촉시까지의 움직임에서 2/3는 혀기저부의 후방움직임 그리고 1/3은 인두벽의 전방움직임에 의하여 이루어진다[5,9]. 비디오투시연하검사에서 후두개곡의 잔류물

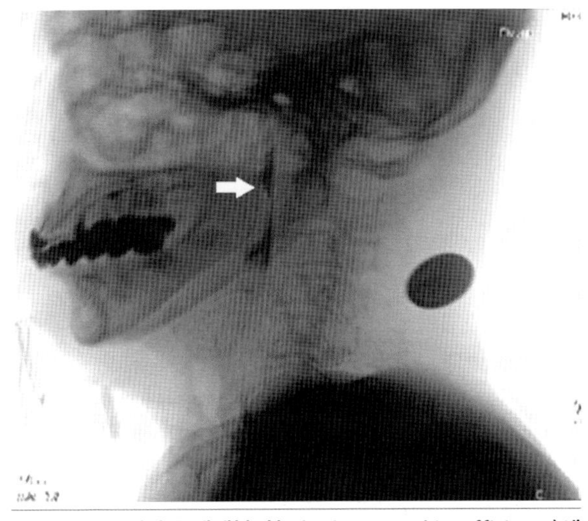

그림 7-3. 구개인두 폐쇄부전(velopharyngeal insufficiency)에 의한 식괴의 비강 내 역류

이 남은 경우 혀기저부의 후방움직임을 자세히 살펴보아야 하며, 후두개곡의 잔류물이 남은 경우 삼킴후 호흡과정에서 흡인의 위험이 높아지게 된다(동영상).

4) 삼킴후 인두벽에 조영제 남음(coating on the pharyngeal wall): 인두 수축근의 기능 감소(reduced pharyngeal wall constriction)

정상 성인에서는 연하 후 인두에 음식 잔여물이 거의 남지 않으며, 액상 바륨이 타액과 섞이면서 엷은 코팅을 만들 수 있다. 그러나 상당한 정도로 진한 코팅, 잔여물 및 느린 이동이 관찰되는 경우는 비정상 소견으로 보아야 하며, 인두 수축 즉 연동운동(peristalsis)의 전반적인 위약을 시사한다(동영상). 특히 하인두부의 식괴 이동은 상당한 부분에서 인두수축근의 연동운동에 의한다[6].

5) 인두연하반사의 지연(delayed triggering of the pharyngeal swallow)

정상적으로 식괴가 혀뿌리 부위 주변의 전구개궁(anterior faucial pillar)을 지나게 되면 삼킴 반사가 시작된다. 정상 성인의 경우 0~0.2초 정도로 거의 지연되어있지 않으며 노인의 경우 약간의 지연(약 0.4~0.5초 정도)이 있을 수 있으나[14], 어느 정도 이상 지체되면 삼킴 반사가 유발되고 기도보호 기전이 작용하기 전에 식괴가 인두의 이상와나 기도 등으로 이동하게 되어 흡인의 위험이 커진다[12]. 이러한 인두기 연하반사의 지연은 뇌졸중이나 외상성 뇌손상 등 신경계 질환자에서 흔히 관찰된다(동영상). 인두지연시간(pharyngeal delay time)은 식괴가 전구개궁을 지난 후부터 설골이 움직이기 시작하기까지의 시간으로 정의된다. 비디오투시연하검사의 측면상에서 전구개궁의 위치를 정확히 지적하기 어렵기 때문에 해부학적 대리 표지자를 사용하게 되는데, 보통 하악골의 하단이 설근부(tongue base)의 뒤쪽 윤곽선과 교차하는 지점을 기준점으로 사용한다. 대략 1.0초까지를 정상으로 보기도 한다.

6) 후두개 접힘의 감소(reduced epiglottic folding)

다양한 원인에 의해서 후두개의 접힘이 감소될 수 있는데, 이와 같은 경우에는 연하 시 상승하는 인두내압 때문에 식괴가 후두 전정(laryngeal vestibule)으로 침입할 가능성이 높아진다. 후두개 접힘은 후두입구의 닫힘에 있어서 중요한 요소이다(동영상).

7) 후두 침투(pharyngeal penetration), 성문하 흡인(subglottic aspiration)

후두 침투는 식괴가 후두 전정으로 들어갔으나 진성대(true vocal fold)까지는 도달하지 못한 것을 의미한다. 이 경우에는 인두기에 생성되었던 인두 내 양압이 소실되고 나면 성문이 열리면서 호기를 통해 식괴가 배출되기 때문에 진성대 아래까지 식괴가 진행하지 않는 경우도 많다(동영상). 진성대 아래로 식괴가 진행하면 이를 '성문하 흡인(subglottic aspiration)'이라고 한다(그림 7-4). 흡인은 삼킴 전(삼킴 반사 유발전), 삼킴 중, 삼킨 후에 일어날수 있으며, 이에 대한 파악은 흡인의 원인을 파악하는 데 중요하다. 음식물의 흡인을 막기 위한 중요한 세 가지 기전은 진성대 및 가성대의 폐쇄, 후두개 기저부와 피열(arytenoid) 연골의 접촉을 통한 후두 전정의 폐쇄, 후두개의 접힘이 그것이다. 각각의 기전에 이상이 있을 때 흡인의 위험이 높아지게 된다.

삼킴 반사가 유발되기 전에 발생하는 후두침투나 흡

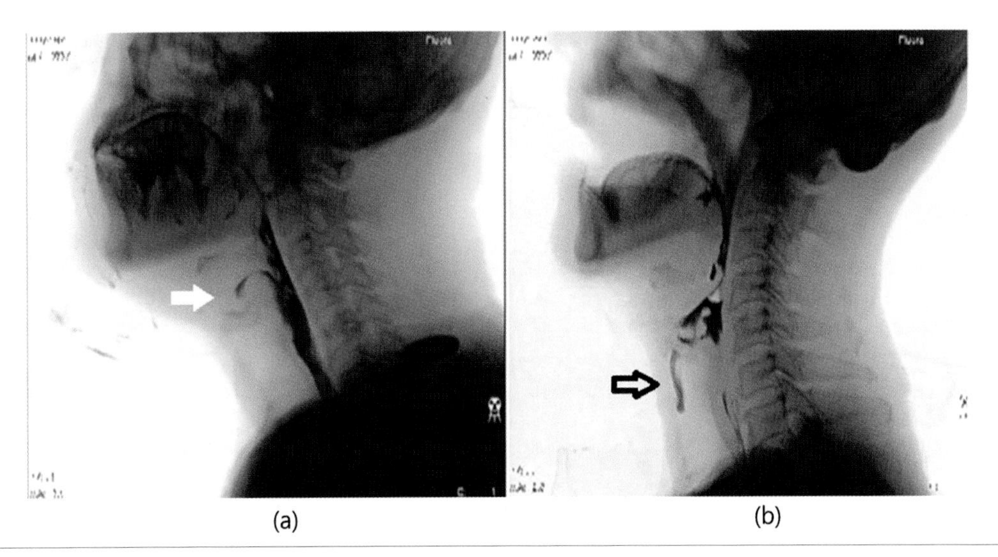

(a) (b)

그림 7-4. 후두 침투(a)와 성문하 흡인(b).
좌측영상에서 인두기에 식괴의 일부가 후두 전정으로 침입하고 있으나, 진성대 아래까지 내려가지는 않고 있다. 우측은 진성대 아래까지 흡인된 소견을 보인다.

인은 대개 삼킴 반사가 지연되어 후두입구의 폐쇄 등이 작용하기 전에 식괴가 도달하여 발생하며, 삼킴과정에서 발생하는 경우는 대개 후두폐쇄기전이 제대로 작용하지 못할 때 발생한다. 삼킴 후의 흡인이나 후두 침투는 대개 식괴 잔류물이 이상와에 남아있다가 호흡 시에 기도쪽으로 흘러 들어가게 된다[8].

8) 편측 혹은 양측 이상와 잔류물(pyriform sinus residue)

이상와의 잔류물은 편측성 또는 양측성으로 나타날 수 있는 데, 편측성 인두마비가 있는 경우 측면상에서는 식괴가 하인두, 특히 이상와에 남는 것으로 보인다. 이를 전후면상에서 관찰해보면 정상적인 움직임을 보이는 인두의 수축에 의해서 마비측 인두로 넘어갔다가 연하 후에 이상와로 저류되는 것을 볼 수 있다. 측면 영상에서 의심될 때는 반드시 전후면 촬영에서 재확인하는 것이 중요하다(그림 7-5).

상부식도괄약근 기능장애가 있는 경우에 이상와에 양측성으로 다량의 잔류물이 남을 수 있다. 원인으로는 후두를 전방으로 거상하는 상부설골 근육군(suprahyoid muscle group) 및 갑상설골근(thyrohyoid muscle)의 위약이 문제일 수도 있고, 윤상인두근(cricopharyngeus muscle)의 근긴장도가 높은 것이 원인일 수도 있다. 상부식도괄약근 기능장애는 인두기에 상부식도괄약근의 열림이 불충분한 것을 지칭하기 때문에, 시간적으로는 식도기가 아니라 인두기에 속한다. 결과적으로 이상와에 다량의 잔류물이 남고, 연하 후 흡인이 초래될 수 있다.

3. 식도기

비디오투시연하검사를 통해서는 식도의 일부 즉, 경부식도를 관찰할 수 있다. 물론 투시기를 움직여 아래쪽으로도 볼 수 있지만 대개 경부식도를 관찰하는 것으로 충분한 경우가 많다. 따라서, 식도기에 이상 소견이 의심되고, 환자가 액상 바륨을 흡인없이 삼킬 수 있다고 판단될 경우에는 식도조영검사를 추가로 의뢰

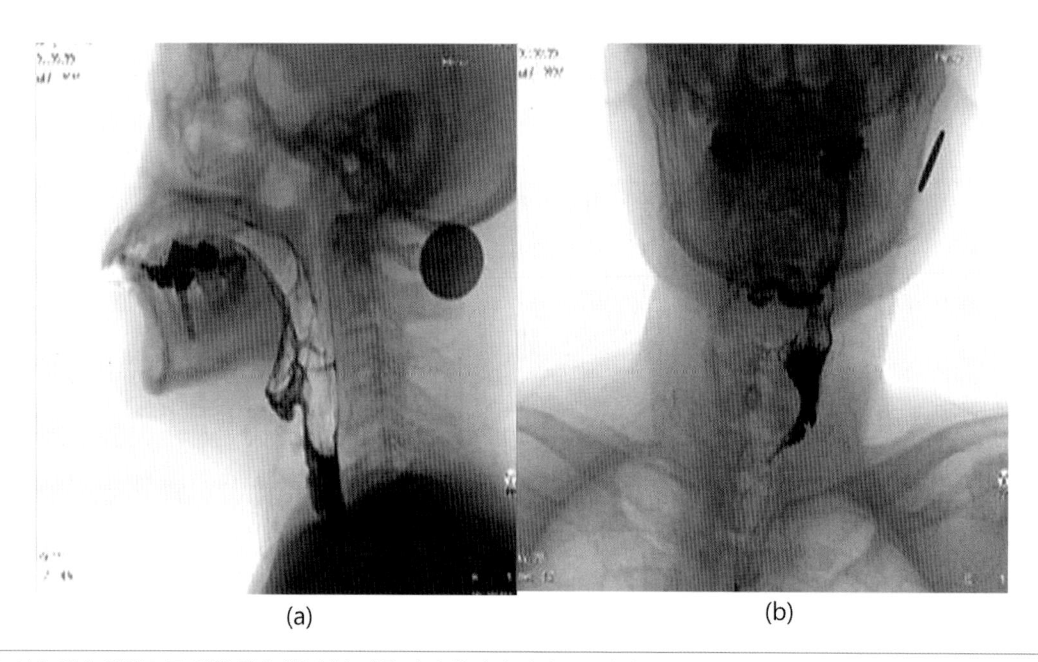

그림 7-5. 외측 연수 경색으로 인한 일측성(좌측) 인두 마비 환자의 비디오투시연하검사 결과
주로 좌측 이상와 및 인두부에 식괴의 비대칭적인 저류나 인두벽의 코팅(coating)을 관찰할 수 있다. a) 측면영상 b) 전후면영상

해야 한다. 또 한가지 주목할 점은 식도기에 이상이 있는 경우에도 증상은 인후두에 나타날 수 있고, 때로는 인후두 부위에만 증상을 호소할 수 있다는 점이다. 이것은 식도 기능의 이상이 있을 때 식괴가 저류되어 있다가 식도 연동 운동에 의해 압력이 상승할 때 인후두 부위로 역류(backflow)할 수 있기 때문이다.

1) 젠커 게실(zenker's diverticulum)

젠커 게실은 상부식도괄약근의 직상방 또는 직하방에 위치하는 경우가 많다. 측면상에서 보면 둥그렇게 음식이 고여 있는 부분을 확인할 수 있고, 삼킨 후에는 게실에 고여있던 음식이 다시 인두로 나오는 현상을 관찰할 수도 있다(그림 7-6).

2) 기관식도누공(tracheoesophageal fistula)

식도와 기관사이의 누공이 간혹 발견될 수 있다. 특히 후천적으로는 식도수술을 하거나 문합술을 시행한 경우는 식도 유착의 여부와 더불어 확인을 하여야 한다. 대개 발견되는 기관식도누공은 상부흉추(흉추 1~3번) 부위에서 발견되므로 검사시에 어깨를 충분히 내리거나 몸통이 비스듬히 촬영되도록 약간 틀어주어야 한다.

II. 맺음말

비디오투시연하검사의 비정상 소견에 대한 정확한 평가를 위해서는 정상 연하과정의 생리를 이해하여야 하고, 정상 소견도 충분히 숙지해야 한다. 비디오투시연하검사가 연하장애에 대한 표준 검사이나 필요에 따라서 내시경 검사나 식도 내압 검사, 식도조영술 등의 검사를 적절히 활용하여 정확한 진단에 이르도록 하여야 한다.

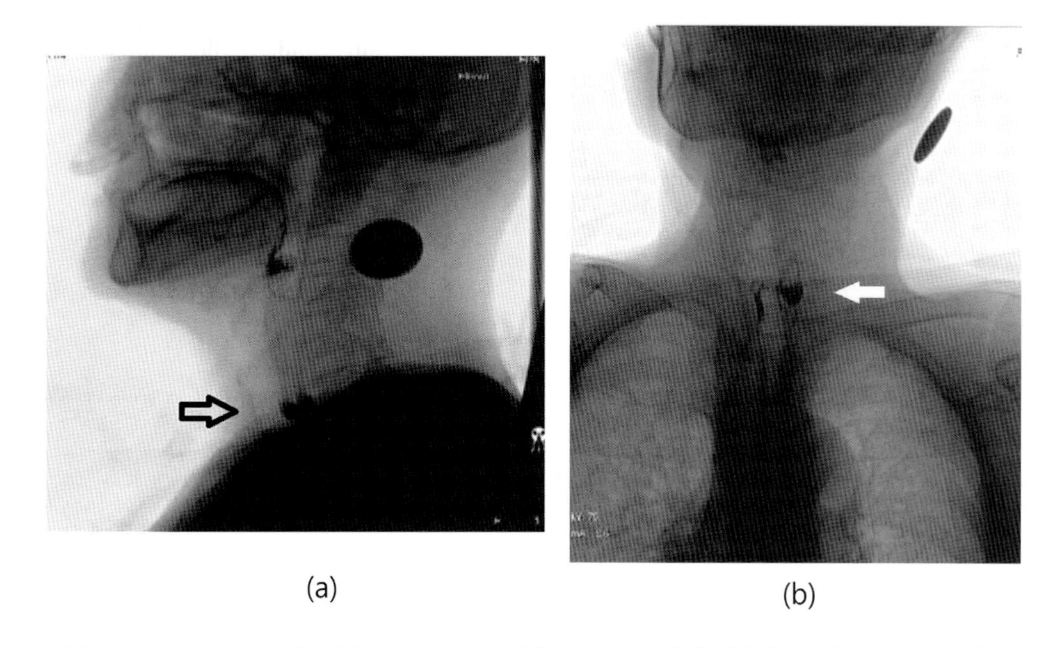

그림 7-6. 좌측 하부인두부에 위치한 젠커 게실(zencker's diverticulum).
a) 측면영상 b) 전후면 영상

참고 문헌

1. Dodds WJ, Logemann JA, Stewart ET. Radiologic Assessment of Abnormal Oral and Pharyngeal Phase of swallowing. AJR Am J Roentgenol 1990;154:965-974
2. Dodds WJ, Stewart ET, Logemann JA. Physiology and radiology of the normal oral and pharyngeal phases of swallowing. AJR Am J Roentgenol 1990;154:953-963
3. Ishida R, Palmer JB, Hiiemae KM. Hyoid Motion During Swallowing: Factors Affecting Forward and Upward Displacement. Dysphagia 2002;17:262-272
4. Kahrilas PJ, Lin S, Logemann JA., Ergun GA, Facchini F. Deglutitive tongue action: Volume accommodation and bolus propulsion. Gastroenterology 1993;104:152-162.
5. Kahrilas PJ, Logemann JA, Krugler C, Flanagan E. Volitional augmentation of Upper esophageal sphincter opening during swallowing. American Journal of Physiology. 1991;260 :450-456.
6. Kahrilas, PJ., Logemann JA., Lin S, Ergun GA. Pharyngeal clearance during swallowing: A combined manometric and videofluoroscopic study. Gastroenterology 1992; 103: 128-136.
7. Leonard R, Kendall K. Dysphagia assessment and treatment planning. 2nd ed. San Diego: Plural publishing, 2008, pp1-34
8. Logemann JA. Evaluation and Treatment of Swallowing Disorders, 2nd ed. Austin, Texas: PRO-ED, 1998.
9. Logemann JA. Manual for the Videofluorographic Study of Swallowing, 2nd ed. Austin: PRO-ED, 1993.
10. Matsuo K, Palmer JB. Coordination of mastication, swallowing and breathing. Japanese Dental Science Review 45:31-40, 2009
11. Palmer JB, Rudin NJ, Lara G, Crompton AW.

Coordination of mastication and swallowing. Dysphagia 7:187-200, 1992
12. Perlman AL, Booth BM, Grayhack JP. Videofluoroscopic predictors of aspiration in patients with oropharyngeal dysphagia. Dysphagia 1994;9:90-95.
13. Robbins, J, levine, R. Swallowing after unilateral stroke of the cerebral cortex: Preliminary experience. Dysphagia 1988:3; 11-17.
14, Tracy, J. F., Logemann, J. A., Kahrilas, P. J., Jacob, P., Kobara, M., & Krugler, C. (1989). Preliminary observations on the effects of age on oropharyngeal deglutition. Dysphagia, 4,90-94.
15. van der Bilt A, Engelen L, Pereira LJ, van der Glas HW, Abbink JH. Oral physiology and mastication. Physiol Behav 2006;89:22-27

chapter

08

내시경연하검사

정은재

연하장애는 통상적으로 입으로 음식을 삼켜서 먹는 과정 중 문제가 발생하는 것을 의미한다. 연하장애는 비단 생존의 문제는 물론, 모든 사회적 관계 및 활동과 밀접한 관련이 있기 때문에 삶의 질에 있어 매우 중요한 문제이다. 이러한 연하장애의 표준진단법인 비디오투시연하검사(videofluoroscopic swallowing study, VFSS)는 연하의 전과정의 검사가 가능하며 정량적 검사 역시 가능하여 환자의 문제 파악에 가장 많은 정보를 제공할 수 있음은 주지의 사실이다. 그러나, 이러한 비디오투시연하검사는 문제점 역시 분명히 있는데, 가장 큰 문제는 검사의 접근성에 관한 것이라 할 수 있다. 비디오투시연하검사를 위해서는 투시장비가 필요하며, 해당 임상과 단독으로 투시장비를 사용하는 기관은 많지 않으므로, 현실적으로 미리 예정된 스케줄에 맞추어 검사를 진행해야 한다. 또한, 영상저장공간의 제약으로 검사가 진행되는 과정을 실제로 보지 않는다면 비디오투시연하검사의 결과 판독지를 가지고 환자상태를 평가해야 하므로 정확한 평가가 어려운 경우가 많다. 또한, 수술 후 발생한 연하장애와 같이 시시각각 변할 수 있는 연하장애의 상태 파악을 위해 시간에 구애 받지 않고 반복적으로 시행이 가능한 검사로는 부적절하며, 실제적인 상이 아닌 그림자를 보는 검사로 두경부암 수술 후 연하장애의 경우처럼 해부학적 구조가 변한 경우에는 그 유용성에 한계가 있고, 환자를 검사장비가 갖춰진 곳으로 이동해야 하며, 방사선 노출의 문제 등으로 필요한 시기에 적절히 시행되지 못하는 단점이 있다. 내시경연하검사(fiberoptic endoscopic evaluation of swallowing, FEES)는 두경부암 수술 후 환자의 경우 수술 후 구조물의 상태를 그림자가 아닌 실제의 모습으로 보여주므로 수술 소견과 연관시켜 환자의 상태를 이해할 수 있고, 병원 내 어디에서든 굴곡형 내시경만 있으면 간단히 시행할 수 있다는 장점이 있어, 반복적인 검사 및 훈련이 필요한 환자에서 매우 유용하다. 또한, 필요한 시기에 언제든 간단히 시행하고 평가할 수 있으며 방사선 노출이 없고, 환자가 이동하지 않고 의료진과 장비가 이동가능하며 검사를 위해 의료기사가 필요하지 않다는 장점이 있다[1-3].

본 장에서는 이러한 내시경연하검사를 포함한 연하장애에서 사용하는 내시경적 평가에 관하여 기술하고

자 한다.

I. 내시경연하검사

언급한 바와 같이 연하장애를 검사하는 방법으로는 바륨을 섞은 물이나 음식물을 삼키는 동안 투시촬영기를 통해 비디오로 촬영하여 기능적인 연하과정을 관찰하는 비디오투시연하검사가 대표적이다. 이는 연하장애의 가장 좋은 진단법으로 알려져 있으나 값비싼 투시 촬영기 및 제반 장비가 필요하며, 연하 기능의 재평가를 위해 반복적으로 검사해야 하는 만큼 방사선 노출이 누적되고 투시 음영을 통해 간접적으로 연하장애를 평가해야 하며, 이동이 어렵거나 인지 기능이 저하되어 있는 환자나 영유아에서는 검사가 제한적이며, 경미한 구조적, 신경학적 결손은 발견되지 않을 수 있다는 단점이 있다[1-3].

내시경연하검사는 굴곡형내시경을 이용하여 연하기능을 평가하는 검사로 Langmore 등이 1988년 구인두 연하장애를 평가하기 위해 후두내시경을 사용한 것이 처음이다.[19] 이는 비디오투시연하검사와 비교해 실제 음식을 삼키는 동안 후두 움직임을 관찰할 수 있어 상호 보완적인 역할을 담당할 수 있는 것으로 알려져 있으며, 미국, 영국, 스코틀랜드 등의 뇌졸중 임상 지침에서는 표준검사인 비디오투시연하검사뿐 아니라 내시경연하검사를 활용할 것을 권고하고 있다. 특히 이비인후과 의사들에게는 해부학적인 측면에서나 장비 이용 면에서 친숙하고, 후두, 인두, 경부 식도의 내부 점막 표면에 구조적인 병변이 의심되는 경우에는 가장 정확한 정보를 제공해 줄 수 있는 검사이다. 또한 두경부 수술 환자 등에게는 수술 전후의 입체적인 연하장애의 정보를 제공할 수 있고, 기록된 영상을 통해 느린 동작을 통한 분석이 가능하여 환자와 치료자의 적절한 교육과 되먹임 요법으로도 이용할 수 있다(그림. 8-1, 동영상 1). 하지만 시야가 좁고 구강기와 식도기를 볼 수 없으며, 인두기에서도 후두 상승이나 인두의 수축, 상부 식도 괄약근의 이완과 같은 매우 중요한 연하 기전을 확인할 수 없다는 단점을 가지고 있다. 또한 연하 평가에서 중요한 시간지표들을 평가할 수 없다는 제한점과 함께, 내시경 직경이 작아지면서 불편감이 덜해지기는 하였으나 검사할 때 환자가 느끼는 불편감도 간과할 수는 없다[1-3].

1. 내시경연하검사의 방법

내시경연하검사에서 가장 중요한 점은 검사를 진행하는 동안 환자의 불편감을 최소한으로 하는 것이다. 일반적으로 비강 내로 이물질이 들어오면 매우 심한 불편감을 느끼는 것이 보통으로, 비강으로 진입하는 굴곡형 내시경에 의해 환자가 매우 심한 불편감을 호소한다면 검사를 시작도 못하고 중단해야 하는 경우가 발생한다. 따라서, 내시경연하검사를 시행하기에 앞서 굴곡형 내시경 시행에 익숙하지 않은 검사자는 반드시 내시경 사용법과 비강 내로 최소한의 자극을 주면서 검사를 진행할 수 있도록 준비해야 한다. 굴곡형 내시경을 진입시킬 때는 환자의 양측 비강 중 넓은 쪽으로, 중비갑개(middle turbinte), 하비갑개 (inferior turbinate) 및 비중격(nasal septum)의 사이에 만들어지는 공간 중 가장 무리없이 내시경이 통과하는 공간을 찾아 부드럽게 내시경을 진입시키며, 굴곡형 내시경 각도를 적절하게 조절하여 비강, 비인두 부위를 통과하도록 한다. 비인두를 통과할 때는 환자에게 코로 숨쉬라고 유도하면 연구개가 열리면서 내시경 진입이 용이해진다(동영상 1).

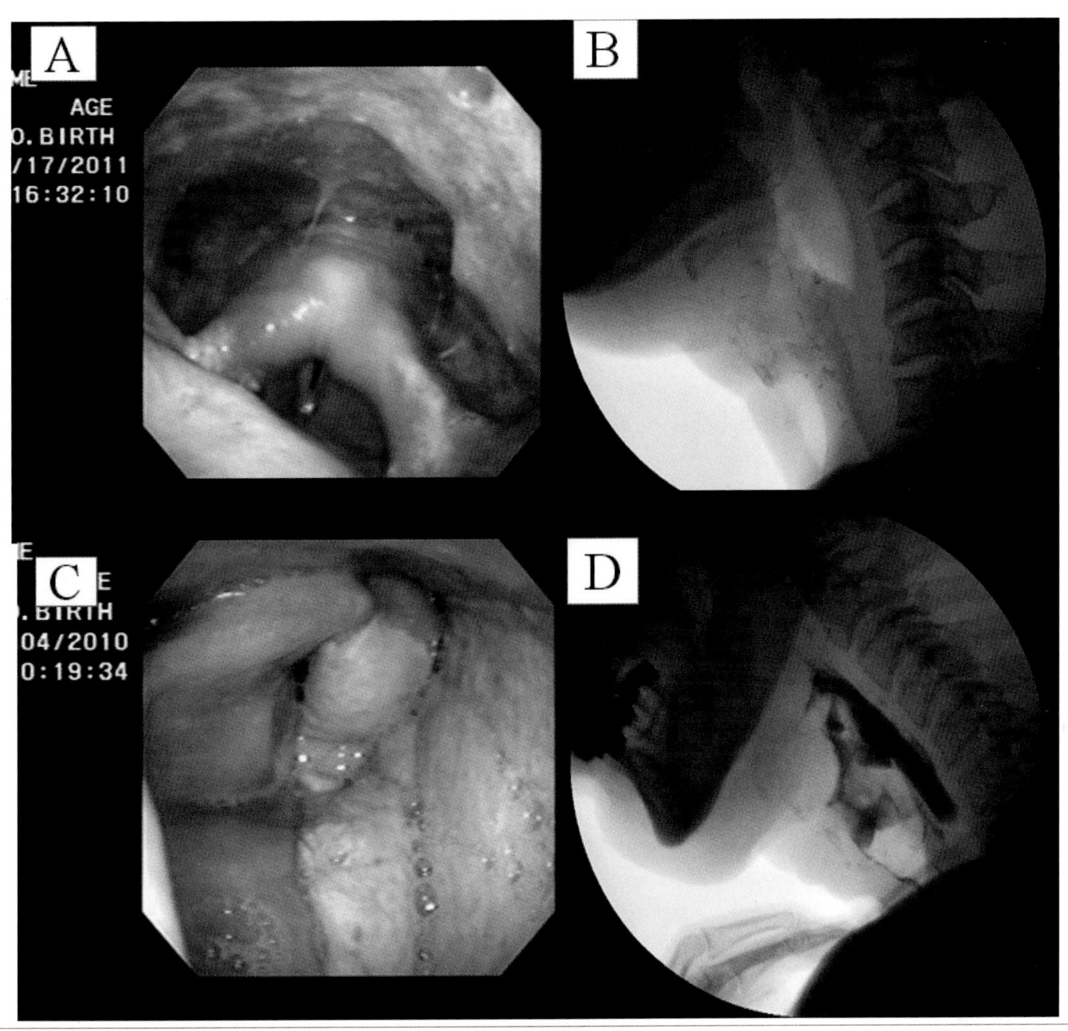

그림 8-1. 두경부암 수술 환자에서 내시경연하검사(A, C)와 비디오투시연하검사(B, D) 소견의 비교. (A and B) 설기저암 수술 후 소견 경설골접근법을 통한 종양 제거술 후 유리피판 이식한 소견이 내시경연하검사에서 더욱 술자의 시야와 동일하게 구현된다(C and D). 하인두암 수직후두인두부분절제술 후 시행한 내시경연하검사 소견(동영상).

내시경연하검사 방법은 크게 3단계로 나누어 볼 수 있다.

1) 1단계

1단계에서는 환자의 해부학적, 생리학적 평가로 구개-인두간의 폐쇄 정도, 인두부 종양의 확인, 역류 여부, 침의 흡인, 성대의 기능, 휴식기에서의 하인두나 후두의 관찰, 혀 기저부나 인두부의 기능 등을 확인한다. 연하검사 전 환자의 자세는 앉거나, 침상안정 환자에서는 식사시의 자세를 유지하여 평소 음식 섭취시의 자세와 유사하게 유지한다. 검사 과정에 대해 환자에게 설명하고, 비강마취를 시행한다. 내시경을 삽입하기 전 구강내 타액의 고임, 혀의 감각을 검사하며, 혀의 움직임, 구강 내 위생 상태를 확인한다. 이후 비강을 통하여 내시경을 삽입한 후 비인두, 인두, 성문상부를 관찰하며, 연하와 관련된 구조를 내시경을 통해 확인하고, /아/, /이/, /우/의 모음발성으로 구개의 움직임과 연인두 폐쇄(velopalatine closure)를 관찰한다. 두경부암 수술 후 발생한 연하장애 환자의 경우, 어느 부위의 암으로 어떠한 치료를 시행하였는지를 확인하며 수술을 하였다면 가능한 수술장에서 찍은 수술 사진과 비교해 보면서 수술 범위와 접근법은 물론 재건 방법까지 면밀히 검토하는 것이 필요하다[1-3].

2) 2단계

2단계에서는 실제로 음식물을 삼키면서 연하기능을 평가한다. 어떤 성상의 음식을 얼마나 줄지에 대해서는 정해진 바는 없으나, 충분한 정보를 얻을 수 있으면서 환자에게 위험성이 크지 않은 정도로 검사 음식의 성상, 양, 순서를 정하면 될 것으로 생각된다. 인두점막의 색을 고려해 볼 때 검사음식물의 색은 인두점막에 대비되어 잘 보이는 색으로 선택해야 하며, 식용색소를 첨가하여 검사할 수도 있으나, 우유나 엔슈어, 요플레 정도의 음식은 색소의 첨가 없이도 내시경하에서 선명하게 보이는 것이 보통이다. 저자의 경우는 저명한 흡인이 충분히 예상되는 환자의 첫번째 검사에서는 보통 반고형식을 가지고 검사를 시행한다. 반고형식의 경우 보통 요플레를 삼키도록 하며, 유동식은 우유나 엔슈어를 가지고 검사한다(요플레를 물에 희석하여 사용하기도 한다). 주사기에 검사음식을 담은 후 환자의 구강저에 머금도록 한 후 검사자의 지시에 따라 검사를 진행한다. 고형식의 음식의 경우 모든 환자에서 시행하고 있지는 않고 연하의 구강기(oral phase)의 문제가 생길 가능성이 있는 환자와 고형식의 음식에 대하여 더욱 심한 연하장애를 호소하는 환자에 대해서 주로 시행하고 있다. 심각한 흡인이 예상되는 경우와 검사상 흡인 정도가 심한 경우는 검사를 중단하고 안전한 삼킴 방법을 환자상태에 맞게 적절하게 교육한 후, 추후 검사를 다시 시행한다[4].

3) 3단계

3단계에서는 이상이 있는 연하장애 환자에서 이를 시정 혹은 보정할 수 있는 여러 가지 치료 방법들을 적용하여 그 효과 여부를 확인하게 된다. 기도흡인이 있는 환자에게 머리 위치나 자세를 변경한다던지, 성문상 연하법(supraglottic swallowing)과 같이 삼킴 방법을 달리 하여 기도흡인이 교정되는지 관찰하게 된다.

2. 내시경연하검사 결과의 해석

내시경연하검사 시 주의 깊게 보아야 하는 항목들은 비디오투시연하검사와 동일하다. 침고임(saliva pooling)이 어느 정도 있는지, 후두개곡 및 이상와에 잔류음식의 정도가 얼마나 되며 환자가 이를 인지하는지, 이후 연속되는 삼킴으로 잔류음식이 넘어가는지, 잔류음식으로 인한 흡인이 발생하지는 않는지를 확인한다. 또한 연하 전, 연하 중 침투-흡인(penetration/aspiration) 여부 및 침투흡인 척도(penetration-aspiration scale)를 시행하며, 흡인된 음식물에 대한 감각이 있는지, 효과적으로 이를 제거할 수 있는지를 확인한다. 연하의 문제점을 파악한 후 안전한 식이를 유도할 수 있는 자세 및 삼킴 기법을 교육하고 얼마나 효과적인지 평가한다. 검사가 종료되면 녹화된 검사결과를 환자 및 보호자에게 보여주고 설명한다. 연하에 문제가 없다면 1회의 검사로도 충분하지만, 대부분의 환자에서 반복적으로 검사하면서 변화를 관찰한다.

연하장애의 큰 원인 중 하나인 두경부암 수술 후 발

생하는 연하장애에 대한 저자의 내시경연하검사의 경험을 정리해 보면 두경부암 수술 후 발생하는 연하장애는 크게 3가지의 형태로 나눌 수 있다[1-2].

1) 연하 후 흡인(aspiration after swallow)

첫번째 가장 흔한 형태로서 다량의 음식물이 상부식도괄약근(upper esophageal sphincter, UES)을 통과하지 못하고 이상와에 음식물이 잔류함으로써 발생하는 연하장애가 주된 소견인 아형이다(aspiration after swallow). 이러한 경우는 편도, 설기저부, 하인두암의 보존적 수술 후 설기저부 및 구인두에서 음식물을 강한 힘으로 내려 보내주는 동력이 약해지고, 원발부위 병소로의 접근을 위하여 후두를 거상시키는 근육을 절개함으로써 후두상승이 저하되며, 상부식도괄약근을 이완시키는 부신경 및 설인두신경이 원발부위 및 후인두 경부청소술을 포함한 경부청소술 후 기능저하를 보이게 되며, 이러한 요인의 조합으로 음식물이 상부식도괄약근을 통과하지 못하고 이상와에 잔류하면서 지연성 흡인을 유발시킨다. 물론, 이러한 경우도 흡인을 방지할 수 있는 정상적인 구조물들이 제거되었으므로 음식물이 연하과정 중에 흡인이 되는 경우(aspiration during swallow)와 함께 발생하는 경우도 많이 있다. 이러한 연하장애의 경우(aspiration after swallow) 우선적으로 건측의 이상와를 통과하도록 음식의 방향을 유도하는 것이 중요하며, 이를 위하여 환측으로 고개를 돌리고(head turn), 건측으로 고개를 기울인 후(head tilting) 음식을 삼키도록 유도하며, 대부분의 환자에서 연하를 방지하는 정상 구조의 기능이 저하되어 있으므로 턱 당기기(chin-down)과 함께 성문상 연하법를 병행해야 한다. 이상와의 잔류음식물에 의한 삼킴 후 흡인을 방지하기 위하여 삼킨 후에 self-expectoration을 위한 기침 후 다시 삼키는 반복연하법(multiple swallowing)을 교육한다. 또한, 약해진 설기저부 및 구인두의 수축력을 증대시키기 위하여 마사코 수기(Massako maneuver)를 포함한 설기저부 근력 강화 운동 및 후두 거상을 유도하기 위한 멘델슨 수기(Mendelsohn maneuver), 두부거상운동(Shaker exercise)을 병행하여 시행하는 것이 좋다.

2) 연하 중 흡인(aspiration during swallow)

두번째 형태로는, 후두암의 보존적 수술 중 성문상부 후두 부분절제술(supraglottic laryngectomy), 상윤상후두 부분절제술(supracricoid laryngectomy)와 같은 수평후두 부분절제술(horizontal laryngectomy) 후 발생하는 연하 중 흡인(aspiration during swallow)이 주된 형태인 경우이다. 이러한 경우는 기도의 흡인을 막아주는 성문상부 혹은 성문부가 소실되어 음식물이 쉽게 기도로 들어가게 되므로(aspiration during swallow), 턱당기기과 함께 상성문 연하법을 통하여 흡인을 줄일 수 있다. 또한, 대부분의 환자에서 원발부위로의 접근을 위하여 후두 거상을 시키는 근육을 절개하거나, 기관절개술로 인하여 후두 거상이 저하되면서 상부식도괄약근을 통과하지 못하고 이상와의 잔류음식물이 남게 되는 경우 역시 흔하게 볼 수 있으므로, 연하검사의 결과에 따라 환측으로 고개를 돌리고(head turn), 건측으로 고개를 기울인 후(head tilting) 음식을 삼키도록 유도하는 것, 후두 거상 운동 및 설기저부 강화 훈련 등이 필요한 경우 역시 많다. 특히 설기저부나 부분적 인두절제술과 동반된 술식을 시행하는 경우 상기의 소견이 더욱 두드러진다.

3) 연하 전 흡인(aspiration before swallow)

세 번째 형태로, 설전절제술 혹은 양측 설하신경 마비에서와 같이 혀의 기능소실(tongue functional loss)로 인하여 구강기 기능이 소실된 경우로(aspiration before swallow) 구강추진기능소실(tongue propulsion loss)로 구강기(oral phase)에서 인두기(pharyngeal phase)로의 진행이 되지 않는 아형이다. 환자는 인두기(pharyngeal phase)로의 진행을 수의적으로 하기 어렵고 머리를 뒤로 젖혀 중력을 이용하거나, 빨기방법(sucking)을 통한 음압을 이용하여 식이를 진행하여야 한다. 따라서, 구강기(oral phase)를 생략할 수 있는 식이조절이 필요하다.

정 등[1-2]은 두경부암 수술적 치료를 받은 후 내시경 연하검사를 시행하였던 127례(구강암 40례, 구인두암 41례, 하인두암 15례, 후두암 31례)를 검토해 본 결과, 정상소견을 보인 9례를 제외하면 64.4%에서 연하 후 흡인(aspiration after swallow) 소견이 저명하였다. 연하 중 흡인(aspiration during swallow) 단독 이상소견은 후두암 환자 31례 중 17례(54.8%)에서 확인되었고 14례에서는 연하 후 및 연하 중 복합흡인(aspiration after and during swallow) 소견을 보였다고 보고하였다(그림 8-2).

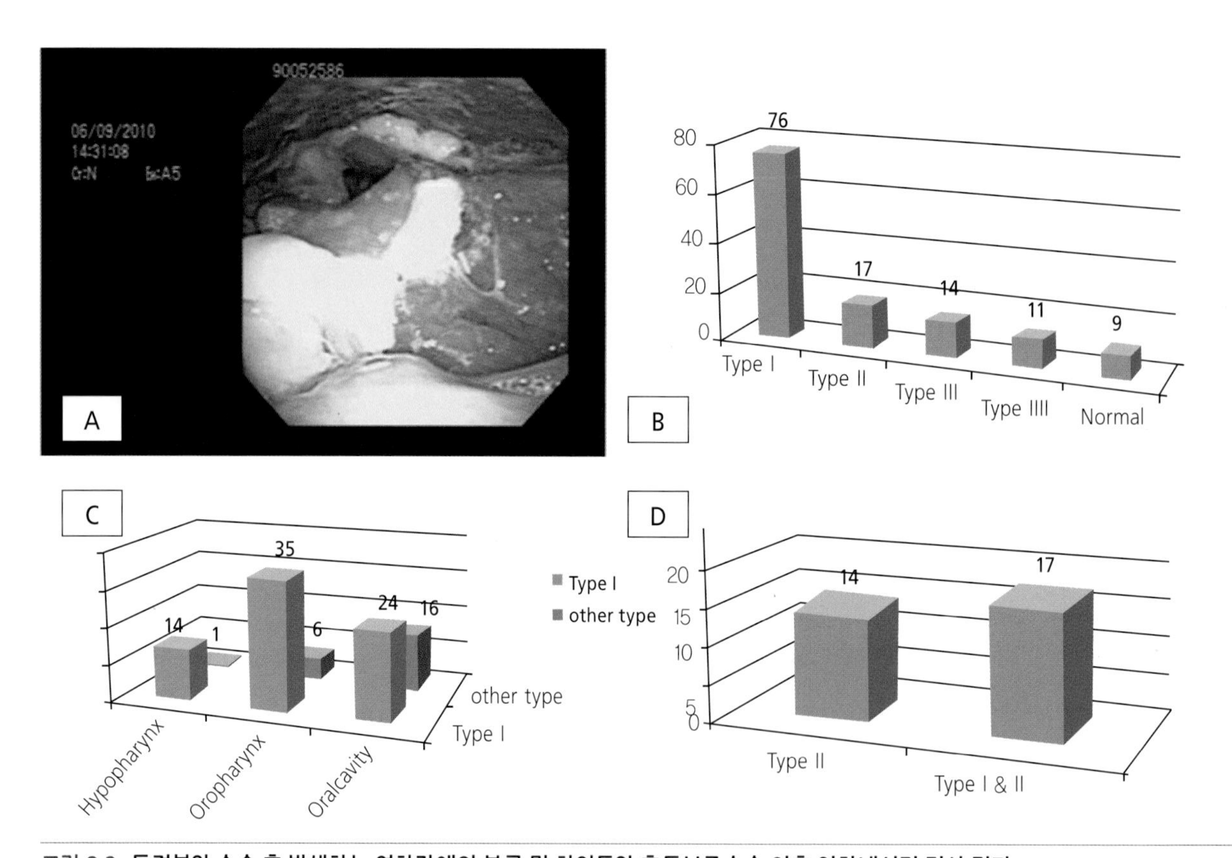

그림 8-2. 두경부암 수술 후 발생하는 연하장애의 분류 및 하인두암 후두보존수술 이후 연하내시경 검사 결과

(A) 병변측 이상와에 잔류물 소견 및 해부학적 장벽인 피열후두개주름(aryepiglottic fold) 제거로 인한 연하 후 흡인이 주된 이상을 보인다. (B) 두경부암 수술 후 발생하는 연하장애의 가장 흔한 양상은 연하 후에 문제가 발생하는 type I dysphagia 였다 (C) Type I dysphagia는 하인두암 환자의 93.3% (14/ 15), 구인두암 환자의 85.4% (35/41), 구강암 환자의 60% (24/4) 에서 확인되었다. (D) 후두암 환자에서 연하 중에 문제가 발생하는 type II dysphagia 단독 이상소견은 54.8% (17/31) 였고, type I&II 복합이상 소견이 45.2%(14/31)에서 확인되었다.

4. 내시경연하검사의 정확성

그렇다면, 이러한 내시경적 연하기능검사가 표준검사인 비디오투시연하검사와 동등한 정확성을 갖는 것인지에 대한 의문이 남는다. 전술한 바와 같이 내시경연하검사의 단점은 구강기와 상부 식도에서의 연하를 관찰할 수 없고, 백시현상이 나타난다는 점이다. 백시현상은 연하 시 인두 폐쇄에 의해 내시경의 끝이 가려지는 것으로 지속시간은 매우 짧다. 대부분의 흡인은 연하 전, 후로 발생하므로 실제 검사 시 백시현상으로 인한 영향은 크지 않다는 보고도 있다[5]. 연하장애 환자의 연하기능 평가에서 비디오투시연하검사와 내시경연하검사와의 비교 연구가 많은 연구자에 의해 시행되었다[6-9]. 평가 대상자나 각 검사의 방법, 비교 방법 등이 다르고 연구결과 역시 다양하게 보고되고 있는데, 두 검사방법으로 시행한 검사결과가 별다른 차이가 없다는 보고도 있지만 그 평가 결과가 차이가 많아서 하나의 검사만으로는 연하장애의 정확한 평가가 어려울 수 있다는 보고도 있다. 두 검사방법은 현재까지 시도되고 있는 연하장애의 평가방법으로 가장 널리 사용되고 있으며 각기 가지고 있는 장단점이 있으므로 검사 당시 환자의 상태와 제반 여건, 주로 확인하고자 하는 검사 목적 등을 면밀히 검토하여 어떤 검사를 택할 것인지를 결정하는 것이 좋으며 가능하면 두 가지 검사를 모두 시행하여 여러 관점에서의 연하기능을 평가하는 것이 가장 이상적이라고 하겠다[3].

II. 맺음말

내시경연하검사는 연하장애 환자, 특히 중추신경계 질환을 가진 환자에서 진단적 한계가 분명하기는 하지만, 비디오투시연하검사의 한계를 극복할 수 있는 매우 유용한 검사로 두경부암과 같은 수술로 인한 해부학적 구조의 변화에 의한 연하장애의 진단 및 치료 과정에서 특히 역할이 크다. 이러한 내시경 연하검사의 좋은 결과를 얻기 위해 반드시 필요한 것은 굴곡형 내시경의 사용에 익숙해지는 것임을 잊지 말아야 하겠다.

참고 문헌

1. 정은재. The Usefulness of Flexible Endoscopic Evaluation of Swallowing in Head and Neck Cancer Patients. 대한연하장애학회지 2012;2:1-7
2. 정은재. Dysphagia after Oral Cavity and Hypopharyngeal Cancer Surgery. 대한연하장애학회지 2013;3:7-9
3. 최경효. 연하장애의 평가. In 후두음성언어의학. 1st ed. 서울: 일조각; 2012.P288-94
4. Noordally SO, Sohawon S, De Gieter M, et al. A study to determine the correlation between clinical, fiber-optic endoscopic evaluation of swallowing and videofluoroscopic evaluations ofswallowing after prolonged intubation. Nutrition in clinical practice : official publication of the American Society for Parenteral and Enteral Nutrition 2011;26:457-62
5. Colodny N. Effects of age, gender, disease, and multisystem involvement on oxygen saturation levels in dysphagic persons. Dysphagia 2001;16:48-57
6. Gerek M, Atalay A, Cekin E, et al. The effectiveness of fiberoptic endoscopic swallow study and modified barium swallow study techniques in diagnosis of dysphagia. Kulak burun bogaz ihtisas dergisi 2005;15:103-11
7. Gonzalez-Fernandez M, Daniels SK. Dysphagia in

stroke and neurologic disease. Physical medicine and rehabilitation clinics of North America 2008;19:867-88
8. Kelly AM, Drinnan MJ, Leslie P. Assessing penetration and aspiration: how do videofluoroscopy and fiberoptic endoscopic evaluation of swallowing compare? The Laryngoscope 2007;117:1723-7
9. Tabaee A, Johnson PE, Gartner CJ, et al. Patient-controlled comparison of flexible endoscopic evaluation of swallowing with sensory testing (FEESST) and videofluoroscopy. Laryngoscope 2006;116:821-5

chapter

09

고해상도 식도내압측정검사를 이용한 연하장애의 평가

최윤진, 류주석, 이동호

I. 고해상도 식도내압측정검사를 이용한 인두 연하장애의 평가

1. 연하장애의 압력 측정의 필요성

연하과정은 구강기, 인두기, 식도기로 나뉘어지며, 이 구조물은 괄약근에 의해 연속한 세 개의 방으로 나뉘어 팽창과 수축이 연속해서 일어난다. 식괴는 후방에서 작용하는 양압과 전방에서 형성되는 음압에 의해 순차적으로 이동하게 된다[1]. 즉 구개인두괄약근(velopharyngeal sphincter), 설기저부(tongue base), 인두수축근(pharyngeal constrictors)이 수축하여 식괴의 후방에 양압을 형성하고, 후두 거상(laryngeal elevation)과 상부식도괄약근의 이완에 의해 식괴 전방에 음압을 형성한다. 주목할 점은, 양압과 음압이 근육의 이완과 수축에 의해 발생한다는 점이다. 즉 연하과정에서 양압과 음압의 형성에 근육들의 수축이 중요하고, 이 근육들의 약화나 부조화된 수축은 연하장애를 유발하게 된다. 그러나 최근까지 인두의 압력을 측정에 어려움이 커서 이에 대한 연구가 부족한 상태였다. 최근 고해상도 식도내압측정검사가 개발되어 인두 압력의 측정이 가능해졌고, 연하장애의 평가에 인두의 압력을 적용하기 위한 새로운 연구가 시행되고 있다. 최근에는 인두에서 측정한 압력이 낮을수록 기도 흡인과 인두 잔여물이 증가한다는 연구가 발표되었다[2]. 이 연구에서는 환자를 대상으로하여 기도흡인과 인두 잔여물 등과 같은 비디오투시연하검사(VFSS)의 소견을 예측할 수 있는 지표와 수치까지 제시하였다[2]. 이와 같이 인두의 압력 형성의 중요성은 점차 커지고 있어서, 이에 대한 체계적인 고찰이 필요하겠다.

2. 인두의 압력 측정 방법

1) 비디오투시연하검사와의 비교

현재까지 연하장애의 표준 검사법으로는 비디오투시연하검사가 이용되고 있다. 비디오투시연하검사는 기도 흡인, 침투의 유무, 후두개곡(vallecular)과 이상와(pyriformis sinus) 등의 잔여물을 정확히 평가하는 장점이 있다. 그러나 비디오투시연하검사는 인두 내의 압력을 측정할 수 없고, 식괴의 움직임만을 관찰한다는 한계점이 있다. 식괴의 움직임 외에 연하와 관련된 근육의 수축과 수축에 의해 형성되는 압력의 측정이 이루어진다면 연하과정의 포괄적 평가가 가능해질 것으로 기대된다. 그러므로 인두의 압력을 측정할 수 있는 검사 방법이 반드시 필요하다.

2) 고식적압력측정기(conventional manometry)를 이용한 인두의 압력 분석

고식적압력측정기는 일반적으로 관류 펌프(perfusion pump)와 수압을 이용하였다. 그러므로 장비의 태생적 한계로 인해 센서의 간격이 대략 5cm 이상 떨어져서 위치하므로 인두와 같이 미세한 해부학적 구조물의 압력 측정은 불가능하였다. 또한 수압을 이용하므로, 누운 상태에서만 검사해야하는 단점이 있다. 이와 같은 문제점으로 인해 고식적압력측정기는 대부분 식도 질환의 진단에 이용되었고, 인두 연하장애의 진단에는 한계가 있었다[3].

3) 고해상도 식도내압측정검사를 이용한 인두의 압력 분석

(1) 고해상도 식도내압측정검사의 장비

최근 고해상도 식도내압측정기가 개발되면서 인두기 연하장애의 평가에 이용되기 시작했다. 현재까지 ManoScanTM (Sierra Instruments), InSIGHT Ultima® High Resolution Manometry (SANDHILL Scientific Instruments, High-lands Rancho, CO, USA) 등의 고해상도 식도내압측정검사가 시판되어 실제 임상에서 이용되고 있다. 이중 본 저자는 InSIGHT Ultima® High Resolution Manometry 장비를 기초로 설명하도록 하겠다[4].

InSIGHT Ultima® High Resolution Manometry의 카테터에는 32개의 압전자가 위치하고 있고, 5부위에서 2cm 간격으로, 그 외의 부분에서는 1cm 간격으로 위치하여, 총 36cm의 길이를 평가할 수 있다. 압력측정의 카테터의 도식은 그림 9-1과 같다.

고해상도 식도내압측정검사는 고식적압력측정검사에 비해 민감도와 정확도가 매우 향상되어서, 장비에

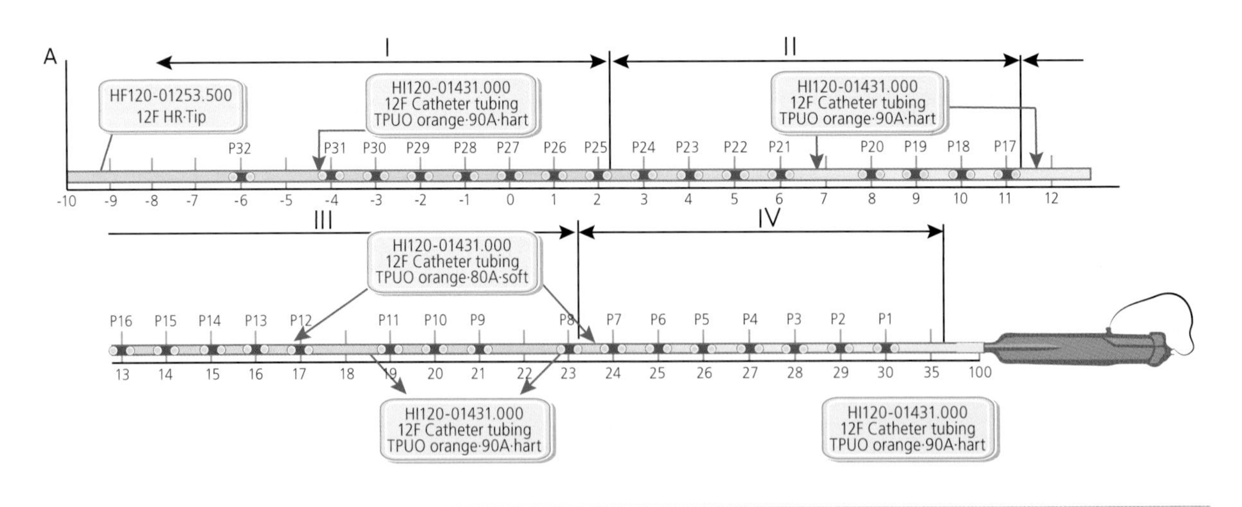

그림 9-1. 고해상도 식도내압측정기의 압력 측정 카테터 도식도(Adapted from Ryu JS, et al., Arch Phys Med Rehabil 2016)

따라 차이가 있으나, 0.0~100.0mmHg의 범위에서 0.1mmHg의 차이의 압력과 0.1초 단위의 시간 간격까지 구별해 낼 수 있다. 또한 압전자를 사용하기 때문에 앉은 자세에서 검사가 가능하고, 검사에 투입되는 시간과 노력도 감소하여, 인두기 연하장애의 평가에 적용이 가능해졌다[5,6].

(2) 고해상도 식도내압측정검사를 이용한 압력의 측정방법

고해상도 식도내압측정검사를 이용한 연하장애의 평가는 앉은 자세에서 시행한다. 검사에 앞서, 제조회사의 지시사항에 따라 0.0~100.0mmHg 사이의 압력을 정확히 측정하도록 보정작업을 시행한다. 검사 대상자는 약 6시간 정도 금식한 뒤 2시간 이내에는 물도 마시지 않도록 교육하며, 10% 리도케인 스프레이를 비강에 뿌리고, 압력측정 카테터에 리도케인 젤리를 묻혀서 검사의 불편감을 줄이도록 한다. 이후 카테터를 삽입하고, 약 3~5분 정도 안정을 취한 후 검사를 시행한다[6,7].

실제 검사에 이용되는 부위는 구개인두(velopharynx), 설기저부(tongue base), 인두수축근, 상부식도괄약근까지이며, 일반적으로 한국인의 길이는 10cm 미만이다. 처음에 생리 식염수 5cc를 10회 삼키며 검사를 기록하게 된다. 다음에 고형식 젤리를 충분히 씹은 후 5회 삼키며 검사를 기록하게 된다. 이전에 시행된 고해상도 식도내압측정검사를 이용한 식괴의 양에 따른 차이를 분석한 연구에 의하면, 침을 삼킬 때와 컵째로 마실 때 인두의 압력에서 유의한 차이를 보이지만 3~10cc 사이에는 유의한 큰 차이가 없었다. 그러므로 이전의 연구를 고려하여, 물이나 생리식염수 5cc 정도를 삼키는 것으로 충분한 검사가 가능할 것으로 보인다[8,9].

(3) 고해상도 식도내압측정검사를 이용한 자료의 분석

① 자료의 분석 방법

자료의 분석은 BioVIEW ANALYSIS® software (Sandhill Scientific, Version 5.6.3.0)를 이용한다. 고해상도 식도내압측정검사는 괄약근의 수축을 감지하므로 정확한 분석을 위해서는 해부학적 구조물을 파악하는 것이 필요하다. 실제 검사에서는 입천장인두, 혀바닥, 인두수축근, 상부식도괄약근을 평가하게 되는데, 이 부위의 최대 압력, 최소 압력, 수축한 면적, 각각의 파형 사이의 시간 간격 등을 측정할 수 있다[5-7]. 실제 검사에 사용되는 "Clouse VIEW"는 그림 9-2(A)와 같다. 식도의 압력 측정에는 일반적으로 "시카고 분류(Chicago classification)"을 이용하게 되고, 이때 이 화면을 이용하게 되나, 인두기의 평가에는 제한점이 많다. "Clouse VIEW"를 닫고, "Waveform VIEW"를 열면, 그림 9-2(B)가 나타난다. 실제 인두의 길이는 10cm 미만이어서, 관련없는 영역의 채널을 제외하고 관심 영역만을 확대하면 그림 9-2(C)를 볼 수 있다. 이 그림은 입천장인두, 혀바닥, 인두수축근, 상부식도괄약근을 확인할 수 있다. 그림 9-2(D)는 측정하고자 하는 영역의 진폭, 면적, 시간 간격을 측정하는 방법을 보여 준다.

② 분석 지표의 종류와 의미

그림 9-3(A)는 정상 연하과정에서 발생하는 파형을 보여준다. 각 파형의 의미는 다음과 같다. (a) 구개인두의 압력, (b) 설기저부의 수축 압력, (c) 인두수축근의 압력 (low pharyngeal peak), (d) 윤상인두근(cricopharyngeus muscle)의 압력, (e) 후두개(epiglottis)의 기울어짐, (f) 상부식도괄약근이 이완되기 전 수축 압력(Pre-UES peak), (g) 상부식도괄약근의 이완 전과 이완 후 압력 고점 사이의 기간(UES activity time),

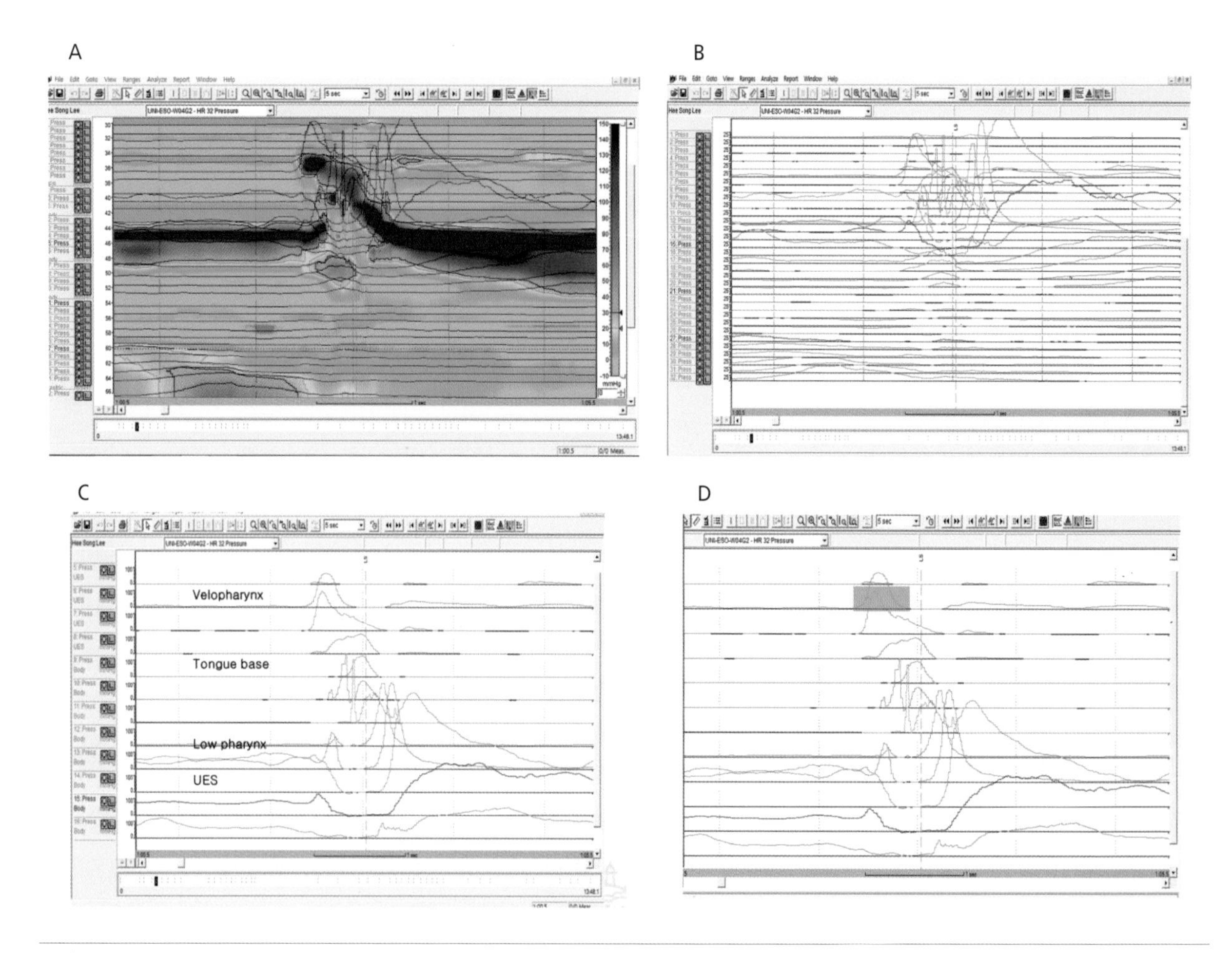

그림 9-2. BioVIEW ANALYSIS® software (Sandhill Scientific, Version 5.6.3.0)를 이용한 고해상도 식도내압기를 이용한 분석방법
그림(A)는 "Clouse VIEW"를 보여주고, 그림(B)는 "Waveform VIEW"를 나타낸다. 인두 이외의 부위를 제외하고, 관심영역을 확대하면 그림(C)를 확인할 수 있다. 그림(D)는 측정하고자 하는 영역의 진폭, 면적, 시간 간격을 측정하는 방법을 나타낸다(Adapted from Ryu JS, et al., J Neurogastroenterol Motil. 2015).

(h) 상부식도괄약근의 이완기간(nadir UES duration)을 나타낸다[6,7].

후두개의 기울어짐은 비디오투시연하검사에서 그림 9-3(B), (C)와 같이 보인다. 후두개가 기울어질 때 고해상도 식도내압측정검사의 카테터를 누르게 되어 발생하는 파형이 그림 9-3(A, e)이다. 이 파형은 비디오투시연하검사의 운동형상학적 분석과 고해상도 식도내압검사를 동시에 비교할 때 이용할 수 있는 파형이어서, 연구적 목적에서 큰 의미가 있겠다[8].

상부식도괄약근은 하인두수축근(inferior pharyngeal constrictor)과 윤상인두근으로 구성된다[10]. 하인두수축근은 대체로 수축이 빠른 제 2형 섬유(39% type 1, 61% type 2)가 61%를 차지하고, 윤상인두근은 70%에서 느린 수축을 보이는 제1형 섬유로 이루어진다(70% type I, 30% type II). 그러므로 그림에서 폭이 좁은 파형은 하인두수축근을 나타내고(그림 9-3(A, c)), 폭이

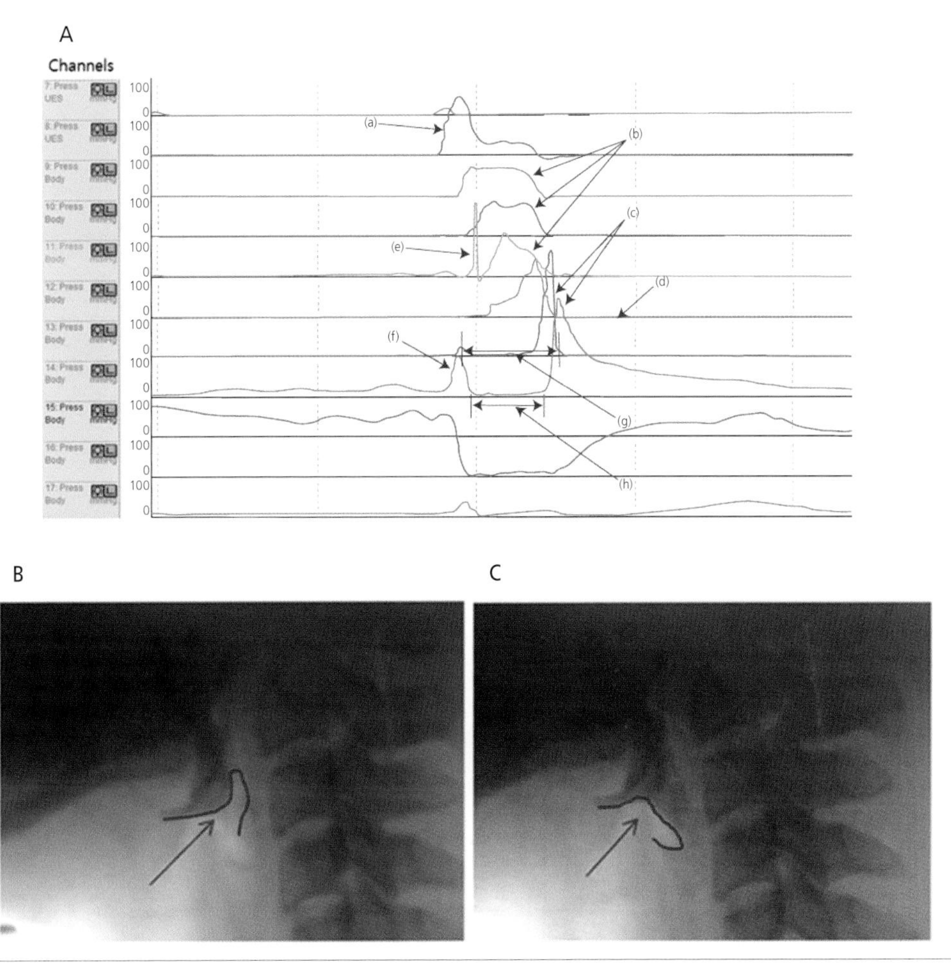

그림 9-3. 그림 (A)는 고해상도 식도내압검사의 정상파형을 나타낸다. 각각의 파형은 다음과 같다. 입천장인두의 압력(a), 혀바닥의 수축 압력(b), 인두수축근의 압력(c), 윤상인두근의 압력(d), 후두개의 기울어짐(e), 상부식도 괄약근이 이완되기 전 수축 압력(f), 상부식도 괄약근의 이완 전과 이완 후 압력 고점 사이의 기간(g), 상부식도 괄약근의 이완기간(h). 비디오투시연하검사에서 후두개가 기울어질 때 (B,C) 고해상도식도내압측정검사의 카테터를 누르게 되어 그림 A(e)의 파형이 발생한다(Adapted from Ryu JS, et al., J Neurogastro-enterol Motil. 2016).

넓은 파형은 윤상인두근(그림 9-3(A, d))을 나타냄을 유추할 수 있다[11,12]. 본 저자들은 인두수축근의 파형을 윤상인두근과 구별하기 위해 "low pharyngeal peak (LP peak)"로 정하였다[2,6,8,13].

각각의 파형에 대해 최대 및 최소압력(mmHg), 면적(mmHg X second) 등의 측정값을 구할 수 있다. 또한 각 파형의 상승시간(rise time), 수축 기간(duration), 각 파형들 사이의 시간 간격 등을 측정할 수 있다. 특히 상부식도 괄약근 내에서 상부식도괄약근의 이완 전과 이완 후 사이의 시간(UES activity time)과 상부식도 괄약근의 이완기간도 측정한다[7,14].

(4) 고해상도 식도내압측정검사의 특징과 제한점

① 고해상도 식도내압측정검사의 특징

최근의 연구에서 비디오투시연하검사의 운동형상학적분석과 고해상도 식도내압검사를 동기화하여 결과를 비교하였을 때, 고해상도 식도내압검사에서 측정한 구개인두의 수축이 비디오투시연하검사로 측정한 후두의 거상이나 인두 근육의 수축에 비해 훨씬 빨리 나타났다. 이러한 결과는 고해상도 식도내압검사가 비디오투시연하검사의 운동형상학적 분석보다 더 예민하게(더 빨리) 결과를 반영하는 것으로 보인다[8].

비디오투시연하검사는 정성적 분석만이 가능하지만, 고해상도 식도내압검사는 정량적 분석이 가능하다는 장점이 있다. 그러므로 근육병이나 운동신경원성 질환과 같이 인두의 압력이 서서히 저하되어 연하장애가 발생하는 환자의 진단에서는 현재 상태를 진단하고 예후를 예측할 때 기존 검사보다 더 뛰어난 가치가 있을 것으로 생각되어 추가적인 연구가 필요하겠다.

최근 연구에 의하면, 비디오투시연하검사에서 나타난 이상소견과 인두의 최대 수축압력 사이에 의미있는 양의 상관관계가 있음이 밝혀졌다. 상부식도괄약근의 이완기간은 후두 거상의 제한, 이상와의 잔류물양, 기도 침투, 흡인 등과 연관성이 있었다. 또한 구개인두의 압력이 180mmHg 미만일 경우 민감도 100%와 특이도 75%로 기도침투 및 흡인을 예측하였다(표 9-1)[2]. 그러나 상기 연구는 뇌졸중, 두경부암, 치매, 근육병증 등 다양한 질환을 대상군으로 포함하였기

표 9-1. 비디오투시연하검사의 소견과 유의한 관련성을 나타낸 고해상도 식도내압측정검사 변수와 각 변수의 민감도와 특이도(Adapted from Ryu JS, et al., Arch Phys Med Rehabil 2016)

비디오투시연하검사 지표	고해상도 식도내압검사 지표	절단점	민감도(%)	특이도(%)
연하반사의 지연	구강인두괄약근의 최대압력	180.0mmHg	81.8	60.0
후두 거상의 제한	구강인두괄약근의 최대압력	180.0 mmHg	90.0	61.9
	윤상인두근의 최대압력	269.4 mmHg	80.0	81.0
	상부식도괄약근의 이완 기간(Nadir UES pressure duration)	0.225sec	70.0	90.5
후두개곡 잔여물	구강인두괄약근의 최대압력	180.0 mmHg	85.7	70.6
	상부식도괄약근의 최소압력	-2.05 mmHg	57.1	82.4
	설기저부의 수축 기간	0.625sec	78.6	64.7
이상와 잔여물	구강인두괄약근의 최대압력	180.0mmHg	90	61.9
	윤상인두근의 최대압력	269.4mmHg	80.0	81.0
	상부식도괄약근의 이완 기간(Nadir UES pressure duration)	0.225sec	70.0	90.5
성문상 침투	구강인두괄약근의 최대압력	178.8mmHg	100.0	75.0
	상부식도괄약근의 이완전 최대압력(Max Pre-UES pressure)	195.7mmHg	100.0	37.5
	윤상인두근의 최대압력	509.1mmHg	100	37.5
	상부식도괄약근의 이완 기간(Nadir UES pressure duration)	0.375sec	50.0	93.8
성문하 흡인	구강인두괄약근의 최대압력	180.0mmHg	86.7	75.0
	하인두의 최대압력(Maximal pressure of LP)	563.2mmHg	100.0	31.3
	윤상인두근의 최대압력	313.3mmHg	80.0	62.5
	구강인두괄약근의 상승시간(Rise time of VP)	0.175sec	66.7	62.5

때문에 일반화하기에는 한계가 있다. 예를 들어, 신경근육질환과 같이 인지기능과 인두의 감각이 정상인 환자는 인지기능과 인두의 감각이 저하된 뇌병변 환자에 비해 상대적으로 더 낮은 압력에서도 흡인이 발생하지 않는 경향을 보여, 추가적인 연구가 필요한 상태이다.

연하장애의 보존적 치료로서 보상적 기법이 흔히 이용되는데, 보상적 기법은 머리 기울이기, 머리 돌리기, 강하게 삼키기, 멘델슨법(Mendelsohn maneuver) 등이 있다. 고해상도 식도내압측정검사는 다양한 보상적 기법이 인두 압력에 가져오는 압력의 변화를 정량적으로 분석하여, 보상적 기법의 과학적 근거를 제시하는데 이용되기도 한다[7,13,15-17].

이전 연구에서는 식괴의 양은 총 삼킴 시간, 상부식도 괄약근의 열린 시간, 최소 상부식도 괄약근 압력과만 상관관계가 있다고 알려져 있었으나, 최근의 연구에서는 식괴의 양은 구인두부의 면적, 활성화 시간 및 상부식도 괄약근이 이완되기 전에 나타나는 압력(Pre-UES peak), 최소 상부식도 괄약근 압력, 상부식도 괄약근의 이완 전과 후 압력 고점 사이의 기간, 상부식도 괄약근의 이완기간과 의미있는 상관관계가 있음이 밝혀졌다. 이러한 결과는 연하장애가 있는 환자들의 식이 변형 등의 진료를 위한 가이드라인의 지표로 사용할 수 있을 것이다[8,9].

② 고해상도 식도내압측정검사의 제한점

고해상도 식도내압측정검사는 몇 가지 제한점을 가진다. 첫째 1~2cm 간격으로 위치한 압전자가 장점일 수 있으나 한편으로는 매우 치밀한 구조물에서 1cm 간격은 충분한 평가를 시행하기에는 부족하다. 예를 들어 1cm 간격의 압전자 사이에 후두개가 위치한 경우에는 후두개의 기울어짐을 기록할 수 없고, 하인두수축근과 윤상인두근의 수축 등이 구별되지 않을 수도 있다. 그래서 연하장애의 평가를 위해서는 압전자를 0.5cm 간격으로 치밀하게 하거나, 또는 연속형 압전자를 탑재한 연하장애용 고해상도 압력측정기의 개발이 필요하겠다. 둘째, 고해상도 식도내압측정검사는 자동적 분석이 어렵다는 단점이 있다. 자동적 분석을 시행할 경우 채널 선택의 오류가 쉽게 나타날 수 있다. 수작업으로 분석하는 것이 번거롭기는 하지만, 숙달될 경우 약 5분 이내에 1명의 분석이 가능하여 현실적으로 충분히 적용이 가능하다. 셋째, 기도의 흡인이나 인두 내 잔류물을 직접 알려주지 못한다는 것이다. 그러나 최근 인두의 압력 저하가 기도 흡인과 인두 내 잔류물의 정도를 반영한다는 연구도 발표되었고, 흡인과 잔류물의 유무를 예측할 수 있는 지표와 수치까지 개발되어 있어서 임상에 적용하는 것도 가능할 것으로 보인다[2].

II. 고해상도 식도내압측정검사를 이용한 식도 연하장애의 평가

1. 식도의 구조와 기능

식도는 윤상연골(cricoid cartilage)로부터 시작하여 횡격막 우측 다리(diaphragmatic crura)에 이르는 18~26cm 길이의 실린더형태의 근육기관이다. 식도 근위부의 식도고유근층은 주로 횡문근이며 식도의 원위부는 주로 평활근으로 이루어져 있으나 전식도에서 두 근육형은 혼재되어있다. 안쪽의 환상근과 바깥쪽 종주근이 있으며 횡격막의에서 2~4cm 길이로 횡문근이 두터워져 하부 식도 괄약근을 형성한다[18].

식도에는 교감신경과 부교감신경이 분포되며 미주

신경에서 나오는 부교감신경경로와 장내신경계가 식도 연동운동을 조절한다. 식도접합부는 하부식도괄약근, 횡격막, 위 분문부로 이루어진 고압대이며 정상 휴지기 하부식도괄약근압은 10~30mmHg로 유지되어 위 내용물이 식도내로 역류하는 것을 막는다. 연하 또는 식도 확장에 의해 자극되면 하부식도괄약근이 이완되어 식도를 비우게 된다[18]. 따라서 식도의 정상적인 이완과 연동이 중요하며, 이는 식도의 내압의 시간적 변화를 측정함으로써 평가할 수 있다.

2. 식도 연하장애의 평가

음식물의 이동은 매우 복잡한 신경, 근육의 조절을 통해 일어나는데 이것에 이상이 생기면 이동이 어렵게 되고 주관적으로는 목에 걸린 느낌 혹은 흉통, 구역, 구토의 증상이 나타나게 된다.

식도 연하장애는 크게 해부학적 원인에 의한 연하장애와 기능적 이상에 의한 연하장애로 나누어진다(표 9-2). 연하장애를 나타낼 수 있는 식도질환 각각에 대해서는 후에 각론에서 상술할 예정으로 이 장에서는 기능적 이상에 의한 연하장애의 평가에 한정하여 기술하고자 한다.

1) 식도운동질환과 고해상도 식도내압검사

구조적 이상이 없고, 유동식과 고형식에 모두 연하장애를 보이는 경우 식도운동질환을 의심하게 된다. 식도운동질환이 의심되는 경우 식도내압검사를 할 수 있으며, 최근에는 고식적인 방법에서 발전된 고해상도 식도내압검사를 이용한다.

고해상도 식도내압검사는 최대 36개의 종주형 센서를 이용하여 식도체부와 괄약근의 압력을 동시에 측정할 수 있는 검사방법이다. 따라서 고해상도 식도내압검사를 통해 연하와 함께 시작되는 상부식도괄약근부터 하부식도괄약근의 압력의 변화를 시간의 흐름에 따라 위치에 따라 등고선과 같은 압력의 크기를 비교적 연속적으로 나타낼 수 있다.

2) 식도질환에서 고해상도 식도내압검사의 해석

식도의 기능 · 운동장애로 인한 연하장애가 의심될 때에는 식도내압검사를 통해 식도의 운동을 평가할 수 있다. 고해상도 식도내압검사가 임상에 적용되면서, 식도내압검사의 지표 및 해석에 대한 많은 연구가 이루어지고 있다. 고해상도 식도내압검사의 해석 및 판독에 있어서 가장 널리 쓰이는 기준은 시카고 분류

표 9-2. 식도 연하장애의 감별진단[19]

해부학적 이상에 의한 식도질환	식도운동 질환
소화성/부식성/약제유발/방사선연관 협착	식도이완불능, 식도경계부출구폐쇄 (esophagograstric junction outflow obstruction)
식도 점막성 환(Schatzki ring or webs)	식도 무수축(abscent peristalsis)
호산구성 식도염	미만성 식도경련(distal esophageal spasm)
악성질환	고압성 식도수축(hypercontratile esophagus)
전신질환연관 장애(공피증, 천포창, 편평태선)	무효식도수축(ineffective motility)
이물질 및 음식 매복	분절연동운동(fragmented peristalsis)
점막내 병변(식도 평활근종, 과립세포종)	위식도역류증
점막외 병변(종격동 종괴/외부압박/혈관압박)	샤가스 병

로, 2008년 1판이 제정된 이후, 2015년에 개정되어 3판(verion 3.0)[20]에 이르고 있다. 본고에서는 주로 시카고 기준 3판을 중심으로 설명하였다.

(1) 해석의 지표

① 식도의 기능성 질환을 평가하기 위해서는 하부식도괄약근의 이완을 평가하는 것이 매우 중요하다. 고해상도 식도내압검사에서 널리 사용되는 하부식도괄약근 이완 지표로는 IRP (integrated relaxation pressure)로 상부식도괄약근 이완 후, 10초 범위 내에서 연속 혹은 따로 떨어진 4초간의 가장 낮은 하부식도괄약근의 압력의 평균으로 정의한다(그림 9-4A).

② 식도의 연동운동(peristalsis)이 느려지는 변곡점을 contractile deceleration point (CDP)라고 하며, 연하이후 이점까지의 기울기를 contractile front velocity (CFV), 이후를 contractile propagation-late라고 정의한다(CDP 이후부터는 식도의 연동은 거꾸로 된 V자 모양에서 구상의 팽대부 모양으로 변하게 된다). 시카고 기준 3판에서는 CFV는 평가에 사용되지 않는다(그림 9-4B).

③ 식도연동의 속도를 평가에는 상부식도괄약근의 이완부터 이 CDP까지의 시간적 간격으로 정의되는 원위부 잠시(distal latency)가 중요한 지표가 된다(그림 9-4B).

④ 식도 연동운동의 힘은 원위부 수축 적분값(distal contractile integral, DCI)으로 나타내며, 이행부(transition zone, P)부터 하부식도괄약근의 근위부 경계(D)사이의 20mmHg 크기의 압력을 상회하는 원위부 식도수축의 진폭(amplitude)×기간(duration)×길이(length) (단위: mmHg · s · cm) 값으로 정의된다(그림 9-4A).

2) 순차적 진단 알고리즘

시카고 기준은 ① 위식도경계부의 장애, ② 주요 식도 연동운동의 장애 및 ③ 기타 식도 연동운동의 장애의 순서로 체계화된 진단법을 제시하고 있다(그림 9-5)[21].

① 1단계: 위식도경계부(EGJ)의 평가

위식도경계부의 형태, 위식도경계부 압력 및 IRP (integrated relaxation pressure)를 평가한다.

② 2단계: 식도수축(esophageal contractility)의 특징 평가

i) 연동운동의 힘(vigor)과 양상(pattern)(그림 9-6)을 살피고, 매번 삼킬 때마다 정상(intact), 약함(weak), 실패(failed), 과수축(hypercontractile) 또는 분절됨(fragmented)으로 평가한다. 원위부 수축 적분값 450mmHg · s · cm보다 큰 경우에만 미성숙수축(premature) 또는 분절(fragmented)로 분류할 수 있다.

ii) 원위부 잠시(distal latency; DL): DL을 정확히 측정하기 위해서는 CDP (contractile deceleration point)을 찾을 수 있어야 하는데, 이는 DL이 상부식도괄약근(upper esophageal sphincter; UES)에서 CDP까지의 기간을 의미하기 때문이다. 실제로 이것은 원위부 수축 적분값이 450mmHg · s · cm 초과이어야 함을 의미한다. 미성숙수축은 제 3형 식도이완불능증 또는 식도경련에서 보이는 현상으로, 이 패턴은 정상인에서는 나타나지 않는다.

iii) 원위부수축 적분값(distal contractile integral; DCI): 시카고 분류[22] 2판에서는

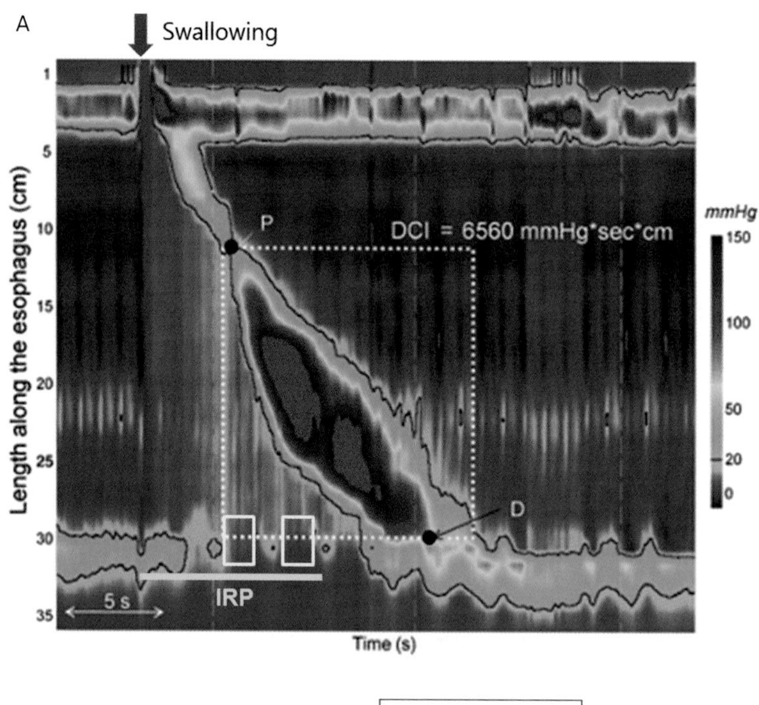

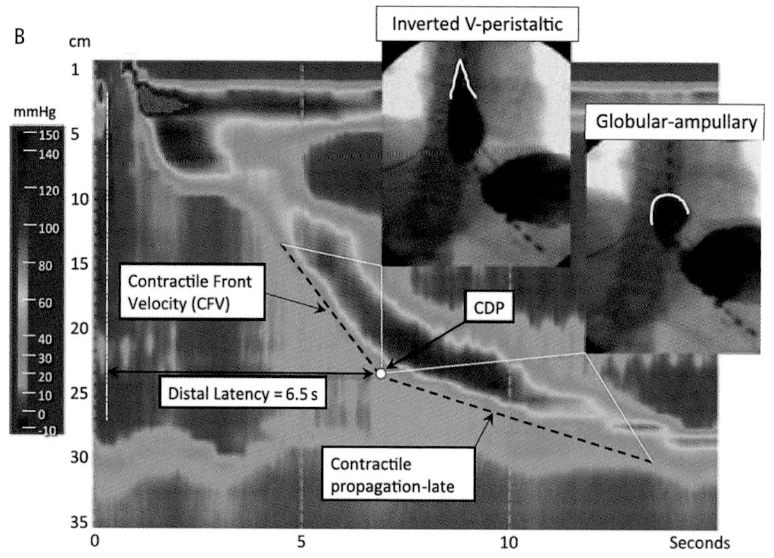

그림 9-4. (A)정상 수축 모습의 식도내압지형도와 시카고 기준에서 사용하는 주요 이정표 P는 근위부부터 원위 수축분절을 구분하는 근위부 압력이며, D는 위식도경계부로부터 원위 식도부를 나누는 점. IRP (Integrated relaxation pressure)는 상부식도괄약근 이완 후, 10초 범위 내에서 연속 혹은 따로 떨어진 4초간의 가장 낮은 하부식도괄약근의 압력의 평균으로 정의한다. (B) Contractile deceleration point (CDP) 이전의 식도의 수축은 투시영상에서 거꾸로된 V자 모양으로 보이는 연동운동이나 이 점 이후에는 식도가 구형의 팽대로 바뀌면서 비움이 끝나게된다. 시카고 기준 3판에서는 상부식도괄약근의 이완부터 이 CDP까지의 시간적 간격으로 정의되는 원위부 잠시(distal latency; DL)가 식도연동속도의 중요한 지표가 된다[20].

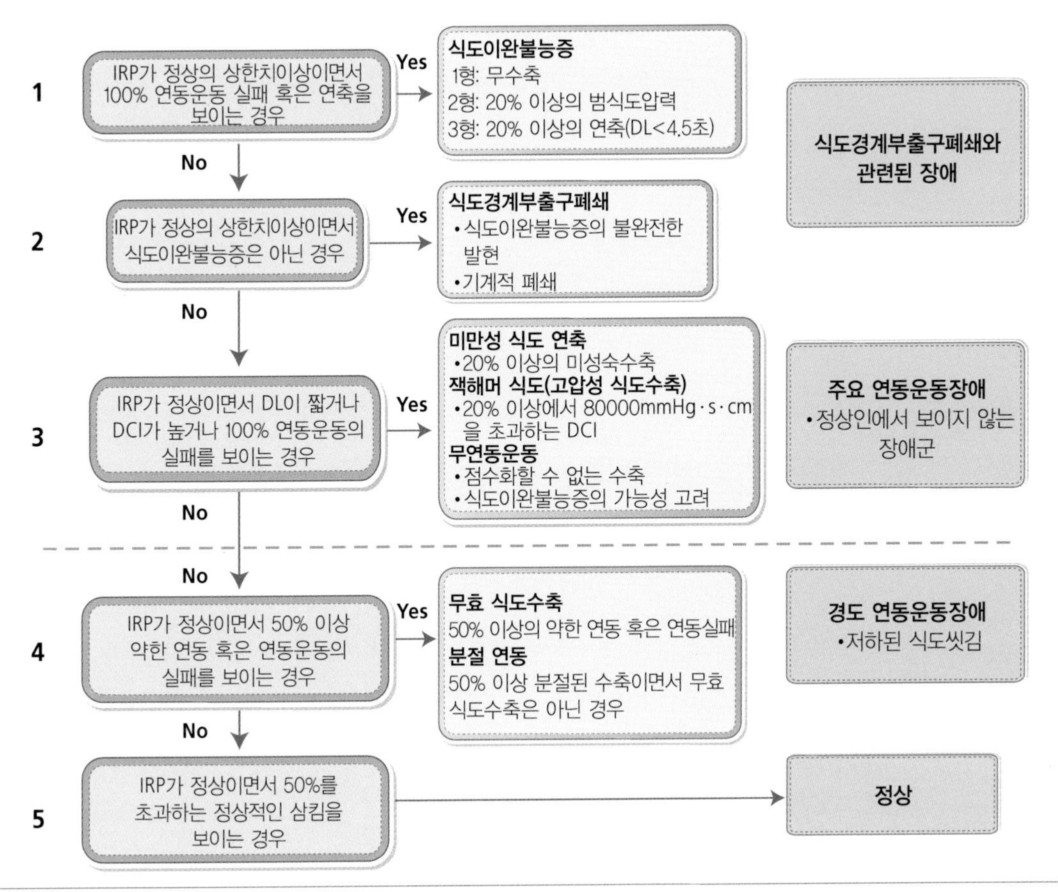

그림 9-5. 고해상도 식도내압검사의 해석을 위한 계층화된 알고리즘

DCI, 원위부 수축 적분값; DL, 원위부잠시; IRP, integrated relaxation pressure

원위부 수축 적분값에 따라 잭해머 식도(Jackhammer esophagus) 또는 호두까기식도(nutcracker esophagus)를 진단하였고, 3판에서는 연동운동실패(failed peristalsis, DCI 〈 100mmHg · s · cm) 또는 약한 연동운동(weak peristalsis, DCI 〈 450mmHg · s · cm)을 진단하는 데에도 사용된다.

③ 3단계: 압력화(pressurization)의 평가

범식도압력화(panesophageal pressurization): 30mmHg 등압선이 전체 식도에서 관찰되는 경우 제2형 식도이완불능증을 진단할 수 있다. Compart-mentalized pressurization은 위식도경계부출구폐쇄(esogphagogastric junction ouflow obstruction, EGJOO)에서 자주 관찰되는 소견이다. 이러한 압력화 양상은 IRP와 무관하게 관찰되기도 하지만, IRP에 이상이 있을 때 훨씬 자주 관찰된다.

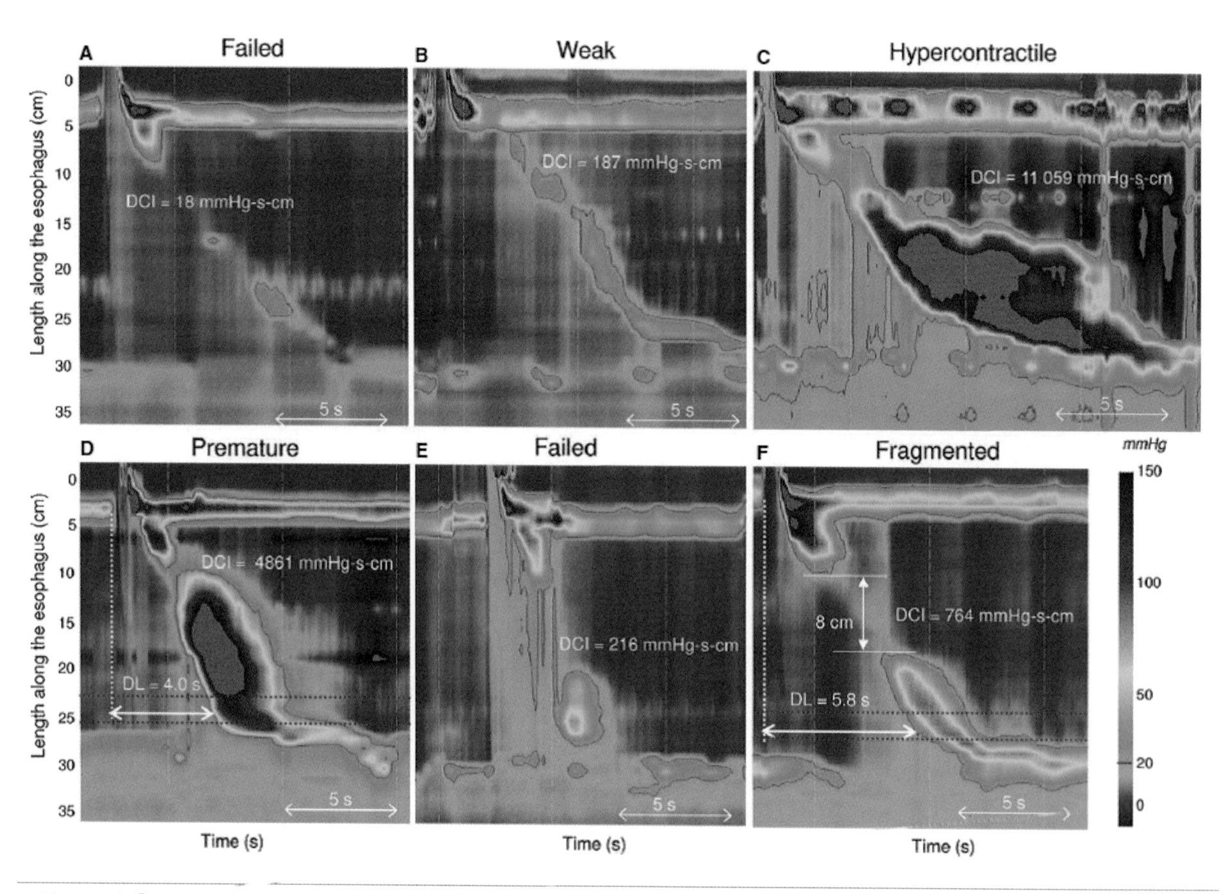

그림 9-6. 수축의 활성도(contractile vigor)와 수축양상[21]

수축의 강도 혹은 힘은 원위부수축 적분값(DCI)를 이용하여 평가한다: (A) 실패(failed, DCI < 100 mmHg·s·cm); (B) 약한 수축(DCI > 100 but < 450 mmHg·s·cm); (C) 고압성 수축(DCI > 8000 mmHg·s·cm); (D) 미성숙 수축(DL < 4.5 s); (E)실패(DCI < 450 mmHg·s·cm) with a reduced distal latency); (F) 분절(정상 DCI (450~8,000 mmHg·s·cm) and a break > 5 cm); DCI, 원위부 수축 적분값

(3) 식도내압지형도(EPT)에 따른 식도운동질환의 분류

① 위식도경계부의 장애

i) 식도이완불능증(achalasia): 고해상도 식도내압검사를 이용할 경우 압력화 양상에 따라 세 가지 아형으로 나눌 수 있으며(그림 9-7), 이는 각 아형마다 치료법 및 치료효과, 예후 등을 예측할 수 있게 되었다. Type I 아형은 식도의 무연동증을 가진 고전적 식도이완불능증으로, Type II 아형은 30mmHg의 식도 압력을 가진 범식도압력화(panesophageal pressurization)를 보이는 식도이완불능증이며, Type III 아형은 2개 이상의 경련성 수축을 가진 경련성 식도이완불능증으로 분류되었다[20,23]. 실제 제 1형의 경우 헬러 근절개술(Heller myotomy)이 풍선확장술(pneumatic dilatation)에 비하여 효과가 좋으며, 제2형의 경우 풍선확장술과 헬러 근절개술과 보툴리눔독소 주

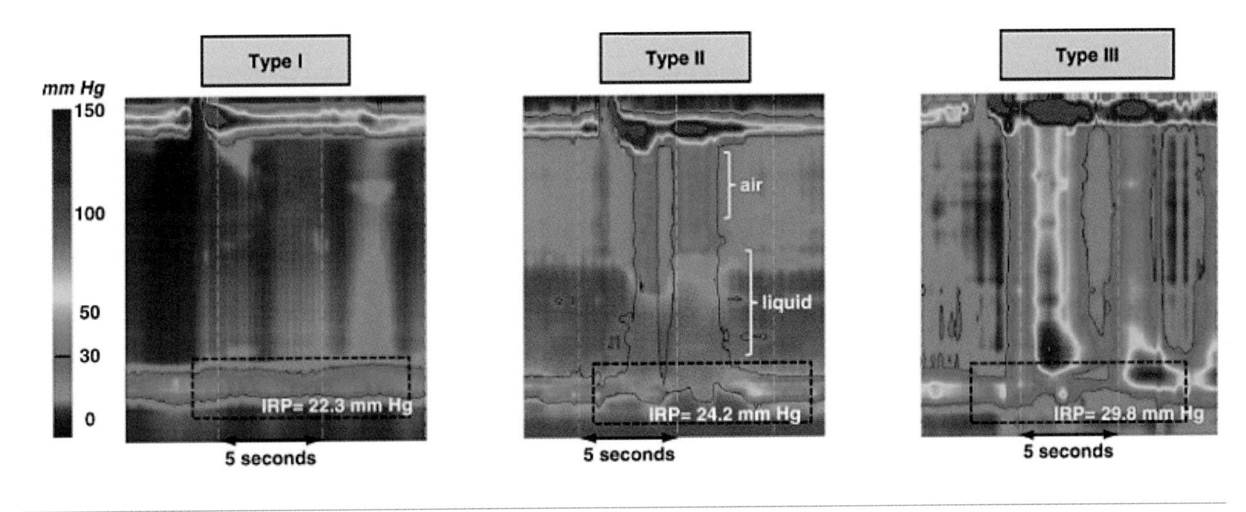

그림 9-7. **식도이완불능증의 세가지 아형**

입법으로 가장 좋은 치료성적을 보이나, 제3형은 다른 아형에 비하여 치료효과가 낮다[24].

ii) 식도경계부출구폐쇄(EGJ ouflow obstruction, EGJOO): IRP의 중간값이 정상의 상한치보다 높지만, 간헐적으로 정상 또는 약한 연동운동이 나타나 식도이완불능증으로는 진단할 수 없는 경우를 지칭한다. 정상적이거나 약한 연동운동은 존재하지만, 고해상도 식도내압검사에서 가장 중요하게 평가되는 요소인 IRP가 상승되어 있어 하부식도괄약근의 이완장애가 있는 것으로 생각되며, 식도이완불능증의 치료와 유사하게 보툴리눔 독소나 풍선확장술, 복강경근절개술, 경구내시경근절개술 등을 시도해 볼 수 있으나, 아직 치료효과에 대한 연구결과가 많지 않은 상태이다. 일부에서는 식도경계부출구폐쇄가 식도이완불능증의 불완전한 표현형이거나, 향후 식도이완불능증으로 진행할 가능성이 높은 질환군으로 보고 있다. 그러나 종종 호산구성식도염과 같은 양성질환[25]에서부터 악성 침투성질환으로 진단되는 경우도 있어서 기질적 질환을 배제하기 위한 추가적 검사를 고려해 볼 필요가 있다[26].

② 주요 연동운동 장애

i) 무연동운동(absent contractility): IRP는 정상이며, 100% 연동운동 실패일 경우 진단할 수 있다. 하지만 이때 IRP값이 경계에 있거나, 식도의 압력화가 관찰되면 식도이완불능증의 가능성을 염두에 두어야 한다. 식도의 무연동운동은 식도에서 식괴의 통과(esophageal bolus transit, EBT) 지연과 관련이 있으며, 따라서 임상적으로 유동식이와 고형식이 모두에서 연하장애를 호소할 경우 위식도역류질환이나 공피증 등의 자가면역질환의 가능성 또한 염두해 두어야겠다.

ii) 미만성 식도경련(distal esophageal spasm, DES): IRP의 중간값이 정상이며, 20% 이상에서 미성숙 수축(premature contraction; DL

〈 4.5초)이 나타나는 경우 진단할 수 있다[21].

iii) 고압성 식도수축(hypercontracile esophagus; Jackhammer esophagus): 최소한 두 번의 삼킴에서 단일 또는 다발성의 고점(multi-peak)을 보이는 수축과 함께 원위부수축 적분값이 8,000mmHg · s · cm 보다 큰 소견이 관찰되는 경우에 진단할 수 있다. 이러한 현상은 일차적으로 식도평활근의 과흥분으로 인하여 발생하기도 하지만, 식도경계부출구폐쇄에 의한 이차적인 현상으로 관찰되기도 하는데, 이 경우 폐쇄가 풀리면 이상 식도수축 또한 함께 호전될 수 있다.

③ 기타 연동운동 장애

i) 무효식도수축(ineffective esophageal motility, IEM): IRP 〈 15mmHg이면서 50% 이상의 약한 연동 혹은 연동운동의 실패가 관찰되는 경우 진단 가능하다. 무효식도수축은 식도의 식괴이동지연(impaired bolus transit) 및 비폐쇄성 연하장애(non-obstructive dysphagia)와 연관이 있는 것으로 알려져 있으며, 장운동촉진제가 추천되기도 하지만 이를 뒷받침할 만한 연구가 부족하다.

ii) 분절연동(fragmented peristalsis): IRP 〈 5mmHg이면서, 정상적인 원위부 잠시(DL)를 보이고 원위부 수축 적분값(DCI)은 450mmHg · s · cm를 초과하는 분절수축(fragmented contraction)이 50% 이상 관찰되는 경우 진단 가능하다. 20mmHg 등압선 기준으로 5cm를 초과하는 분절(large break)이 관찰될 경우, 정상 대조군에 비하여 연하장애를 호소하는 경우가 많은 것으로 알려져 있다.

이처럼 정상인에서도 어느 정도 관찰되나 그 임상적 의미가 모호한 고해상도 식도내압검사의 소견들에 대해 더 많은 연구가 이루어져야 한다.

III. 맺음말

고해상도 식도내압검사는 최대 36개의 종주형 센서를 이용하여 식도체부와 괄약근의 압력을 동시에 측정할 수 있는 검사방법이다. 따라서 고해상도 식도내압검사는 정확한 압력과, 시간 간격을 알아낼 수 있는 장점이 있다. 또한 압력을 정량적으로 측정할 수 있어서, 연하장애의 진단, 연하장애의 치료과정 또는 병의 진행과정을 모니터 하는데 도움이 될 수 있다. 고해상도식도 내압측정검사가 비디오투시조영검사와 병행되어 시행될 경우 인두부 연하장애의 시각적 측정과 압력의 측정이 동시에 가능해져서 연하과정의 포괄적 이해가 가능해질 수 있을 것으로 기대된다.

참고 문헌

1. Leonard R and Kendall K. Dysphagia assessment and treatment planning. A team approach. 2nd edition ed. San Diego: Plural Publishing; 2008.
2. Park D, Oh Y and Ryu JS. Findings of Abnormal Videofluoroscopic Swallowing Study Identified by High-Resolution Manometry Parameters. Arch Phys Med Rehabil. 2016;97:421-8.
3. Dantas RO, Kern MK, Massey BT, Dodds WJ, Kahrilas PJ, Brasseur JG, Cook IJ and Lang IM. Effect of swallowed bolus variables on oral and pharyngeal phases of swallowing. Am J Physiol. 1990;258:G675-

81.
4. Fox MR and Bredenoord AJ. Oesophageal high-resolution manometry: moving from research into clinical practice. Gut. 2008;57:405-23.
5. Mielens JD, Hoffman MR, Ciucci MR, Jiang JJ and McCulloch TM. Automated analysis of pharyngeal pressure data obtained with high-resolution manometry. Dysphagia. 2011;26:3-12.
6. Ryu JS, Park DH and Kang JY. Application and Interpretation of High-resolution Manometry for Pharyngeal Dysphagia. J Neurogastroenterol Motil. 2015;21:283-7.
7. McCulloch TM, Hoffman MR and Ciucci MR. High-resolution manometry of pharyngeal swallow pressure events associated with head turn and chin tuck. Ann Otol Rhinol Laryngol. 2010;119:369-76.
8. Ryu JS, Park D, Oh Y, Lee ST and Kang JY. The Effects of Bolus Volume and Texture on Pharyngeal Pressure Events Using High-resolution Manometry and Its Comparison with Videofluoroscopic Swallowing Study. J Neurogastroenterol Motil. 2016;22:231-9.
9. Hoffman MR, Ciucci MR, Mielens JD, Jiang JJ and McCulloch TM. Pharyngeal swallow adaptations to bolus volume measured with high-resolution manometry. Laryngoscope. 2010;120:2367-73.
10. Singh S and Hamdy S. The upper oesophageal sphincter. Neurogastroenterol Motil. 2005;17 Suppl 1:3-12.
11. Bonington A, Mahon M and Whitmore I. A histological and histochemical study of the cricopharyngeus muscle in man. J Anat. 1988;156:27-37.
12. Mu L and Sanders I. Neuromuscular compartments and fiber-type regionalization in the human inferior pharyngeal constrictor muscle. Anat Rec. 2001;264:367-77.
13. Kim CK, Ryu JS, Song SH, Koo JH, Lee KD, Park HS, Oh Y and Min K. Effects of Head Rotation and Head Tilt on Pharyngeal Pressure Events Using High Resolution Manometry. Annals of rehabilitation medicine. 2015;39:425-31.
14. Mielens JD, Hoffman MR, Ciucci MR, McCulloch TM and Jiang JJ. Application of classification models to pharyngeal high-resolution manometry. J Speech Lang Hear Res. 2012;55:892-902.
15. Fukuoka T, Ono T, Hori K, Tamine K, Nozaki S, Shimada K, Yamamoto N, Fukuda Y and Domen K. Effect of the effortful swallow and the Mendelsohn maneuver on tongue pressure production against the hard palate. Dysphagia. 2013;28:539-47.
16. Takasaki K, Umeki H, Kumagami H and Takahashi H. Influence of head rotation on upper esophageal sphincter pressure evaluated by high-resolution manometry system. Otolaryngol Head Neck Surg. 2010;142:214-7.
17. Hoffman MR, Mielens JD, Ciucci MR, Jones CA, Jiang JJ and McCulloch TM. High-resolution manometry of pharyngeal swallow pressure events associated with effortful swallow and the Mendelsohn maneuver. Dysphagia. 2012;27:418-26.
18. Ryan Madanick and Roy C. Orlando. Anatomy, Histology, Embryology, and Developmetal Anomalies of the Esophagus. In: Feldman, Mark, eds. Sleisenger and Fordtran's Gastrointestinal and Liver Disease. Saunder: Elsevier: 42:689-690.
19. Ian J Cook. Diagnostic evaluation of dysphagia. Nature Clinical Practice Gastroenterology & Hepatology 2008;5:393-403.
20. Bredenoord AJ, Fox M, Kahrilas PJ,Pandolfino JE, Schwizer W, Smout AJPM. Chicago Classification criteria of esophageal motility disorders defined in high resolution esophageal esophageal pressure topography (EPT). Neurogastroenterol Motil 2012; 24 (Suppl. 1): 57-65.
21. P. J. KAHRILAS, A. J. BREDENOORD, M. FOX, C. P. GYAWALI. The Chicago Classification of esophageal motility disorders, v3.0. Neurogastroenterol Motil

2014; doi: 10.1111/nmo.12477

22. Bredenoord AJ, Fox M, Kahrilas PJ,Pandolfino JE, Schwizer W, Smout AJPM. Chicago Classification criteria of esophageal motility disorders defined in high resolution esophageal esophageal pressure topography (EPT). Neurogastroenterol Motil 2012; 24 (Suppl. 1): 57-65.
23. Pandolfino JE, Kwiatek MA, Nealis T, Bulsiewicz W, Post J, Kahrilas PJ. Achalasia: a new clinically relevant classification by high-resolution manometry. Gastroenterology 2008;135:1526-33.,
24. Salvador R, Constantini M, Zaninotto G, Morbin T, Rizzetto C, Zanatta L, Ceolin M, Finotti E, Nicoletti L, Da Dalit G, Cacallin F, Ancona E, The preoperative manometric pattern predicts the outcome of surgical treatment for esophageal achalasia. Gastrointest Surg. 2010;14(11):1635-45.
25. Ryan Madanick and Roy C. Orlando. Anatomy, Histology, Embryology, and Developmetal Anomalies of the Esophagus. In: Feldman, Mark, eds. Sleisenger and Fordtran's Gastrointestinal and Liver Disease. Saunder: Elsevier: 43:722.
26. Krishnan K, Lin CY, Keswani R, Pandolfino JE, Kahrilas PJ, Komanduri S, Endoscopic ultrasound as an adjunctive evaluation in patients with esophageal motor disorders subtyped by high-resolution manometry Neurogastroenterol Motil.2014;26:1172-8.

chapter

10

연하장애 환자의 영양평가

이호선

질병의 치료를 위해 정확한 진단이 중요하듯이 영양평가는 영양중재를 위한 기초가 된다. 영양평가 단계에서 수집된 자료를 통해 환자의 영양문제를 규명하고, 그 원인이 무엇인지 파악하여 이를 기초로 영양중재 목표와 계획을 수립하고, 수행한다. 또한 영양중재를 통해 영양문제가 해결되었는지 영양모니터링과 평가가 이루어져야 한다.

한가지 검사로 영양상태를 정확하게 평가할 수는 없다. 따라서, 영양상태 판정을 위해서는 영양소 섭취 상태를 비롯하여 임상적, 생화학적, 신체계측 자료, 의학적인 진단과 임상적인 상태 등의 자료를 함께 고려해야 한다. 즉, 영양평가란 '영양관련 문제점과 원인, 정도를 규명하기 위해 필요한 자료를 수집, 평가, 해석하는 체계적인 방법'으로 정의할 수 있다[2].

I. 신체 계측

일반적으로 신장과 체중을 측정하고, 이를 표준체중과 비교하거나 체질량 지수를 계산한 후 비만 혹은 저체중 기준과 비교한다. 비교적 쉽고 경제적인 방법이며 측정자간 오차가 적어서 널리 사용되는 방법이나 복수나 부종 등 체내 수분 축적이 있는 경우 이에 대한 감별이 필요하다. 삼두근 피부두겹 두께(triceps skinfold thickness, TSF)와 상완위 둘레(mid-arm circumference, MAC), 상완위근육둘레(Mid-arm muscle circumference, MAMC), 생체전기 임피던스(bio-electrical impedence)를 이용한 체성분 분석도 영양상태 평가를 위한 유용한 정보를 제공한다.

환자의 키를 측정할 수 없을 때는 양팔을 벌리고, 한 손의 중지 끝에서 다른 손의 중지 끝까지 길이(arm span)를 측정하거나 Knee-height 등을 이용할 수 있다. 그러나, Knee-height을 이용해 신장을 추정하는 공식은 서구인을 대상으로 개발된 공식이므로 한국인에게는 적용할 수 없다. 2세 미만의 소아에서는 누운 길이를 측정한다. 걸을 수 없는 환자의 체중은 Wheelchair scale을 이용해 측정한다. 신체의 일부가 절단된 환자의 체중은 신체 부위별 비율을 고려하여 조정한다[3].

표 10-1. 체중에 대한 신체 부분의 비율

신체 부분	체중에 대한 비율(%)
몸통(사지 제외)	42.7
손	0.8
전완(손 포함)	3.1
팔(손 포함)	6.5
발	1.8
무릎 아래 하지(발 포함)	7.1
다리(발 포함)	18.6

1. 신장과 체중 평가

성인의 경우, 표준체중에 대한 현재 체중의 비율(표준체중 백분율) 보다 평소 체중에 대한 현재 체중의 변화가 임상적으로 더 중요한 의미를 갖는다. 일반적으로 성인에서 한달 이내에 5% 를 초과하는 체중 감소가 있거나, 6개월간 10% 이상의 체중 감소가 있으면 영양적 위험이 있는 것으로 생각할 수 있으므로 전반적인 영양상태에 대한 평가가 필요하다. 단기간에 급격한 체중 감소가 있는 경우에는 탈수를 의심할 수 있고, 갈증, 피부 탄력 변화, 소변량 감소, 혈중 요소질소, 고나트륨혈증 등에 대한 검사가 필요하다. 특히, 액상 식품에 대한 연하장애가 있는 환자는 발열이나 설사, 땀 등으로 수분 손실이 증가할 때 이를 보상할 만큼의 수분 섭취가 어렵기 때문에 탈수 위험이 높다. 표준 체중과 평소 체중에 대한 백분율을 기준으로 한 영양상태 판정 기준은 표 10-2와 같다.

성인의 표준 체중은 체질량지수(body mass index, BMI)법을 이용하여 다음과 같이 계산할 수 있다.

남자: 표준체중 = 키$(m)^2$ × 22

여자: 표준체중 = 키$(m)^2$ × 21

표 10-2. 표준체중 백분율 및 체중 변화에 따른 평가

	표준체중 백분율(%)	평소 체중에 대한 백분율(%)
경증의 영양불량	80~90	85~95
중등도 영양불량	70~79	75~84
심한 영양불량	≤ 69	≤ 74

운동 능력이 결여된 마비 환자의 경우, 체지방과 제지방의 분포가 일반인과 차이가 있다. 따라서, 표준체중을 정할 때, 사지마비 환자는 계산된 표준체중에서 10~15%, 하반신 마비인 경우 5~10% 감량한다.

체질량지수는 다음과 같은 공식으로 계산하며, 전반적인 사망률 및 영양 위험과 상관성이 높은 지표로 알려져 있다. 평가 기준은 표 10-3과 같다.

$$\text{BMI} = \text{체중 (kg)}/[\text{신장(m)}]^2$$

마비가 있는 신경계 질환 환자는 장기적으로 체성분이 변화한다. 움직임이 결여되어 근육량이 감소하고, 체지방 비율이 증가하게 되며, 이는 당뇨병, 심장혈관 질환 등 비만으로 인한 만성질환의 위험을 높일 수 있으므로, 급성기 이후 재활 치료 기간에는 적정 체중 유지가 중요하다[4]. Gater 등은 척추 손상 환자에서의 체성분 변화를 고려하여 18~22kg/m^{2}을 정

표 10-3. 체질량지수에 따른 평가(대한비만학회)

체질량지수(BMI)	구분
〈 18.5kg/m^2	저체중
18.5~22.9kg/m^2	정상
23~24.9kg/m^2	과체중
≥ 25.0kg/m^2	비만

상, 22~25kg/m^2 과체중, 25kg/m^2 초과 시 비만으로 정의하는 수정된 체질량지수 기준이 필요하다고 제안했는데[5], 이는 외국 기준으로 한국인 대상으로 한 기준이 필요하다. Groah 등[6]은 척추 손상 후 1년 이상 된 대상자 73명의 영양소 섭취량과 BMI를 조사했다. Garter가 제안한 기준을 적용했을 때, 약 70%의 환자가 과체중 또는 비만으로 진단되었으나 일부 비타민, 무기질 섭취량은 권장량 이하로 부족해서 비만과 영양소 결핍의 위험이 공존한다고 했다. Yarar 등[7]은 체질량지수가 같은 정상인에 비해 척추손상환자는 체지방 비율이 유의적으로 높았고, 반신마비보다 사지마비 환자에서 더 현저한 차이를 보여 비만 진단을 위한 체질량지수 기준을 21kg/m^{2}까지 낮게 정의할 것을 제안하기도 했다. 7,959명의 척추 손상 환자를 대상으로 한 다른 연구[8]에서는 일반인과 같은 기준인 BMI 25kg/m^2 이상을 기준으로 했을 때 53%가 과체중 또는 비만이었고, 과체중과 비만의 기준을 각각 23kg/m^2, 28kg/m^{2}으로 조정하면 68%가 과체중이나 비만으로 분류되었다고 했다. 경구 섭취를 하는 연하장애 환자의 경우, 식품/음료 섭취 부족이나 에너지 섭취 부족으로 인한 영양불량의 위험이 높지만, 안정적으로 경관유동식을 유지하고 있는 마비 환자에서는 정기적인 체중 및 체성분 평가를 통해 과체중이나 비만의 문제가 없는지에 대한 평가가 필요하다. 척추 손상 환자나 마비 환자의 정확한 영양상태 판정을 위해서는 체성분에 대한 평가가 도움이 되겠다.

소아의 경우, 측정한 신장과 체중을 2007년 발표된 대한소아과학회의 표준성장도표상의 연령별 신장과 연령별 체중과 비교하며, 3백분위수 미만이거나 97 백분위수를 초과하면 영양적인 문제가 있는지에 대한 심층 평가가 필요하다. 미숙아로 출생한 경우, 제태 연령을 고려한 교정연령을 적용한다. 한편, 신체계측 평가 결과가 성장도표상 3~97 백분위수 범위에 있을 때는 적절한 평가가 가능하지만 이 범위를 벗어나게 되면 영양불량 정도를 정량화하여 평가하기 어려우므로 z score를 사용할 수 있다. z score는 신장이나 체중의 측정값이 연령 및 성별 중앙값으로부터 얼마나 떨어져 있는지를 의미하는 값으로, 신장에 대한 체중의 z score가 −2~−1이면 경증의 영양불량, −3~−2면 중등도 영양불량, −3 미만이면 심한 영양불량으로 평가한다[9].

뇌성마비 환자에 대해서는 별도의 성장 곡선을 이용할 수 있으나, 이는 뇌성마비 환자의 분포를 보여주는 그래프이고, 표준값을 알려주는 것은 아니므로 추적 관찰을 통해 영양상태 변화를 평가하는 것이 바람직하다.

2. 체성분 분석[3]

몸은 지방, 수분, 골격과 단백질로 구성되나 임상에서는 주로 체지방(fat mass)과 제지방(fat free mass)을 평가한다. 영양 중재와 관련해서 가장 중요한 부분은 대사 작용이 활발한 조직인 제지방량 혹은 근육량을 보존하는 것과 체내 수분 상태를 적절히 유지하는 것이다. 피부두겹두께와 임피던스 등은 이동과 측정이 간단한 체성분 평가 도구들이다. 체지방 평가 지표인 피부두겹두께는 상완이두근, 상완삼두근, 장골능(suprailiac), 견갑골 하부(subscapular area) 등에서 측정하며, 정확한 체지방 평가를 위해서 두 곳 이상에서 측정하는 것이 바람직하다. 그러나, 이는 숙련된 한 명의 측정자에 의해서 일정 기간마다 평가해야 의미 있는 결과를 얻을 수 있으며, 부종 등의 체수분량 변화에 의해 영향을 받으므로 결과를 해석할 때 주의가 필요하다.

생체전기 임피던스법(bioelectrical impedence)은 최근에 사용이 증가되는 체성분 분석법으로 비교적 정확하고, 빠르고, 안전하다. 체지방, 근육, 수분 등 체성분에 따라 전류에 대한 저항값이 다르다는 원리를 이용하여 체세포량(body cell mass), 제지방량, 체지방량, 체수분량 등의 측정값이 제시된다. 일부 결과값들은 회귀식에 의해 계산된 값이므로 측정 기계의 특성과 측정 오차를 고려하여 분석 결과를 해석하고, 모니터링 주기를 정해야 한다.

이중 에너지방사선흡수법(Dual-Energy X-Ray absorptionmetry, DXA)은 체성분과 체지방량의 장단기 변화를 측정할 수 있고, 사지와 몸통의 체지방 분포를 알 수 있어서 체성분 분석의 표준으로 생각되고 있으나 임상에서 보다는 연구 목적으로 주로 사용된다.

II. 영양관련 검사

임상에서는 영양상태와 신체 기관별 기능을 평가하는 생화학적 검사를 비롯해서 연하검사 등의 다양한 검사 결과들이 영양상태의 원인과 징후/증상의 평가를 위해 활용될 수 있다. 질병 상태와 치료 방법, 수분 상태 등이 생화학적 검사결과에 영향을 줄 수 있고, 참고치도 기관에 따라 다를 수 있으므로 결과를 해석, 평가할 때 이에 대한 고려가 필요하다.

1. 단백질 영양 상태 평가

단백질은 세포 성장과 발달에 있어 중요한 역할을 하며, 특히 대사적인 스트레스가 있는 상황에서는 근육 단백질 손실 증가로 요구량이 증가하므로 체내 단백질에 대한 평가가 중요하나 이를 정확하게 평가할 수 있는 한가지 검사는 없다. 따라서, 각 지표의 한계를 알고, 이를 상호 보완할 수 있는 검사들을 함께 진행하고, 식사 섭취량 조사나 신체 계측, 질병과 의학적 경과 등을 종합적으로 고려하여 영양상태에 대한 평가가 이루어져야 한다.

1) 질소 평형(nitrogen balance)

체내 단백질 저장고의 변화를 비교적 잘 반영할 수 있는 지표는 질소 평형이다. 건강한 성인의 경우, 질소 섭취와 배설이 같아야 한다. 질소 배설이 섭취량보다 많은 경우, 이화 상태이거나 질소 섭취량 부족을 의미하며, 양의 질소 평형은 체내 질소 축적이 이루어지고 있는 상태로 영양상태 회복이나 성장기에 나타난다. 질소평형은 처음 영양상태를 판정할 때뿐 아니라 영양집중지원의 효과를 평가하는 지표로 이용할 수 있다. 질소 평형은 아래와 같이 계산한다.

질소 평형 =
(단백질 섭취량(g)/6.25) -
(24시간 소변 요소 질소(g) + 4*)
*불가피질소손실량(obligatory nitrogen loss)

정확한 결과를 얻기 위해서는 식사를 통한 단백질 섭취량에 대한 정확한 평가가 필수적이고, 24시간 소변을 손실량 없이 모아야 한다. 신기능 저하가 있거나 설사, 구토, 화상 등을 통한 질소 손실량이 많은 경우 정확한 평가가 어렵다.

2) 내장단백질

간에서 합성되는 운반단백질인 알부민(albumin), 프리알부민(prealbumin) 등을 측정하며, 이는 단백질 섭취량과 요구량의 영향을 받으나 감염이나 스트레스, 외상 등으로 급성기 단백질 합성이 증가하면 운반단백질 합성이 감소하므로 이 기간 동안에는 영양상태 평가지표로 사용하기 어렵다. 또한, 운반단백질마다 반감기가 다르고, 간이나 신장 기능 부전 시 영양상태와 관계없이 혈중 농도가 감소 혹은 증가할 수 있다.

III. 영양관련 신체 검사

부종, 근육이나 체지방 손실, 미량영양소 결핍 증상 등 영양 상태와 관련된 증상이 있는지 환자의 머리 끝부터 발끝까지 관찰하고, 두드려보고, 소리를 들어보는 일련의 과정이다. 피하지방 손실은 주로 눈가와 상완, 늑골과 장골 부위를 관찰함으로써 평가할 수 있고, 근육 손실은 관자놀이, 쇄골, 견갑골, 손등, 무릎 주위, 대퇴부와 종아리 부위를 관찰하여 평가한다[10].

IV. 기능 평가

기능 평가는 골격근의 기능이나 근력을 평가하는 것이다. 가장 많이 사용하는 근력 평가 방법은 악력 측정으로 근육 기능과 관련된 영양상태 평가를 위한 표준화된 쉽고 빠른 방법이다. 표준 악력 기준은 외국의 경우 남자 35kg 이상, 여자 23kg 이상으로 제시된 바 있으나 아직 한국인을 대상으로 제시된 기준이 없다. 주로 외래나 재활 치료 중인 환자를 대상으로 정기적으로 악력을 측정해서 장기적인 영양상태의 변화를 평가할 때 유용하다. 그러나, 근육신경계 질환이나 관절 질환 환자에서는 사용할 수 없다. 그 외 일상생활 활동(activities of daily living, ADL), 도구적 일상생활 활동(instrumental activities of daily living) 평가 결과를 활용할 수 있다[11].

V. 식사 섭취량 평가

식사 섭취량은 식사일기를 통한 평가가 가장 바람직하다. 주로 주말을 포함하여 3~7일간 식사일기를 통해 영양소 섭취량을 분석할 수 있다. 섭취하는 식품과 음료의 종류와 양, 섭취 시간, 조리 방법 등에 대해 가능한 상세히 기록하도록 한다. 그 외에 24시간 회상법과 식품섭취빈도조사법 등을 통해 환자의 최근 식사 섭취 패턴이나 변화 등에 대한 정보를 얻을 수 있다. 환자의 섭취량을 권장량과 비교함으로써 영양소별 섭취량의 적정성을 평가한다. 식사 섭취 상태의 평가는 평가자의 경험과 숙련도, 환자의 협조 정도와 정확성에 따라 자료의 신뢰도가 달라질 수 있다.

VI. 영양불량의 진단

영양불량이란 영양불균형으로 간단히 정의할 수 있다. 성인 영양불량은 섭취 부족, 요구량 증가, 흡수 및 이용 저하에 기인한다. 영양불량 환자는 염증, 과대사, 이화 상태인 경우가 많고, 염증반응은 영양불량 위험을 높이는 중요한 요인으로 생각되고 있으며, 영양 중재에 대한 반응 저하 및 사망 위험 증가에 기여할 수 있다.

영양불량을 진단할 수 있는 민감도와 특이도가 모두 높은 한가지 지표는 없으므로 신체 계측 결과, 생화학적 검사 결과, 식사섭취량 평가 결과, 기능 평가 결과 등을 전반적으로 평가함으로써 영양적인 문제와 그 원인, 징후와 증상을 규명해야 한다. 일부 선택된 주관적, 객관적 지표를 함께 평가함으로써 영양불량 위험이 있는 환자를 선별하기 위한 영양검색 도구와 영양불량을 진단하기 위한 도구들이 개발되었다. 영양검색 도구로서 널리 사용되고 있는 Nutrition Risk Screening 2002 (NRS 2002)는 주로 급성기 치료를 위해 입원한 환자의 영양불량 위험을 평가함으로써 합병증의 위험을 예견하고자 개발되었다[12]. 영양불량 진단을 목적으로 개발된 도구로는 Subjective Global Assessment (SGA), Mimi-Nutritional Assessment (MNA) 등이 있으며, 최근에는 염증 반응 정도와 기간을 고려하여 병인에 따른 영양불량의 정의와 진단기준이 제시되기도 했다.

1. Subjective Global Assessment (SGA)

SGA는 소화기 수술 환자의 합병증 위험을 평가하기 위해 개발되었다. 체중, 식사 섭취량, 소화기 증상, 전신 기능 등 최근 상태 변화에 대한 질문 4개와 피하지방, 근육 손실, 부종, 복수 등 관찰에 의한 평가 4가지로 구성되어 있다. 혈액 검사가 필요하지 않으며, 7가지 항목에 대한 평가를 통해 주관적으로 판단해서 영양상태를 3단계로 평가한다. 즉, 영양상태 양호는 A, 중등도 영양불량은 B, 심한 영양불량은 C로 분류한다[13].

2. Mini-Nutritional Assessment (MNA)

MNA는 장기 요양 기관의 노인의 영양 불량 여부를 평가하기 위해 개발된 도구로, 신체 계측값과 전신 상태에 대한 질문 6개, 식사 관련 질문 8개, 건강에 대한 본인의 평가에 대한 질문을 포함한다[14]. 총 30점 중 24점 이상이면 영양상태 양호, 17~23.5점은 영양불량 위험, 17점 미만은 영양불량으로 판정한다. 민감도와 특이도가 각각 96%, 98%로 높은 것으로 보고되었다[15].

3. 병인을 고려한 영양불량의 진단 기준

입원 환자의 영양불량은 단순한 섭취량 부족보다는 염증반응과 그에 따른 대사 항진, 이화 작용이 기여하는 경우가 많으므로, 급·만성 질환으로 인한 염증 반응의 정도와 기간 등의 병인을 고려한 영양불량 진단 기준이 미국 관련학회를 통해 제시되었다[16]. 식사 섭취량 변화, 체중 감소, 체지방과 근육 손실 정도, 체수분 축적, 악력의 6가지 지표를 평가하되 이중 2가지 이상의 지표가 진단 기준에 해당하면 영양불량으로 진단한다(표 10-4).

VII. 영양요구량 산정

영양판정의 마지막 단계는 환자 상태에 맞는 영양요구량을 산정하고, 수집된 자료를 비교함으로써 환자의 영양공급 목표를 설정하는 것이다. 간접열량계(indirect calorimetry)를 이용하여 에너지 소모량을 측정하고, 이를 근거로 에너지 요구량을 산정하는 것이 가장 좋은 방법이나 현실적으로 어려운 경우가 많고, 주로 추정 공식을 이용하게 된다. 에너지 요구량은 기초대사량과 신체활동, 식품의 특이동적 요구량을 합한 값이다. 기초대사량이란 호흡과 맥박 등 생명유지를 위해 필요한 열량으로 정의하며, 일반적으로 하루 에너지 소모량의 약 60~65% 정도를 차지한다. 정상인의 경우, 활동을 위해 필요한 에너지는 총 에너지의 15~20%, 식품의 특이동적 작용을 위한 에너지

표 10-4. 영양불량의 진단 기준

지표	급성질환 관련 영양불량		만성질환 관련 영양불량		사회/환경 관련 영양불량	
	중등도 영양불량	심한 영양불량	중등도 영양불량	심한 영양불량	중등도 영양불량	심한 영양불량
에너지 섭취량	요구량의 75% 미만, > 7일	요구량의 50% 이하, ≥ 5일	요구량의 75% 미만, ≥ 1개월	요구량의 75% 이하, ≥ 1개월	요구량의 75% 미만, ≥ 3개월	요구량의 50% 이하, ≥ 1개월
체중 감소	% 기간 1~2 1주 5 1개월 7.5 3개월	% 기간 > 2 1주 > 5 1개월 > 7.5 3개월	% 기간 5 1개월 7.5 3개월 10 6개월 20 1년	% 기간 > 5 1개월 > 7.5 3개월 > 10 6개월 > 20 1년	% 기간 5 1개월 7.5 3개월 10 6개월 20 1년	% 기간 > 5 1개월 > 7.5 3개월 > 10 6개월 > 20 1년
피하지방 손실	경증의	중등도	경증의	심한	경증의	심한
근육 손실	경증의	중등도	경증의	심한	경증의	심한
체수분축적 (부종/복수)	경증의	중등도~심한	경증의	심한	경증의	심한
악력	NA	유의적인 감소	NA	유의적인 감소	NA	유의적인 감소

*NA : Not applicable

는 10%를 차지한다. 에너지 요구량 산정을 위한 다양한 공식이 개발되었는데, 가장 많이 사용하는 방법은 Harris–Benedict 공식으로 계산한 기초 대사량에 활동계수와 스트레스 계수를 곱하는 방법으로, 공식은 아래와 같다.

Harris–Benedict 공식

남성: 66.5 + 13.8×체중(kg) + 5.0×신장(cm) − 6.8×나이

여성: 655.1 + 9.8×체중(kg) + 1.9×신장(cm) − 1.7×나이

이때 기준 체중은 정상 체중 범위인 환자는 현재 체중을, 비만 환자는 과잉 공급을 예방하기 위해 표준체중을 적용한다. 스트레스 계수와 활동 계수를 동시에 고려하면 과잉 공급의 위험이 있으므로 주의가 필요하다.

외상성 뇌손상이나 뇌졸중 직후에 에너지 요구량이 증가하더라도 재활 기간 중 어느 시점에서는 수상 전으로 대사율이 감소하고, 활동이 제한되는 마비 환자에서는 오히려 에너지 소모량이 감소하며, 이는 근육 손실이 진행하면서 더욱 감소된다. 뇌졸중 직후부터 3개월간 간접열량계로 에너지 소모량을 측정한 연구에서는 Harris–Benedict 공식으로 계산한 기초대사량의 1.1~1.15배 정도였다[17]. 연하장애 환자, 특히 경구 섭취하는 경우에는 식품, 음료 섭취 부족으로 인한 에너지 섭취 부족, 영양불량의 위험이 높으나 안정적으로 경관유동식을 공급 받는 환자를 비롯한 일부 환자에서는 에너지 섭취 과다로 인한 과체중, 비만의 위험이 공존함을 염두에 두고 적정 수준의 영양공급이 이루어지도록 영양공급량에 대한 모니터링과 평가가 필요하겠다.

에너지 요구량을 계산하는 간단한 방법으로는 체중

kg 당 계수를 곱하는 방법으로, 만성질환이 있고 활동량이 매우 적은 노인은 20~25kcal/kg가 현실적인 권장량으로 생각된다[18]. 척추 손상 환자에서 급성기 이후 재활 치료 기간의 에너지 소모량을 추적 관찰한 연구의 평균 에너지 소모량은 약 20.4kcal/kg로, 공식을 이용해 계산된 에너지 요구량보다 15% 정도 낮았다고 했으며, 활동량과 휴식 대사량, 식품의 특이동적 작용 감소를 원인으로 설명했다. 따라서, 사지마비나 만성 척추 손상 환자에게 활동 정도에 따라 20~23kcal/kg/day을 공급하거나 Harris-Benedict 공식을 이용한 기초 대사량의 85~100% 범위의 에너지 공급이 권장된다.

한국 성인의 단백질 섭취 권장량은 0.91g/kg이며, 외상이나 대사적인 스트레스 상황에서는 단백질 요구량이 증가하므로 그 정도에 따라 1.0~1.5g/kg이 섭취가 권장된다. 단백질 요구량은 질소 평형을 참조하여 조정하는 것이 바람직하다. 질소 평형이 단백질 공급량에 의해서만 영향을 받는 것은 아니므로 음의 질소 평형인 경우 열량과 단백질을 함께 증량해야 한다. 신부전이나 간질환 환자는 질환의 중증도와 치료 방법 등에 따라 각 질환의 단백질 공급 기준을 참조한다. 욕창이 있는 환자의 경우, 상처의 치료를 위해 에너지와 단백질 공급량을 증가시킨다.

공식을 이용해 결정된 영양요구량은 추정값으로 영양공급 시작을 위한 지침은 될 수 있으나 절대적인 값은 아니므로 체중과 체성분 변화, 혈액검사 결과, 환자의 전신 상태 등에 대해 정기적으로 평가하고, 영양공급량을 조정해야 한다.

참고문헌

1. Lorens B. Nutritional Concerns and Assessment in Dysphagia. In: Leonard R, Kendall K, eds. Dysphagia assessment and treatment planning : a team approach. 2nd ed. San Diego: Plural; 2008:137-60.
2. American Dietetic A. International dietetics and nutrition terminology (IDNT) reference manual : standardized language for the nutrition care process. 3rd ed. Chicago, IL: American Dietetic Association; 2011.
3. Nahikian-Nelms M, Habash D. Nutrition Assessment: Foundation of the Nutrition Care Process. In: Nahikian-Nelms M, Sucher K, Lacey K, Roth SL, eds. Nutrition therapy and pathophysiology. 2nd ed. Belmont, CA: Wadsworth, Cengage Learning; 2011:34-65.
4. Ruf K, Magnuson B, Hatton J, Cook AM. Nutrition in Neurologic Impairment. In: Mueller C, McClave S, Kuhn JM, American Society for P, Enteral N, eds. The ASPEN adult nutrition support core curriculum. 2nd ed. Silver Spring, MD: American Society for Parenteral and Enteral Nutrition; 2012:363-76.
5. Gater DR, Jr. Obesity after spinal cord injury. Physical medicine and rehabilitation clinics of North America 2007;18:333-51, vii.
6. Groah SL, Nash MS, Ljungberg IH, et al. Nutrient intake and body habitus after spinal cord injury: an analysis by sex and level of injury. The journal of spinal cord medicine 2009;32:25-33.
7. Yarar-Fisher C, Chen Y, Jackson AB, Hunter GR. Body mass index underestimates adiposity in women with spinal cord injury. Obesity 2013;21:1223-5.
8. Weaver FM, Collins EG, Kurichi J, et al. Prevalence of obesity and high blood pressure in veterans with spinal cord injuries and disorders: a retrospective review. American journal of physical medicine & rehabilitation / Association of Academic Physiatrists

2007;86:22-9.

9. Becker P, Carney LN, Corkins MR, et al. Consensus statement of the Academy of Nutrition and Dietetics/ American Society for Parenteral and Enteral Nutrition: indicators recommended for the identification and documentation of pediatric malnutrition (undernutrition). Nutrition in clinical practice : official publication of the American Society for Parenteral and Enteral Nutrition 2015;30:147-61.
10. Fischer M, JeVenn A, Hipskind P. Evaluation of muscle and fat loss as diagnostic criteria for malnutrition. Nutrition in clinical practice : official publication of the American Society for Parenteral and Enteral Nutrition 2015;30:239-48.
11. Russell MK. Functional assessment of nutrition status. Nutrition in clinical practice : official publication of the American Society for Parenteral and Enteral Nutrition 2015;30:211-8.
12. Kondrup J, Allison SP, Elia M, et al. ESPEN guidelines for nutrition screening 2002. Clinical nutrition (Edinburgh, Scotland) 2003;22:415-21.
13. Thomas DR. Nutrition Assessment in Older Persons. In: Morley JE, Thomas DR, eds. Geriatric nutrition. Boca Raton: CRC Press; 2007:197-216.
14. Bauer JM, Kaiser MJ, Anthony P, Guigoz Y, Sieber CC. The Mini Nutritional Assessment--its history, today's practice, and future perspectives. Nutrition in clinical practice : official publication of the American Society for Parenteral and Enteral Nutrition 2008;23:388-96.
15. Guigoz Y, Vellas B. The Mini Nutritional Assessment (MNA) for grading the nutritional state of elderly patients: presentation of the MNA, history and validation. Nestle Nutrition workshop series Clinical & performance programme 1999;1:3-11; discussion -2.
16. White JV, Guenter P, Jensen G, et al. Consensus statement: Academy of Nutrition and Dietetics and American Society for Parenteral and Enteral Nutrition: characteristics recommended for the identification and documentation of adult malnutrition (undernutrition). JPEN Journal of parenteral and enteral nutrition 2012;36:275-83.
17. Finestone HM, Greene-Finestone LS, Foley NC, Woodbury MG. Measuring longitudinally the metabolic demands of stroke patients: resting energy expenditure is not elevated. Stroke; a journal of cerebral circulation 2003;34:502-7.
18. Magnuson B, Peppard A, Auer Flomenhoft D. Hypocaloric considerations in patients with potentially hypometabolic disease States. Nutrition in clinical practice : official publication of the American Society for Parenteral and Enteral Nutrition 2011;26:253-60.

I F F I C U L T Y O F S W A L L O W I N G

3부 연하장애와 관련된 임상질환

chapter

11

뇌졸중과 외상성 뇌손상의 연하장애

백남종

뇌졸중(stroke)은 전 세계적으로 모든 사망의 10.8%를 차지하며, 선진국의 경우 사망의 8~9%가 뇌졸중에 의한 사망이다[16,27]. 우리나라의 경우 뇌졸중에 의한 인구 100만 명 당 사망률은 2005년에 64.1명에서 2014년에 48.2명으로 점차 감소하고 있으나 여전히 암과 심장질환에 이은 세 번째 사망원인에 해당한다. 우리나라 뇌졸중의 발생률에 대해 일정 연구 집단을 추적 관찰하여 보고한 연구는 아직 없다. 2015년 미국 심장 · 뇌졸중학회보고에 따르면, 2012년 한해 유병률은 2.6%이며 연간 79만 5천 건의 뇌졸중이 발생하였다고 한다[24]. 2013년 국민건강보험공단의 자료에 따르면 국내 뇌졸중 발생은 2010년에는 총 73,501명으로 인구 10만 명 당 135명 정도로 추정된다.

외상성 뇌손상(traumatic brain injury)의 유병률 및 발생률의 역학통계는 중증도의 기준 및 조사 방법에 따라 다양하게 보고되고 있다. 미국에서는 매년 외상성 뇌손상으로 50,000여명이 사망하고, 270,000여명이 입원치료를 요하는 중증도를 보이는 것으로 알려져 있다. 외상성 뇌손상의 주요 원인은 추락, 교통사고, 폭력 등인데, 그 원인에 있어서는 연령마다 차이를 보인다. 20~24세의 연령에서는 교통사고가, 65세 이상 노인이나 유아의 경우는 추락이 흔한 원인으로 알려져 있다. 외상성 뇌손상은 0~4세, 15~19세, 65세 이상에서 발생률이 높으며 75세 이상 노인의 경우 입원치료 및 사망의 비율이 높은 것으로 보고되어 있다[8].

I. 뇌졸중과 외상성 뇌손상의 이해

1. 뇌졸중의 이해

1) 뇌졸중의 정의

세계 보건기구(WHO)에 따르면 뇌졸중은 혈관질환에 기인한 국소 신경학적 장애 또는 의식장애가 발생하여 24시간 이상 지속 또는 진행하거나, 갑자기 사망에 이르는 임상징후를 뜻한다[16].

2) 뇌졸중의 유형

뇌졸중은 뇌혈관이 막히는 뇌경색(cerebral infarction)과 뇌혈관의 출혈에 의한 뇌출혈(cerebral hemorrhage)로 구분된다. 뇌경색은 발생기전에 따라 혈전성(thrombotic), 색전성(embolic) 및 열공성(lacunar) 뇌경색으로 나뉘며, 뇌출혈은 뇌실질 내 출혈과 지주막하 출혈로 구분한다.

(1) 허혈성 뇌졸중

혈전성 뇌졸중은 만성 고혈압 환자에서 주로 발생하는데 혈관 내피세포의 투과성이 증가하면서 백혈구가 침투하여 염증반응이 일어나 섬유질 캡(fibrous cap)이 만들어진다. 이로 인해 혈액의 난류 흐름이 나타나고, 섬유질 캡의 파열로 인한 응고 체계의 활성화로 혈전이 생성된다. 대뇌 혈관에 형성된 혈전은 혈관 내경의 축소 및 혈류의 감소를 야기하고, 혈전에서 분리된 미세 색전에 의해 원위부 동맥분지가 막혀 허혈성 손상이 나타난다.

색전성 뇌졸중은 심방세동, 심근경색, 인공 심장 판막 등 심장의 원인에 의해 발생한 색전에 의해 나타나는 경우가 많다. 색전성 뇌졸중은 한 개 또는 여러 개의 혈관 분지를 막아 갑작스런 국소적 신경학적 증상을 일으키며 혈전성 뇌졸중과 달리 일과성 허혈증이 거의 나타나지 않는다.

열공성 뇌졸중은 병변의 크기가 대개 직경 1.5cm 미만을 보이는 것으로, 뇌심부를 관통하는 동맥에 의해 혈류 공급을 받는 기저핵(basal ganglia), 내낭(internal capsule), 뇌교(pons), 소뇌 등 부위에서 주로 발생한다. 열공성 뇌경색은 고혈압과 밀접한 관련이 있는 것으로 알려져 있으며, 당뇨 역시 미세혈관의 만성적인 변화를 유발하여 열공성 뇌졸중의 발생에 기여하는 것으로 알려져 있다.

(2) 출혈성 뇌졸중

뇌실질 내 출혈은 천막 상부(supratentorial hemorrhage)와 천막 하부(infratentorial hemorrhage) 출혈로 나눌 수 있다. 천막 상부의 출혈은 엽상출혈(lobar hemorrhage)과 심부출혈(deep hemorrhage)로 다시 구분되는데, 엽상출혈은 주로 피질과 피질 아래쪽의 경계부위에서 발생하고, 심부출혈은 기저핵(basal ganglia), 시상(thalamus)등 뇌 심부에서 발생한다. 고혈압이 심부출혈의 위험인자로, 아밀로이드 혈관병증이 엽상 출혈과 관련된 것으로 알려져 있다.

천막 하부 출혈은 뇌간(brain stem) 부위에서 흔하게 발생하며 60%에서 사망하는 것으로 알려져 있다. 소뇌 출혈은 주로 양측 상소뇌동맥(superior cerbellar artery)과 후하소뇌동맥(posterior inferior cerebellar artery)의 작은 가지들에서 발생하는데, 제4뇌실을 막아 뇌간부위를 압박하여 응급 수술이 필요한 경우가 발생하기도 한다.

지주막하 출혈은 대뇌 경막 내측 공간에 발생하는데, 동정맥의 기형(arterio-venous malformation, AVM)이나 낭성 동맥류(saccular aneurysm)의 출혈로 발생하는 경우가 많다. 이 경우 지주막하 공간으로 유출된 혈액에 의해 극심한 두통이나 의식 저하가 흔하게 발생한다.

2. 외상성 뇌손상의 이해

1) 외상성 뇌손상의 정의

외상성 뇌손상은 두부에 가해진 외부 힘에 의한 충격으로 인해 발생한 손상을 말하는 것으로, 중증도와 손상 기전 및 손상의 양상에 따라 여러 가지로 분류할 수 있다.

2) 외상성 뇌손상의 분류[2,27]

외상성 뇌손상은 관통성 손상(penetrating injury)과 폐쇄성 손상(closed injury)으로 분류할 수 있다. 관통성 손상은 총상이나 자상과 같은 경우로, 침범부의 열상을 야기하고 감염의 위험을 지닌다. 폐쇄성 뇌손상은 타격손상(coup injury)과 반충손상(countrecoup injury)에 의해 발생하는데, 타격손상은 물체에 부딪히는 부위에 발생하는 손상이며, 반충손상은 가속에 의해 부딪힌 반대편에 발생하는 손상을 말한다.

(1) 뇌 좌상(cerebral contusion)

뇌 좌상은 충격 정도에 따라 다양한 깊이로 진행되며 주로 두개골 기저부의 뼈 표면에 인접한 전두엽과 측두엽에서 외력에 의한 가속에 의해 발생한다. 뇌 좌상에 있어서의 뇌손상은 대개 양측성으로 일어나며 국소적 신경학적 증상을 야기하고, 이는 낮은 속도의 충격에 의해서도 발생할 수 있다. 충격 정도에 따라 다양한 깊이의 손상이 발생할 수 있으며, 주로 두개골 기저부의 전두엽과 측두엽에서 가속과 감속에 의해 발생하는 경우가 많다.

(2) 미만성 축삭손상(diffuse axonal injury)

미만성 축삭 손상은 외상으로 인해 발생하는 축삭의 신전과 파열을 의미한다. 축삭 손상의 기전에 대해서는 여러 가지 가설이 있으며, 축삭의 단절에 따른 세포내 운반 및 전달의 장해를 원인으로 여기는 경우가 많다. 뇌손상 후 의식소실과 관련이 크다고 알려져 있으며, 혼수 등 심각한 전신적 장해를 야기하기도 한다.

(3) 이차적 뇌내출혈

경막외 혈종(epidural hemorrhage)은 두개골의 내측과 경막(dura mater) 사이에 형성되는 혈종이다. 두개골의 변형이나 골절에 동반된 중간뇌막동맥(middle meningeal artery) 등 혈관의 손상으로 인해 발생하고, 뇌전산화 단층 촬영에서 양쪽으로 볼록한 렌즈 모양으로 관찰된다. 두통, 구토, 오심, 동공 산동(mydriasis) 등 뇌압증가의 증상 및 징후를 보이는 경우가 있고, 의식명료기(lucid interval)가 존재할 수 있어 의식의 변화 및 상태에 항상 주의해야 한다.

경막하 혈종(subdural hemorrhage)은 경막과 지주막 사이에서 혈종이 형성되는 것으로서, 두개골과 두개와(cranial fossa)의 가속 차이로 인해 교정맥(bridging vein)이 파열되어 혈종이 발생하거나 직접적인 외력에 의한 뇌표면 혈관의 파열로 발생한다.

뇌내 혈종(intracerebral hematoma)은 직경 2cm 이상의 비교적 경계가 명확한 혈종이 뇌실질내에 존재하는 경우를 말하며, 뇌좌상에 자주 동반된다. 뇌압증가의 증상 및 징후, 국소적 신경학적 이상을 보이는 경우가 많다.

외상성 지주막하 출혈(subarachnoid hemorrhage)은 뇌피질 위쪽의 혈관파열에 인한 것으로 두통, 경부강직 등을 보이며 수두증의 발생에 주의해야 한다.

이러한 뇌손상의 중등도를 평가하는 것은 치료 방침을 결정하고 예후를 예측함에 있어 중요한데, 글라스고우혼수척도 Glasgow Coma Scale (GCS), Coma Recovery Scale (CRS), 갤버스턴 지남력 및 기억상실증 검사(Galveston Orientation and Amnesia Test, GOAT), Orientation Log (O-LOG), Rancho Los Amigos Levels of Cognitive Functioning Scale 등이 널리 사용되고 있다(표 11-1)[2].

표 11-1. Rancho Los Amigos Levels of Cognitive Functioning Scale

단계	반응	주요 임상양상
Level I	No response	① 통증, 접촉, 소리, 시각적 자극 등 어떤 자극에도 무반응 ② 잠자는 것과 같은 양상
Level II	Generalized response to stimulation	① 자극 또는 통증에 반응 ② 자극의 종류와 무관한 반응 ③ 몸의 목적 없는 움직임이나 알 수 없는 언어로 반응
Level III	Localized response to stimuli	① 자극에 따라 다른 반응 ② 반응에 일관성은 없음 ③ 간헐적으로 단순한 지시를 수행
Level IV	Confused and agitated behavior	① 활동적이나 목적이 없음 ② 공격적이며 이상한 행동을 보이나 분노를 표현하는 것은 아님 ③ 극히 짧은 주의력을 보임
Level V	Confused with inappropriate behavior	① 단순한 지시에 다소 일관된 반응 ② 시끄럽고 번잡한 환경에서 공격적이며 이상한 행동 보이기도 함 ③ 극히 산만하고 지속적인 지시가 필요하며 새로운 과업을 학습하기 어려움 ④ 가까운 가족에 반응함
Level VI	Confused but appropriate behavior	① 단순한 지시에는 따르며 도와주면 목표 지향적 행위를 함 ② 의료진과 가족에 반응함 ③ 시간, 장소에 대한 지남력이 지속적이지 않고, 과거 기억은 회복되나 최근 기억은 손상됨
Level VII	Automatic and appropriate behavior	① 시간, 장소 등에 대한 지남력 있음 ② 자동적이고 규칙적인 일상생활 수행 가능하나 안전하게 지내기 위해 도움이 필요 ③ 판단과 문제해결의 기술이 손상된 상태이며 미래에 대한 현실적 계획을 세우는 것이 부족함
Level VIII	Purposeful and appropriate behavior	① 과거와 최근 일을 기억하고, 통합할 수 있음 ② 일상생활 기술을 배우고, 유지할 수 있음 ③ 추상적 사고, 정서적 지적 능력이 유지됨

II. 뇌졸중 및 외상성 뇌손상의 연하장애

1. 역학

1) 뇌졸중 후 연하장애의 발생

연하장애는 흡인성 폐렴을 포함한 호흡기계 합병증, 탈수 및 영양실조 등과 밀접하게 관련되며, 뇌졸중으로 인한 사망이나 장기적인 예후와도 연관된다. 따라서 뇌졸중 환자에서 연하장애에 대한 평가는 반드시 필요하며, 특히 조기에 연하장애의 증상이나 징후를 발견하고 적절히 처치하는 것이 중요하다.

급성기 뇌졸중에서 연하장애의 발생률은 27~64%에 이른다[11]. 발생빈도는 검사의 종류나 방법에 따라 차이를 보이는데, 이는 평가방법 및 이상 소견에 대한 정의가 각각 다르고 이에 따른 민감도와 특이도가 다르기 때문이다. 급성기 뇌졸중 환자의 연하장애의 발생률은 비디오투시연하검사를 이용한 연구들에서 침상 선별 검사 등을 통해 조사한 연구들에 비해 다소 높게 나타나고 있다. 비디오투시연하검사를 이용한 유병율이 높게 조사되는 이유는 검사의 민감도가 높고 특히 침상검사에서 놓치기 쉬운 무증상 흡인(silent aspiration)을 발견하기 때문으로 생각된다. 따라서 연하장애에 대한 정확한 평가를 위해서는 비디오투시연하검사와 같은 기구를 이용한 객관적인 검사의 시행이 필요하다고 할 수 있다[22]. 비디오투시연하검사를 이용하여 기도 흡인 여부를 정확히 평가하였을 때, 급성기 뇌졸중 환자에서 기도 흡인의 발생률은 21~51%로 그중 1/3내지 1/2 정도가 무증상 흡인을 보이며, 약 3개월 후에는 12% 이하로 기도 흡인은 감소하는 것으로 보고되어 있다[4]. 무증상 흡인은 인두, 후두의 감각저하나 만성적인 흡인으로 인한 점진적 탈감작(desensitization)에 의해 나타나는 것으로 임상적 주의가 필요하다.

폐렴은 뇌졸중과 관련된 사망원인의 약 1/3을 차지한다고 알려져 있는데, 뇌졸중 환자들 중 약 절반에서 연하장애를 가지며 이로 인해 흡인성 폐렴이 호발하는 것과도 관련이 있다. 뇌졸중 환자 중 연하장애가 있는 경우 폐렴 발생의 상대적 위험도가 연하장애가 없는 군에 비해 3배 정도 높게 나타나는 것으로 알려져 있다. 특히 기도 흡인이 있을 경우 위험이 12배 정도에 이르는 것으로 보고되어 있어, 폐렴의 발생에 있어 기도 흡인 여부는 매우 중요한 위험인자에 해당한다[4].

2) 외상성 뇌손상 후 연하장애의 발생

외상성 뇌손상 환자는 뇌손상 기전의 특성상 인지기능 저하, 운동 및 감각 기능 장애, 언어장애 등 복합적인 장애를 흔히 동반하며 이러한 장애가 연하장애와 관련되는 경우도 많다. 외상성 뇌손상 환자에서도 뇌졸중과 마찬가지로 연하장애는 여러 호흡기 합병증의 원인을 제공하고 영양상태를 악화시킴으로써 재활치료 과정을 지연시키고 예후에 나쁜 영향을 미칠 수 있기 때문에 정확한 진단과 치료가 필수적이다.

재활의학과에 입원한 외상성 뇌손상 환자의 연하장애 발생률은 25~60%이며, 42%에서 흡인이 발생하는 것으로 알려져 있다. 일반적으로는 구강기 지연(oral phase delay), 연하반사 지연(triggering delay), 식이 잔류(residue) 순으로 문제가 발생하는 것으로 알려져 있고, 중등도 이상의 뇌손상 환자에서는 연하반사의 소멸, 혀운동의 감소, 식도 연동운동 저하 등이 호발하는 것으로 보고되고 있다[2].

뇌손상 후 경관 식이를 시작할 때 구역(nausea)이 발생할 수 있는데, 위식도역류, 위마비, 전정기능 이상, 위궤양, 변비 등이 원인이 될 수 있으며, 정상인에 비해 위에 음식물이 머무는 시간이 2배 가량 지연되어 있어 위 저류도 흔하다. 그러나 뇌손상 환자에서 메토클로프로파마이드(methoclopropamide)는 졸음을 유발하고, 지연운동이상증(tardive dyskinesia)를 초래하기도 하며, 도파민 저해 작용을 통해 운동기능의 회복을 더디게 하는 부작용을 지녀 일반적으로 사용하지 않는다[2]. 침상에서 머리를 올린 자세를 취하는 등의 보존적 치료가 예방에 도움이 된다고 알려져 있다.

3) 뇌병변 부위에 따른 연하장애의 양상

연하의 과정에는 대뇌의 여러 부위가 관련되어 있으며, 뇌간 상부의 구조물로는 일차운동감각피질(primary sensorimotor cortex), 감각운동 통합 피질(sensorimotor integration cortex), 뇌섬엽(insula), 전두엽 덮개(operculum), 앞띠이랑(anterior cingulated gyrus), 보조운동피질(supplementary motor cortex),

배측시상(subthalamus), 편도핵(amygdala), 흑질(substantian nigra), 중뇌망상체(reticular formation) 등이 관련된 것으로 알려져 있다[14]. 이와 같이 뇌의 다양한 부분들이 연하 작용에 관여하므로 뇌졸중이나 외상성 뇌손상에서의 연하장애는 그 양상이 다양하나, 일반적으로 양측성 대뇌 병변이나 뇌간에 발생한 병변에서 심한 연하장애를 보이는 경향이 있다. 몇몇 연구자들에 의해 편측 대뇌반구의 병변에 의한 연하장애에 대하여 삼킴 기능의 우성 뇌반구 이론이 제시되기도 하였는데, 연하에 관련되는 기관 및 근육의 대뇌피질 영역이 좌우 비대칭적으로 작용하기 때문에 우성 반구의 일측성 병변이 발생한 경우 연하장애가 보다 흔하고, 또 더 심하게 나타날 수 있다고 이들은 보고하였다[13].

(1) 대뇌피질(cerebral cortex)에 위치한 병변의 영향

대뇌 피질을 침범하는 뇌손상 환자에서는 구인두(oropharynx) 영역과 하인두(hypopharynx) 영역이 주로 영향을 받는 것으로 나타난다. 해당 부위의 감각저하로 인해 잔류 음식물에 대한 비정상적 반응이 나타날 수 있으며 연하반사의 지연, 인두운동 저하, 식괴 통과 시간의 지연 및 부조화 등이 관찰되기도 한다. 양측 대뇌반구 내부의 각 병변 부위에 따른 연하장애의 특징은 아직 명확히 정립된 것은 없다. 좌측 대뇌반구 병변의 환자들은 혀의 운동장애를 포함한 구강운동의 장애가 흔하게 나타나고, 인두기 연하 기능은 정상 소견을 보이는 경우가 비교적 흔하다. 이와 더불어 연하실행증 혹은 구강실행증을 보이기도 한다. 우측 대뇌반구의 병변을 지닌 환자는 인두기 연하가 지연되고 후두상승이 지연되어 흡인이 발생하는 양상을 보이는 경우가 많으며, 인지기능 장애나 주의력 결핍의 문제가 동반되어 자세교정을 비롯한 연하 재활치료와 보상기법의 교육 시 협조가 잘 되지 않는 경우가 많다. 이런 이유로 우측 병변 환자들은 좌측 병변 환자들보다 경구식이로의 회복이 지연되는 경향이 있다[26].

(2) 뇌간(brain stem)에 위치한 병변의 영향

고립로핵(solitary nucleus)과 의문핵(ambiguus nucleus) 등 연하의 주요 중추가 연수에 위치하기 때문에 하부 뇌간 부위의 병변은 구인두 연하장애를 초래하기 쉽다. 뇌간의 병변을 지닌 환자들은 뇌졸중 발병 초기에 인두기 삼킴 기능이 상당부분 소실된 심한 연

표 11-2. 연하장애 임상 척도(clinical dysphagia scale)

항목	내용	점수
병변의 위치(location)	비뇌간 병변(non-stem lesion)	0
	뇌간 병변(stem lesion)	5
	뇌졸중 이외의 원인질환 (Non-stroke etiology)	5
기관절개관(T-cannula)	무	0
	유	25
기도 흡인(aspiration)	무	0
	유	10
	경구 식이를 시도하지 않음 (Have not tried oral feeding)	10
입술 오므리기 (lip sealing)	적절(intact)	0
	부적절(inadequate)	2
	불가능(none)	4
씹기(chewing and mastication)	적절	0
	부적절	4
	불가능	8
혀 내밀기(tongue protrustion)	적절	0
	부적절	4
	불가능	8
후두 거상(laryngeal elevation)	적절	0
	부적절	4
	불가능	8
반사 기침(reflex coughing)	무	0
	유	30
총점		100

표 11-3. 뇌졸중 및 외상성 뇌손상 환자에서 시행하는 연하장애 선별검사(dysphagia screening test)의 예

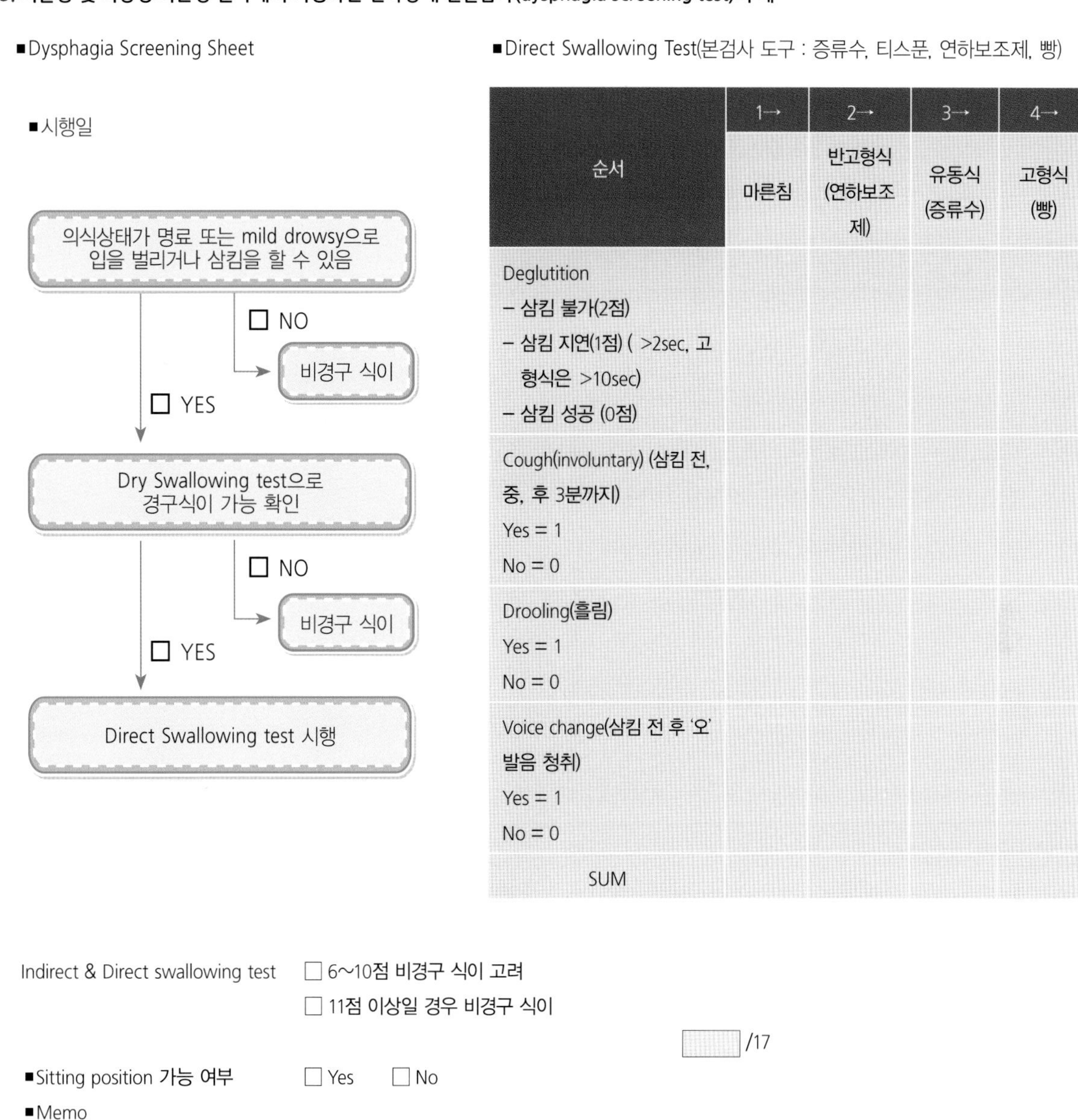

■Dysphagia Screening Sheet

■시행일

의식상태가 명료 또는 mild drowsy으로 입을 벌리거나 삼킴을 할 수 있음

☐ NO → 비경구 식이

☐ YES ↓

Dry Swallowing test으로 경구식이 가능 확인

☐ NO → 비경구 식이

☐ YES ↓

Direct Swallowing test 시행

■Direct Swallowing Test(본검사 도구 : 증류수, 티스푼, 연하보조제, 빵)

순서	1→ 마른침	2→ 반고형식 (연하보조제)	3→ 유동식 (증류수)	4→ 고형식 (빵)
Deglutition – 삼킴 불가(2점) – 삼킴 지연(1점) (>2sec, 고형식은 >10sec) – 삼킴 성공 (0점)				
Cough(involuntary) (삼킴 전, 중, 후 3분까지) Yes = 1 No = 0				
Drooling(흘림) Yes = 1 No = 0				
Voice change(삼킴 전 후 '오' 발음 청취) Yes = 1 No = 0				
SUM				

Indirect & Direct swallowing test ☐ 6~10점 비경구 식이 고려
☐ 11점 이상일 경우 비경구 식이

☐ /17

■Sitting position 가능 여부 ☐ Yes ☐ No

■Memo

하장애를 보이는 경우가 많다. 회복기에 접어들면서 인두기 삼킴이 점차 나타나기 시작하지만, 인두 연하가 상당히 지연되고, 후두의 상승 및 전방 이동 감소로 인해 윤상인두의 개방이 저하되는 경향이 지속되는 경우가 많다. 또한 편측 인두의 움직임이 저하되어 편측 이상와(pyriform sinus)에 음식물이 잔류되기도 한다[21].

※ Swallowing Test 결과에 따른 식이제공 지침서

Results		Severity code	Recommendations
0	반고형식 /유동식, 고형식 성공	Slight/No dysphagia (Minimal risk of aspiration)	– 정상식사 – 규칙적인 음료섭취 (첫 시도는 주치의나 훈련된 간호사의 감시하에)
1~5	반고형식 /유동식 성공, 고형식 실패	Slight dysphagia (Low risk of aspiration)	– 연하장애식 2~3단계 – 음료는 매우 천천히 시도(한 모금씩) – VFSS 고려 – 재활의학과 자문 고려
6~10	반고형식 성공 유동식 실패	Moderate dysphagia (Moderate risk of aspiration)	– 연하장애식과 비경구 식이 병행 – 연하장애식 1단계는 다음과 함께 : 이유식 같은 반고형식부터 : 모든 음료는 뻑뻑하게 : 약은 모두 분말 반유동식과 함께 : 물약 금지 – VFSS 고려 – 재활의학과 자문 고려 – 비경구 식이는 L-tube or parenteral
11~20	예비검사 실패 or 반고형식 실패	Severe dysphagia (High risk of aspiration)	– 비경구 식이 – NPO (non per os = nothing by mouth) – VFSS 고려 – 재활의학과 자문 고려 – 비경구 식이는 L-tube or parenteral

2. 진단과 치료

진단

1) 기구를 사용하지 않는 선별검사(non-instrumental methods for screening and assessment)

급성기 뇌졸중 혹은 외상성 뇌손상 환자들을 대상으로 침상에서 시행할 수 있는 선별검사는 다양하게 개발되어 적용되고 있으나(clinical screening methods(표 11-2, 표 11-3), water swallowing test, swallowing provocation test 등), 이들 검사로는 무증상 흡인을 가려낼 수 없기 때문에 연하장애를 선별하지 못하는 경우가 40%에 이르는 것으로 보고되고 있어 임상적 필요 시 추가적인 검사가 필요하다[34,35]. 한편, Addington WR 등은 뇌졸중 환자에게 코흡인기를 이용하여 L-타타르산(L-tartaric acid)을 흡입시켜 기침반사가 나타나는지를 확인하는 방식의 반사기침검사(reflex cough test)를 제안하였고, 이를 통해 흡인성 폐렴의 발생 가능성을 효과적으로 예측할 수 있음을 보인 바 있다[43].

2) 기구를 이용한 검사(instrumental methods for screening and diagnosis)

(1) 흉부방사선 검사(chest radiography)

흉부방사선검사는 폐렴의 진단을 위한 가장 기본적인 검사이다. 일반적으로 바륨을 이용한 비디오투시연하검사 이후 흉부방사선 검사를 시행하여 흡인 여부를 판단한다. 그림 11-1의 흉부방사선검사사진에서 흡인된 액상바륨이 원위부 기관지에서 관찰되는 것을

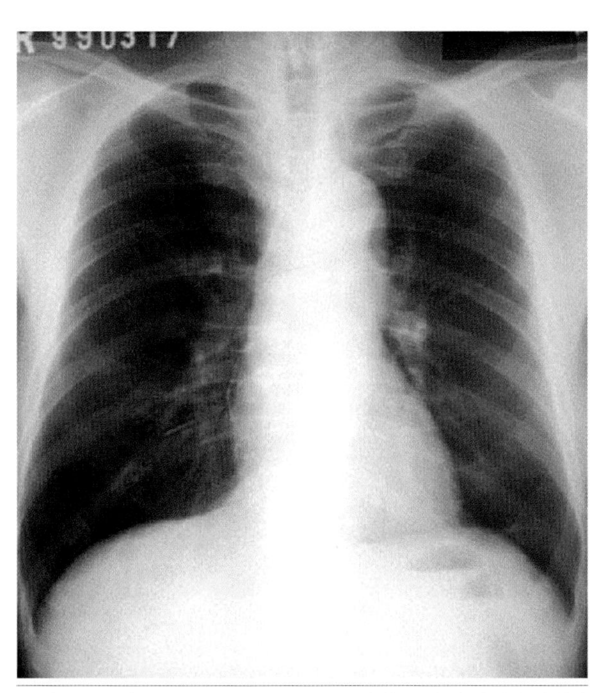

그림 11-1. 액상 바륨이 원위부 기관지에 흡인된 흉부방사선검사 사진(postero-anterior chest image)

알 수 있다.

(2) 비디오투시연하검사(videofluoroscopic swallowing study, VFSS) 및 내시경연하검사(fiberoptic endoscopic examination of swallowing, FEES)

바륨 등을 이용한 비디오투시연하검사는 연하장애를 진단하는 표준검사(gold standard test)이며, 뇌졸중 혹은 외상성 뇌손상환자의 연하장애를 진단하기 위해 널리 사용된다(제6, 7, 8장 참조). 그러나 인지능력이 심하게 저하된 환자나 의자에 앉은 자세를 유지할 수 없는 뇌졸중 혹은 외상성 뇌손상환자에서는 그 적용이 제한되며, 검사실로 환자가 이동하여 검사해야 하는 어려움이 있다. 이 경우 코를 통해 들어간 내시경을 통해 인두와 후두를 평가하는 내시경연하검사가 유용하게 이용되는데, 이동 가능한 검사장비를 이용하며 누운 자세의 환자에게도 적용이 가능하기 때문이다. 비디오투시연하검사와 내시경연하검사는 흡인

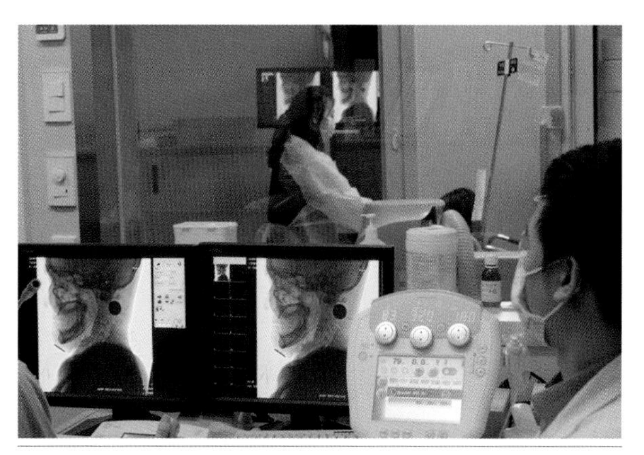

그림 11-2. 비디오투시연하검사

의 진단에 있어 신뢰할 수 있는 유일한 두 가지 진단 방식이며[40], 여러 연구에서 임상적으로 대체가능한 것으로 보고되고 있다[36-39].

(3) 초음파검사(ultrasonography), 컴퓨터단층촬영(computed tomography, CT) 및 자기공명영상검사(magnetic resonance imaging, MRI)

구강기와 인두기에 혀의 기능과 설골 및 후두의 움직임을 평가하기 위해 초음파검사를 시행할 수 있으며, 소아에서 혀의 비정상적 움직임을 평가하는 데 유용하게 사용될 수 있다. 또한 내시경연하검사와 함께 시행함으로서, 내시경연하검사 단독으로는 발견하기 어려운 벽외성(extramural) 혹은 점막하(submucosal) 병변을 진단하는데 기여할 수 있다.

컴퓨터단층촬영이나 자기공명영상은 해상도(definition)가 높아 구조적 이상을 진단하는 데 효과적이다. 특히 연하장애의 원인이 되는 중추신경계 병변의 진단에 있어서는 가장 유용한 진단방법이라 할 수 있다.

(4) 맥박산소측정법(pulse oximetry)

뇌졸중이나 외상성 뇌손상 환자에서 빠르고 비침습적으로 흡인을 찾기 위해 맥박산소측정법이 제안되었다. 그러나 여러 연구에서 뇌의 병변으로 인한 흡인과 산소포화도의 저하가 유의하게 관련되지 않음이 보고되었다[41,42].

(5) 섬광조영술(scintigraphy)

섬광조영술은 뇌졸중이나 외상성뇌손상환자의 연하장애를 진단하는데에는 다소 제한적이며, 식도의 운동장애나 위식도역류 등 질병에 있어서의 정량적 평가를 위해 사용된다.

치료

연하장애 치료의 목표는 적절한 영양 섭취를 유지하고 흡인을 감소시키는 것이다. 식이 점도 조절, 촉진 및 보상기법, 재활운동, 약물 및 수술적 치료 등 연하장애의 극복을 위한 다양한 치료적 접근이 존재한다. 뇌졸중 및 외상성 뇌손상 환자의 연하장애 치료에 있어 중요한 원칙들은 다음과 같다.

표 11-3. 뇌졸중과 외상성 뇌손상 환자의 연하장애 치료 원칙

① 연하장애에 대한 평가 전까지는 금식을 유지한다.
② 구강 내 세균이 증식하지 않도록 최소한의 물을 사용한 구강관리를 정기적으로 시행한다.
③ 환자의 의식 수준을 고려하여 연하장애의 선별검사를 시행한다.
④ 주기적으로 영양결핍 및 탈수 상태를 파악하고 위험 요소를 선별한다.
⑤ 흡인의 위험을 최소화하는 영양공급방식을 선택하여 적용한다.
⑥ 퇴원 시 환자와 보호자에게 연하장애에 대해 교육한다.
⑦ 환자와 보호자의 원하는 바를 고려하여 가능한 치료 방법을 선택할 수 있도록 한다.

1) 보상기법(compensatory technique)

보상기법은 연하장애를 가진 환자에서 현재 일어날 수 있는 흡인을 막기 위한 방책이며 삼킴을 신경학적으로 개선시키거나 삼킴과 관련된 신경망의 회복을 도모하는 치료는 아니다. 턱 당기기(chin tuck)과 같은 자세유지기법은 혀기저부와 인두의 후벽까지의 거리를 단축시키고 3차원적 구조를 변형시켜 식괴를 더 높은 압력으로 압박하며, 기도를 좁히고 후두개곡 공간을 넓혀 연하반사의 지연이 있는 환자에서 인두의 연하작용이 일어날 때까지 음식물이 더 긴 시간 머물게 해 줌으로써 흡인의 가능성을 줄일 수 있다.

환측으로 고개를 돌리거나(rotation of the head to the affected side), 건측으로 고개를 기울이는 것(tilting of the head to the strong side) 역시 보상적 기법의 예가 된다. 환측으로 고개를 돌리게 되면, 환측의 이상와가 좁아지면서 음식물이 건측으로 이동하여 잔류물(residue)을 줄일 수 있게 되고, 마비된 성대(vocal cord)에 압력을 가해 중앙으로 이동하게 함으로써 기도의 폐쇄를 도울 수 있다. 건측으로 고개를 기울이면 음식물이 구강 내와 인두에서 건측으로 치우쳐 이동하게 되므로 마비측의 불완전한 작용으로 인해 흡인이 일어날 가능성이 줄어든다. 멘델슨법(Mendelsohn maneuver), 성문상 연하법(supraglottic swallow), 노력연하(effortful swallow) 같은 보상삼킴기법 역시 삼킴의 안전성과 효과를 높이기 위한 방안이다. 이러한 보상기법을 통해 흡인이 감소함이 몇몇 연구에서 보고된 바 있다[44,45].

2) 재활운동(rehabilitation exercises)

뇌졸중 및 외상성 뇌손상 환자의 연하장애 재활운동은 크게 연하와 관련된 근육들의 근력과 지구력을 증진시키는 등의 목적 하에 이루어지는 간접적(indirect) 재활운동과, 실제 연하의 과정에서 동적 움직임을 조절할 수 있도록 돕는 직접적(direct) 재활운동으로 구분할 수 있다. 일반적인 재활운동의 원칙이 준용될 수 있는데, 운동범위의 제한을 줄이고 턱과 입술, 볼, 혀, 연구개, 성대 등을 움직이는 근육을 강화하며 조화로운 움직임이 가능하도록 해야 한다. 표면근전도나 비디오투시를 이용한 바이오피드백 기법이 이용되기도 한다. 운동학습의 원리와 기능적 연하 과정에 초점을 두어 훈련하고자 하는 방안의 하나로 McNeill Dysphagia Therapy program이 제시되기도 하였다[20].

3) 관을 이용한 영양공급(enteral feeding via tube)

심한 연하장애로 인해 구강 섭취가 불가능한 경우 관을 이용해 직접적으로 위장관에 영양을 공급하기도 한다. 비위관(nasogastric tube)을 이용한 방법은 비침습적이고 효과적인 방법으로 널리 사용되고 있으나, 연하장애가 지속되어 장기간 사용할 경우 만성부비동염이나 역류성식도염 등을 야기할 수 있다. 이러한 경우 경피적내시경위조루술(percutaneous endoscopic gastrostomy)을 시행하는 것이 추천된다. 그밖에도 구강식도관(oroesophageal tube)을 통해 영양을 공급하기도 하는데(그림 11-3), 뇌졸중이나 외상성뇌손상 환자 중 인지능력과 양 손의 기능이 비교적 정상이고 구역반사(gag reflex)가 소실된 경우 좋은 적응이 된다.

4) 식이 점도조절(dietary modification)

연하장애의 치료에 있어 식이의 점도를 조절하는 것은 매우 중요하다. 많은 뇌졸중이나 외상성뇌손상 환자들은 발병 초기에 증점제를 이용하여 음식물의 점도를 높여 식이를 시작함으로써 흡인의 위험을 줄일 수 있다. 연하장애가 회복됨에 따라 점차 증점제의 양을 줄여 정상 식이에 가깝게 조절할 수 있다(제24장 참조).

5) 신경조절치료(neuromondulation)

최근 뇌의 기능을 조절하는 방법으로 신경조절(neuromodulation)이 뇌가소성을 증진시키는 재활치료의 보조수단으로 주목을 받고 있다. 연하장애의 치료

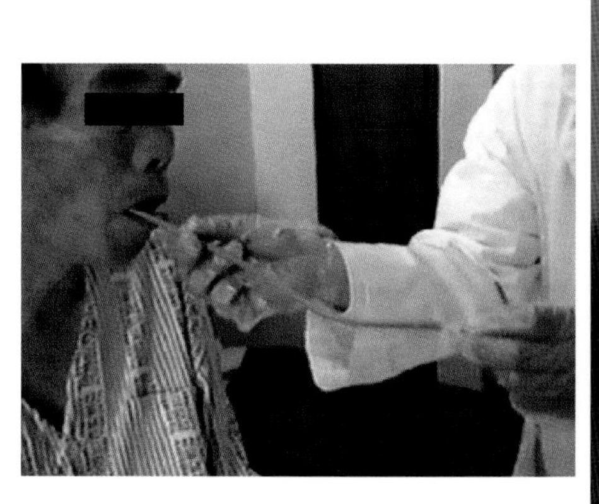
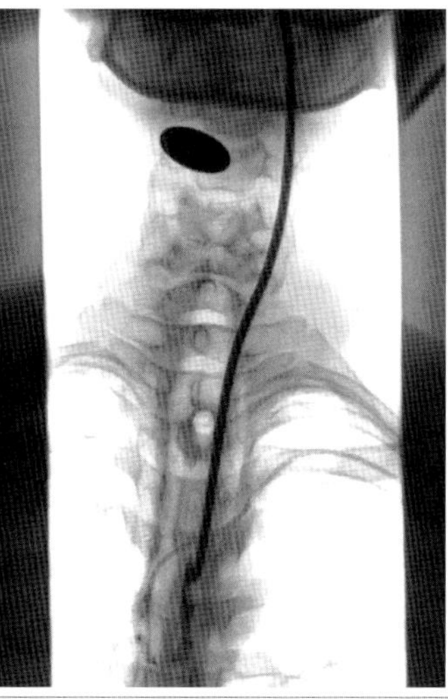
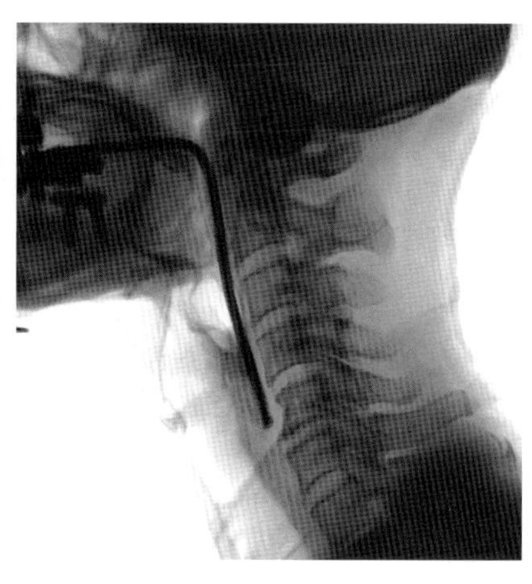

그림 11-3. 구강식도관을 이용한 영양공급

에 있어서도 경두개자기자극치료(repetitive transcranial magnetic stimulation, rTMS), 인두부 전기자극치료(pharyngeal electrical stimulation, PES), 신경근육전기자극치료(neuromuscular electrical stimulation, NMES), 경두개직류자극치료(transcranial direct current stimulation, tDCS)[11,29] 등이 제시되어 시행되고 있으며, 음식물의 잔류와 흡인을 줄이고 병원입원기간을 단축하며 기능적 연하기능의 향상을 야기하는 데 긍정적 역할을 할 수 있다는 연구결과들이 보고되고 있다[10,18]. 이러한 비침습적 뇌자극 치료법은 광범위한 신경생리학적 근거를 가지고 있으므로 향후에는 많은 임상시험이 진행될 것으로 예상되며 그 결과를 주시할 필요가 있다(제23장 참조).

6) 약물치료(pharmacologic treatment)

연하장애를 치료하는 데 사용되는 몇 가지 약물이 있다. 보툴리눔독소(botulinum toxin type A, BoNT-A)는 위식도괄약근이나 상부식도괄약근에 내시경을 통해 주사하여 근육의 긴장을 완화하고 윤상인두근연축(cricopharyngeal spasm)으로 인한 연하장애를 치료하는 데 사용된다. Diltiazem은 호두까기식도(nutcracker esophagus) 등의 질환에서 식도의 수축과 운동성을 향상시키는 목적으로 사용된다. 이밖에도 glucagon, cysteamine, nitrates 등의 약물이 특정 질환에서 사용되기도 하나, 뇌졸중이나 외상성 뇌손상 환자의 연하장애를 치료함에 있어서 양성자펌프억제제(proton pump inhibitor) 등 일반적인 위보호제를 제외한 다른 약물의 역할은 크지 않다.

7) 수술

윤상인두근 절개술(cricopharyngeal myotomy)이 근육의 긴장이 과도한 경우 압력을 줄이는 목적으로 시행되기도 하나, 뇌졸중 및 외상성 뇌손상 환자에서는 근육 자체의 이상보다는 신경인성 원인에 의한 조절 기전이 문제가 되는 경우가 대부분이므로 일반적으로 이러한 수술이 권유되지 않으며, 보툴리눔독소 주사를 이용한 치료가 효과적으로 윤상인두근 절개술을 대체할 수 있다. 급성기 뇌졸중 혹은 외상성 뇌손상 환자에서 흡인이 문제가 되는 대부분의 경우 후두수술이 아닌 기관절개술(tracheostomy)로 충분하다. 만약 환자가 발화를 할 수 없고 연하장애가 고착된 상태라면 후두적출술(laryngectomy)을 고려할 수 있고, 회복의 가능성이 있으나 현재 흡인이 심각한 위험을 야기하는 상태라면 임시 방편으로 후두폐쇄술(laryngeal closure by diversion procedure)을 시행할 수 있다.

III. 예후

뇌졸중 환자의 경우 초기에 나타나는 연하장애는 시간이 지나면서 점차 호전되며, 일반적으로 재활치료가 성공적인 경우가 많다. 처음 발병한 뇌졸중이 한쪽의 대뇌반구에 국한된 경우에는, 고령이거나, 광범위한 뇌경색 혹은 뇌출혈이 있거나 수두증이 병발한 환자가 아니면 연하장애는 대개 일과성이다. 반면 작은 크기의 뇌경색이라도 여러 번 반복되어 양측성으로 발생한 경우에는 연하장애의 회복이 느리고 점차 악화되기도 한다. 뇌동맥류파열에 의한 지주막하출혈(subarachnoid hemorrhage) 환자는 생존 후 의식이 호전되면 대부분 연하장애를 보이지 않는다. 급성기 뇌졸중 환자의 연하장애는 비교적 빠른 속도로 호전된다. 몇몇 연구에서 물 삼키기 검사 등의 평가를 시행하였을 때, 48시간 내에 연하장애를 호소하였던 환자의 약 50%에서 1주일 뒤에 임상적 회복이 관찰되었다[6]. 흡인이 있는 환자에서도 역시 빠른 속도로 회복되는데 초기 72시간 내에 시행한 비디오 투시 연하검사에서 흡인이 발견된 환자의 87%가 3개월 시점에 흡인 소견을 보이지 않았다[19]. 일반적으로 재활병동에 입원한 환자에서 흡인이 약 25~30% 정도 나타나는 것으로 알려져 있고, 이중 절반 정도에서 무증상 흡인이 관찰되나[9,12], 연하장애와 흡인은 대부분 뇌졸중 초기부터 호전을 보이며 만성기에도 지속되는 연하장애는 대략 10% 정도인 것으로 알려져 있다[22].

외상성 뇌손상 환자에서 연하장애가 오래 지속될 때는 향정신성약물(psychotropic agent)에 의한 부작용을 반드시 고려해야 한다. 외상성 뇌손상에서는 초초(agitation)나 섬망(delirium)을 동반하는 경우가 흔하기 때문에 향정신약물을 사용하는 경우가 많고, 불면증으로 인한 수면제를 사용하기도 한다. 이와 같은 경우 연하반사의 지연이나 기침반사의 감소 등의 증상이 나타나 흡인을 야기하기도 한다. 혈관연축이나 수두증이 병발한 경우에도 연하장애가 오래 지속되는 경향이 있다.

1. 연하장애의 합병증

뇌졸중 혹은 외상성 뇌손상 후의 연하장애는 다양한 임상적 문제와 연관이 있다. 특히 음식물이나 침의 흡인은 폐렴의 발생과 직접 관련이 있다. 기도 흡인이 되는 환자에서 폐렴이 모두 발생하지는 않으며, 흡인되는 물질의 종류나 깊이, 기침반사나 수의적 기침 가능 여부 또는 흡인물이 제거되는 정도에 따라 달라질 수 있다. 흡인성 폐렴의 위험인자로는 연하장애 뿐만 아니라, 만성 폐쇄성 폐질환, 울혈성 심부전, 식이관의 유무, 구강 위생 상태, 침상에 누워 지내는 경우 등을 들 수 있다[4]. 뇌졸중으로 입원치료를 받는 환자의 10% 정도에서 폐렴이 발생하는 것으로 알려져 있으며[32], 고령의 환자이거나 심한 뇌졸중(severe stroke)의 경우 폐렴의 발생률은 40%에 달하는 것으로 보고되고 있다[33]. 폐렴은 뇌졸중 발병 후 첫 1주 간 가장 흔하게 나타나는데, 이는 초기 연하장애의 높은 발생률과 면역기능저하로 인한 것으로 생각된다. 고령의 환자는 침의 생성 및 분비가 저하되고 구강에 호흡기계 유해균이 자라기 쉬워 흡인 시 폐렴의 위험이 높다는 점도 간과해서는 안 된다.

연하장애를 포함하여 경구섭취가 제한적인 경우 영양 결핍 및 탈수 등의 문제를 일으킬 수 있다. 급성기 뇌졸중 이후에 영양결핍의 유병율은 입원 시 16% 정도에서 2주 후 22%로 증가하는 것으로 알려져 있다. 뇌손상 이후 여러 대사성 호르몬의 분비 증가로 인해 대사 및 분해 작용이 증가하여, 이를 보상하기 위해 체내 영양소가 분해되고 음성 질소균형상태가 된다. 손상 후 2~3일 시점에 이러한 대사 및 분해 작용의 증가가 최고조에 이르며, 이로 인한 음성 질소균형상태의 회복에는 최소 3주가 소요되는 것으로 보고되고 있다. 따라서 초기의 적절한 영양 유지와 연하장애 치료가 매우 중요하다[2].

뇌손상 환자의 탈수를 인지하는 것이 임상적으로 중요한데, 정맥이나 비위관을 통해 영양공급을 받는 환자에서보다 경구 식이가 가능한 환자에서 오히려 더 흔하게 탈수가 나타나는 경향이 있어 주의를 요한다.

2. 연하장애와 가소성

신경가소성(neuroplasticity)이란 중추신경계의 손상 후 나타나는 뇌의 재구성 혹은 재배치 능력을 일컫는 것으로 주위 환경이나 병변에 맞도록 대뇌피질의 기능과 형태가 변하는 신경계의 적응(neural adaption) 과정이라고 할 수 있다. 재활치료의 목표는 이러한 뇌가소성을 통해 궁극적으로 행동학적 변화, 즉 기능 회복이 일어나도록 하는 것이며, 뇌가소성은 연습과 치료에 의해 촉진될 수 있으므로 재활치료의 주된 역할은 뇌가소성이 바람직한 방향으로 일어나도록 하는 것이다[25]. 연하 기능의 회복과 대뇌 피질의 재구성 혹은 재배치의 관계는 여러 연구에서 입증되었는데, 경두개자기자극을 통해 얻은 뇌자기공명영상을 바탕으로 회복이 이루어짐에 따라 병변 반대측의 인두 지배 영역이 확대된다는 것이 알려져 있고[15], 기능적뇌자기공명영상이나 뇌자기도검사(magnetoencephalography)를 이용한 다른 연구들에서도 병변 반대측의 보상적 대뇌 피질 활성화가 회복에 중요한 역할을 함이 보고되었다[30,31].

참고문헌

1. 2014년 사망원인통계, 통계청
2. 전민호, 유승돈. 외상성 뇌손상의 재활. 재활의학. 제5판. 군자출판사; 2014. 697-724.
3. 한태륜, 백남종, 김대열. 뇌졸중의 재활. 재활의학. 제5판. 군자출판사; 2014. 657-95.
4. 한태륜, 백남종, 김일수. 연하장애 재활의학 제 3판. 군자출판사; 2008. 363-85.
5. Axelsson K, Asplund K, Norberg A et al. Nutritional status in patients with acute stroke. Acta Med Scand. 1988;224:217-224
6. Barer DH. The natural history and functional consequences of dysphagia after hemispheric stroke. J Neurol Neurosurg Psychiatry. 1989;52:236-41.
7. Carnaby G, Hankey GJ, Pizzi J.Behavioural intervention for dysphagia in acute stroke: a randomised controlled trial. Lancet Neurol. 2006 Jan;5(1):31-7.
8. Corrigan JD, Selassie AW, Orman JA.The epidemiology of traumatic brain injury.J Head Trauma Rehabil. 2010 Mar-Apr;25(2):72-80.
9. Falsetti P, Acciai C, Palilla R et al. Oropharyngeal dysphagia after stroke: incidence, diagnosis, and clinical predictors in patients admitted to a neurorehabilitation unit. J Stroke Cerebrovasc Dis. 2009;18:329-35.
10. Geeganage C, Beavan J, Ellender S and Bath PM. Interventions for dysphagia and nutritional support in acute and subacute stroke.Cochrane Database Syst Rev 2012; 10: CD000323.
11. Geeganage C, Beavan J, Ellender S et al.Interventions for dysphagia and nutritional support in acute and subacute stroke. Cochrane Database Syst Rev. 2012 Oct 17;10
12. Gottlieb D, Kipnis M, Sister E et al. Validation of the 50 ml3 drinking test for evaluation of poststroke dysphagia. Disabil Rehabil. 1996;18:529-32.
13. Hamdy S, Aziz Q, Rothwell JC et al. Explaining oropharyngeal dysphagia after unilateral hemispheric stroke. Lancet. 1997;350:686-692
14. Hamdy S., Role of cerebral cortex in the control of swallowing. GI motility online 2006
15. S. Hamdy, Q. Aziz, J.C. Rothwell et al. The cortical topography of human swallowing musculature in health and disease, Nat. Med. 2 (11) (1996) 1217-24
16. Hatano S. Experience from a multicentre stroke register: a preliminary report. Bull World Health Organ. 1976; 54: 541-553
17. HealthataGlance2011OECDINDICATORS. ww.oecd.org/els/health-systems/49105858.pdf Jayasekeran V, Singh S, Tyrrell P, et al. Adjunctive functional pharyngeal electrical stimulation reverse swallowing disability after brain lesions.Gastroenterology 2010; 138: 1737-1746.
18. Kidd D, Lawson J, Nesbitt R et al. The natural history

and clinical consequences of aspiration in acute stroke. QJM. 1995;88:409-13.

19. Carnaby-Mann G and Crary M. McNeill dysphagia therapy programme: a case-control study.Arch Phys Med Rehabil2010; 91: 743-749
20. Logemann JA. Evaluation and treatment of swallowing disorders. 2nd ed. Austin: Pro-ed; 1998:307-314
21. Mann G, Hankey GJ, Cameron D. Swallowing function after stroke: prognosis and prognostic factors at 6 months. Stroke. 1999;30:744-8.
22. Martino R, Foley N, Bhogal S et al. Dysphagia after stroke: incidence, diagnosis, and pulmonary complications. Stroke. 2005 Dec;36(12):2756-63.
23. Mozaffarian D, Benjamin EJ, Go AS et al. Heart disease and stroke statistics--2015 update: a report from the American Heart Association. Circulation. 2015 Jan 27;131(4):e29-322
24. NJ Paik. Neuromodulation and brain plasticity. Brain & NeuroRehabilitation 2008;1:12-19
25. Steinhagen V, Grossmann A, Benecke R et al. Swallowing disturbance pattern relates to brain lesion location in acute stroke patients. Stroke. 2009;40:1903-1906
26. Tae Gon Kim, Sang Sup Chung, Ryoung Huh et al. Traumatic brain injury. J Neurocrit Care 2008;1 Suppl 1:S56-S62
27. WHO FACTSHEET;THE TOP TEN CAUSES OF DEATH www.who.int/mediacentre/factsheets/fs310_2008.pdf
28. Yang EJ, Baek SR, Shin J et al. Effects of transcranial direct current stimulation (tDCS) on post-stroke dysphagia.Restor Neurol Neurosci. 2012;30(4):303-11
29. Li S, Luo C, Yu B, et al. Functional magnetic resonance imaging study on dysphagia after unilateral hemispheric stroke: a preliminary study. J Neurol Neurosurg Psychiatry 2009; 80: 1320-1329.
30. Teismann IK, Suntrup S, Warnecke T, et al. Cortical swallowing processing in early subacute stroke. BMC Neurol 2011; 11: 34.
31. Westendorp W, Nederkoorn P, Vermeij J, Dijkgraaf M and van de Beek D. Post-stroke infection: a systematic review and meta-analysis. BMC Neurol 2011; 11: 110.
32. Hoffmann S, Malzahn U, Harms H, et al. Development of a clinical score (A2DS2) to predict pneumonia in acute ischemic stroke. Stroke 2012; 43: 2617-2623.
33. Leder S, Sasaki C and Burrell M. Fiberoptic endoscopic evaluation of dysphagia to identify silent aspiration. Dysphagia 1998; 13: 19-21.
34. O'Neill P. Swallowing and prevention of complications. Br Med Bull 2000; 56: 457-465.
35. Langmore S, Schatz K and Olson N. Endoscopic and videofluoroscopic evaluations of swallowing and aspiration. Ann Otol Rhinol Laryngol 1991; 100: 678-681.
36. Colodny N. Effects of age, gender, disease, and multisystem involvement on oxygen saturation levels in dysphagic persons. Dysphagia 2001; 16: 48-57.
37. Perie S, Laccourreye L, Flahault A, Hazebroucq V, Chaussade S and St Guily JL. Role of videoendoscopy in assessment of pharyngeal function in oropharyngeal dysphagia: comparison with videofluoroscopy and manometry. Laryngoscope 1998; 108: 1712-1716
38. Rao N, Brady S, Chaudhuri G, Donzelli J and Wesling M. Gold-standard? Analysis of the videofluoroscopic and fiberoptic endoscopic swallow examinations. J Appl Res Clin Experiment Therapeut 2003; 3: 89-96.
39. Lowery D. Assessment and measurement tools used in the evaluation of swallowing. Curr Opin Otolaryngol Head Neck Surg 2001; 9: 134-138.
40. Wang, T. G., Chang, Y. C., Chen, S. Y., & Hsiao, T. Y. (2005). Pulse oximetry does not reliably detect aspiration on videofluoroscopic swallowing study. Arch.Phys.Med.Rehabil., 86(4), 730-734.
41. Rowat, A. M., Wardlaw, J. M., Dennis, M. S., &

Warlow, C. P. (2000). Does feeding alter arterial oxygen saturation in patients with acute stroke? Stroke, 31(9), 2134-2140.

42. Addington WR, Stephens RE, Gilliland K, Rodriguez M. Assessing the laryngeal cough reflex and the risk of developing pneumonia after stroke. Arch Phys Med Rehabil. 1999 Feb. 80(2):150-4.
43. Bulow M, Olsson R and Ekberg O. Videomanometric analysis of supraglottic swallow, effortful swallow, and chin tuck in healthy volunteers. Dysphagia 1999; 14:67-72.
44. Speyer R, Baijens L, HeijenM and Zwijnenberg I. Effects of therapy in oropharyngeal dysphagia by speech and language therapists: a systematic review. Dysphagia 2010; 25: 40-65.

chapter

12

퇴행성 중추신경계 질환의 연하장애

박기덕, 박윤길, 이주강, 윤서연

I. 치매와 연하장애

치매(dementia)는 뇌신경세포의 만성적이고 진행성 퇴행에 의해 의식장애 없이 기억, 사고, 언어, 학습, 공간인지 등의 고위인지기능에 다양한 기능저하를 일으키는 증후군을 말한다. 인지기능저하와 동반하여 감정조절의 이상, 일상생활과 사회기능의 이상을 동반한다. 수명의 증가와 고령화의 진행에 따라 2015년 기준 60세 이상의 인구는 세계적으로 약 9억명이고 이 중 치매인구는 4천6백8십만명에 이를 것으로 추정하고 있다[1]. 치매를 일으키는 질환은 대략 55가지 이상에 이른다. 60~80%의 치매는 알츠하이머병에 의해 일어나며 20~30%의 치매는 혈관성 치매이다[2]. 그 외 치매를 일으키는 질환은 레비소체치매(dementia with Lewy bodies), 진행핵상마비(progressive supranuclear palsy), 피질바닥핵병변(corticobasal degeneration), 다발계위축(multiple system atrophy), 전측두엽치매(frontotemporal dementia), 파킨슨병 치매(parkinson disease dementia), 등 다양하다[2].

1. 치매에서의 연하장애의 역학과 중요성

치매가 진행됨에 따라 삼킴에 어려움을 보이며 먹는 것에 흥미를 잃게 되는 경우가 많다. 치매 진행에 따라 어느 시기에 필연적으로 연하장애가 발생하며 치매의 진행 정도가 심할 수록 연하장애의 정도가 심한 경향을 보인다. 연하장애로 인한 심각한 합병증은 영양실조와 탈수, 흡인성 폐렴이다. 특히 치매환자에서 흡인성 폐렴이 사망원인의 70%를 넘는 것으로 보고되고 있어[7] 연하장애를 조기에 발견하고 관리하는 것은 매우 중요하다. 요양원에 입소중인 노인의 12~68%에서 연하장애가 발생함이 보고되었고, 알츠하이머치매 환자에서 초기에 식이섭취의 이상을 나타내는 경우가 50~75%에 달한다. 알츠하이머치매의 경우 연하장애의 뚜렷한 증상이 나타나기 전인 경도 치매의 시기에도 스스로 먹기와 삼킴 기능이 정상군에 비해 저하되어 있었다[9]. 또한, 기능적 자기공명영상을 이용한 연구에서 알츠하이머치매 환자의 경우 연하장애의 증상이 뚜렷해지기 전에 이미 연하와 연관된 여러 뇌영역의 이상이 나타나는 것이 보고되었다.

2. 치매시기별 식이섭취장애의 양상

치매환자의 연하장애는 다양한 원인이 복합적으로 관여하는 경우가 많다. 대부분의 치매환자가 노인이고 따라서 노화와 관련된 연하기능 저하를 이미 가지고 있는 경우가 많다. 치매환자에서 연하장애를 유발하는 원인을 세가지 영역으로 분류해 볼 수 있다. 첫째는 신체기능적인 문제이다. 이 중 구강/치아의 문제가 연하장애의 가장 흔한 해부학적 문제이다. 치아의 결손, 충치, 치주염 등의 염증성 질환, 구강건조증 등이 흔하다. 노화에 의한 맛감각과 냄새 감각 저하, 구강내 일반 감각 저하도 식이섭취에 영향을 미치는 흔한 문제이다. 인두 및 식도의 운동성 저하, 역류성 식도염 등도 영향을 줄 수 있는 문제이다. 두번째는 신경인지기능 문제에 의한 인지관련 섭식장애(cognitive-based dysphagia)이다. 의식의 저하, 주의력의 문제, 식욕의 문제, 실행증, 인식력 저하와 무시증후군 등이 주로 발생하는 문제이다. 세번째는 치매 진행에 따라 나타나는 치매 행동심리증상과 관련된 섭취장애이다. 치매의 시기에 따라 식이섭취장애의 양상이 다르다. 치매의 초기에는 환자가 먹는 것을 잊는 경우가 많고, 우울증이나 식욕 감소에 의해 먹는 것을 거부할 수도 있고 식사 도중에 다른 것에 주의를 빼앗겨 먹는 것을 중단하고 식탁을 떠나는 경우도 나타난다. 치매 중기에는 연하장애 외에도 초조감 등으로 인해 충분한 식사량을 유지하지 못하는 경우를 보인다. 치매의 말기에는 구강 및 인두의 운동 장애가 진행하므로 구강기와 인두기의 여러 양상의 연하장애가 뚜렷해지며 영양실조와 흡인의 빈도가 증가하고 더 이상 안전하고 충분한 구강섭취가 불가능해지면 경관식이로 진행하게 된다. 알츠하이머치매환자의 식이섭취장애를 조사한 한 연구에 의하면 경도 치매환자에서는 식욕의 변화가 49.5%로 가장 높았고, 중도 치매환자에서는 식사습관과 선호 음식의 변화가 가장 높았으며 말기 치매의 경우 연하장애가 가장 뚜렷한 특징이었다.

3. 연하장애의 평가와 치료

1) 평가

연하장애가 있는 치매환자의 평가는 연하장애의 상태 파악, 악화인자 확인, 식이섭취에 영향을 미치는 인지장애와 신경학적 상태의 파악 및 감별, 안전한 영양공급 방법 평가, 연하재활치료가 도움을 줄 수 있는지 파악하기 위한 목적으로 시행한다. 평가는 연하장애와 관련된 기초의학정보, 환자 및 보호자 면담, 구강 및 인두, 신체검진, 침상검사, 검사실 평가로 이루어진다.

(1) 기초의학정보

신경학적 정보와 치매의 종류 및 합병증, 과거력, 식이섭취와 연하기능, 영양상태, 합병증 과거력을 알기 위해 의무기록을 통해 조사한다. 조사 항목은 진단명, 체중, 식이섭취 양상, 선호음식, 식이섭취의 독립성, 씹기와 삼키기의 어려움 여부, 식이섭취 중 사레/질식의 유무 및 빈도, 발열 또는 폐렴의 병력, 영양상태와 관련된 검사수치, 흉부영상검사, 비디오투시연하검사 소견 등이다.

(2) 신체검진

① 감각검사

해부학적으로 구분하여 혀의 앞쪽 2/3, 뒤쪽 1/3, 경구개, 연구개, 인두뒤벽, 후두 아래의 부위에 촉각, 통각, 온도감각, 맛감각을 검사한다.

② 운동검사

연하기능의 정도를 파악하기 위해 입술과 구강 및 인두의 근력, 운동범위, 조절능력을 검사한다. 입술의 움직임, 치아 상태, 혀 움직임, 구개의 움직임, 삼킴 시 인두의 움직임, 발성 및 호흡 등을 평가한다.

③ 자세

치매가 진행함에 따라 다양한 자세이상이 나타날 수 있다. 삼킴에 영향이 큰 것은 앉은 자세에서의 상체와 머리의 자세이며 환자가 고개를 들지 못하고 숙이고 있거나 반대로 뒤로 제치고 있거나 또는 다양한 방향으로 고개를 위치시킬 수 있다. 자세 이상이 있는 경우 음식을 입안으로 넣기, 음식물의 구강이동, 흘림, 인두기 삼킴 및 흡인 등에 어떠한 영향을 미치는지를 확인한다.

(3) 침상검사

물삼키기 검사를 하거나 소량의 음식 먹기를 시행하여 구강기, 인두기의 이상유무를 볼 수 있다.

(4) 검사실평가

비디오투시연하검사(제6, 7장 참조) 또는 내시경연하검사(제8장 참조)를 시행할 수 있다.

(5) 인지행동양상의 평가

① 인지기능평가

기억장애(식사하는 것 잊음), 실행증(식사도구사용법, 연하동작), 주의집중력의 이상(식사 중 다른 것에 주의 팔림), 지각능력이상(perceptual dysfunction, 편측무시, 음식지각장애), 의사소통이상 등의 유무와 정도를 평가하고 식이섭취와 연하에 미치는 양향을 판단한다.

② 치매 행동심리증상(behavioral and psychological symptoms of dementia; BPSD)

식이섭취와 관련된 흔한 행동심리증상은 식이 거부증, 과다식욕, 돌아다니기, 특정 자리 고집, 특정 음식 고집, 한가지만 먹기, 안 삼키고 물고 있기, 안씹기, 뱉어내기, 손으로 집어먹기, 음식으로 장난치기, 음식이 아닌 것 먹기, 다른 사람 음식 빼앗아 먹기, 음식과 관련된 피해망상 등 다양한 행동장애가 식이섭취에 영향을 미친다.

2) 치매환자의 식이관리와 연하재활치료

(1) 식이섭취관리

치매환자마다 식이섭취 및 연하장애의 양상이 다르므로 개개인 별 접근법이 필수적이다. 치매의 진행 정도와 환경의 변화 등에 따라 식이에 대한 수용 정도, 음식 취향, 식당 등 음식제공장소에 대한 선호도, 식이 선호 시간 등이 달라지므로 변화 양상에 따른 적절한 조치 및 관리가 필요하다. 씹고 삼키는 연하 기능의 직접적인 문제가 아닌 식이 섭취의 문제는 거의 대부분 인지행동이상에 의한 섭취장애이므로 환자 또는 보호자와의 대화와 행동 관찰을 통해 원인을 파악한 후 개별적인 해결방법을 찾는 것이 바람직하다. 일반적으로 사용하는 방법들은 선호하는 음식 종류 제공, 식사시간 조절, 적절한 간식 제공, 손으로 집어먹을 수 있는 음식 제공, 음식 종류 단순화, 간단한 음식 준비 참여, 찬 음식 따뜻한 음식 교대 제공 등이 있다.

(2) 연하재활치료

연하단계 1단계인 구강기의 음식물 받아들이기, 씹기, 후두 이동 등에 실행증이 발생할 수 있고 음식의 맛, 촉감 등에 이상이 생겨 연하장애가 올 수 있다. 식이를 변형시키고 차가운 음식과 따뜻한 음식을 교대로 제공하고, 단 음식을 적절히 제공하는 방법 등이 사용된다. 인두기 장애에 의한 잔류물과 기도 침투가 있는 경우 점도증진제, 식이 변형 등을 사용할 수 있

표 12-1. 인지행동 이상에 다른 문제점 및 해결방안

문제점	해결방안
건망증, 지남력 장애	
배고픔이나 음식의 필요에 대한 생체신호를 무시하게 되는 현상 탈수 및 이로 인한 요로감염의 호발	낮동안 지속적인 수분공급의 필요 환자의 동선을 따라 다양한 음료수를 배치
음식을 먹지않고 가지고 놀거나 하는 등의 증상 식사를 의미하는 주위환경이 바뀌지 않고는 대부분 식사 이전의 행동을 지속하는 경향을 보임.	테이블 보를 깔거나 냅킨박스를 보여주거나 하는 등의 식사를 의미하는 환경적 개입을 제공
식사도구를 적절히 잘 사용하지 못하는 경우 (예, 나이프를 이용하여 식사)	식사도구의 수를 제한함(간단한 한가지 도구를 제공).
식사 중 어찌할 바를 몰라하며 시작하지 못하는 경우	식사도구를 환자의 눈에 띄는 쪽에 위치시키고, 식사하는 동작 등의 시각적 단서를 제공.
주의집중력의 장애	
식사에 집중하지 못하고 식사를 끝내지 못하는 경우	간단한 동작이나 명령을 통해 식사에 집중할 수 있도록 함. 식사시간을 4~5번으로 나누어 짧게 자주 먹을 수 있도록 환경 제공.
식사를 끝내지 못하고 도중에 자리를 뜨는 경우	샌드위치 같은 한꺼번에 먹을 수 있는 음식을 제공하거나, 음식을 버릴 수 있는 주머니를 휴대하도록 함.
판단력 및 안전문제	
너무 큰 덩어리의 음식을 삼키는 경우	안전하게 삼킬 수 있는 음식의 질감, 크기 등을 평가 후 적절한 크기, 질감의 음식을 제공
음식이 아닌 것을 먹는 경우	음식에 장식을 하지 않도록 하며, 식사 테이블에 삼킬 수 있는 물건을 치우도록 함.
음식 위에 물을 붓는 경우	음식이 아닌 경우에만 물을 붓는 것을 허락함.
타인의 음식을 먹는 경우	식사 테이블에 타인과의 경계를 시각적으로 표시. 원형 테이블보다는 사각 테이블이 효과적
지각장애	
음식을 종류별로 구분하지 못하는 경우	각 음식별로 다른 색의 그릇에 담아내는 등의 시각적 차이를 제공
체중조절의 문제	가급적 아침식사 양을 늘리도록 함. 삼킴과정을 도울 수 있도록 찬음식, 따뜻한 음식을 번갈아 제공. 의학적으로 문제가 없다면 달콤한 당류를 제공(단맛에 대한 감각은 치매말기까지 유지됨) 고단백, 고칼로리 음식을 제공.
불안	
주위 환경요인에 따른 분열성 행동을 보이는 경우	타인에 대한 공격성을 보이는 경우 개인용 식사테이블을 제공하는 것이 효과적. 너무 밝은 곳보다는 조용하고 차분한 분위기 제공. 컵이나 식사도구 등을 환자가 쉽게 집을 수 있는 곳에 위치.

고(제24장 참조) 자세보상기법은 대부분 순응도가 낮으므로 사용이 쉽지 않다.

4. 예후 및 말기환자 관리

1) 치매에서의 연하장애의 예후

연하장애는 퇴행성질환에 의한 치매에서 필연적으

로 발생하게 된다. 노인의 경우 구강과 인두의 운동기능 및 조절능력이 저하되고 기침반사가 감소하기 때문에 삼킴기능의 감소와 흡인 빈도의 증가를 보이는데 치매노인의 경우는 이 정도가 더 심하다. 치매환자에서 연하장애가 진행하게 되면 탈수, 영양실조, 흡인성 폐렴의 발생률이 증가하게 되고 특히 흡인성 폐렴은 치매환자의 주요 사망원인으로 작용한다. 말기치매환자에서 흡인성 폐렴으로 입원한 경우 1/3이 병원에서 사망하게 되고 1/3은 6개월 내에 사망하는 것으로 나타났다. 나쁜 예후를 보이는 경우는 총 림프구수가 낮은 경우와 여러 폐엽의 폐렴이 발생한 경우였다. 고령, 일상생활 의존도가 높은 상태, 영양실조를 시사하는 검사수치를 보인 경우 6개월 사망률이 높았다.

2) 말기치매에서의 인위적 식이투여(경관식이 및 완전비경구영양법(total parenteral nutrition, TPN)

치매의 말기에 이르러 더 이상 구강섭취가 어려운 상태가 되었을 때 비위관/위루관을 통한 경관식이나 경정맥영양투여 등을 시행하는 경우가 흔하다. 그러나 여러 연구를 통하여 이러한 영양공급이 치매의 말기진행으로 인한 악액질(cachexia)의 발생과 환자의 건강상태 악화 및 사망률을 호전시키지 못하는 것으로 밝혀졌다. 이러한 인위적 영양 공급은 영양상태개선, 욕창 발생, 기능 수준, 사망률 등을 개선하지 못하는 것으로 조사되었다. 따라서 인위적 영양공급보다는 환자가 편안히 먹을 수 있는 수준의 구강식이투여가 권장되고 있다. 그러나 이러한 인위적 영양공급의 시행 여부는 환자 상태, 보호자의 동의여부, 각 나라의 문화적 인식 등에 따라 영향을 받으며 아직까지 논란의 여지가 많은 상태이다.

5. 결론

알츠하이머병으로 대표되는 신경퇴행성질환에 의한 치매는 인지기능의 장애와 연하장애로 인해서 다양한 식이섭취장애를 나타낸다. 치매의 진행에 따라 식이섭취장애와 연하장애가 필연적으로 나타나게 되며 말기치매에는 영양실조와 악액질이 발생하게 되며 흡인성 폐렴으로 사망하게 되는 경과가 가장 흔하다. 치매의 초기부터 조기 평가와 진단을 통해 식이섭취 장애와 연하장애를 개선해주는 것이 환자의 웰빙과 삶의 질 유지를 위해 중요하다. 말기 치매의 인위적 영양공급은 일반건강상태와 예후 개선에 도움이 되지 않으며 이의 시행 여부는 환자 상태, 가족과의 협의 등 여러 요소를 고려하여 결정해야 한다.

II. 파킨슨병에서의 연하장애

파킨슨병(Parkinson disease) 환자에서의 연하장애는 1817년 James Parkinson이 질환에 대해서 처음 기술한 내용에도 언급된 바와 같이 오래 전부터 병태생리에 대해서 연구가 진행되고 있지만 아직까지 명확한 규명이 이루어지고 있지 않다. 기저핵(basal ganglia)과 연수(medulla)를 포함한 뇌간(brainstem)의 퇴행성 변화가 연하장애를 일으키는 주요한 병리소견으로 알려졌으나, 최근 기능적 뇌영상검사에서 부운동피질(supplementary motor cortex)과 전대상피질(anterior cingulate cortex) 부위의 대사가 저하되어 있다고 보고되었고, 설인신경(glossopharyngeal nerve)과 미주신경(vagus nerve) 등 말초신경병증에 의한 인두(pharynx)의 감각기능 저하가 주요한 기전이라는 연구도 있었다. 이러한 원인들로 인하여 발생하는 구강 인두기의 서동증, 경직, 불완전한 윤상인두근(cricopharyngeus)의 이완, 윤상인두근의 개방 저하, 인두기 연하반사(pharyngeal swallow reflex) 기시의 지연 등이 파킨슨 환자에서 연하장애의 원인으로 제시되고 있다.

파킨슨병의 연하장애는 질환이 진행되면서 더욱 심각하게 나타나는데 연구자에 따라 차이가 있지만 유병률이 77%부터 95%까지 높은 비율로 보고되고 있다. 이러한 연하장애는 질환이 진행될수록 더 많은 수에서 관찰되며 영양학적 문제, 호흡기적 합병증을 일으켜 심한 경우에는 사망에까지 이를 수 있다. 환자에게 설문조사를 이용한 연구에서는 삼킴 곤란을 호소하는 환자가 30~80%로 나타나고 있지만, 객관적인 검사를 통한 이상소견은 75~97%로 더 높은 비율로 나타나는 것으로 봐서는 자각 증세가 없는 연하장애의 경우가 많은 것으로 파악되고 있다. 이러한 경우에는 자각 증세가 없는 흡인(silent aspiration) 을 일으킬 수 있기 때문에 더욱 위험한 경우라고 할 수 있으며, 15~33% 경우에서 증상 없이 흡인이 일어나 폐렴으로 진행한다고 보고된 바 있다. 따라서 파킨슨병에서의 연하장애를 진단하기 위해서는 비디오투시연하검사가 추천되고 있다.

파킨슨병과 관련된 연하장애는 연령 증가에 따른 자연적인 연하기능 저하가 더해져서 증폭되어 나타나는데 구강기(oral phase), 인두기(pharyngeal phase), 식도기(esophageal phase) 전체에 걸쳐서 이상을 보이지만 주로 구강기와 인구기의 문제가 두드러진다. 연하장애 증세는 단순한 불편감부터 약물과 음식물 섭취가 불가능한 단계까지 다양하게 나타난다. 치료는 약물치료와 고식적인 연하재활치료뿐만이 아니라 심부뇌자극(deep brain stimulation, DBS), 수술적 치료까지 시도되고 있으나 일반적인 파킨슨병의 치료와 마찬가지로 많은 제한이 있다.

1. 병태생리

앞에서도 언급된 바와 같이 파킨슨병 환자에서 연하장애의 원인과 기전에 대하여는 명확히 규명되시 않았다. 이를 밝히기 위하여 식도내압검사(esophageal manometry), 근전도 검사, 비디오투시연하검사, 섬광조영술(scintigraphy) 등의 기법들이 사용되고 있으며, 위식도계의 구조적인 이상이나 염증성 병변이 의심될 때는 내시경도 고려해 봐야 한다.

1) 구강기

파킨슨병 환자의 가장 흔한 구강기 문제는 저작과 혀 움직임의 장애인데 혀와 구강 근육의 강직과 서동증으로 인해 식괴(bolus) 형성과 이동이 저하된다. 파킨슨병 환자는 혀에도 진전(tremor)이 나타나서 불수의적인 앞뒤 반복 움직임이 나타나는데 이로 인해 식괴를 혀 뒤로 넘기지 못하고 입 안에 머물고 있게 되며 작은 양의 식괴만 인두로 넘어가는 연하장애가 발생하게 된다[6,9]. 이로 인하여 일정량의 식괴를 넘기기 위하여 여러 번을 삼켜야 하는 현상(piecemeal deglutition)이 생기며 구강 내에서의 식괴의 조절이 잘 되지 않으므로 구강 내에 머물고 있는 시간이 길어지게 되고 혀와 구강 내 공간에 잔여물이 남게 된다.

이와 함께 파킨슨병 환자에서 나타나는 구강기의 문제로는, 환자들이 미세한 손동작을 하기 힘들어짐으로써 효과적으로 양치를 하기 힘들고 양치 횟수도 줄어들게 되어 구강 위생이 나빠져 충치가 생기고, 결국은 치아가 줄어 들어 저작기능의 저하를 초래한다는 점이 있다. 그리고 침의 과다 분비, 삼킴장애 등의 원인으로 침이 구강내에 오랜시간 머물게 되는데, 이는 구강 내 세균번식, 호흡조절 곤란, 흡인성 폐렴의 원인이 될 수 있다. 미각 기능의 저하도 9~27%로 보고되고 있고, 이는 인지기능 저하가 동반된 환자에서 더 저하되어 있다고 알려져 있다.

2) 인두기

식괴가 혀 뒤로 넘어오면 인두벽(pharyngeal wall)이 수축을 하고 윤상인두근이 열리며 혀의 뒷부분이 낮아지면서 음식물이 인두 안 쪽으로 들어오게 되는데 파킨슨병에서는 이와 연관된 근육의 기능이 감소하면서 윤상인두근의 개방장애가 발생하고, 후두의 보호기능과 후두상승의 감소로 인해 흡인의 위험성이 생기는 등 인두기 연하장애가 발생한다. 가장 흔한 인두기 이상은 인두기 연하반사 기시의 지연, 후두 움직임의 지연, 인두수축력의 감소, 후두개곡과 이상와(pyriform sinus)에 음식물 잔존과 흡인, 식괴 성상 변화에 따른 설골 움직임의 부적응 등이다

파킨슨병 환자의 운동 증상을 완화하기 위하여 시행되는 치료들이 연하장애에는 효과가 없는 경우가 많아서 파킨슨병의 연하장애는 다른 병태생리를 가질 것으로 생각된다. 이에 대하여 Mu 등은 사후검체에서 인두수축근과 윤상인두근의 섬유 조직화학 검사를 시행하였는데, 파킨슨병 환자에서 더 많은 위축된 근섬유와 빠른 섬유 타입에서 느린 섬유 타입으로 미오신 중쇄 전환(fast-to-slow myosin heavy chain transformation)이 관찰되었다. 파킨슨병 환자에서 연하장애가 있는 경우, 연하장애가 없는 파킨슨 환자군보다 위축된 근섬유가 더 많이 관찰된다고 보고되었다. 사후검체에서 시행한 다른 연구에서는 미주신경과 인두에 분포하는 미주신경총을 면역조직화학(immunohistochemical)방법을 이용하여 분석하였는데, 인산화된 α-synuclein의 비정상적인 축적이 관찰되었다. 이러한 변화는 파킨슨병의 진행 경과 동안 미주신경과 인두 근육들이 신경 퇴행과 재생의 변화과정을 거친다는 것을 나타내며, 이 변화가 파킨슨병 환자에서의 연하장애의 병태생리에 주요한 역할을 할 것으로 생각된다.

3) 식도기

식도기의 주요장애는 연동운동의 약화로 인해 음식물이 식도에 남아있거나 식도에서 후두로 역류되는 것이다. 이는 주로 불완전한 상부 식도근 이완, 하부 식도근 압력 저하, 무연동증(aperistalsis), 높은 식괴 압력, 식도 경련(esophageal spasm), 지연된 식도기 등의 원인에 의해 기인한다. 이 외에도 식도 경련과 열공 탈장(hiatal hernia), 위식도역류 등이 동반되어 나타날 수 있다.

4) 위장 운동저하(gastric motility disorder)

파킨슨병 환자에서의 위장 배출지연(delayed gastric emptying)은 비교적 최근에 인식되어 관심을 받는 분야로 유병률은 70~100%로 보고되고 있는데, 환자가 그와 관련된 증상을 느끼지 못하고 호소하지 않는 경우도 많다. 위장마비(gastroparesis)는 파킨슨병이 진행된 환자뿐만 아니라 초기의 환자들에서도 관찰되며, 고체성상의 음식물에서 더 잘 관찰된다. 오심, 구토, 이른 포만감, 과도한 포만감, 복부팽만 등의 증상이 나타나면 위장마비를 의심해 볼 수 있으며, 이로 인한 식욕 저하 역시 연하장애의 원인이 될 수 있음을 인식해야 한다.

2. 치료

아직 효과적인 치료법에 대해서는 의견이 모아진 것이 없지만 연하재활치료, 약물적 치료, 심부뇌자극, 수술적 치료 등 몇 가지 치료법이 시도되고 있다.

1) 연하 재활치료

다른 연하장애 치료와 같이 턱을 당기고 소량씩 점도를 증진해서 섭취하는 것이 흡인을 예방할 수 있으며, 음식물 성상조절, 소량씩 먹기, 여러 번 삼키기 등의 고전적인 방법과 함께 멘델슨법(Mendelsohn maneuver)도 적용할 수 있다. 연하장애 운동치료의 효과에 대해서는 충분한 연구가 이루어져있지 않지만 Nagaya 등은 연하근육훈련을 통해서 연하장애가 개선되었다는 보고를 했다. 발성과 연하에 관여하는 근육들은 중추와 말초 신경계통을 상당부분 공유하고 있기 때문에 연하장애에서 언어치료의 효과에 대해서도 최근 활발한 연구가 이루어지고 있고, 성량을 증대시키는데 중점을 둔 언어치료가 운동과 감각 자극을 통해 호흡 및 후두 기능의 향상을 일으켜 연하장애에 도움이 된다는 연구결과가 있다. Sharkawi 등은 Lee Silverman Voice Treatment (LSVT)를 8명의 환자들에게 1달간 시행하여 치료 전후의 연하기능을 비디오투시연하검사로 비교하였는데 상기 치료가 구강기와 인두기에 혀의 기능을 향상시켜 기관식도계(aerodigestive tract)의 신경근육 조절을 호전시킨다고 제시한 바 있다. Pinnington 등은 환자가 액체를 스푼으로 떠서 입으로 가져갈 때 구두 신호(verbal cue)를 주고, 구두 신호를 주지 않은 군과 비교를 하였는데, 구두 신호를 주었던 군에서 구강기의 시간이 줄어들었고, 이는 구강기와 혀의 서동증을 호전시킨 데서 기인한다고 설명하였다. 이 외에 파킨슨 환자에서 호흡기능의 저하와 연하장애와 관련이 있다는 보고가 있었으며, 호기근육 강화 훈련을 통하여 기침능력, 호흡 기능뿐만 아니라, 연하장애도 호전을 보였다고 보고된 바 있다[19-21]. 신경근전기자극(neuromuscular electrical stimulation)은 연하장애 치료에 널리 쓰이고 있는 방법이지만 파킨슨병에서는 기존의 치료방법에 비해 더 효과적이라

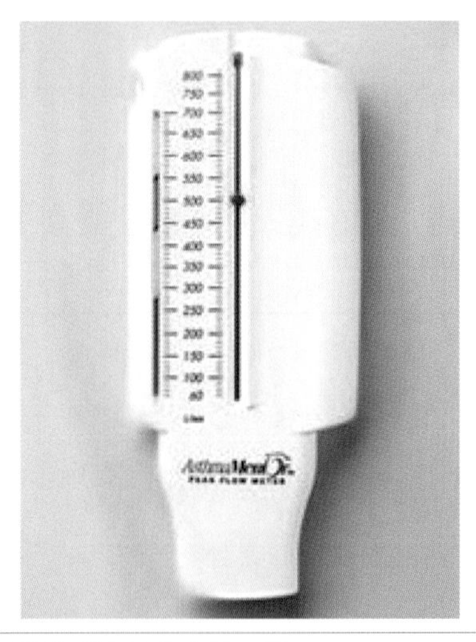

그림 12-1. 최대 기침 유량 측정 도구

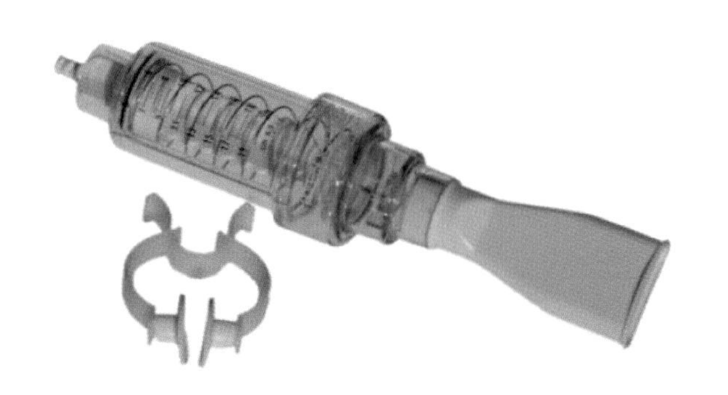

그림 12-2. 호기근육 강화 훈련 도구

파킨슨병 환자에서 호기근육 강화 훈련을 통하여 연하장애를 호전시킬 수 있으며, 최대 기침 유량 측정이 진행된 파킨슨병 환자에서 흡인 위험을 예측하는 데 도움이 될 수 있다.

는 근거는 아직 부족한 상태이다.

2) 약물치료

파킨슨병 환자에게 투여하는 도파민이 연하장애 치료에 효과적이라는 보고는 많지 않은데 이에 대해서는 연하장애는 일반적으로 알려진 파킨슨병의 병리생태와 다른 기전 때문일 것이라는 연구가 있다. Calne 등은 18명의 파킨슨병 연하장애 환자에게서 위약과 L-3, 4-dihydroxyphenylalanine (L-dopa)를 사용하여 두 군에서 인두기 체류시간에 유의한 차이가 없다고 보고한 바 있으며, Hunter 등도 15명의 파킨슨병 환자의 연하장애에서 도파민의 반응에 대하여 연구하여 연하장애가 도파민 자극에 저항적이어서 치료 효과가 크지 않다고 보고한 바 있다. 이에 반해 Bushmann 등과 Fuh 등은 도파민이 연하장애에 도움이 된다고 보고한 바 있고, 이는 혀의 서동증과 경직의 감소시켜 주로 구강기의 호전에서 기인한 것으로 제시했다. 약물에 반응이 있는 환자라면 복용 후 효과가 지속되는 상태(on-state)에서 식사를 진행하는 것이 도움이 된다.

3) 심부뇌자극(deep brain stimulation)

심부뇌자극 치료는 파킨슨병 환자에서 사지의 기능과 전반적인 운동 조절, 발성 등에 효과는 있다고 보고되고 있으나, 아직 연하장애에서의 치료효과에 대한 연구는 많지 않은 실정이다. 심부뇌자극 치료는 환자의 증세에 따라 시상하핵(subthalamic nucleus), 내창백핵(globus pallidus internal segment), 시상(thalamus) 등을 목표로 하며, 전극은 주로 양측에 위치하게 된다. 전극을 켜면, 전극 주위의 신경학적 영역에 고주파의 자극이 가해지게 된다. 시상하핵 심부뇌자극에 대한 구강기와 인두기 연하장애 평가를 시행한 연구가 있는데 결과에 의하면 심부뇌자극을 시행한 상태에서는 인두기의 기능은 좋아진 반면 구강기의 기능은 변화가 없다고 하였다. 이에 대하여 인두기의 호전은 심부뇌자극이 시상피질계 혹은 뇌간의 흥분을 유도하여 서동증을 호전시켰다고 제시하였고, 구강기는 기저핵의 영향을 받지 않고 다른 해부생리학적 통로가 있을 것이기 때문에 호전이 없었던 것이라고 추정하였다. Kitashma 등도 18명의 파킨슨병 환자에게 시상하핵 심부뇌자극을 시행하였고, 젤리 성상의 음식물 연하 시 혀의 움직임이 호전되고, 후두 상승 지연시간이 감소한다고 보고한 바 있다. 심부뇌자극의 부작용 중에 복시, 조음장애, 침흘림, 연하장애 등이 나타날 수 있는데 그 기전에 대해서는 잘 알려져 있지 않지만 피질연수로(corticobulbar tract)에 전기적 자극이 전해져서 나타나는 현상으로 보고 있다.

4) 수술적 치료

파킨슨병 환자의 연하장애에 대하여 수술적 치료 방법은 아직 그 효과가 명확히 입증되지 않은 실정이다. Born와 Byrne 등은 소수의 파킨슨병 환자에서 윤상인두근의 수술적 절개가 연하장애 개선에 효과가 있다고 보고한 바 있다. 이 외에도 인공 치아이식이나 윤상인두근에 보툴리눔독소 주사치료 등이 시도된 바 있다.

5) 영양실조 관리

파킨슨병 환자에서 영양실조의 유병률은 0~24%로 다양하게 나타나고 있으며[30], 이는 기능 저하, 삶의 질 저하, 그리고 생존율 저하와도 관계가 있다. 영양실조의 원인으로는 연하장애, 약물로 인한 오심 증상, 식욕저하, 우울증, 청각과 미각의 소실, 운동기능이상증(dyskinesias)으로 인해 에너지 소모가 증가하는 상황 등이 있다. 따라서 상기 제시된 연하재활 치료들과 함께 영양실조와 이로 인하여 야기되는 비타민 부족, 근감소증 등에 대한 치료도 병행해야 하며, 영양학적 평가와 그에 근거한 영양학적 중재 역시 필요하나고 하겠다.

3. 결론

파킨슨병에서의 연하장애는 높은 유병률을 보이며, 문헌에 따라 차이는 있지만 주로 병의 경과가 진행될수록 높아지게 된다. 연하장애는 파킨슨병 환자의 삶의 질에 많은 영향을 줄 뿐만 아니라 심한 경우 사망에 까지 이르도록 하는 주요한 현상이나, 아직 병태생리와 치료방법에 대한 명확히 제시되지 않는 실정이다. 현재 시행되고 있는 치료는 연하재활 치료, 약물 치료, 심부뇌자극 치료, 수술적 치료 등이 있으나 아직 제한적인 효과만 보이고 있다. 따라서 향후 병태생리에 대한 지속적인 연구가 이루어져야 하겠고 환자의 증상에 따라 개별화되고 복합적으로 적용하여 효과적인 치료법 개발이 필요한 상태이다.

참고문헌

1. ALZHEIMER'S DISEASE INTERNATIONAL. World Alzheimer Report 2015: The Global Impact of Dementia. 2015.
2. Factora RM, Tousi B. Don't forget non-Alzheimer dementias. Cleve Clin J Med. 2014;81:243-54.
3. Kalia M. Dysphagia and aspiration pneumonia in patients with Alzheimer's disease. Metabolism. 2003;52:36-8.
4. Sato E, Hirano H, Watanabe Y, Edahiro A, Sato K, Yamane G, et al. Detecting signs of dysphagia in patients with Alzheimer's disease with oral feeding in daily life. Geriatr Gerontol Int. 2014;14:549-55.
5. Humbert IA, McLaren DG, Kosmatka K, Fitzgerald M, Johnson S, Porcaro E, et al. Early deficits in cortical control of swallowing in Alzheimer's disease. JAlzheimers Dis. 2010;19:1185-97.
6. Marik PE, Kaplan D. Aspiration pneumonia and dysphagia in the elderly. Chest. 2003;124:328-36.
7. Burns A, Jacoby R, Luthert P, Levy R. Cause of death in Alzheimer's disease. Age Ageing. 1990;19:341-4.
8. Steele CM, Greenwood C, Ens I, Robertson C, Seidman-Carlson R. Mealtime difficulties in a home for the aged: not just dysphagia. Dysphagia. 1997;12:43-50; discussion 1.
9. Priefer BA, Robbins J. Eating changes in mild-stage Alzheimer's disease: a pilot study. Dysphagia. 1997;12:212-21.
10. Kai K, Hashimoto M, Amano K, Tanaka H, Fukuhara R, Ikeda M. Relationship between eating disturbance and dementia severity in patients with Alzheimer's disease. PLoS One. 2015;10:e0133666.
11. Bosch X, Formiga F, Cuerpo S, Torres B, Roson B, Lopez-Soto A. Aspiration pneumonia in old patients with dementia. Prognostic factors of mortality. Eur J Intern Med. 2012;23:720-6.
12. Horner J, Alberts MJ, Dawson DV, Cook GM. Swallowing in Alzheimer's disease. Alzheimer Dis Assoc Disord. 1994;8:177-89.
13. Kuo S, Rhodes RL, Mitchell SL, Mor V, Teno JM. Natural history of feeding-tube use in nursing home residents with advanced dementia. J Am Med Dir Assoc. 2009;10:264-70.
14. Vandervoort A, Van den Block L, van der Steen JT, Volicer L, Vander Stichele R, Houttekier D, et al. Nursing home residents dying with dementia in Flanders, Belgium: a nationwide postmortem study on clinical characteristics and quality of dying. J Am

Med Dir Assoc. 2013;14:485-92.
15. Pivi GA, Bertolucci PH, Schultz RR. Nutrition in severe dementia. Curr Gerontol Geriatr Res. 2012;2012:983056.
16. Sampson EL, Candy B, Jones L. Enteral tube feeding for older people with advanced dementia. Cochrane Database Syst Rev. 2009:Cd007209.
17. Clarke G, Harrison K, Holland A, Kuhn I, Barclay S. How are treatment decisions made about artificial nutrition for individuals at risk of lacking capacity? A systematic literature review. PLoS One. 2013;8:e61475.
18. Brooke J, Ojo O. Enteral nutrition in dementia: a systematic review. Nutrients. 2015;7:2456-68.
19. Arcand M. End-of-life issues in advanced dementia: Part 2: management of poor nutritional intake, dehydration, and pneumonia. Can Fam Physician. 2015;61:337-41.
20. Mahler LA, Ciucci MR, Ramig LO, CM F. Parkinon's Disease and Swallowing: Neural Controal, Disorders, and Treatmemtn Technique. In: Train M, Protas EJ, EC L, eds. Neurorehabilitation in Parkinson's Disease. Thorofare: SLACK, 2008:279-94.
21. Mu L, Sobotka S, Chen J, Su H, Sanders I, Nyirenda T, et al. Parkinson disease affects peripheral sensory nerves in the pharynx. J Neuropathol Exp Neurol. 2013;72:614-23.
22. Ali GN, Wallace KL, Schwartz R, DeCarle DJ, Zagami AS, Cook IJ. Mechanisms of oral-pharyngeal dysphagia in patients with Parkinson's disease. Gastroenterology. 1996;110:383-92.
23. Nagaya M, Kachi T, Yamada T. Effect of swallowing training on swallowing disorders in Parkinson's disease. Scand J Rehabil Med. 2000;32:11-5.
24. Edwards LL, Quigley EM, Harned RK, Hofman R, Pfeiffer RF. Characterization of swallowing and defecation in Parkinson's disease. Am J Gastroenterol. 1994;89:15-25.
25. Hunter PC, Crameri J, Austin S, Woodward MC, Hughes AJ. Response of parkinsonian swallowing dysfunction to dopaminergic stimulation. J Neurol Neurosurg Psychiatry. 1997;63:579-83.
26. Eadie MJ, Tyrer JH. Alimentary Disorder in Parkinsonism. Australas Ann Med. 1965;14:13-22.
27. Edwards LL, Pfeiffer RF, Quigley EM, Hofman R, Balluff M. Gastrointestinal symptoms in Parkinson'sdisease. Mov Disord. 1991;6:151-6.
28. Bushmann M, Dobmeyer SM, Leeker L, Perlmutter JS. Swallowing abnormalities and their response to treatment in Parkinson's disease. Neurology. 1989;39:1309-14.
29. Leopold NA, Kagel MC. Pharyngo-esophageal dysphagia in Parkinson's disease. Dysphagia. 1997;12:11-8; discussion 9-20.
30. Kalf JG, de Swart BJ, Bloem BR, Munneke M. Prevalence of oropharyngeal dysphagia in Parkinson' s disease: a meta-analysis. Parkinsonism Relat Disord. 2012;18:311-5.
31. Fuh JL, Lee RC, Wang SJ, Lin CH, Wang PN, Chiang JH, et al. Swallowing difficulty in Parkinson's disease. Clin Neurol Neurosurg. 1997;99:106-12.
32. Robbins JA, Logemann JA, Kirshner HS. Swallowing and speech production in Parkinson's disease. Ann Neurol. 1986;19:283-7.
33. Mu L, Sobotka S, Chen J, Su H, Sanders I, Adler CH, et al. Altered pharyngeal muscles in Parkinson disease. J Neuropathol Exp Neurol. 2012 Jun;71(6):520-30.
34. Mu L, Sobotka S, Chen J, Su H, Sanders I, Adler CH, et al. Alpha-synuclein pathology and axonal degeneration of the peripheral motor nerves innervating pharyngeal muscles in Parkinson disease. J Neuropathol Exp Neurol. 2013 Feb;72(2):119-29.
35. Robertson SJ, Thomson F. Speech therapy in Parkinson's disease: a study of the efficacy ad long term effects of intensive treatment. Br J Disord Commun. 1984;19:213-24.
36. El Sharkawi A, Ramig L, Logemann JA, Pauloski

BR, Rademaker AW, Smith CH, et al. Swallowing and voice effects of Lee Silverman Voice Treatment (LSVT): a pilot study. J Neurol Neurosurg Psychiatry. 2002;72:31-6.

37. Pinnington LL, Muhiddin KA, Ellis RE, Playford ED. Non-invasive assessment of swallowing and respiration in Parkinson's disease. J Neurol. 2000;247:773-7.
38. Monteiro L, Souza-Machado A, Pinho P, Sampaio M, Nobrega AC, Melo A. Swallowing impairment and pulmonary dysfunction in Parkinson's disease: the silent threats. J Neurol Sci. 2014;339:149-52.
39. Pitts T, Bolser D, Rosenbek J, Troche M, Okun MS, Sapienza C. Impact of expiratory muscle strength training on voluntary cough and swallow function in Parkinson disease. Chest. 2009;135:1301-8.
40. Troche MS, Okun MS, Rosenbek JC, Musson N, Fernandez HH, Rodriguez R, et al. Aspiration and swallowing in Parkinson disease and rehabilitation with EMST: a randomized trial. Neurology. 2010;75:1912-9.
41. Baijens LW, Speyer R, Passos VL, Pilz W, van der Kruis J, Haarmans S, et al. Surface electrical stimulation in dysphagic Parkinson patients: a randomized clinical trial. Laryngoscope. 2013;123:E38-44.
42. Heijnen BJ, Speyer R, Baijens LW, Bogaardt HC. Neuromuscular electrical stimulation versus traditional therapy in patients with Parkinson's disease and oropharyngeal dysphagia: effects on quality of life. Dysphagia. 2012;27:336-45.
43. Calne DB, Shaw DG, Spiers AS, Stern GM. Swallowing in Parkinsonism. Br J Radiol. 1970;43:456-7.
44. Troche MS, Brandimore AE, Foote KD, Okun MS. Swallowing and deep brain stimulation in Parkinson's disease: a systematic review. Parkinsonism Relat Disord. 2013;19:783-8.
45. Ciucci MR, Barkmeier-Kraemer JM, Sherman SJ. Subthalamic nucleus deep brain stimulation improves deglutition in Parkinson's disease. Mov Disord. 2008;23:676-83.
46. Kitashima A, Umemoto G, Tsuboi Y, Higuchi MA, Baba Y, Kikuta T. Effects of subthalamic nucleus deep brain stimulation on the swallowing function of patients with Parkinson's disease. Parkinsonism Relat Disord. 2013;19:480-2.
47. Born LJ, Harned RH, Rikkers LF, Pfeiffer RF, Quigley EM. Cricopharyngeal dysfunction in Parkinson's disease: role in dysphagia and response to myotomy. Mov Disord. 1996;11:53-8.
48. Heckmann SM, Heckmann JG, Weber HP. Clinical outcomes of three Parkinson's disease patients treated with mandibular implant overdentures. Clin Oral Implants Res. 2000;11:566-71.
49. Fasano A, Visanji NP, Liu LW, Lang AE, Pfeiffer RF. Gastrointestinal dysfunction in Parkinson's disease. Lancet Neurol. 2015 Jun;14(6):625-39.

chapter

13

구강질환과 저작장애

팽준영

저작은 소화의 첫번째 단계로 연하를 위해 음식을 준비하는 단계이다. 저작기능은 치아와 상·하악골, 저작근, 혀, 턱관절, 타액 등의 여러 기능 요소들이 조화를 이루게 되는 정교한 활동으로, 씹는 동안에 음식 덩어리나 조각은 크기가 작아지고, 타액이 음식을 적셔주고, 향이 나오도록 한다. 음식의 맛과 질감이 인지되면 이는 다시 씹는 과정에 영향을 주게된다. 타액 내의 수분은 음식조작에 수분을 공급하고, 타액의 뮤신은 저작된 음식을 연하하기 쉽게 다시 뭉치고 미끄럽게 만들어 준다. 연하의 시작은 수의운동이지만, 음식물의 크기와 조직의 윤활작용(lubrication)에 각각 역치를 가지고 있는 것으로 생각되어졌다. 하지만 이러한 이중적인 역치에 의한 것 대신에 연하의 시작은 덩어리를 형성하도록 하는 점도에 의해 서로 뭉치는 것에 의해 감지된다고 제시되기도 하였다. 저작의 결과를 결정하는 여러가지 요소가 있다. 치아는 저작 시스템에서 가장 중요한 것으로 음식을 조각내는 교합면(occlusal area)을 형성한다. 이 분쇄기능은 총 교합면적 즉, 치아의 갯수에 영향을 받는다. 또한 저작력(bite force)는 근육의 부피, 저작근의 활동, 다양한 저작근 사이의 조화된 운동에 달려 있다. 또한 악골의 움직임, 즉 저작의 신경근 조절이 음식의 분쇄에 중요한 기능을 한다. 저작의 다른 측면은 혀와 협점막이 치아와의 사이에 음식을 조절하는 역할이다. 마지막으로 타액의 생성이 저작에서 빠질 수 없는 부분이라고 할 수 있다. 하지만 타액과 음식이 저작과정에 영향을 주는 것으로 알려져 있으나, 타액의 양과 저작사이의 관계에 대해서는 많은 연구가 이루어지지 않았다. 음식의 맛과 질감은 저작의 과정에 영향을 미친다. 음식의 맛이 증가할 수록 연하까지의 시간이 짧아지고, 더 적게 씹는 것이 관찰되었다. 감각기능의 영향은 식사의 처음에 크게 작용하고 식사 종료시까지 감소하는 것으로 관찰되었다.

I. 구강의 해부 및 생리

1. 구강해부학

1). 치아(dentition)

치아의 구조는 형태적으로는 치관(crown), 치근(root)과 그 사이를 잇는 치경부(neck)으로 이루어진다. 구성으로는 법랑질(enamel), 상아질(dentin)과 치수(pulp)로 이루어져 있다(그림 13-2). 법랑질은 가장 외부의 딱딱한 부분으로 마모와 산에 의한 부식에 저항한다. 상아질은 그 아래 조직으로 법랑질보다 무르다. 치수내에는 혈관과 신경조직을 포함하고 있다.

치아는 유치와 영구치로 나뉘며, 유치는 총 20개로 생후 6개월에 나오기 시작하여 6~12세에 걸쳐 영구치로 대치된다. 영구치는 사랑니를 포함하여 총 32개로 이루어져 있다(그림 13-1). 영구치는 크게 전치부(중절치, 측절치, 견치)와 구치부(소구치, 대구치)로 구분이 된다. 소구치와 대구치는 각각 2개씩 존재하여, 제1소구치, 제2소구치, 제1대구치, 제2대구치라고 부른다. 저작기능을 함에 있어서 가장 중요한 역할을 하는 치아는 제1대구치라고 할 수 있다. 제일 마지막에 존재하는 제3대구치 혹은 사랑니(혹은 지치)라고 불리는 치아는 매복이 되어 역할을 하지 못하는 경우가 많다.

2) 저작근(masticatory muscle)

음식물을 씹을 때 사용하는 근육을 저작근이라고 한다. 저작기능을 위해서는 저작근의 기능이 중요하다. 저작근은 다른 근육과 비교하여 중간정도의 운동단위(motor unit)를 가지고 있다(혀는 발음 시 매우 정교한 운동을 하기 때문에 작은 수의 근섬유를 가진 운동단위로 이루어져 있다). 치아와 치아가 접촉하는 동안에는 isometric contraction을 하고, 발음을 하는 경우 isotonic contraction을 하지만 일반적으로는 isometric과 isotonic contraction이 혼재된 운동을 하게 된다. 저작근에 의해 발생되는 힘은 매우 큰데(양측의 isometric force로 약 4,400N), 다른 근육과는 달리 긴 인대가 없이 바로 골격에 붙어서 턱관절에 작용하기 때문이

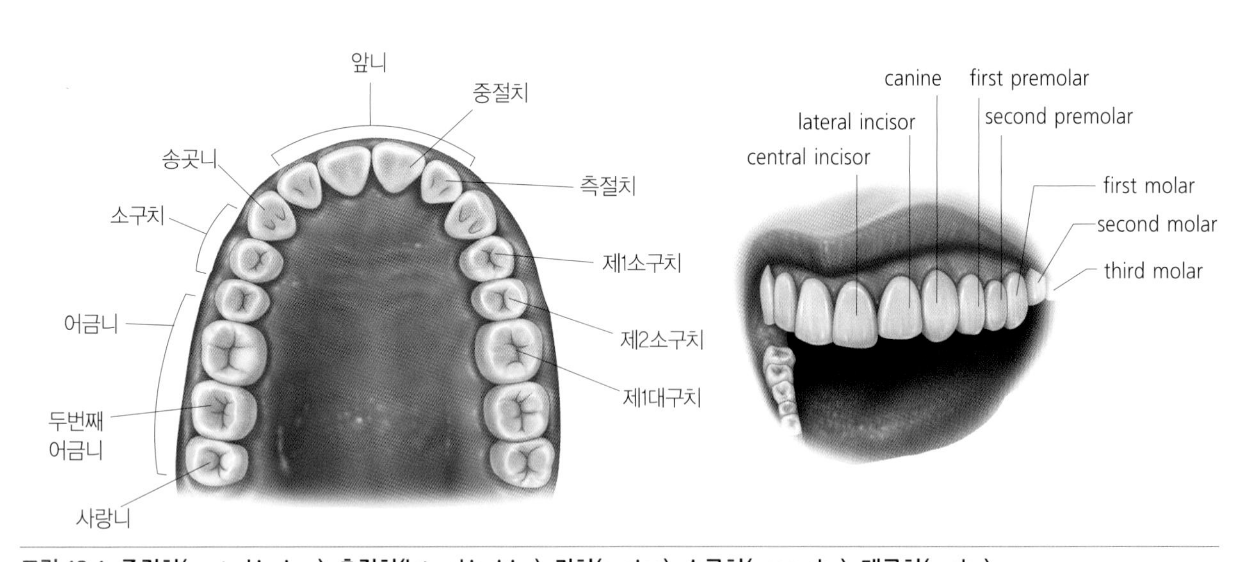

그림 13-1. 중절치(central incisor), 측절치(lateral incisior), 견치(canine), 소구치(premolar), 대구치(molar)

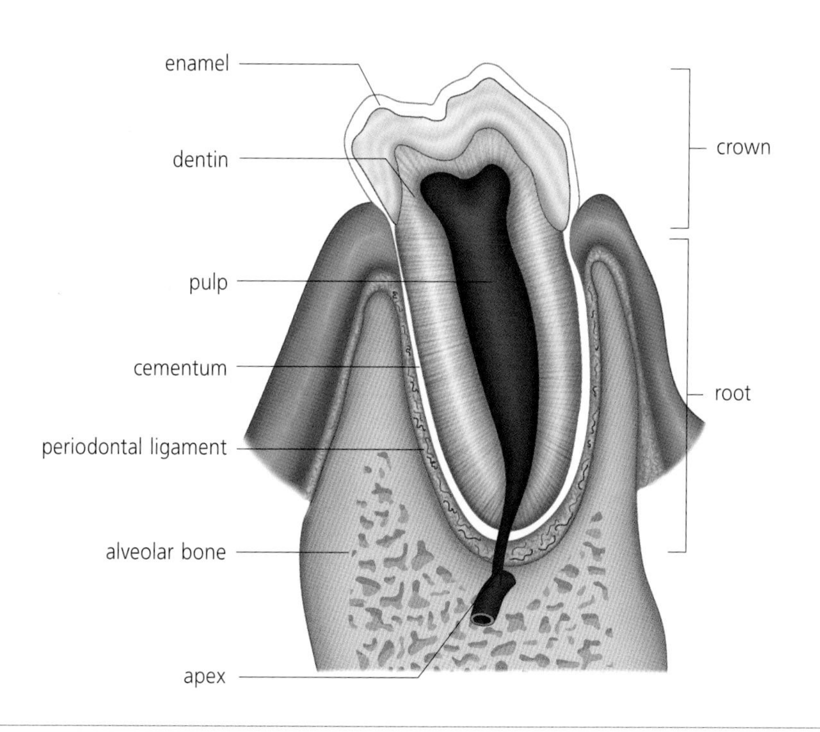

그림 13-2. 치아의 구조, 법랑질(enamel), 상아질(dentin), 치주(pulp)

다. 저작근의 근전도는 단순폐구시에는 높지 않으나, 음식물이 딱딱할수록 높은 근전도 활성을 보인다[1].

하악의 운동에 관계되는 근육은 다음과 같다(그림 13-3).

외측익돌근(lateral pterygoid muscle), 교근 (masseter muscle), 내측익돌근(medial pterygoid muscle), 측두근(temporalis muscle), 악이복근(digastric muscle), 악설골근(mylohyoid muscle), 하설골근(geniohyoid muscle)

- 개구운동 – 외측익돌근(초기), 악이복근 전복(말기), 하악설골근, 이설골근(보조)
- 폐구운동 – 측두근, 교근, 내측익돌근
- 전진운동 – 전측두근, 교근천부, 내측익돌근, 외측익돌근
- 후퇴운동 – 후측두근, 교근심부
- 측방운동 – 같은쪽 후측두근, 반대쪽 외측익돌근

3) 턱관절(temporomandibular joint)의 해부학

턱관절은 하악의 과두와 두개골의 관절와가 만나서 이루어지는 관절이다(그림 13-3). 보통 정상인의 개구량은 입을 최대한 벌렸을 때 전치 사이의 거리가 남자는 45~50mm, 여자는 40~45mm 정도이고, 측방으로 8mm 이상 이동할 수 있어야 한다. 환자에게는 보통 손가락 3개를 세워서 들어갈 수 있는 것을 정상범위라고 설명한다. 일반적으로 30mm 이상의 개구가 가능할 경우 음식의 섭취 등 일상생활에 지장을 초래하지 않는 것으로 되어 있다.

(1) 하악과두

하악과두(mandibular condyle)는 내외측의 폭이 2cm, 전후 1cm의 작은 럭비공 모양을 하고 있으며, 표면은 섬유성 연골(fibrous cartilage)로 덮여 있다. 한편, 받침대 구실을 하는 부분은 측두와와 측두골의 관절융기

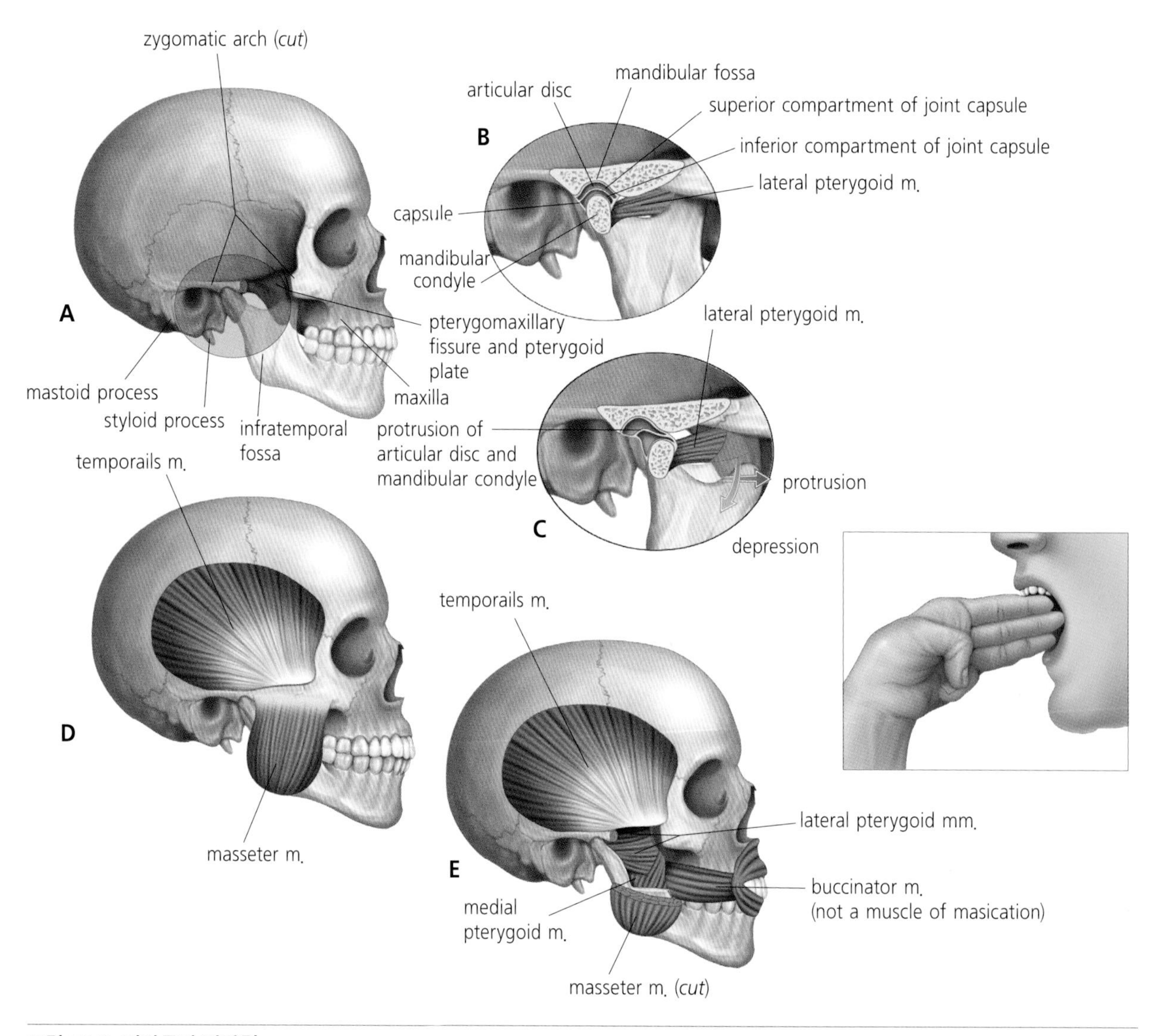

그림 13-3. 저작근과 턱관절

정상적인 개구량은 40~45mm 이상으로 손가락을 세워서 3개가 들어갈 수 있는 것으로 평가한다.

로 이루어져 있으며, 역시 골표면은 섬유성 연골로 덮여있다. 관절낭 내에 심한 염증이 생기거나 관절에 장기간 심한 하중이 계속 가해지면, 골 표면의 연골이 탈락되어 골의 변형이 시작된다.

(2) 관절원판

관절원판(articular disc)은 측두와와 하악과두 사이에 위치하고 있는 섬유성의 결합조직으로 신경과 혈관 분포가 없어 이 부위에서 실제 통증을 느끼지는 않는다. 관절강을 상하 두 부분으로 나누며, 한가운데가 얇고 그 테두리가 두꺼운 형태를 하고 있다. 관절원판 자체는 비교적 하중을 잘 견디므로 이 부분에 천공이 일어나는 것은 드물고, 실제로는 원판후방 조직에서 일어난다.

(3) 관절원판인대

관절원판은 하악과두와 함께 움직이지만, 하악과두 뿐만 아니라 이것의 내측극과 외측극에 작은 인대(discal ligament)로 부착되어 있다. 이것을 앞에서 보면, 하악과두가 보자기로 얼굴을 감싸고 있는 것처럼 보이며, 이 인대가 느슨해지거나 파손되면 관절원판의 변위를 일으키게 된다.

(4) 관절원판 후방조직

관절원판의 후방에는 신경과 혈관이 풍부한 탄력적인 조직(retrodiscal tissue 또는 posterior attachment)이 부착되어 있다. 전방은 관절원판 후방부에, 후방은 측두와 후방과 하악과두의 경부에 부착되어, 관절원판의 전후방운동에 관여하고 있다. 여기에는 이개측두신경(auriculotemporal nerve)이 분포하고 있어 관절원판 전방변위와 동반된 관절원판 후방조직의 압박이나 천공 등에 의해 통증이 발생하기 쉬운 부위이다. 관절원판이 변위되어도, 조건이 좋으면 가해지는 부하에 의해 관절원판 후방조직에 섬유화나 초자성 변성이 일어나고, 이 부분이 관절원판과 같은 역할을 한다.

이것을 위관절원판(pseudo-disc)이라고 부르며, 이는 적응변화 현상(adaptation)의 하나라고 보고 있다

2. 구강생리학

1) 타액 (Saliva)

타액의 기능은 윤활(lubrication), 소화(digestion), 용매(solvent action), 항균(antibacterial action), 항진균(antifungal action), 중화(buffering action), 재석회화(remineralization), 온도조절(temperature regulation)등을 수행한다(표 13-1)[2]. 하루에 약 0.5~0.75L 정도 분비가 된다. 사람에서 이하선, 악하선, 설하선이 총 타액분비의 90%를 차지하고 있다(그림 13-4). 타액은 무기질로는 sodium, potassium, chloride, bicarbonate (자극 시에 분비되는 타액은 비자극 시에 비해 bicarbonate의 함량이 더 높다) 등으로 구성되어 있으며, 유기질로는 amylase, lipase, mucous glycoprotein, acidic proteins(calcium binding protein으로 치아 표면에 안정되어 법랑질의 재광화(remineralization)를 촉진한다) tyrosin-rich peptide (statherin) (타액으로부터 calcium 침착이 일어나는 것을 방지하기 위하여 calcium과 phosphate의 supersaturated solution을 안정화시킴), nonacinar cell origin의 proteins (lysozyme, IgA, growth factors, regulatory peptide) 등이 분비된다.

타액분비의 신경 조절은 무조건적 반사로서 masticatory-salivary reflex와 gustatory-salivary reflex로 나뉘어진다. Masticatory-salivary reflex는 주로 치아의 치주인대에 있는 구강내 기계수용기(mechanoreceptor)에 의해 자극된다. Gustatory-salivary reflex는 미뢰(모든 미각에 의해 같은 정도로 자극되는 것이 아니라 주로 산 특히 citric acid에 의해 자극됨)의 자극에 의해 일어나고, V, VII, IX 뇌신경과 시상하부의 정보가 삼차신경핵(trigeminal nuclei)과 고립로핵(solitary nucleus)으로 가서 뇌간과 척수의 교감, 부교감성핵(secretomotor (salivary) nuclei) 모두를 통해 타액선으로 전달된다. 주로 부교감 신경의 자극은 흐름이 빠른 watery saliva를 만들고, 교감신경 자극은 느린 흐름의 viscous saliva (mucin의 함량이 높음)를 만든다.

타액분비 속도는 생리적으로 비작극 시에 0.3~0.5mL/min, 자극 시 1.0~1.5mL/min인데 비자극 시에 0.1mL/min, 파라핀 저작에 의한 자극 시 여자는 0.5mL/min, 남자는 0.7mL/min인 경우 타액분비 저하로 판단된다[3]. 교감신경의 자극(스트레스 등)

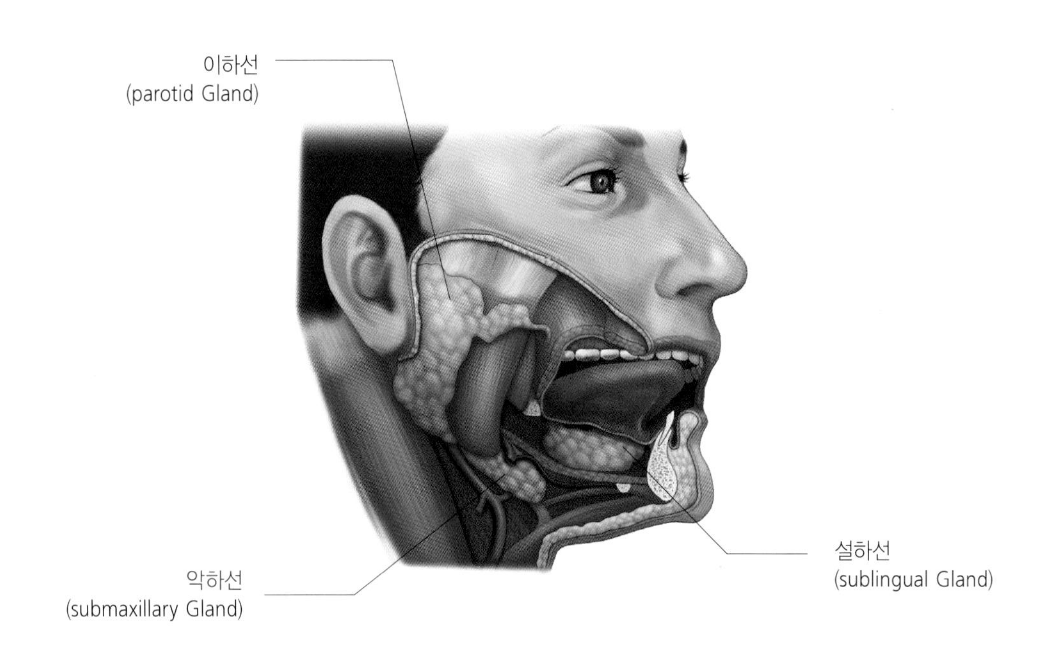

그림 13-4. 주 타액선

이나 탈수 등으로 구강건조가 발생할 수 있다.

2) 저작운동

하악의 상하운동과 혀의 전후방 운동에 의해 이루어진다. 하악과 혀의 운동은 자궁내에서부터 시작하고 신생아의 경우 빠는 운동(suckling)에서 점점 저작운동으로 이행된다. 저작운동은 반자동적이고 주기적인 과정으로서 뇌간의 중추패턴생성기(central pattern generator)에서 생성되는 기본 리듬신호에 의해 하악의 개구, 폐구 근육이 번갈아가며 활성화 된다[5]. 말초로부터의 감각기능을 제거한 동물에서 주기적인 trigeminal activity가 남아있는 것을 보면 근방추나 치주인대로부터의 신호전달이 저작기능에 필수적인 것은 아니라고 할 수 있다. 이러한 기본적인 개폐구운동은 음식의 질감변화를 보상하기위해 저작을 조절하는 운동 뉴런의 활동을 자동적으로 적응시키는 보완적인 반사에 의해 정교하게 조절된다. 따라서 저작운동의 최종 패턴은 상위 레벨의 뇌간과 말초의 신경적 피드백사이의 상호작용의 결과로 나타나게 된다고 볼 수 있다[6].

표 13-1. 타액의 기능: 영문병기

Functional Property 타액기능	Salivary Molecule 타액성분
항균 Antibacterial	Amylase, cystatins, histatins, mucins, peroxidases
항바이러스 Antiviral	Cystatins, mucins
항진균 Antifungal	Histatins
중화 Buffering	Histatins, carbonic anhydrases
소화 Digestion	Amylases, mucins
석회화 Mineralization	Cystatins, histatins, proline-rich proteins, statherins
윤활 Lubrication	Mucins, statherins
조직코팅 Tissue coating	Amylase, cystatin, mucins, proline-rich proteins, statherins

저작중 하악과 저작근 활동을 조절하는 메카니즘

- 근방추반사(muscle spindle reflex) : 신장반사경로(stretch reflex pathway)는 저작 중에 깨물 때의 저항의 변화에 대한 자동적인 보상을 하도록 작용한다.
- 치주반사(periodontal reflex) : 치아에 가해지는 압력에 대한 정보
- 관절반사(joint reflex) : 대부분의 관절의 수용기는 최대한의 운동시에 활성화 된다.
- 저작근의 수의적 조절 : 대뇌 피질에서 삼차신경 운동핵으로 직접적으로 작용한다.

3) 저작주기(chewing cycle)[7]

저작과 관련된 저작주기는 표 13-2와 같다.

연하운동을 시작하기 위해서는 저작운동에 의해 음식물이 잘게 부서지고 다시 타액에 의해 음식물을 뭉쳐 덩어리로 만드는 과정이 필요하다[8].

음식물의 성상이 저작과정에 영향을 끼치는 것으로 알려져 있다. 예를 들어 바삭바삭한 음식을 씹을 때 턱은 음식입자의 저항과 파쇄의 결과로 가속되기도 하고 감속되기도 한다. 음식물의 파쇄과정의 특징들은 감각에 필수적인 영향을 나타낸다. 음식물의 경도는 저작과정동안에 감지되고 턱근육의 활성과 저작력, 하악의 운동에 영향을 끼진다. 음식물의 성상적 특징들이 연하를 위한 음식물을 준비하는 데 필요한 저작의 횟수에 많은 영향을 주게 된다. 건조하고 견고한 음식들이 음식물을 분쇄시키고, 식괴를 결합시키는 데 타액이 충분히 더해지도록 더 많은 시간이 필요하며 더 많은 저작주기를 필요로 한다. 음식물의 경도와 저자근의 활성도는 많은 연구에서 보고되고 있다. 경도가 클수록 저작근의 활성도와 근 활성도의 시간이 길어진다. 껌의 경도가 저작근의 활성도의 폭과 저작주기의 신간에 역할을 주고, 더 단단한 껌에서 활성도가 높고 저작이 더 느리다고 보고되고 있다.

저작에 있어서 혀와 협근의 운동이 중요한데 혀와 협근이 평형관계를 이루는 중간부위(neutral zone)에 치아의 교합면이 존재하여 분쇄된 음식물을 교합면위에 올려주는 역할을 한다(그림 13-5). 구강 내 치아와

표 13-2. 저작과 관련된 저작주기

저작주기	주기별 저작과정
preparatory phase	•저작운동은 중추패턴생성기가 개구근이 하악을 하방으로 당기도록 함으로써 시작된다. •하악골은 개구 시 처음에는 작업측(working side, 음식을 저작할 위치)에서 멀어지는 방향으로 움직이고, 그 후에 작업측으로 가까워진다. •개구가 되면 중추패턴생성기는 개구근을 멈추고, 혀와 뺨의 근육으로 츰식을 치아의 사이에 놓도록 한다.
food contact phase	•중추패턴생성기가 개구근의 활동을 중지하면, 즉시 치아 사이에 음식을 잡아두도록 폐구근을 활성화 하도록 바뀐다. •이 단계는 치주인대의 반사를 동반한다.
food crushing phase	•근방추반사 시스템으로부터 load compensation reflex의 도움으로 식괴 사이로 치아가 지나가도록 중추패턴생성기에서 폐구근으로 신호가 전달된다.
tooth contact phase	•폐구근의 활동은 반대편 치아가 접촉될 때까지 지속되고 치아 교수사이의 감합위치(intercuspal position)까지 미끄러지게 된다. •이같은 치아접촉은 저작 기간 중 30~90% 정도에서 일어난다. •이 단계에서 치주인대 수용기에서의 반사가 폐구근을 조절하게 된다.

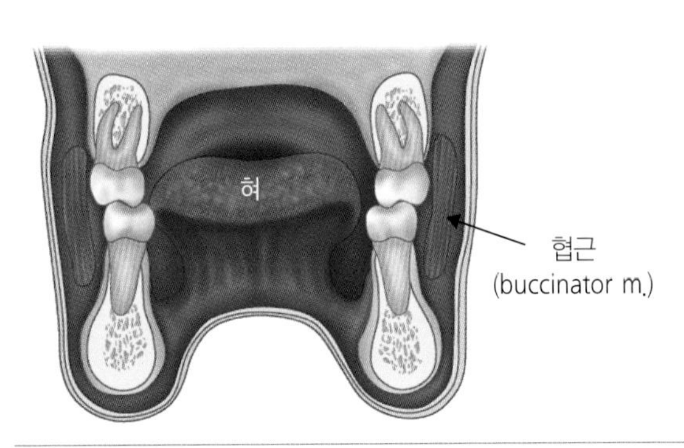

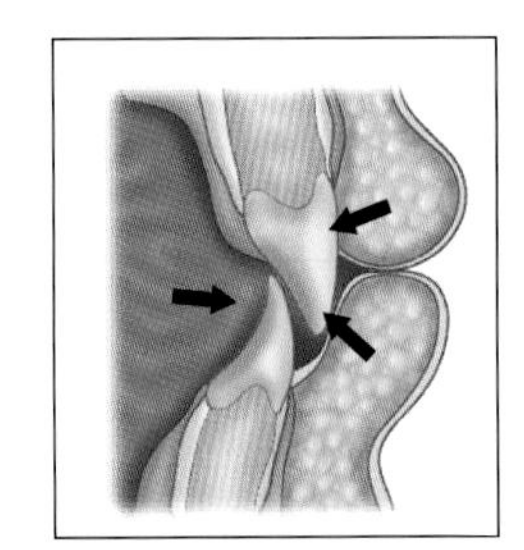
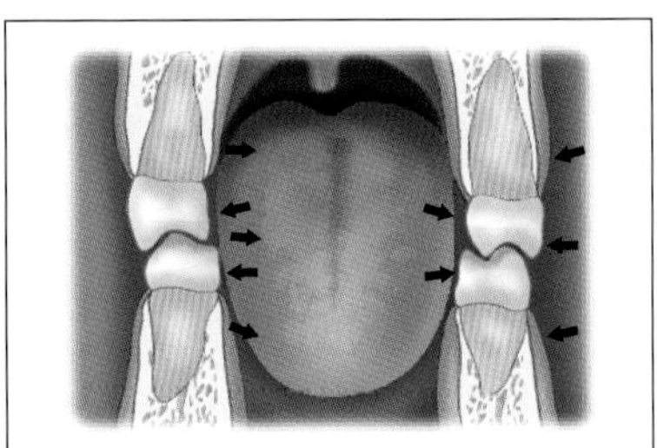

그림 13-5. 중간부위(neutral zone)
혀와 협근이 평형을 이루는 위치에 치아의 교합면이 형성된다. 음식물을 저작할 경우 협근과 입술 그리고 혀의 작용으로 중간부위로 음식물을 위치시켜 저작을 하게 된다.

치열의 수복도 이 중간부위를 고려하여 위치하게 된다. 저작 중의 교합력(bite force)은 최대 350N 정도를 보이고, 서양식의 식사에서 폐구근육은 최대 교합력의 30~40%를 나타낸다. 잘 맞는 총의치를 장착하고 있는 경우에는 여기서 50% 정도 최대 교합력이 줄어들게 된다.

3. 치아, 부정교합, 저작이상의 평가

구강의 검진(physical examination) 및 방사선 검사 항목은 표 13-3과 같다.

표 13-3. 구강의 검진(physical examination) 및 방사선 검사 항목

구강검진 항목	관찰해야 할 사항	구강방사선 항목	관찰해야 할 사항
치아	•잔존치아 혹은 결손 치아의 갯수 : 부분무치악, 완전무치악 •치아의 동요도 : +, ++, +++ •잔존치근 •치아우식증 •보철물의 유무 : 국소의치, 총의치	치근단 방사선 사진	
교합	•치열 •부정교합 : Angle Class I, II, III •안면비대칭 •개교합	파노라마 영상	
치은(잇몸)	•치은의 부종 •치석의 유무	두부 표준영상	골격성 부정교합의 검진
구강점막	•구개점막, 협점막, 구강저, 입술의 점막	CT	턱관절의 3차원적 평가
혀	•혀의 점막과 운동상태를 확인	Bone scan	악골의 감염이나 턱관절의 변화를 확인
턱관절 (하악의 운동)	•턱관절의 촉진 : 턱관절 운동의 제한이나 종창, 통증을 확인 •개구량(정상개구량 35~40mm 이상) •측방운동		

II. 저작기능에 영향을 주는 구강질환

1. 치아의 상실

저작효율은 치아의 접촉면적과 밀접한 관련을 가지고 있고, 이는 치아 갯수와 연관성이 많다. 치아의 상실로 저작의 효율이 떨어지게 되면, 음식을 제대로 씹지 못한 상태에서 연하가 일어나게 되고, 연하 전에 오랜시간 저작을 해야 한다[9].

노인에 있어서 치아 상실의 가장 큰 원인은 만성 치주염이라고 할 수 있다. 치아상실을 통하여 많은 보철물을 하고 있을 경우 불량한 보철물의 상태로 인하여 저작력의 감소와 치주염이나 점막질환의 원인이 되기도 한다. 치주질환은 가장 중요한 노인의 구강보건 문제로서, 2003년 국민구강건강조사 결과에 따르면 우리나라 65세 이상 노인 중 92~95%가 크거나 작은 치주 관련 문제를 가지고 있는 것으로 조사된 바 있다. 중년에 잠시 감소하였던 충치 발생율도 노년에 잇몸퇴축으로 노출된 치아 뿌리 부위에 충치가 호발함에 따라 높아져 치아를 상실하게 되는 주요 원인 중의 하나가 된다. 치조골의 소실로 인하여 임플란트나 의치를 할 수 없는 경우에는 저작기능의 현저한 감소가 있게 된다(그림 13-8). 노출된 치아 뿌리는 치관 부위와는 달리 복잡한 요철 구조를 갖고 있어 프라그 제거가 쉽지 않고 노인들은 손 운동의 정밀성이 떨어져 잇솔질에 의해 치아를 청결히 하는 것이 대단히 어려워 치과 질환의 예방이 힘들다.

치아의 상실은 대표적으로 치아우식증(dental caries)나 치주질환(periodontitis)에 의해 발생하게 된다. 치아우식증은 두경부의 방사선 치료를 받은 경우 구강 내 다수 치아에 걸쳐 치경부를 중심으로 치아우식증이 진행하는 것으로 이를 예방하기 위하여 방사선 치료전 치아의 불소도포와 방사선 치료 중과 치료 후 치과관리가 추천된다(그림 13-9). 치아가 없는 상태에 따라 부분무치악(partial edentulism)과 완전무치악(edentulism)으로 나눌 수 있다. 구강 내의 어느 위치에 어떤 치아가 어느정도 튼튼하게 남아 있느냐에 따라 치아를 수복하는 보철치료의 계획이 정해지게 된다. 치아의 상실로 인해 최근에 널리 알려져 있는 치과임플란트를 통하여 수복할 수 있고, 탈착을 할 수 있는

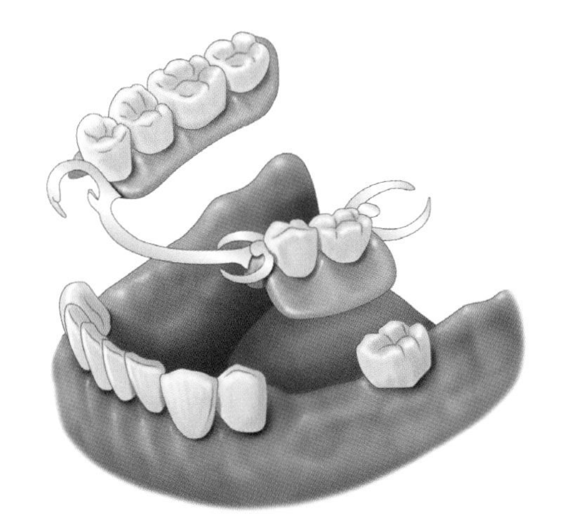

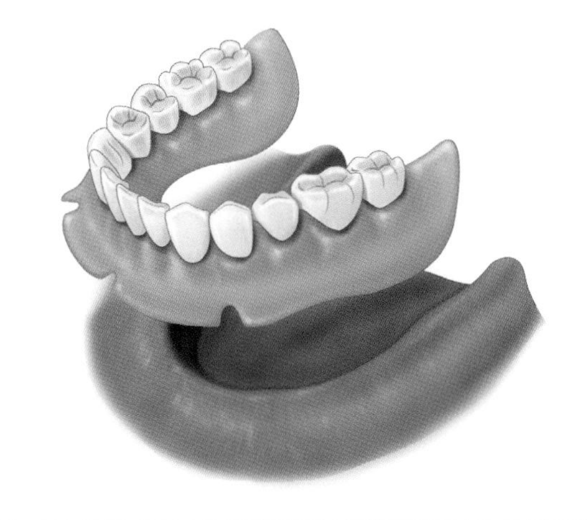

그림 13-6. 좌) 부분틀니(국소의치), 우) 완전틀니(총의치)

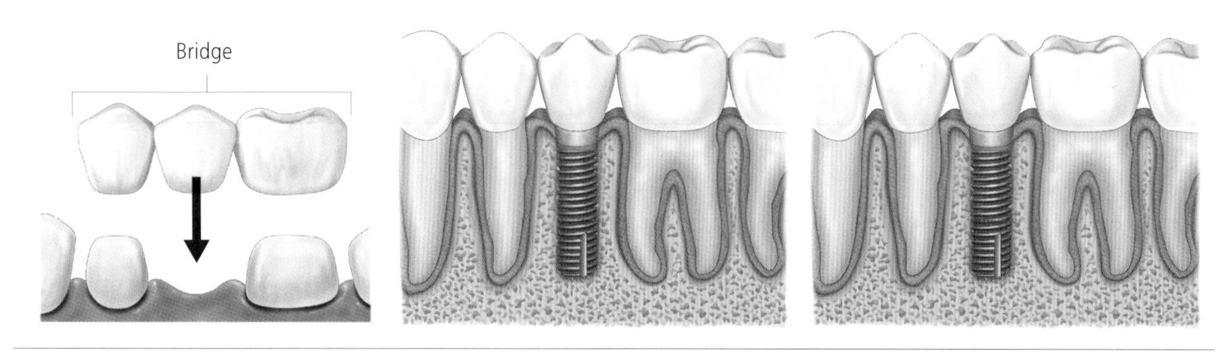

그림 13-7. 부분적 치아 상실 후 치아의 수복

좌) 치아 하나가 상실될 경우 양측의 인접치아를 삭제하여 Bridge를 제작하는 것이 통상적인 방법이다. 중) 타이타늄으로 인공치근을 외과적인 방법으로 식립하여 해당 치아만 수복할 수 있다. 우) 다수의 치아가 상실된 경우에도 치과임플란트를 식립하여 수복할 수 있다.

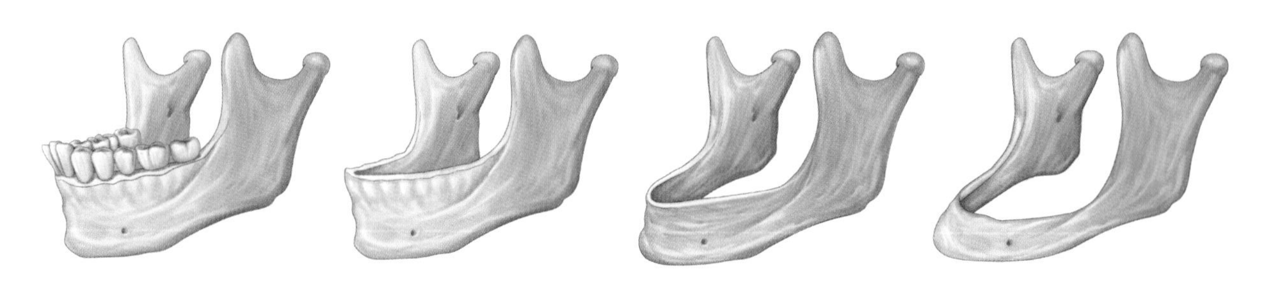

그림 13-8. 치아 상실 후 치조골의 퇴축

의치(틀니, denture)를 사용할 수 있다. 의치는 남아있는 치아로부터 지지를 받는 국소의치(부분틀니, partial denture)와 치아가 하나도 없을 때 만드는 총의치(완전틀니, full denture)로 나눌 수 있다(그림 13-6, 7).

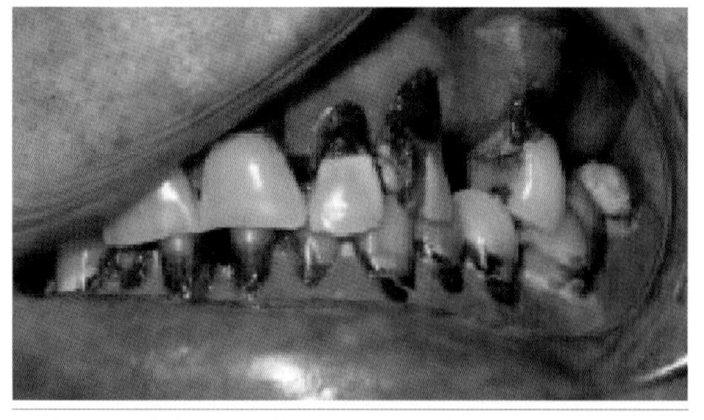

그림 13-9. 방사선 치료 후에 발생하는 다발성 치아우식증(rampant caries)

2. 치주질환

노년기의 구강상태는 보통 젊은 사람들과는 다른 모습을 나타낸다. 우선 노화로 인해 저작근의 기능이 감소되어 저작효율(씹는 효과)에 문제가 생길 수 있으며, 입술 위치의 변화로 구각구순염이 쉽게 생기기도 하고 혀의 기능이 저하되어 발음문제라든가 음식물을 삼킬 때 문제가 있을 수 있다. 또 미각 기능에도 변화가 생길 수 있고, 타액 분비에도 이상이 생겨 입이 자꾸 마를 수 있다. 또한 입 속 점막이 건조해지고 두께가 얇아져 통증이 나타나기도 한다.

잇몸 질환은 30세 이후부터 연령 증가에 따라 점차 증가하여, 40~50대에 이르면 정도의 차이는 있지만 상당수가 잇몸 질환을 앓게 된다. 특히 성인에서 치아를 상실하게 되는 이유 중 가장 큰 원인 중의 하나가 잇몸 질환인 것을 보면 잇몸 질환에 대한 예방과 치료가 무엇보다도 중요하다(그림 13-10).

잇몸 질환은 흔히 '풍치'라고 하여 치아를 둘러싸고 있는 조직, 즉 잇몸, 치아의 뿌리(백악질), 치주인대, 치조골 등을 포함하는 치아 주위조직에 발생하는 질환을 말한다.

잇몸 질환의 근본적인 원인은 구강 내 세균이다. 구강 내에는 수억이나 되는 세균들이 살고 있는데 이들은 치아 면에 끈끈한 엷은 막으로 부착되며 이를 프라그(치태)라고 한다. 프라그는 치아 면에 쉽게 부착되며, 치아 면에 붙어서 제거되지 않고 오래 남아있게 되면 점차 나쁜 독소를 만들어 염증을 일으키고 치조골을 파괴하게 되어 잇몸 질환을 일으키게 된다.

프라그는 칫솔질을 통해 매일 제거되지 않으면 수일 안에 타액 내의 칼슘이온 등과 결합하여 석회화되어 치석(calculus)이라는 단단한 덩어리로 변하게 된다. 칫솔질만으로는 제거되지 않으므로 치과에서 제거해야 한다. 이외에도 당뇨나 부갑상선 기능항진증 등의 전신적인 건강, 스트레스, 흡연 등도 잇몸 질환에 영향을 미치게 된다.

3. 하악골의 결손

악안면의 외상이나 종양으로 인한 악골결손이 발생할 경우 치아의 상실 뿐 아니라 악골의 결손이 동시에 발생하게 된다. 악골의 결손이 있을 경우 악골의 재건을 시행하고 그 바탕위에 치열의 재건을 도모하게 된다. 골결손시에 주로 사용되는 재건으로는 결손부가 크지 않을 경우 유리장골(free iliac bone graft)이 사용되며, 결손부가 클 경우 미세혈관문합을 통한 fibular bone 이나 iliac bone이 주로 사용된다(그림 13-11). 이들 악골재건이 성공할 경우에 저작기능을 회복하기 위해서는 치아의 수복이 필요하지만, 기존의 의치를 이용한 방법은 의치의 유지를 얻을 수 없기 때문에 보철물의 제작이 어려운 경우가 많다. 임플란트 식립을 통하여 보철물의 수복을 하기 위해서는 치조골 부위에 충분한 골이 있어야 하나 일차 하악골의 이식후 조건이 적절하지 않은 경우에는 2차적인 재건술을 시행하고 임플란트 식립을 하는 경우가 많다.

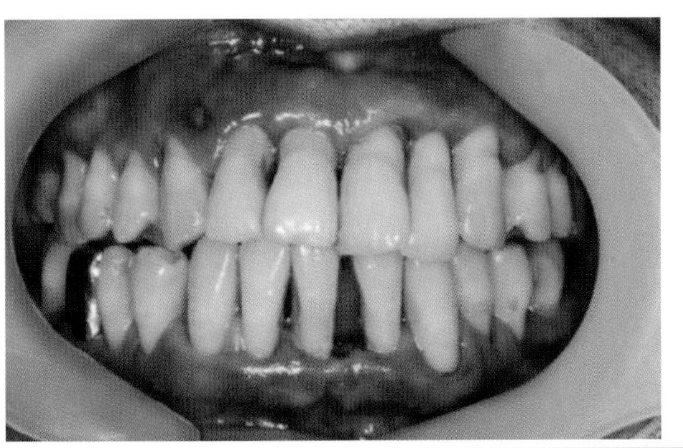

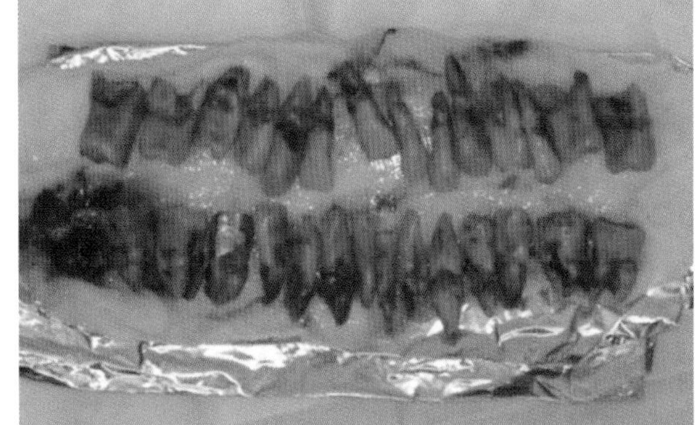

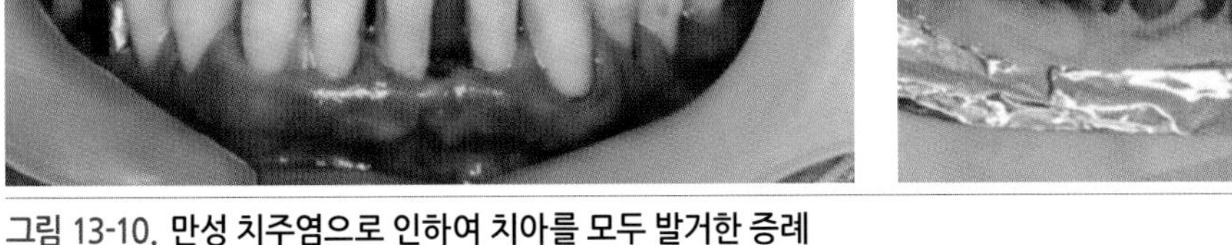

그림 13-10. 만성 치주염으로 인하여 치아를 모두 발거한 증례

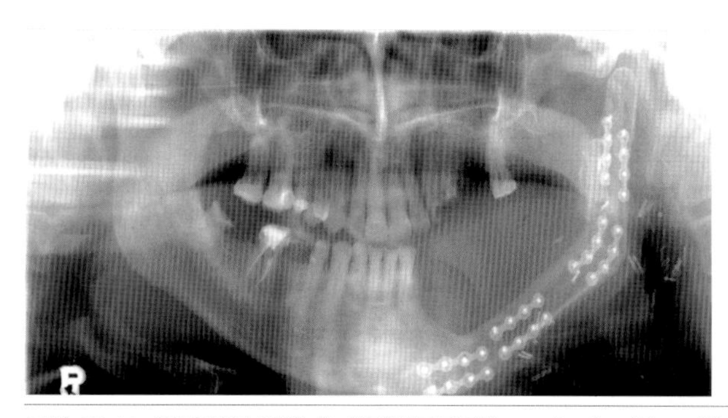

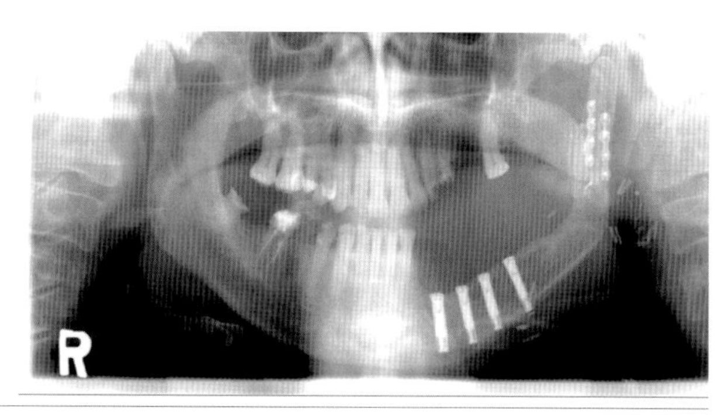

그림 13-11. 구강암의 절제 후 유리비골피판(vascularrized free fibular flap)으로 악골의 재건 후 임플란트를 식립한 증례

4. 타액선 질환

고령자의 경우 구강기능(음식섭취, 저작, 연하 등)의 감소를 동반하게 된다. 이것은 미각의 감소, 구강건조증과 구강통증, 연조직 질환, 치아소실, 만성치주염 등의 병적 혹은 기능감퇴에 기인하게 된다. 이러한 구강기능의 저하는 다른 운동기의 기능저하로 이어지고 영양 섭취의 감소가 다시 구강기능저하로 순환하게 된다.

5. 구강건조

노인인구의 비중이 증가함에 따라 구강건조증을 호소하는 환자의 수가 증가하고 있다. 구강건조증의 90% 이상은 타액선 세포에는 문제가 없이 타액선분비의 저하를 보이는 것으로, 타액분비저하형과 타액분포이상형으로 임상적으로 나눌 수 있다(표 13-4).

타액분비증이 저하된 환자의 구강 내 소견으로는 치아우식의 증가, 구강위생상태의 불량, 구내염의 다발, 불량한 보철물, 캔디다증, 치주염, 구강점막의 건조, 위축, 혀의 미세외상, 저작장애, 구취 등을 들 수 있다. 타액은 음식 내의 미각물질을 용해시키는 역할을 하여 타액분비의 저하로 인하여, 미각장애를 악화시키게 된다. Collins 등은 점막상에 존재하는 타액의 층(salivary film)의 두께가 0.1mm 정도로 이 층이 얇아지게 되거나 균일성을 상실하면 구강건조감을 자각한다고 하여 타액분비량 뿐 아니라 타액의 보존도 중요하다고 할 수 있다. 노인의 경우 전신질환으로 인해 다양한 약제를 복용하는 경우가 많아, 고혈압제제, 정신질환치료제, 근이완제, 항히스타민제 등의 복용으로 타액분비감소가 있을 수 있다. 타액 자체도 프티알린의 감소와 뮤신의 증가로 더 끈적끈적한 점액성으로 변해 구강 내 프라그가 쉽게 형성되는 한 원인이 되고 충치를 일으키는 미생물들의 성장에 유리한 환경을 만들게 된다.

타액선은 가역성이 풍부한 조직으로 알려져 있다. 동물실험에서 액상식을 주었을 경우에 타액분비가 감소하지만, 고형식으로 바꾸었을 때 타액의 분비가 증가하는 것이 보고되었다. 저작운동을 촉진하는 것, 혀, 협점막의 근력을 강화하는 것 등 구강기능을 활발히 하는 것을 고려해야 한다.

구강건조증 환자에서 타액분비량(안정 시 혹은 자극 시), 구강저, 혀, 구개등의 타액의 분포, 약제의 복용 상황, 전신적, 사회심리적 요인의 정도, 구강기능, 특히 혀나 안면 주위의 운동기능 저하의 유무, 생활습

표 13-4. 구강건조증의 주된 원인 표

Iatrogenic
Drugs
Local radiation
Chemotherapy
Chronic graft–versus–host disease
Disease of the salivary glands
Sjogrens's syndrome
Sarcoidosis
HIV disease
Hepatitis C virus infection
Primary biliary cirrhosis
Cystic fibrosis
Diabetes mellitus
Others
Rare Causes
Amyloidosis
Hemochromatosis
Wegener's disease
Salivary gland agenesis (with or without ectodermal dysplasia)
Triple A syndrome
Others

표 13-5. 구강건조증을 일으키는 약물

Drugs with anticholinergic effects
Atropine and analogs (antimuscarinics)
Tricyclic antidepressants
Serotonin reuptake inhibitors
Antihistamines
Antipsychotics
Drugs with sympathomimetic actions
Decongestants
Bronchodilators
Appetite suppressants
Amphetamines
Other drugs
Lithium
Omeprazole
Oxybutynin
Disopyramide
Dideoxyinosine
Didanosine
Diuretics
Protease inhibitors

관, 식습관, 저작습관의 문제점의 유무 등과 관련이 있다고 판단된다(표 13-5). 구강 건조증은 비정상적인 미각, 구강조직과 혀의 작열감, 입술의 균열, 혀의 갈라짐과 같은 증상들을 보여 주며, 특히 틀니 사용자에 있어서는 틀니 사용을 어렵게 한다.

6. 구강점막 질환(그림 13-12)

1) 설태

설태의 색조나 양, 부착상태 등에 관하여 관찰하고, 습한지 건조한지를 판단한다. 설태의 증가는 소화관의 기능저하나 이상, 위산증가등 소화기능의 저하와 연관되어 있다. 영양성분의 흡수가 저하되어 있거나, 점막의 재생능력 저하로 이를 보호하기 위해 설태가 증가하게 된다. 흑태의 경우 감염증, 고열, 독소자극등으로 혀점막의 사상유두가 증식하고, 각질이 길어져서 흑색의 각질세포가 나타나는데 기인한다. 그 위로 진균이나 괴사된 점막세포 등이 작용하여 H_2S가 발생하고, 다시 Fe를 포함하는 헤모글로빈이나 미생물과 결합하여 흑색의 Fe_2S_3이 된다고 알려져 있다.

2) 혀 및 구강점막의 통증

구강점막은 세가지로 구성되어 있다. 치아 주변과 경구개를 덮고 단단히 부착되어 있는 각화점막과, 협점막, 구강저, 입술을 덮고 있는 부각화(parakeratinized)점막, 그리고 혀의 배부(dorsum)을 덮고 있는 특수점막이다.

혀 통증의 원인으로는 혀 점막에 대한 자극(미세외상의 가능성, 타액분비저하에 의한 마찰격 증가), 혀점막의 신경과민 증상, 신경에의 압력증가, 점막의 약화(점막상피의 재생력 저하, 진균감염), 심리적인자극 등을 들 수 있다. 노인들에서는 특히 틀니 등에 의

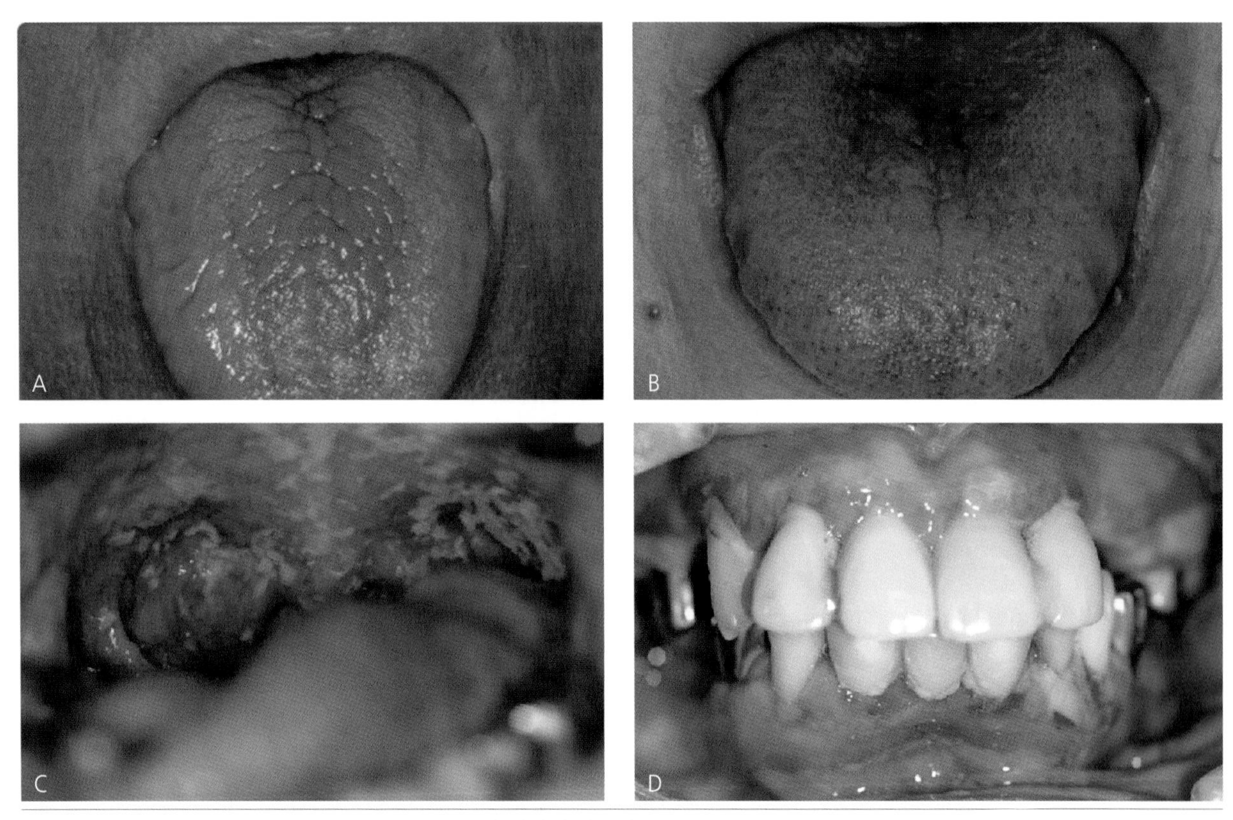

그림 13-12. A) 위축성 설염, B) 설태, C) 캔디다증, D) 괴사성 치은염

한 외상성 궤양(traumatic ulceration) 등에 의해 구내염이 자주 발생하게 된다. 구내염이 생기면 아프고 식사를 하기 어렵게 만들어 노인들에게는 영양 불균형을 가져올 수 있다. 노인의 경우 의치사용 환자들에서 더욱 증가하는데, 의치구내염의 발병률은 의치사용자의 20~40% 정도에서 발생되며 주로 여자에서 흔히 발생한다.

7. 미각이상

미각의 저하는 다양한 형태로 나타나게 된다. 미각의 소실(ageusia), 저하(hypogeusia), 기본 맛 중에서 특정의 맛을 모르거나(dissociated dysgeusia), 이상한 맛으로 느껴지거나(parageusia), 입안에 아무것도 없는데, 금속맛 등이 지속되는 것(phantogeusia), 음식이 혐오스러운 맛으로 느껴지는 것(cacogeusia), 본래의 맛과 다른 맛으로 느껴지는 것(heterogeusia), 맛이 특별히 강하게 느껴지거나(hypergeusia), 혀의 한쪽만 느껴지는(hemigeusia) 증상으로 나타난다. 연령이 증가함에 따라 미각의 변화나 감소가 일어나게 되고, 이것은 혀와 연구개의 이뢰의 숫자가 현격하게 줄어드는 것과 관련이 있다. 미각장애의 원인은 다양하다. 고령 환자일 수록 증가하게 되는 구강 내 건조, 인두 및 후두의 만성질환, 저작운동과 타액분비 장애, 혀운동 장애, 잘 맞지 않는 보철물 등도 미각이상을 일으킬 수 있다.

8. 턱관절 질환

개구량이 줄어들었을 때 개구제한(mouth opening limitation)이 있는 것으로 판단하게 된다. 개구제한의 원인은 다양하여 턱관절의 기능적 문제, 통증이 있을 경우 개구 제한이 발생하며, 구강주위의 감염으로 인해 저작근에 염증이 발생하면 입이 벌어지지 않게 된다. 특히 턱관절 이외의 연조직의 문제로 입이 안벌어질 경우 개구장애(trismus)라고 한다. 개구제한을 일으키는 턱관절 질환으로는 턱관절원판의 변위(턱관절 내장증, internal derangement)에 의한 폐구성 과두걸림, 턱관절 강직(ankylosis), 근경축(muscle contracture), 근돌기 걸림(coronoid process impedance), 두경부의 방사선 치료 후, 그리고 외상 혹은 저산소, 뇌경색 등에 의한 뇌손상 후 등이 있을 수 있다. 턱관절 질환의 증상은 통증(관절 혹은 저작근), 관절잡음(clicking sound), 교합이상, 개구장애, 두통 등의 증상을 동반한다.

습관성탈구(habitual luxation)는 하악과두가 관절융기(eminence)를 넘어가서 과두걸림에 의해 폐구할 수 없는 경우이다. 습관적인 탈구가 있는 환자들은 많은 경우 스스로 정복을 할 수 있으나, 자가 정복이 되지 않을 경우 응급실을 찾게 된다. 폐구근의 활동으로 다물려고 하면 할수록 관두걸림이 해소되지 않는데, 정복을 위해서는 엄지손가락은 하악 구치부에 위치시키고, 하악을 당기면서 아래로 눌러 관절융기를 넘어가도록 해야한다.

9. 구강안면의 이상운동질환

Blanchet (2005)에 따르면, 저작 및 구강의 조화로운 운동에 이상이 생기는 이상운동은 증상에 따라 다음과 같이 나눌 수 있다.

1) Bucco-linguo-mandibular dyskinesia
2) Orofacial Dyskinesia
3) Oromandibular dystonia
4) Diurnal Bruxism
5) Tics
6) Rabbit syndrome

구강안면 운동이상증(orofacial dyskinesia)은 혀, 입술, 턱 등에 불수의적인 움직임이 나타나는 질환으로 입맛을 다시고, 입술을 내밀며, 혀가 측방으로나 앞쪽으로 돌출되는 움직임을 보이는 증후군이다. 생명을 위협하는 증상은 아니지만, 구강안면통증, 언어장애, 연하장애, 의치장착의 어려움 등을 일으킨다. 원인으로는 항전신성 약물의 사용 이후 부작용으로 발생되는 지연성이상운동증(tardive dyskinesia), 무치아상태 혹은 이를 치료하기 위한 치과시술이나 의치에 의해 발생하기도 하며, 뇌졸중이나 외상성 신경손상으로 인한 중추신경계 손상이나 퇴행 등으로 발생할 수 있다. 치료는 haloperidol, estradiol, clonazepam 등이 효과가 있었던 것으로 보고되었다.

구강하악 근긴장이상증(oromandibular dystonia)은 흔한 질환은 아니지만, 국소적인 이상운동증의 한 형태로서 주로 턱의 비정상적인 위치, 입을 여닫는 기능의 장애나 비정상적인 혀의 운동의 형태로 나타난다. 앞서 보고된 바에 의하면 혀나 턱의 근긴장이상증은 대개는 원인없이 나타나는 경우가 흔하지만 드물게는 바리셀라 감염(varicella infection), 안면 외상, 혹은 정신과적 약물 복용 후에도 나타날 수 있다. 구강하악 근긴장이상증은 국소적인 근긴장이상증으로 주로 혀근육과 저작근육에 영향을 미쳐 발음이 어눌하거나 턱을 움직이는데 장애를 가져온다. 턱에 생기는 근긴장이상증은 주로 측두근(temporalis muscle)이나 교근(masseter muscle)에 이상이 생기는데 이로 인하여 말을 할때나 편한 상태나 음식을 먹을 때 입이 잘 안 벌어지거나, 안 닫혀지는 증세가 생긴다. 혀의 근긴장이상 증은 주로 혀의 움직임을 담당하는 근육에 이상이 생겨 서 혀가 관여하는 행동, 즉 말을 하거나 음식물을 먹을 때 발음이 불분명하거나 쉽게 잘 음식물을 잘 씹을 수 없는 장애가 생긴다.

10. 구강암, 두경부암 환자에서의 개구장애

두경부암 환자에서 개구장애를 동반하게 되는 경우가 많다. 두경부암 환자의 5~38% 정도에서 발생하는 것으로 알려져 있다[10]. 발음, 구강위생, 치과치료의 어려움, 암의 검진 등에 어려움이 있을 수 있다. 저작근 및 구강의 해부학적 부위의 종양, 방사선 및 항암치료 후의 조직의 섬유화, 점막의 염증으로 인한 통증 및 구강의 감염, 외과적 수술 후의 반흔 등으로 개구량의 제한이 발생하게 된다. 특히 구강의 후방부에 발생한 암에서 개구장애를 동반하게 되는 경우가 흔하다. Kveton과 Pillsbury에 의하면 교뇌(pons)의 삼차신경 감각핵(sensory trigeminal nucleus)이 개구장애와 관련이 있다고 하였다. 방사선조사량과 개구장애의 정도와 상관관계를 가지고 있는 것으로 알려져 있으며 가장 연관이 많은 것은 교근과 익돌근이다. 치료 중 혹은 치료 후의 개구장애 개선을 위한 다양한 노력들에도 불구하고 개구량의 개선은 미미한 편이다.

개구장애의 치료는 개구장애의 원인에 따라 분류될 수 있다. 수술적 치료로는 턱관절 자체의 해부기능적 문제를 가지고 있을 경우 턱관절 성형술 및 인공턱관절 대체술이 있으며(그림 13-13), 연조직의 반흔 등을 동반될 경우 하악근돌기 절제술(coronoidectomy), 유리피판(free flap)을 이용한 반흔부의 재건을 생각할 수 있다.

손가락이나 설압자를 이용한 개구운동으로 개구량이 5.5mm 증가했다는 보고도 있고, Therabite®(그림 13-14) 등의 기구를 사용하더라도 무작위 대조군 연구에서 13.6mm의 개구량 증가만이 관찰되었다.

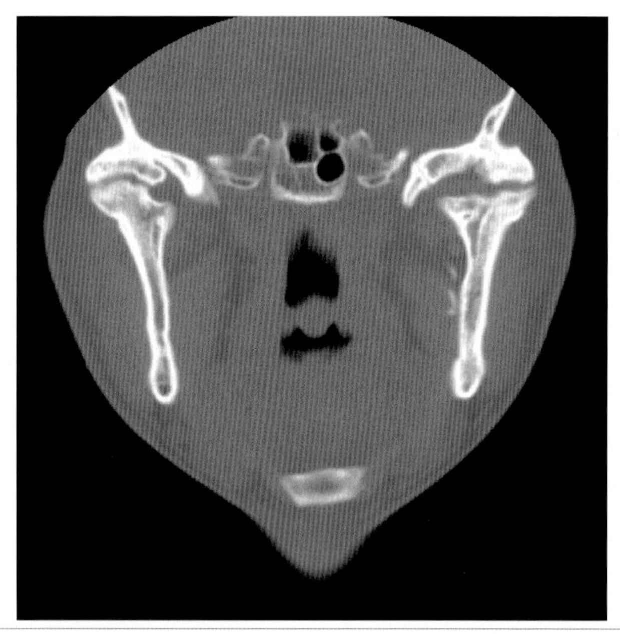
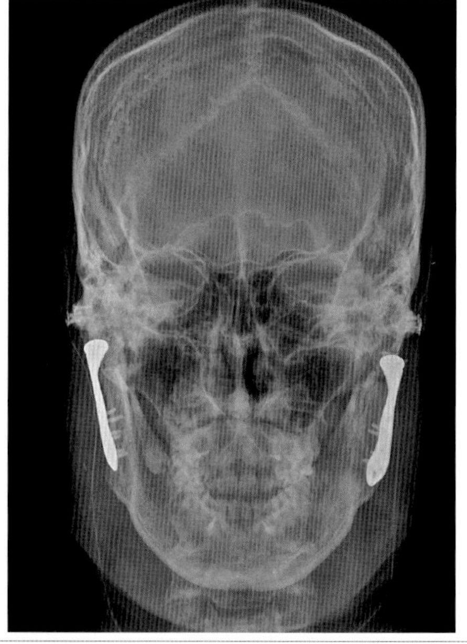

그림 13-13. **양측 턱관절의 강직증으로 턱관절 성형술 및 인공관절 대치술을 한 증례**

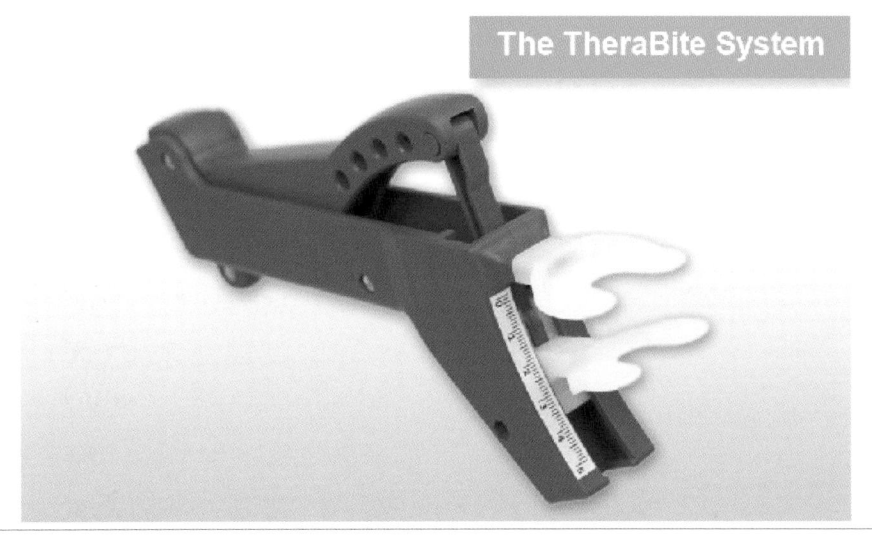

그림 13-14. **기구를 이용한 개구운동(Therabite®)**

Khanna 등은 구강점막하섬유증(oral submucous fibrosis)의 단계를 분류하여 개구량에 따라 Grade I은 35mm 이상, Grade II는 25~35mm, Grade III는 25mm 이하로 분류하였다[11]. 이 분류는 25mm의 개구시 하악과두의 전위(translation)가 일어나는 것을 고려하여 턱관절의 운동범위와 원인에 따른 분류라고 생각된다.

구강암의 수술 혹은 방사선 치료후에 발생하는 개구제한의 경우 수술적 치료로는 구강접근법을 통한 하악의 근돌기 절제술(coronoidectomy)을 시행할 수 있다. 하지만 근돌기 절제술만으로 방사선 치료와 연관된 개구제한의 개선은 환자마다 개인 차이가 있을 수 있으나 10mm 내외의 추가적인 개구량을 확보할 수 있어 환자와의 충분한 상의가 필요하다.

개구운동방법으로는 손가락을 사용하는 방법(그림 13-15), 설압자를 이용하는 방법(그림 13-16), 특수한 기구를 이용하는 방법이 있다. 통증 이외에 물리적인 개구제한이 있을 경우 개구운동을 시행하게 된다.

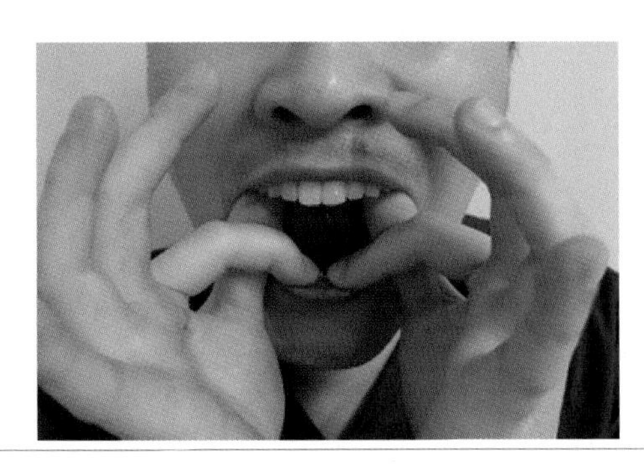

그림 13-15. **손가락을 이용한 개구운동**
오른손을 이용하여 엄지는 윗니에, 검지는 아랫니에 대고 반대방향으로 벌려줌

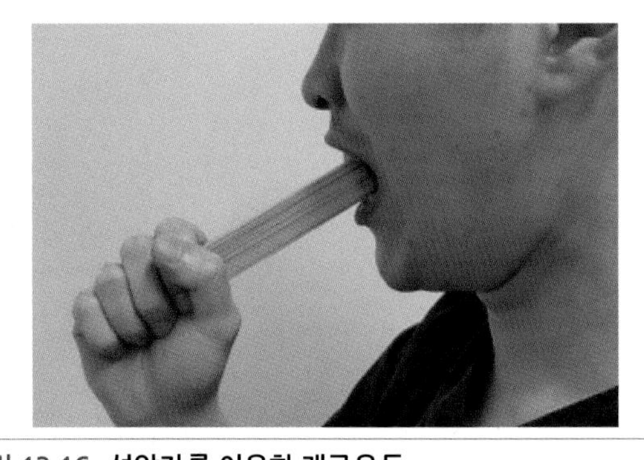

그림 13-16. **설압자를 이용한 개구운동**
설압자를 어느 정도 물고, 설압자의 사이에 설압자를 하나씩 넣어가면서 개구운동

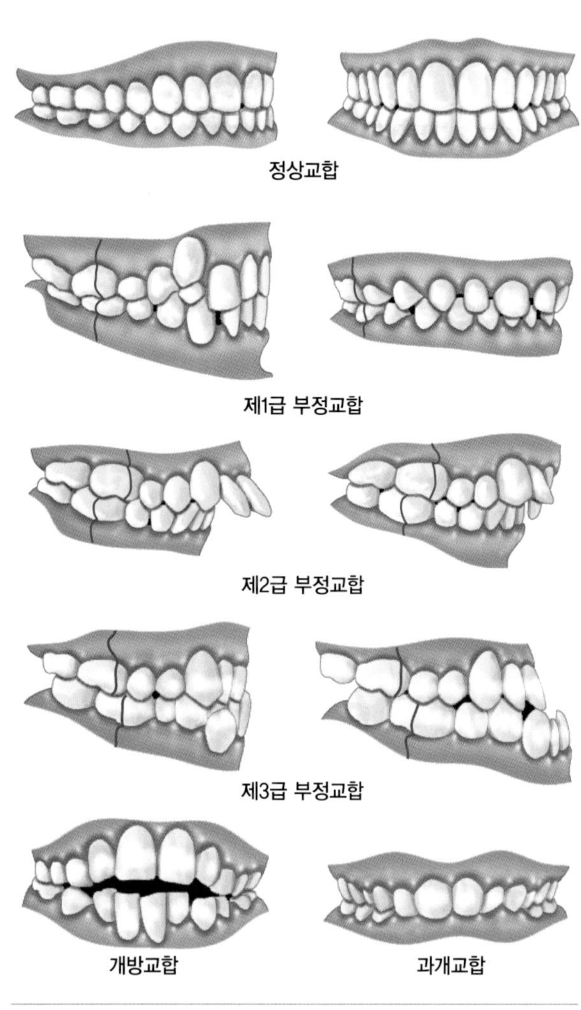

그림 13-17. **치열의 부정교합**

특히 악안면외상으로 인하여 신경외과적 문제를 동반한 범안면골 골절이 동반된 경우 회복 후에도 관절의 강직증으로 인한 후유증이 있을 가능성이 높다. 개구운동은 보통 7-7-7 법 등 하루 7회 이상 1회 시행 시 7초 이상 개구상태를 유지하는 것을 7번 반복하는 것으로 설명하고 있다.

11. 부정교합(그림 13-17)

부정교합은 치성 부정교합과 골격성 부정교합으로 나눌 수 있다. 치성 부정교합은 정상적인 교합관계를 가지지 못할 경우를 이야기하고, 골격성 부정교합은 하악골전돌증(주걱턱, Class III malocclusion)이나, 후퇴증(새턱, Class II malocclusion) 등의 턱 뼈의 성장의 부조화로 인해 턱뼈에 있는 치아의 관계가 정상적이지 못할 경우를 뜻한다(그림 13-18). 부정교합이 있을 경우 얼굴의 외모에도 영향을 미칠 뿐 아니라 저작기능에도 영향을 끼치게 된다. 상태에 따라 치열교정을 하거나, 골격성 부정교합이 있을 경우 수술적인 방법을 통하여 교정하게 된다. 부정교합의 경우 치아의 접촉면적이 줄어들게 되어 저작 효율이 떨어지게 된다[12].

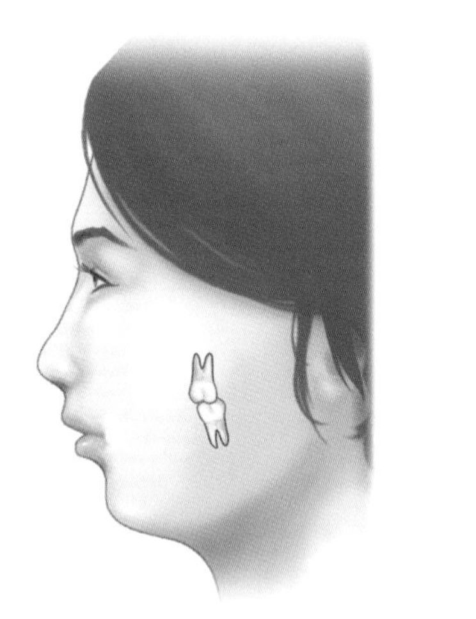
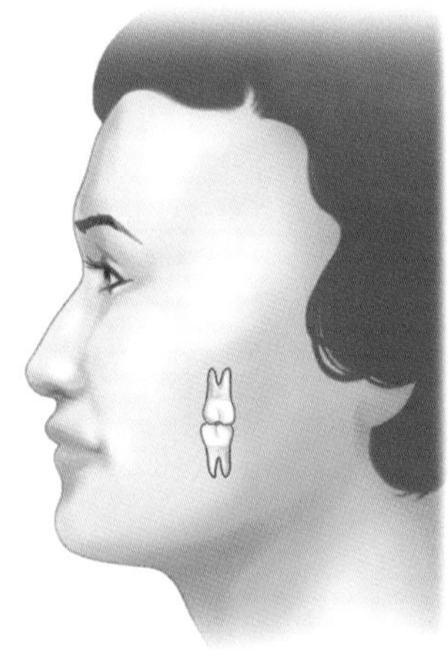
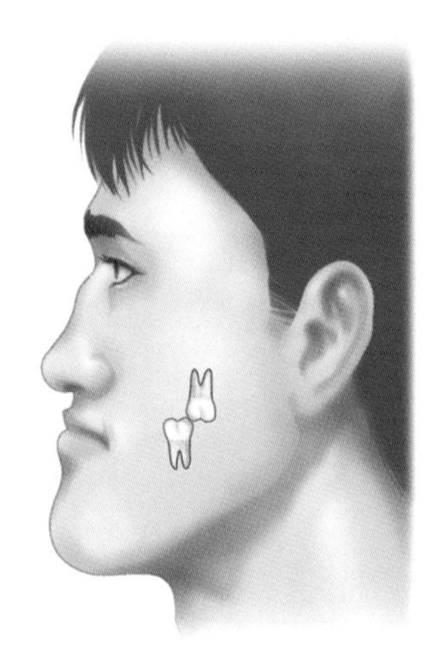

그림 13-18. **골격성 부정교합 좌) 하악후퇴증, 우) 하악전돌증**

참고문헌

1. Peyron MA, Lassauzay C, Woda A. Effects of increased hardness on jaw movement and muscle activity during chewing of visco-elastic model foods. Exp Brain Res. 2002 Jan;142(1):41-51.
2. Mandel ID. The role of saliva in maintaining oral homeostasis. J Am Dent Assoc. 1989 Aug;119(2):298-304.
3. Navazesh M, Christensen C, Brightman V. Clinical criteria for the diagnosis of salivary gland hypofunction. J Dent Res. 1992 Jul;71(7):1363-9.
4. van der Bilt A. Assessment of mastication with implications for oral rehabilitation: a review. J Oral Rehabil. 2011 Jan 17;38(10):754-80.
5. Nozaki S, Iriki A, Nakamura Y. Localization of central rhythm generator involved in cortically induced rhythmical masticatory jaw-opening movement in the guinea pig. J. Neurophysiol. 1986 Apr;55(4):806-25.
6. Morimoto T, Inoue T, Masuda Y, Nagashima T. Sensory components facilitating jaw-closing muscle activities in the rabbit. Exp Brain Res. 1989;76(2):424-40.
7. Woda A, MISHELLANY A, Peyron MA. The regulation of masticatory function and food bolus formation. J Oral Rehabil. 2006 Nov;33(11):840-9.
8. Prinz JF, Lucas PW. An optimization model for mastication and swallowing in mammals. Proc. Biol. Sci. 1997 Dec 22;264(1389):1715-21.
9. van der Bilt A, Olthoff LW, Bosman F, Oosterhaven SP. The effect of missing postcanine teeth on chewing performance in man. Arch Oral Biol. 1993 May;38(5):423-9.
10. Dijkstra PU, Huisman PM, Roodenburg JLN. Criteria for trismus in head and neck oncology. Int J Oral Maxillofac Surg. 2006 Apr;35(4):337-42.
11. Khanna JN, Andrade NN. Oral submucous fibrosis: a new concept in surgical management. Report of 100 cases. Int J Oral Maxillofac Surg. 1995 Dec;24(6):433-9.
12. Magalhães IB, Pereira LJ, Marques LS, Gameiro GH. The influence of malocclusion on masticatory performance. Angle Orthod. 2010 Sep;80(5):981-7.

chapter

14

인후두 질환에 대한 이해와 연하장애

권택균

인두와 후두의 정상적인 기능은 연하에 있어 필수적이다. 인두는 연하 시 식괴가 통과하는 통로이며, 인두의 근육들이 조화를 이루어 식괴를 구강에서 식도로 넘어가도록 하며, 후두는 식괴의 통과 시 호흡기를 보호하는 역할을 한다. 인두와 후두의 다양한 양성 및 악성 질환이 연하장애를 일으킬 수 있다. 본 종설에서는 연하장애를 일으킬 수 있는 인두와 후두의 흔한 양성 질환에 대해 알아보고자 한다.

I. 감염성 질환

감염성 질환은 인후두 질환 중 연하장애를 가장 흔히 일으키는 원인이다. 하지만 영구적인 연하장애를 일으키지는 않으며 폐쇄성 연하장애이나 인두의 근육 기능 부전 보다는 연하통을 발생시켜 일시적으로 연하장애를 일으킨다.

1) 급성 편도염

β-용혈성 연쇄상구균, 포도상구균, 폐렴구균, *Haemophilus* 등이 원인균으로 인후 건조감, 권태감, 발열, 연하통 및 연하장애 등의 증상이 나타난다. 신체검사상 인두 편도의 비대 및 발적, 편도 표면을 덮고 있는 황백색의 삼출물 등의 소견이 보인다. 진단은 인후배양검사나 신속연쇄상구균항원시험 등을 이용하나 진찰 소견만으로 진단하기도 한다. 치료는 충분한 수분 섭취 및 휴식, 구강 청결 등이 중요하며, 진통제와 항생제를 투여한다. 페니실린이 일차 항생제로 추천되나 페니실린이 실패할 경우 amoxicillin-clavulanic acid, cephalosporin 등을 사용한다. 항생제는 10일간 사용하며, 화농성 합병증 및 류마티스열 발생을 줄여준다[1].

2) 급성 후두개염

B형 *Haemophilus influenza*가 가장 흔한 원인균이며, 폐렴구균이나 β-용혈성 연쇄상구균에 의해 발생하기도 한다. 3세 이상의 소아에서 많이 발생하고 성인에 비해 소아에서 기도폐쇄 증상이 심하다.

발열 및 발성장애, 연하통 및 연하장애 등의 증상이 발생하며, 병이 진행함에 따라 호흡곤란이 발생한다. muffled voice 또는 hot potato voice라고 특징적인 음성 변화를 동반한다. 문진과 신체검진을 통해 진단하며, 후두의 관찰 시 기도폐쇄가 발생할 수 있으므로 기관절개술 등 응급 상황을 대비한 상태에서 검진을 해야 한다. 후두경 소견상 후두개의 발적 및 부종이 특징이다. 측경부방사선검사에서 후두개가 엄지손가락 모양으로 보이는 thumb print 소견을 보인다.

치료는 기도확보가 가장 중요하다. 초기에는 호흡 곤란을 보이지 않으나 부종이 진행하면서 호흡 곤란이 점차 발생할 수 있으며, 기도 확보를 위하여 기관 삽관이나 기관절개술을 시행한다. 부종을 완하시키기 위해 스테로이드를 사용할 수 있다[3]. 항생제는 cefuroxime과 cefotaxime을 주로 사용한다.

II. 부식성 외상

부식성 외상의 산이나 염기 등 부식성 물질의 섭취나 열손상에 의해 발생한다. 부식성 물질 섭취 시 약 40%의 환자에서 후두 외상이 발생하고 후두의 열손상은 외상환자의 30%에서 발생한다. 인두의 손상은 식도의 손상보다는 적게 발생하며, 인두의 손상이 없다고 식도 손상을 배제할 수 없다[4]. 염기의 섭취는 근육과 교원질, 지질을 액화시켜 시간이 지남에 따라 손상이 심해지지만, 산은 표면의 응고괴사를 일으킨다. 어린이에서는 잘못 섭취하는 경우가 많지만 성인은 자살을 위해 섭취하는 경우가 많다[5].

부식성 후두 손상 환자는 최소한 24시간 이상 기도 상태를 관찰해야 한다. 하지만 기도 삽관이나 기관절개술은 기도 협착을 유발하기 때문에 주의해야 한다[6]. 기관내시경이나 식도경 등 내시경적 검사는 24시간 이내에 시행해야 하며, 그 이후에는 부종과 궤양으로 인해 병변의 악화를 초래할 수 있다.

부식성 외상의 인후두 후유증으로는 후두, 기관 및 인두의 협착 및 누공 형성, 음성장애 등이 있으며 인두의 협착에 대해서는 내시경풍선확장술이나 피판성형술, 대장간치술(colon interposition) 등 수술적 방법으로 치료한다[7].

III. 인후두역류질환

인후두역류질환은 위산을 포함한 위 내용물이 인두 및 후두로 역류하여 인후두의 만성 염증 및 점막의 손상을 유발하여 인두 이물감, 애성 및 인후통, 만성 기침, 연하장애 등의 증상을 일으키는 질환으로 위식도역류질환과는 구별된다. 인후두역류질환과 위식도역류질환은 몇 가지 차이를 보인다. 인후두역류질환은 위식도역류질환이 야간에 누운 자세에서 빈번한 것과는 달리 낮 시간에 바로 선 자세에서도 증상이 나타나며, 위식도역류질환에서는 식도 운동장애나 식도 내 산 지연이 빈번한 것과는 달리 이러한 소견이 잘 나타나지 않는다[8,9].

인후두역류질환의 증상은 상부 호흡소화관의 구조물에 모두 영향을 미친다. 인두 이물감 및 만성 인두청소(throat clearing), 기침, 음성변화, 연하장애, 발작성 성문연축, 후비루 및 비폐색등 후두 및 전체 인두의 증상을 유발시킨다. 위식도역류질환에서 흔한 속쓰림 및 흉골하 작열감 등은 동반이 되는 경우도 있으나 반드시 발생하지는 않는다[10,11].

1. 진단

인후두역류질환의 증상은 대부분 비특이적이며 환자의 증상의 중증도와 내시경 소견, 기타 검사 소견이 일치하지 않는 경우가 많아 진단이 쉽지 않다. 현재 사용되고 있는 진단 방법은 환자의 증상 지수, 후두내시경, 24시간 이중탐침산도검사, 식도조영검사, 식도내압검사, 임피던스검사, 식도내시경, 위내시경, 식도조영술, 음성분석, 경험적 약물 투여 등이다.

1) 역류증상지수(Reflux Symptom Index)

역류증상지수는 환자의 증상 9가지(쉰 목소리, 목청소, 후비루, 연하장애, 식사 후 또는 누었을 때 기침, 호흡곤란 또는 사래, 성가신 기침, 이물감, 흉부작열감)에 대하여 0점에서 5점 사이 점수를 매겨 이를 합산 해 13점 이상이면 인후두 역류질환을 의심해 볼 수 있다. 객관적 검사와의 상관관계에 대한 논란은 있으나 진단을 위한 추가 검사나 치료 반응 여부 등의 추적 검사에는 효과적이다[12-14].

2) 후두내시경검사

흔한 후두내시경 소견으로는 성문하 부종, 후두실 폐쇄, 후두 발적 및 성대 부종, 후교련 비후, 후두 육아종 및 후두 내 객담 등이 있다. 이들 소견 또한 비특이적이며 주관적이라는 단점이 있다. 이를 체계화 하기 위해 역류소견점수(reflux finding score)가 개발되었고, 이 점수와 타 검사간의 유의성도 보고되었다. 하지만 이 또한 검사자 간, 검사자 내 신뢰도 문제와 위양성이 높다는 제한점이 있다[15,16].

3) 24시간 이중탐침산도검사(24-hour double probe pH monitoring)

24시간 이중탐침검사는 인후두역류질환의 진단에 널리 사용되어 왔다. 탐침은 하인두와 식도 2군데에 위치하며, 하인두 탐침은 상부식도괄약근 상부 2cm에 위치시키는 것이 좋으며 식도 탐침의 산도가 떨어진 이후 근위부 탐침의 산도도 떨어지면 역류로 평가한다[17]. 현재까지 개발된 검사 중 가장 신뢰도가 높다고 평가되지만, 위음성률도 50%로 높게 보고되며, 검사 자체가 환자에게 힘들기 때문에 인후두역류질환에서의 효용성에 대한 의문도 제기되고 있다[18-20].

4) 경험적 약물 투여

24시간 이중탐침검사는 비용 및 시행의 어려움 때문에 약물 치료의 반응을 봄으로써 진단하기 위한 시도가 많이 이루어지고 있다[21]. 양성자펌프억제제(proton pump inhibitor, PPI)의 경험적 사용의 진단적 민감도 및 특이도는 27~89%, 14~73%로 일관적이지 못하다는 단점이 있으며[22-24], 무작위 이중 맹검 연구에서 PPI 사용군이 위약에 비해 유의한 호전이 없다는 보고가 많다[25-29]. PPI는 산성 역류만을 억제해 주기 때문에 비산성 역류에 대한 진단은 불가능하다는 단점이 있다. 일반적으로 PPI를 하루에 2번, 1~2개월간 시도하나, 확립된 용량 및 기간은 없다.

2. 치료

인후두 역류질환의 치료는 크게 생활습관 변경과 약물치료로 나뉜다. 수술적 치료도 일부에서 시행되나 흔하게 사용되지는 않는다.

생활습관 변경은 토마토나 오렌지 주스, 커피, 술, 박하 등 위산 역류를 조장할 수 있는 음식, 과식, 고지방 식이 등을 피하도록 하며, 취침 전 식사하지 않도록 한다[30]. 복압을 높일 수 있는 꽉 끼는 옷을 입거나, 식사 직후 바로 눕는 행위를 피하며 잘 때 머리를 높이는 것도 도움이 된다[31-33].

약물치료는 양성자펌프억제제(proton pump inhibitor, PPI)가 가장 많이 쓰이고, 제산제나 위장관 운동 개선제, H2수용체 차단제(H2-blocker), 위 점막 보호제 등이 보조적으로 사용된다. 국내에는 omeprazole, lansoprazole, rabeprazole, pantoprazole, esomeprazole의 5가지 PPI가 시판되고 있다. 인후두역류질환에서 PPI는 증상이 뚜렷한 환자에서 4주간의 복용으로도 효과가 있으며, 하루 1회 복용보다는 2회 복용이 증상 개선에 효과적이다. 2개월 치료로도 호전이 없을 경우 4개월 동안 복용하였을 때 증상의 개선을 보이기도 한다. 아직 약물 투여의 표준 기간은 정해져 있지 않으나 복용 중단 후 증상의 재발이 빈번하기 때문에 재발을 막기 위해서는 장기간의 투여가 필요할 것으로 생각된다[34]. 약물 투여 시 증상의 호전은 후두내시경 소견의 호전보다 먼저 나타난다[35]. PPI 사용 시에는 위산 분비의 변화로 인한 위액의 산도 감소로 다른 약물의 위장관 흡수에 영향을 미칠 수 있으며, 소화관과 간에서 CYP 동종효소에 경쟁 결합으로 PPI나 다른 약물의 대사에 영향을 줄 수 있다. 제산제나 위장관 운동 개선제는 증상이 경미한 환자나 PPI 사용 시 보조적으로 사용할 수 있다. H2 수용체 차단제도 PPI와 같이 위산의 분비를 억제하나 PPI보다 효과가 떨어지기 때문에 단독으로 사용은 권유되지 않으며, PPI와 H2 수용체 차단제의 병용 요법이 PPI 단독 요법보다 효과적이기 않기 때문에 PPI와의 병용 요법도 추천되지 않는다[34,36,37]. PPI 사용 시 H2 수용체 차단제를 야간에 복용할 경우 수면 중 위산 과다 분비로 인한 기상 후 증상을 호전시킬 수 있다는 보고가 있어 야간 및 아침 증상이 있을 경우 H2 수용체 차단제가 도움이 될 수도 있다[36].

인후두역류질환에서 연하장애가 발생하는 원인은 정확히 밝혀지지는 않았으나 역류로 인하여 윤상인두근을 비롯한 상부 식도 괄약근의 연축에 의해 발생하는 것으로 생각되며[38], 인후두역류로 인하여 인두의 감각이 떨어짐으로 인해 연하장애가 발생하는 것으로 생각되기도 한다[39].

IV. 인두식도 게실

인두식도 게실(젠커 게실, pharyngoesophageal diverticulum, Zenker's diverticulum)은 내압성 가성 게실의 하나로 킬리안 삼각으로 알려진 윤상인두근과 하인두수축근의 사이의 근육이 약화된 부분으로 하인두 점막이 돌출되는 질환을 말한다. 인두식도 게실의 발생원인은 정확히 알려지지는 않았으나 인두 근육이 해부학적으로 약한 부위가 존재하면서 상부식도 괄약근의 장애가 있어 발생하거나, 윤상인두근의 과수축이나 윤상인두근과 인두근육 부조화적 수축에 의해 발생한다고 생각된다[38,40-42].

60세에서 70세 사이에 호발하며, 남성이 여성보다 2~3배 많이 발생한다. 점차 진행하는 연하장애가 가장 흔한 증상이며, 식사 후 몇 시간이 지나서도 발생하는 음식물의 역류나 음식을 삼킬 때 소리가 나는 것도 인두식도게실을 의심할 수 있는 증상이다. 식도 및 인두 이물감, 애성 등도 발생하며 시간이 지나면서 점진적으로 진행한다. 게실 내 저류된 음식물에 의해 흡인이 나타날 수 있으며 게실이 커짐에 따라 식도를 눌러 연하장애가 심해진다. 신체 검진 상 특이 소견이 없는 경우가 많으며 일부 환자에서는 복명감을 느낄 수 있다. 식도 조영술이나 CT 등 방사선 검사를 통해 진단할 수 있다.

증상이 없는 게실은 특별한 치료가 필요없다. 증상이 있는 게실은 반복적 흡인을 유발하며, 연하장애가 동반되기 때문에 노인환자들의 건강에 치명적이기 때문에 치료가 필요하다. 수술은 경부 절개를 통해 시행하거나 내시경을 이용하기도 한다. 경부 절개를 이용한 수술은 게실 전체를 없애 주는 게실절제술이나 게실을 주위 조직에서 분리하여 게실을 척추앞근막(prevertebral fascia)에 고정하여 음식물이 고이지 않게 하는 게실고정술을 한다. 수술 시 게실의 원인이라고 생각되는 윤상인두근의 과수축을 호전시키기기 위해 윤상인두근 절제술도 함께 시행하며, 작은 게실의 경우 윤상인두근 절제술만으로도 치료가 가능하기도 하다. 내시경수술은 식도와 게실의 공통된 벽을 잘라 게실에 음식물이 고이지 않게 해주는 게실절개술(diverticulostomy)로 레이저나 전기소작기 또는 초음파 절삭기를 이용하여 절단하며, 절단된 점막을 실이나 봉합기(stapler)를 이용하여 봉합한다[44-47].

V. 성대 마비

성대마비는 일반적으로 반회후두신경(recurrent laryngeal nerve)의 손상으로 인하여 성대의 움직임이 저하 또는 움직이지 않는 것을 의미한다. 일측성과 양측성 모두 발생할 수 있으며, 성대마비의 원인은 원인 미상, 외상성, 종양, 신경학적 질환 등 다양하다(표 14-1).

일측성 성대마비의 주요 증상은 음성이 약해지며 기식성, 노력성 발성을 하게 되며 음성 피로가 쉽게 발생한다. 성대마비에 의해 성대 폐쇄가 완전하지 않게 이루어지면 연하 시 음식물이 기도로 흡인되면서 연하장애가 발생한다. 성대의 불완전 폐쇄뿐 아니라 후두 및 인두의 감각 소실도 연하장애를 일으키는 원인이다.

성대마비의 진단은 후두내시경을 통해 일측 또는 양측 성대가 움직이지 않는 것을 관찰함으로서 진단한다. 성대마비가 외상이나 기관삽관 후 발생하였다면 성대마비가 아닌 피열연골(arytenoid cartilage)의 아탈구로 인한 성대고정인지를 감별해야 하며, 후두근 근전도와 전신마취 하 피열연골 촉진으로 감별한다. 성대 마비를 일으킬 수 있는 기저 질환이나 수술력이 없

표 14-1 성대마비의 원인

Idiopathic	
Trauma	Iatrogenic Thyroidectomy, Anterior approach to cervical spine, Thoracic surgery(esophagus, lung and heart), skull base surgery, Tracheal surgery Endotracheal intubation Non-iatrogenic Bunt/Penetrating neck injury
Infection	Herpes zoster virus, Herpes simplex virus, Epstein-Barr virus Encephalitis, Poliencephalitis, Tuberculosis
Tumor	Malignant tumors Thyroid, lung, esophagus, larynx, hypopharynx, mediastinum Tumors involving skull base Neurogenic tumors Vagal neurilemmoma, paraganglioma
Neurologic causes	Central nervous system Ischemic brain damage including stroke Arnold-Chiari malformation Parkinson disease Hydrocephalus Head trauma Neuromuscular disease Myasthenia gravis Multiple sclerosis Amyotrophic lateral sclerosis Guillain-Barre syndrome
Others	Mediastinal irradiation Cervical spine osteophyte Diabetic neuropathy

다면 내시경을 포함한 이비인후과적 신체검진과 두개저에서 종격동까지의 전산화단층촬영, 흉부 방사선검사 등을 시행하여 원인을 찾기 위해 노력해야 한다.

성대마비의 치료는 성대 간극을 줄여 음성과 흡인의 호전을 목표로 한다. 음성치료와 연하 시 턱당기기, 머리돌리기 등 자세 및 재활치료가 일차적으로 시행된다. 중재적 시술로는 성대 주입술, 갑상성형술 등이 사용된다.

성대 주입술(injection laryngoplasty)은 성대에 인공물질을 주입하여 성대 간극을 줄여주는 방법이다. 주입 물질로는 히알루론산(hyaluronic acid)과 칼슘 하이드록시아파타이트(calcium hydroxylapatite), 자가지방, Gelfoam 등이 있으며 히알루론산과 칼슘 하이드록시아파타이트가 널리 사용된다. 히알루론산은 약 4~6개월 정도 지속되며 칼슘 하이드록시아파타이트는 1년 이상 지속된다. 주입 방법은 국소마취하에서 굴곡형 후두내시경이나 강직형 후두내시경으로 성대를 관찰하면서 경구 또는 경피적으로 주입하며, 경피적 방법에는 경갑상설골막 접근, 경갑상연골 접근, 경윤상갑상막 접근법 등이 있다. 환자의 협조가 힘든 경우에는 전신마취로 시행한다. 성대 주입술은 수술 후 발생한 성대마비 환자에서 수술 직후에도 쉽게 시행할 수 있으며, 흡인성 폐렴을 줄이고 식이재활을 빨리하도록 도와주어 재원기간을 줄여준다. 또한 갑상성형술과는 달리 마비된 성대가 호전될 것으로 예상되어도 사용할 수 있다[48,49].

갑상성형술은 갑상연골 내측에 실리콘이나 goretex 등을 삽입하며 마비된 성대의 위치를 내측으로 이동시켜주는 술식이다. 일측성 성대마비를 가진 환자에서 시행한다. 국소마취 하에서 경부 절개를 통해 갑상연골을 노출시키며, 연골에 작은 창을 낸 후 갑상연골과 갑상연골막 사이를 박리하여 이식물을 삽입한다. 이식물의 삽입량과 성대의 위치는 내시경 소견 및 환자의 발성을 듣고 결정한다[50,51].

VI. 윤상인두 연하장애

윤상인두근은 상부식도괄약근을 구성하는 근육으로 하인두의 가장 아래 위치한다. 안정 시에는 기본 긴장도를 유지하고 수축된 상태로 있다가 연하 시에는 수축과 이완을 한다. 수축은 식도로 공기가 유입되는 것과 음식물이 역류되는 것을 막아주며, 식괴가 통과하기 직전 이완되어 식괴가 식도로 넘어가도록 한다[52]. 윤상인두근은 인두신경총과 반회후두신경의 지배를 받는다.

윤상인두근의 기능장애는 윤상인두근의 이완 실패 또는 부분적 이완, 인두식도 운동의 부조화 및 상부식도 괄약근의 순응도 감소 등에 의해 발생할 수 있으며[53] 이들의 원인으로는 특발성, 중추성 또는 말초성 신경장애, 근육장애 및 위식도역류, 두경부수술이나 방사선, 고령 등이다[54].

윤상인두근 기능장애의 가장 좋은 검사는 비디오투시연하검사이다. 윤상인두 기능장애를 가진 환자의 측면 영상에서는 특징적인 윤상인두띠(cricopharyngeal bar)를 바륨을 삼키는 과정에서 볼 수 있다. 하지만 모든 환자에서 이러한 소견이 보이는 것은 아니며 윤상인두근이 이완이 잘 되지 않고 이상와에 잔여물과 기도로의 흡인 등의 소견도 나타난다. 인두와 윤상인두근의 근전도도 진단에 도움을 준다. 하인두 괄약근과 윤상인두근의 근전도를 동시에 기록하여 두 근육의 수축과 이완이 조화롭게 나타나는지 확인한다. 하인두 괄약근의 수축과 윤상인두근의 이완의 동기성

(synchronism)이 없거나 연하 시 윤상인두근의 전기적 운동성 감소가 나타나지 않는다면 윤상인두근 장애를 시사한다. 인두 내압검사를 통해 식괴내압을 측정하여 상부식도 괄약근을 기준으로 내괴내압이 상승해 있다면 윤상인두 기능장애를 의심할 수 있다.

윤상인두 기능장애의 치료는 윤상인두근 보툴리눔독소 주사와 윤상인두근 절개술이 사용되며, 윤상인두근의 기능을 억제시켜 식괴의 통과가 용이하도록 한다. 다른 연하장애 없이 윤상인두근의 단독 장애일 때 효과가 좋다.

윤상인두근 보툴리눔독소 주사는 다양한 방법으로 가능하다. 전신마취 하에서 강직직달후두경을 윤상연골 뒤로 삽입한 뒤 직접 윤상인두근을 보면서 주입하는 방법이 가장 먼저 개발되었다. 이 방법은 근육을 직접 보면서 주입하기 때문에 근전도 기계 없이 가능하며, 주변 근육에 영향이 적은 것이 장점이다.[55] 굴곡형 후두내시경을 이용하여 전신마취 없이 주사하거나, 근전도 유도, CT 유도나 투시영상 유도 하에서 주사하기도 한다[56-59]. 주사의 효과는 1주일 정도 지난 후부터 나타나기 시작하며 3~6개월 정도 지속된다. 합병증으로는 후두근육에 영향을 미쳐 성대마비를 유발하거나, 상부식도괄약근이 약해져 위산역류가 발생할 수 있다.

윤상인두근 절개술은 효과가 지속된다는 장점이 있다. 전신마취 하에서 강직직달후두경을 삽입한 뒤 윤상인두근의 후방을 정중선을 따라 척추 전방의 지방조직이 노출될 때까지 전층을 절개한다. 절개는 레이저나 전기소작기를 이용한다[60-62]. 내시경적 접근이 어려울 경우 경경부 접근을 통해 인두와 상부식도를 노출시킨 후 점막을 남기고 근육의 전층을 절개한다. 내시경적 방법의 합병증으로는 종격동염이 가장 흔하고, 경경부 접근은 반회후두신경손상과 식도 및 인두 천공이 발생할 수 있다.

VII. 맺음말

연하장애를 유발하는 양성 인후두 질환에 대해서 알아보았다. 여기에 언급된 질환 외에도 다양한 인후두 질환이 연하장애를 유발하지만, 대표적인 몇가지에 대해서 기술하였으며, 이 질환들에 대한 이해는 연하장애 환자를 치료하는 의사 및 치료사에게 매우 중요할 것으로 생각한다.

참고문헌

1. Gerber MA, Markowitz M. Management of streptococcal pharyngitis reconsidered. Pediatr Infect Dis. 1985;4:518-526.
2. Zucconi M, Strambi LF, Pestalozza G, Tessitore E, Smirne S. Habitual snoring and obstructive sleep apnea syndrome in children: effects of early tonsil surgery. Int J Pediatr Otorhinolaryngol. 1993;26:235-243.
3. Kairys SW, Olmstead EM, O'Connor GT. Steroid treatment of laryngotracheitis: a meta-analysis of the evidence from randomized trials. Pediatrics. 1989;83:683-693.
4. Ramasamy K, Gumaste VV. Corrosive ingestion in adults. J Clin Gastroenterol. 2003;37:119-124.
5. Gumaste VV, Dave PB. Ingestion of corrosive substances by adults. Am J Gastroenterol. 1992;87:1-5.
6. Arevalo-Silva C, Eliashar R, Wohlgelernter J, Elidan J, Gross M. Ingestion of caustic substances: a 15-year experience. Laryngoscope. 2006;116:1422-1426.
7. Keh SM, Onyekwelu N, McManus K, McGuigan J.

Corrosive injury to upper gastrointestinal tract: Still a major surgical dilemma. World J Gastroenterol. 2006;12:5223-5228.
8. Ford CN. Evaluation and management of laryngopharyngeal reflux. JAMA. 2005;294:1534-1540.
9. Koufman JA. The otolaryngologic manifestations of gastroesophageal reflux disease (GERD): a clinical investigation of 225 patients using ambulatory 24-hour pH monitoring and an experimental investigation of the role of acid and pepsin in the development of laryngeal injury. Laryngoscope. 1991;101:1-78.
10. Belafsky PC, Postma GN, Amin MR, Koufman JA. Symptoms and findings of laryngopharyngeal reflux. Ear Nose Throat J. 2002;81:10-13.
11. Book DT, Rhee JS, Toohill RJ, Smith TL. Perspectives in laryngopharyngeal reflux: an international survey. Laryngoscope. 2002;112:1399-1406.
12. Belafsky PC, Postma GN, Koufman JA. Validity and reliability of the reflux symptom index (RSI). J Voice. 2002;16:274-277.
13. Qadeer MA, Swoger J, Milstein Cet al. Correlation between symptoms and laryngeal signs in laryngopharyngeal reflux. Laryngoscope. 2005;115:1947-1952.
14. Wada T, Sasaki M, Kataoka Het al. Gastroesophageal and laryngopharyngeal reflux symptoms correlate with histopathologic inflammation of the upper and lower esophagus. J Clin Gastroenterol. 2009;43:249-252.
15. Kelchner LN, Horne J, Lee Let al. Reliability of speech-language pathologist and otolaryngologist ratings of laryngeal signs of reflux in an asymptomatic population using the reflux finding score. J Voice. 2007;21:92-100.
16. Mesallam TA, Stemple JC, Sobeih TM, Elluru RG. Reflux symptom index versus reflux finding score. Ann Otol Rhinol Laryngol. 2007;116:436-440.
17. Postma GN. Ambulatory pH monitoring methodology. Ann Otol Rhinol Laryngol Suppl. 2000;184:10-14.
18. Bove MJ, Rosen C. Diagnosis and management of laryngopharyngeal reflux disease. Curr Opin Otolaryngol Head Neck Surg. 2006;14:116-123.
19. Noordzij JP, Khidr A, Desper E, Meek RB, Reibel JF, Levine PA. Correlation of pH probe-measured laryngopharyngeal reflux with symptoms and signs of reflux laryngitis. Laryngoscope. 2002;112:2192-2195.
20. Shaw GY. Application of ambulatory 24-hour multiprobe pH monitoring in the presence of extraesophageal manifestations of gastroesophageal reflux. Ann Otol Rhinol Laryngol Suppl. 2000;184:15-17.
21. Qadeer MA, Phillips CO, Lopez ARet al. Proton pump inhibitor therapy for suspected GERD-related chronic laryngitis: a meta-analysis of randomized controlled trials. Am J Gastroenterol. 2006;101:2646-2654.
22. Eherer AJ, Habermann W, Hammer HF, Kiesler K, Friedrich G, Krejs GJ. Effect of pantoprazole on the course of reflux-associated laryngitis: a placebo-controlled double-blind crossover study. Scand J Gastroenterol. 2003;38:462-467.
23. El-Serag HB, Lee P, Buchner A, Inadomi JM, Gavin M, McCarthy DM. Lansoprazole treatment of patients with chronic idiopathic laryngitis: a placebo-controlled trial. Am J Gastroenterol. 2001;96:979-983.
24. Karkos PD, Wilson JA. Empiric treatment of laryngopharyngeal reflux with proton pump inhibitors: a systematic review. Laryngoscope. 2006;116:144-148.
25. DelGaudio JM, Waring JP. Empiric esomeprazole in the treatment of laryngopharyngeal reflux. Laryngoscope. 2003;113:598-601.
26. Habermann W, Kiesler K, Eherer A, Friedrich G. Short-term therapeutic trial of proton pump inhibitors

in suspected extraesophageal reflux. J Voice. 2002;16:425-432.
27. Kamel PL, Hanson D, Kahrilas PJ. Omeprazole for the treatment of posterior laryngitis. Am J Med. 1994;96:321-326.
28. Masaany M, Marina MB, Sharifa Ezat WP, Sani A. Empirical treatment with pantoprazole as a diagnostic tool for symptomatic adult laryngopharyngeal reflux. J Laryngol Otol. 2011;125:502-508.
29. Wo JM, Grist WJ, Gussack G, Delgaudio JM, Waring JP. Empiric trial of high-dose omeprazole in patients with posterior laryngitis: a prospective study. Am J Gastroenterol. 1997;92:2160-2165.
30. Richter JE, Castell DO. Drugs, foods, and other substances in the cause and treatment of reflux esophagitis. Med Clin North Am. 1981;65:1223-1234.
31. Johnson LF, DeMeester TR. Evaluation of elevation of the head of the bed, bethanechol, and antacid form tablets on gastroesophageal reflux. Dig Dis Sci. 1981;26:673-680.
32. Tobin JM, McCloud P, Cameron DJ. Posture and gastro-oesophageal reflux: a case for left lateral positioning. Arch Dis Child. 1997;76:254-258.
33. Khoury RM, Camacho-Lobato L, Katz PO, Mohiuddin MA, Castell DO. Influence of spontaneous sleep positions on nighttime recumbent reflux in patients with gastroesophageal reflux disease. Am J Gastroenterol. 1999;94:2069-2073.
34. Park W, Hicks DM, Khandwala Fet al. Laryngopharyngeal reflux: prospective cohort study evaluating optimal dose of proton-pump inhibitor therapy and pretherapy predictors of response. Laryngoscope. 2005;115:1230-1238.
35. Belafsky PC, Postma GN, Koufman JA. Laryngopharyngeal reflux symptoms improve before changes in physical findings. Laryngoscope. 2001;111:979-981.
36. Ours TM, Fackler WK, Richter JE, Vaezi MF. Nocturnal acid breakthrough: clinical significance and correlation with esophageal acid exposure. Am J Gastroenterol. 2003;98:545-550.
37. Xue S, Katz PO, Banerjee P, Tutuian R, Castell DO. Bedtime H2 blockers improve nocturnal gastric acid control in GERD patients on proton pump inhibitors. Aliment Pharmacol Ther. 2001;15:1351-1356.
38. Hunt PS, Connell AM, Smiley TB. The cricopharyngeal sphincter in gastric reflux. Gut. 1970;11:303-306.
39. Aviv JE, Liu H, Parides M, Kaplan ST, Close LG. Laryngopharyngeal sensory deficits in patients with laryngopharyngeal reflux and dysphagia. Ann Otol Rhinol Laryngol. 2000;109:1000-1006.
40. Delahunty JE, Margulies SI, Alonso WA, Knudson DH. The relationship of reflux esophagitis to pharyngeal pouch (Zenker's diverticulum) formation. Laryngoscope. 1971;81:570-577.
41. Feussner H, Siewert JR. Zenker's diverticulum and reflux. Hepatogastroenterology. 1992;39:100-104.
42. Morales-Divo C, Jecker P, Lippert B, Mann WJ. [Extraesophageal reflux in patients suffering from Zenker's diverticulum]. HNO. 2007;55:546-550.
43. Chang CY, Payyapilli RJ, Scher RL. Endoscopic staple diverticulostomy for Zenker's diverticulum: review of literature and experience in 159 consecutive cases. Laryngoscope. 2003;113:957-965.
44. Fama AF, Moore EJ, Kasperbauer JL. Harmonic scalpel in the treatment of Zenker's diverticulum. Laryngoscope. 2009;119:1265-1269.
45. Hondo FY, Maluf-Filho F, Giordano-Nappi JH, Neves CZ, Cecconello I, Sakai P. Endoscopic treatment of Zenker's diverticulum by harmonic scalpel. Gastrointest Endosc. 2011;74:666-671.
46. Tringali S, Pierrillas P, Ceruse P, Dubreuil C. [Endoscopic staple diverticulostomy for Zenker's diverticulum]. Ann Otolaryngol Chir Cervicofac. 2008;125:128-133.
47. Verhaegen VJ, Feuth T, van den Hoogen FJ, Marres HA, Takes RP. Endoscopic carbon dioxide laser

diverticulostomy versus endoscopic staple-assisted diverticulostomy to treat Zenker's diverticulum. Head Neck. 2011;33:154-159.
48. Chang H, Ahn Y, Lim YSet al. Role of Temporary Injection Laryngoplasty in Acute Unilateral Vocal Fold Paralysis with Aspiration. Korean J Otorhinolaryngol-Head Neck Surg. 2009;52:237-241.
49. Kwon TK, Buckmire R. Injection laryngoplasty for management of unilateral vocal fold paralysis. Curr Opin Otolaryngol Head Neck Surg. 2004;12:538-542.
50. Simpson CB, Rosen CA. Operative techniques in laryngology. Berlin: Springer, 2008.
51. Merati AL, Bielamowicz SA. Textbook of laryngology. San Diego: Plural Pub., 2007.
52. Haapaniemi JJ, Laurikainen EA, Pulkkinen J, Marttila RJ. Botulinum toxin in the treatment of cricopharyngeal dysphagia. Dysphagia. 2001;16:171-175.
53. Tieu BH, Hunter JG. Management of cricopharyngeal dysphagia with and without Zenker's diverticulum. Thorac Surg Clin. 2011;21:511-517.
54. Corsi PR, de Freitas AL, Viana Ade T, Frimm CE, Gagliardi D. [Cricopharyngeal dysfunction]. Arq Gastroenterol. 1997;34:217-221.
55. Moerman MB. Cricopharyngeal Botox injection: indications and technique. Curr Opin Otolaryngol Head Neck Surg. 2006;14:431-436.
56. Schneider I, Thumfart WF, Pototschnig C, Eckel HE. Treatment of dysfunction of the cricopharyngeal muscle with botulinum A toxin: introduction of a new, noninvasive method. Ann Otol Rhinol Laryngol. 1994;103:31-35.
57. Atkinson SI, Rees J. Botulinum toxin for cricopharyngeal dysphagia: case reports of CT-guided injection. J Otolaryngol. 1997;26:273-276.
58. Blitzer A, Brin MF. Use of botulinum toxin for diagnosis and management of cricopharyngeal achalasia. Otolaryngol Head Neck Surg. 1997;116:328-330.
59. Zaninotto G, Marchese Ragona R, Briani Cet al. The role of botulinum toxin injection and upper esophageal sphincter myotomy in treating oropharyngeal dysphagia. J Gastrointest Surg. 2004;8:997-1006.
60. Lawson G, Remacle M. Endoscopic cricopharyngeal myotomy: indications and technique. Curr Opin Otolaryngol Head Neck Surg. 2006;14:437-441.
61. Ishioka S, Sakai P, Maluf Filho F, Melo JM. Endoscopic incision of Zenker's diverticula. Endoscopy. 1995;27:433-437.
62. Kuhn FA, Bent JP, 3rd. Zenker's diverticulotomy using the KTP/532 laser. Laryngoscope. 1992;102:946-950.

chapter

15

두경부암 치료 후 연하장애

남인철, 선동일

두경부암은 전체 암 중에서 여섯 번째로 흔하게 발생하며, 전체 종양의 약 2.8% 정도를 차지하고 매년 650,000명의 새로운 환자가 발생한다[1]. 두경부 영역은 해부학적 구조가 복잡하고 종양이 침범하는 부위가 대개 생리적으로 중요한 역할을 하기 때문에, 치료의 목적이 단지 생존율을 올리는 것뿐 아니라 기관의 기능을 보존하는 데에도 초점을 맞추어야 한다. 두경부암 환자에서의 연하장애는 질병 자체에 의해서도 발생할 수 있지만 대개는 치료로 인한 합병증으로 인하여 발생하므로, 이를 예측하고 가능한 최소화하려는 노력이 필요하다[2]. 두경부암 환자는 치료로 인해 호흡 및 위장관의 다양한 기능에 문제가 일어나지만, 그 중에서도 연하장애가 발성과 호흡 등과 같은 다른 기능장애에 비해 훨씬 큰 영향을 끼치는 것으로 알려져 있다. 심각한 연하장애는 영양실조, 탈수, 흡인성 폐렴을 일으켜 치료의 순응도나 치료 후의 회복에 심각한 악영향을 미칠 수 있고, 장기적으로 지속될 경우 환자의 사회 생활에 지장을 주고 삶의 질을 저하시키며, 영양학적 균형을 깨뜨리게 된다. 현재까지 두경부암 환자의 연하장애를 해결하기 위해 다양한 방법의 재활치료, 항암방사선 치료의 독성을 줄이기 위한 세기조절방사선치료(intensity modulated radiation therapy, IMRT)의 개발, 예방적 연하훈련 등의 다양한 노력이 있어 왔다. 하지만, 여전히 진단 당시 약 2/3의 환자가, 그리고 치료 후에는 약 75%의 환자가 연하장애를 겪고 있다[3,4].

두경부암 환자들은 수술, 방사선 치료, 항암 치료 혹은 이 세 가지의 병합 요법으로 치료를 받게 되며, 이러한 치료 후에는 대부분의 환자에서 어느 정도의 연하장애가 나타나게 된다. 수술의 경우, 안전역(safety margin) 확보를 위해 종양 뿐만 아니라 종양 주위의 근골격 및 연조직을 포함하여 제거할 필요가 있으므로 상부 호흡기 및 소화기계의 구조적 변형이 불가피하므로, 수술 후에 연하장애가 흔하게 발생할 수밖에 없다. 종양의 위치, 종양의 크기, 절제 범위, 재건 방법에 따라 연하의 4단계 중 어느 단계에서도 다양한 장애가 나타날 수 있으며[5,6], 특히 인두 통과 시간(pharyngeal transit time)이 지연되고 흡인이 자주 발생하는 문제가 있다. 방사선 치료 후에는 해부학적 구조물들은 비교적 잘 보존되지만, 구강과 구인두 점막 및 근육 조직에 광범위한 섬유화를 포함한 여러 변화가 발생하여 심각한 기능적 장애가 나타날 수 있다. 최근 두경부암의 초기치료로 많이 사용되고 있는 항암방사선 병합요법은 수술에 비해 해부학적 구조물들을 잘 보존하는 장점이 있다고 알려져 있지만, 실제로 보존된 구조물이 정상적인 기능을 보이는 경우는 많지 않은 실정이다.

I. 수술적 치료에 의한 연하장애

1. 절제 부위 별 연하장애

1) 구강 및 구인두암 수술

구강과 구인두암 수술 후 발생하는 연하장애는 대게 결손부의 크기에 의해 결정되나, 절제 영역에 포함되는 해부학적 구조물에 따라서도 다양하게 나타날 수 있다. 결손부위는 적절한 국소피판이나 유리피판을 이용하여 재건을 하지만, 재건된 조직이 능동적인 움직임을 갖지 않으며, 감각이 떨어져 있어서 원래 조직이 갖는 복잡한 연하기능을 완벽하게 구현할 수는 없다.

구강설(oral tongue)과 설기저부(base of tongue)는 구강과 구인두의 해부학적 구획 중에서 연하에 가장 영향을 크게 미치는 부위라고 할 수 있다. 혀는 구강준비기(oral preparation phase)에 외회전 운동을 하여 음식물의 저작 및 조절에 관여하며, 구강기(oral phase)에는 설첨부에서 수축을 시작하여 후방으로 진행하며 혀의 측면부는 상악의 치조능에 밀착하여 식괴를 구강에서 인두로 보내는데 중요한 역할을 한다. 따라서 연하장애는 혀의 절제범위 및 위치에 따라 다양하게 나타날 수 있다. 종양의 크기나 위치에 따라 전설절제술(total glossectomy)을 하거나 구강설 혹은 설기저부의 일부만 절제할 수 있다. 구강설의 일부만 절제한 경우에는 구강준비기와 구강기에만 영향을 주며, 장애의 정도는 절제 부위의 크기와 밀접한 관련이 있다. 설기저부의 일부를 절제하거나 구강설의 후방부를 절제하면 인두기(pharyngeal phase)에 주로 장애가 발생할 수 있다. 장애의 정도는 설기저부 절제 부위의 크기가 클수록 심해지며, 구강설에 비해 설기저부의 절제가 연하에 더 큰 영향을 미친다[8]. 구강설의 25~50% 이하의 결손은 일차봉합을 하여도 비교적 기능상 문제가 없으며, 연하 및 발음 장애는 매우 미약하게 일시적으로 나타난다. 이는 주로 수술 후 발생하는 부종과 관련되어 나타나므로, 대개의 경우 장기 추적 관찰하면 호전된다. 하지만, 절제 후 잔여 구강설을 구강저나 협부에 봉합을 하면 혀의 운동성이 떨어지고 운동 범위가 좁아져 발음 및 연하장애를 악화시킬 수 있으므로 주의해야 한다. 구강설을 50% 이상 절제하면 구강기가 연장될 수 있으며, 특히 점도가 높은 음식물을 삼킬 때에 더욱 심해진다. 25~50% 이상의 설기저부를 포함하여 절제하는 경우 심각한 연하장애와 흡인이 발생할 수 있으며 구강준비기, 구강기뿐만 아니라 인두기도 연장이 된다[10,11]. 일부 연구에 의하면, 구강설과 설기저부를 50% 이상 광범위하게 절제한 경우에 환자의 나이가 수술 후 연하기능 회복에 있어서 중요한 요소라고 보고하기도 하였다[12]. 즉, 광범위한 절제가 일어난 경우 고령일 경우 술 후 연하기능이 심각하게 저하되며, 더 오랜 기간의 연하재활이 필요하다고 할 수 있다. 그 밖에도 수술 관련 합병증이 동반된 경우, 설기저부와 연구개가 동시에 절제범위에 포함된 경우에 연하재활에 악영향을 줄 수 있다[8].

구강저(floor of mouth)는 혀와 하악 사이의 공간으로 후방경계는 제3대구치 위치로, 구개설근(palatoglossus muscle)이 혀와 만나는 곳이며, 앞쪽은 혀와 치조점막으로 이행되는 부위이다. 구강에서 가장 낮은 위치에 있으며 구강저의 바닥은 하악설골근(mylohyoid muscle)이 이루고 있으며, 설근육이 하악의 설측면에서 기시하게 된다(그림 15-1). 하악골에서 기시하여 구강저를 구성하는 근육들은 연하과정에 중요한 역할을 하며, 그 중 설골상부 근육(suprahyoid muscle)들은 하악골의 체부와 설골에 붙어 연하 과정에서 후두를 상승시키는 작용을 한다. 구강저에 국한된 암의 절제는 일반적으로 연하에 큰 영향을 미치지 않지만, 절제부위에 이설골근(geniohyoid muscle)이나 하악설골근(mylohyoid muscle) 등의 설골상부 근육들이 포함되면 인두기에 후두의 전상방 상승이 제한을 받아 음식물의 저류가 발생하여 흡인이 발생할 수 있다[13]. 연하기능을 보존하기 위해서는 하악골과 설골 및 후두부 복합구조 사이를 연결하는 근육들을 가능한 많이 보존해야 한다.

협점막(buccal mucosa)은 상하의 협구(buccal sulcus)에 의하여 경계를 이루며 후방으로는 익돌하악봉선(pterygomandibular raphe)에 이어져 있다. 협점막 결손으로 인한 연하장애는 주로 개구장애로 인해 발생한다. 협점막 심부는 입을 벌리는 근육보다 입을 닫는 근육이 훨씬 강하므로 절제 후 섬유화나 유착이 발생하면 개구장애가 발생하게 된다. 따라서, 일차 봉합이나 피부이식은 가능한 사용하지 않으며 작은 결손부위에도 피판을 사용하는 것이 개구장애를 최소화하는 방법이다.

연구개(soft palate)와 후인두벽(posterior pharyngeal wall)은 음식을 삼키거나 말을 할 때 전후방으로 상호 수축하여 서로 맞닿아 구개범인두폐쇄(velopharyngeal closure)를 일으켜, 음식물이 비인두강으로 역류하는 것을 막고, 말을 할 때 공기가 새는 것을 방지하여 구강내압의 90% 정도를 제공하는 역할을 한다. 구개범인두폐쇄에 작용하는 근육들은 구개범거근

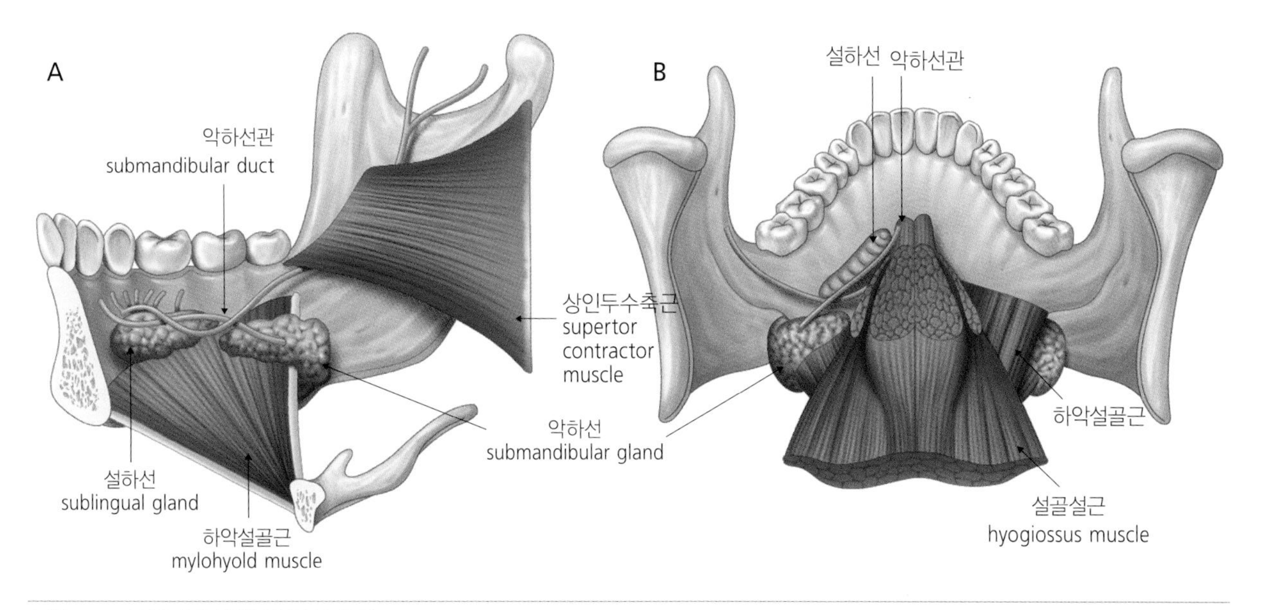

그림 15-1. **구강저의 해부 및 구성 근육**

(levator veli palatini muscle), 구개범장근(tensor veli palatini muscle), 구개수근(uvular muscle), 구개설근(palatoglossus muscle), 구개인두근(palatopharyngeus muscle), 상인두수축근(superior pharyngeal constrictor muscle), 이관인두근(salpingopharyngeus muscle) 등으로, 연구개와 편도부위 및 후인두벽을 구성하므로 수술 중에 이 부위를 광범위하게 제거하면 구개인두 폐쇄부전(velopharyngeal insufficiency)으로 인해 비인두강으로 음식물의 역류가 발생하고 콧소리과다증(hypernasality)이 발생할 수 있다(그림 15-2). 재건은 국소피판 또는 유리피판을 이용하는 데, 피판 자체가 능동적인 운동능력을 가지지 못하기 때문에 기능의 재건에는 한계가 있다. 연구개 결손부가 크지 않은 경우에는 남아 있는 연구개와 구인두벽이 능동적으로 운동을 하기 때문에 운동능력이 없는 피판으로 재건한 부위를 보상할 수 있다. 하지만 결손부위가 크면 보상능력을 초과하여 구개인두 폐쇄부전이 발생하게 된다. 이러한 경우에는 인두피판(pharyngeal flap), 축소 인두 성형술(narrowing pharyngoplasty) 등을 이용하여 구개인두구멍(velopharyngeal aperture)의 직경을 줄여주는 술식을 추가해야 한다. 연구개의 재건은 일반적으로 결손부가 연구개의 ⅓~⅔ 이하인 경우에는 국소피판 또는 유리피판을 이용하며, ⅔ 이상인 경우에는 유리피판과 동시에 인두피판을 시행하면 구개인두 폐쇄부전을 효과적으로 방지할 수 있다[14,15].

하악골은 발음을 하거나 음식물을 삼키는 과정에 주위 조직을 유지시키는 지지대로서 역할을 하며, 입술과 협부 등과 함께 음식물이 입 밖으로 나오지 못하도록 막아준다. 구강, 구인두암이 하악골을 침범한 경우에는 주변 조직과 함께 하악골 절제(mandibulectomy)가 필요하며, 하악골을 침범하지 않더라도 구인두 종양의 접근을 위해 하악골 절개(mandibulotomy)를 할 수 있다. 하악골을 포함하는 수술적 치료는 그 절제범위 및 방식에 따라 다양한 정도의 연하장애를 초래할 수 있다. 하악골 절제 또는 하악골 절개로 인한 연하장애는 하악골 골격의 변형, 구순 폐쇄 부전, 부정 교합 등으로 인해 발생할 수 있다. 첫째, 하악골 골격의 변형의 경우, 관상변연절제(coronal marginal

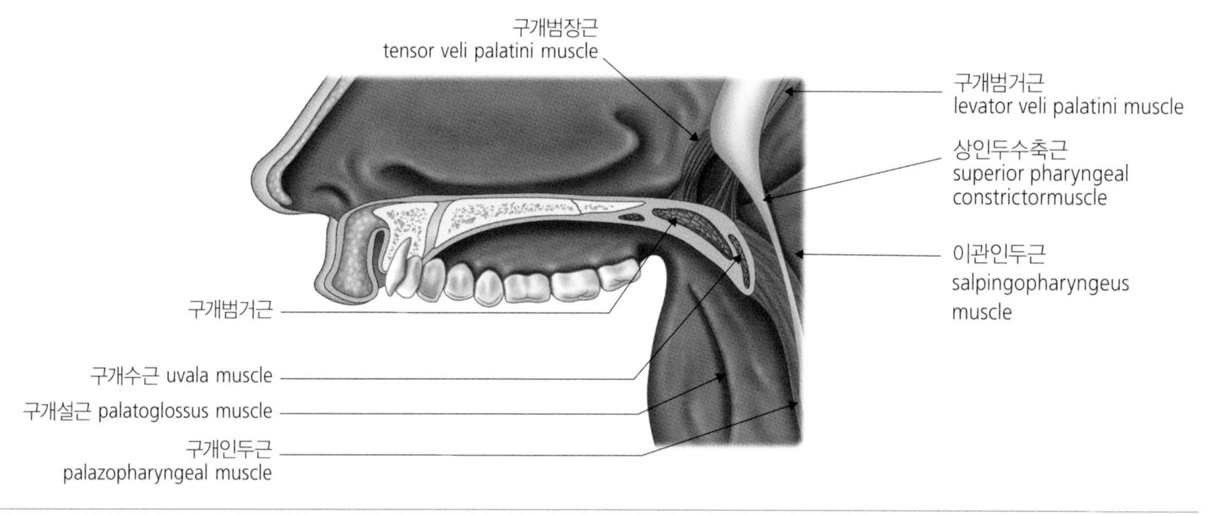

그림 15-2. 구개인두폐쇄에 작용하는 근육들

mandibulectomy) 및 설측시상변연절제(lingual sagittal marginal mandibulectomy) 등의 술식과 같이 하악의 연속성이 유지될 경우에는 연하장애가 잘 발생하지 않지만, 하악 분절절제(segmental mandibulectomy)와 같이 하악의 연속성이 파괴되는 술식의 경우 연하장애가 심각하게 나타나게 된다. 따라서 이러한 경우 골유리피판 등을 이용하여 연속성이 유지되도록 적절한 재건을 꼭 시행해 주어야 한다. 뼈와 피부 혹은 연조직이 동시에 포함된 복합유리피판(composite free flap)을 이용하여 재건을 하면 저작기능을 보존할 수 있을 뿐 아니라 치아 재건도 할 수 있으므로 보다 효과적이다. 둘째, 구순폐쇄부전으로 인한 연하장애는 하구순과 그 주변의 감각을 담당하는 하치조신경(inferior alveolar nerve)이 하악골 절개 또는 절제를 하는 과정에서 손상되면서 하구순의 감각이 저하되고 구순 폐쇄의 힘이 약해져 발생한다. 음식을 먹을 때 입 밖으로 음식물이 누출될 수 있으며 점도가 낮은 음식을 먹을 때나 컵이나 빨대로 액체를 마실 때 더욱 심해지게 된다. 셋째, 술 후 발생하는 하악 비대칭과 부정교합으로 인한 연하장애이다. 하악골 절개 후 원래의 모양대로 적절하게 골접합이 이루어지지 않거나, 하악골 절제 후 골피판을 이용하여 재건을 시행하였으나 적절한 모양으로 재건이 이루어지지 않을 경우 저작 기능이 저하되어 연하장애가 발생할 수도 있다. 따라서 하악골의 절개부위를 봉합하거나 절제부위를 재건할 때 이 점을 항상 유의해야 한다[17].

2) 기관절개술

기관절개술(tracheotomy)은 종괴가 기도를 막아 발생하는 호흡곤란이나, 두경부암에 대한 수술 및 항암방사선 치료 후 발생하는 기도 점막의 부종에 의한 호흡곤란의 장, 단기적 치료뿐만 아니라, 광범위한 두경부암 수술 전 기도 확보를 위해 흔하게 시행하는 술식이다. 또한, 두경부암 수술 후 심각한 흡인이 일어날 경우 이를 막기 위해 시행되기도 한다. 하지만 기관절개술 자체가 연하장애를 일으킬 수도 있다.

기관절개 시 이용되는 튜브의 기낭(cuff)이 연하 시 후두 거상운동에 장애를 일으키고 이로 인해 음식물에 의한 기도의 보호 기능이 저하됨과 함께 상부식도괄약근의 개구가 장애를 받는다는 사실은 이미 잘 알려져 있다[18]. 기관절개튜브의 기낭 위쪽으로 고이는 물질은 기낭이 충분이 부풀어져 있더라도 그 아래쪽 기도로 미세하게 흡인이 되어 흡인성 폐렴을 일으킨다. 또한 기관 내에 위치하는 기낭이 정상적인 기침반사를 저하시키기 때문에 기낭의 압력을 감시하는 압력계(manometer)를 사용하거나, 주기적으로 기낭의 압력을 일시적으로 줄여주는 노력이 필요하다. 기관절개술을 받은 623명을 대상으로 한 비디오투시연하검사 결과에 따르면, 기낭을 팽창시킬 경우 그렇지 않은 경우에 비해 무증상 흡인이 더 많이 발생하였고, 후두 거상 운동이 더 많이 저하되었다[18].

기관절개술 후 발생하는 흡인의 원인은 크게 기계적인 원인과 신경생리학적 원인으로 나눌 수 있다. 기계적인 원인으로는 기관이 피부에 고정되어 후두의 거상이 저하되는 것과 함께 팽창된 기관절개튜브의 기낭에 의한 압박으로 인해 상부기도와 경부식도 부위에 분비물, 타액, 음식물 등의 저류를 들 수 있다. 신경생리학적 원인으로는 기관점막의 감각저하로 인해 발생하는 기침반사의 소실, 이와 협동하여 일어나는 후두 폐쇄 부전이다. 즉, 기관절개튜브의 기낭을 충분히 팽창시키더라도 흡인을 완전히 막을 수는 없다. 따라서 기관절개술 후 흡인을 방지하는 데 효과적으로 알려진 고용량 저압(high volume, low pressure) 기낭이 장착된 튜브나, 기낭 위쪽으로 고인 타액이나 음식물을 제거할 수 있는 채널이 추가로 존재하는 기관절개튜브 등을 사용하여 흡인의 위험성을 낮추도록 노력해야 한다(그림 15-3).

3) 후두암 수술

(1) 경구강 레이저 수술

초기 후두암에서 많이 사용하는 레이저 성문절제술(laser cordectomy)과 같은 경구강 레이저 수술은 정상적인 해부학적 구조물을 최대한 보존하면서 암종만을 제거하며, 후두골격을 개방하지 않는 술식이기 때문에 연하장애를 일으키는 빈도는 다른 두경부암의 수술에 비해 적은 편이다. 레이저 성문절제술을 시행받은 117명의 후두암 환자에 대한 연하평가 연구에 따르면 단 7%의 환자에서만 구강식이가 불가능하였으며, 나머지 대부분의 환자는 정상적인 연하 및 일시적이며 미약한 정도의 연하장애만을 보였다[20].

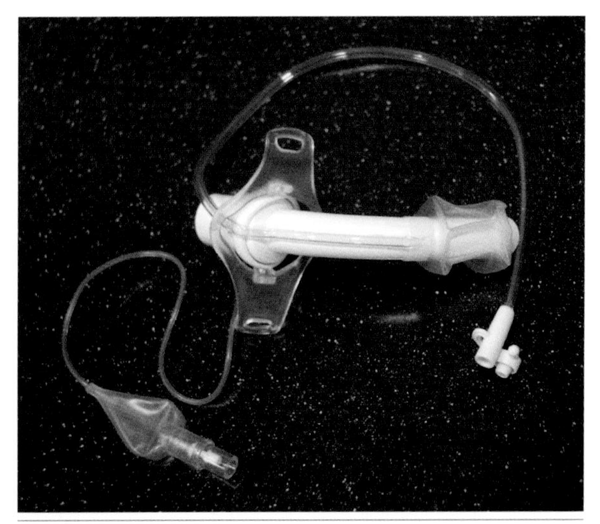

그림 15-3. 기낭 윗부분에 고이는 분비물을 제거할 수 있는 기관절개튜브

(2) 성문상 후두부분절제술(supraglottic partial laryngectomy)

이 술식은 주로 성문상부 암에 대해 시행되는 술식으로 성대 위쪽의 후두부분만을 제거하고 남은 후두부위를 설근부에 봉합하는 술식이다. 성대폐쇄에 관여하는 후두개, 성문상부 대부분이 제거되기 때문에 연하 시 불완전한 기도폐쇄가 일어나게 되어 흡인이 자주 발생할 수 있으며, 인두에 음식 잔여물이 남거나 불완전한 후두 거상, 음식물을 식도로 밀어주는 힘이 약해지는 등의 원인에 의해 이차적으로 흡인이 발생할 수 있다. 경우에 따라 술식이 확장되어 설기저부나 피열연골을 제거할 경우 흡인의 가능성은 더욱 높아지며 연하재활의 치료기간이 연장된다[21].

(3) 상윤상 후두부분절제술(supracricoid partial laryngectomy)

이 술식은 윤상연골 상부의 후두부위를 제거하는 술식으로 양측 가성대 및 진성대, 부성문공간(paraglottic space), 갑상연골, 때로는 후두개와 한쪽의 피열연골을 모두 절제하는 술식이다(그림 15-4). 본 술식을 시행한 후 연하기능을 평가한 연구에 따르면, 모든 환자가

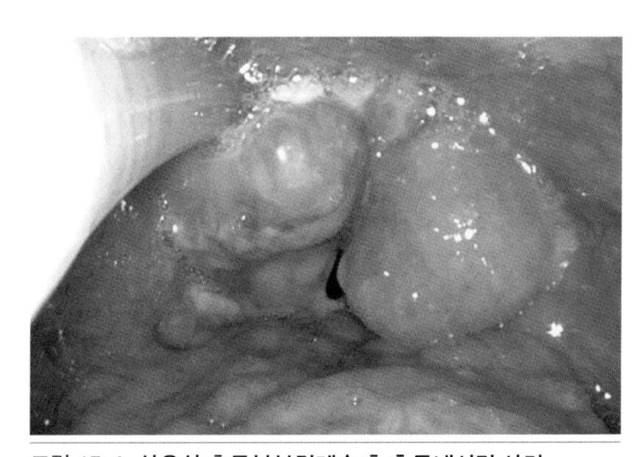

그림 15-4. 상윤상 후두부분절제술 후 후두내시경 사진

성문상부 및 성문부가 모두 제거되어 설기저부 아래에 피열연골이 위치한다. 불완전한 후두폐쇄로 인해 흡인이 발생할 수 있다.

설근부와 후두의 운동이 저하되어 있었고 초기에 흡인을 보였다. 비위관은 평균 9.4주째에 제거가 가능하여 상당기간 유지하였고 81%의 환자에서 정상적인 구강식이가 가능하였다. 본 술식과 관련된 가장 큰 연하장애는 흡인이며, 이로 인해 발생하는 흡인성 폐렴이 가장 큰 합병증 중의 하나이다[22].

(4) 후두 전절제술(total laryngectomy)

본 술식은 기관을 후두와 인두로부터 분리시키며 후두 전 부분을 제거하는 술식으로 음식물이 지나가는 통로와 공기가 지나가는 통로를 완전히 분리시킴으로써 이론적으로 흡인이 발생하지 않아 후부 부분절제술에 비해 연하장애가 적은 것으로 알려져 있다. 본 술식과 관련된 연하장애는 주로 남아있는 인두부위에 암이 재발하거나, 치유과정에서 발생하는 인두의 협착, 술 후 방사선 치료, 인두수축 기능의 저하, 가성 후두개(pseudo-epiglottis) 형성 등과 연관되어 나타난다(그림 15-5).

술 후 대부분의 환자가 정상적인 구강식이가 가능하지만, 자세히 들여다보면, 많은 환자에서 음식물의 성상이나 식사양식이 약간씩 달라짐을 알 수 있다. 실제로 장기적인 추적 관찰 결과, 수술 전과 같은 음식물 성상을 문제없이 구강으로 섭취하는 것을 정상 연하로 정의하였을 때, 58%의 환자에서 비정상적인 연하를 보이는 것으로 보고되었다[23]. 후두 전절제술을 시행하면 연하의 과정 중 인두기에 후두가 거상되며 하인두부위의 압력이 떨어짐으로 인해 음식물이 구인두에서 하인두쪽으로 빨려 내려가는 과정이 없어지므로 환자들이 음식물을 인두에서 식도까지 보내는데 많은 시간이 걸린다고 호소하는 경우가 많다[24]. 가성 후두개는 설기저부와 재건된 인두 사이에 형성되는 점막의 주름으로 측면 방사선 검사상 후두개의 모양과 비슷하게 보여 붙여진 이름이다. 실제로 휴지기에 후두내시경 등으로 관찰했을 때에는 설기저부에 붙어서 관찰되지는 않지만, 연하 중에는 인두가 수축하면서 가성 후두개가 공간을 만들어 그 내부에 음식물이 축적되고 이로 인해 연하장애가 발생하게 된다[23].

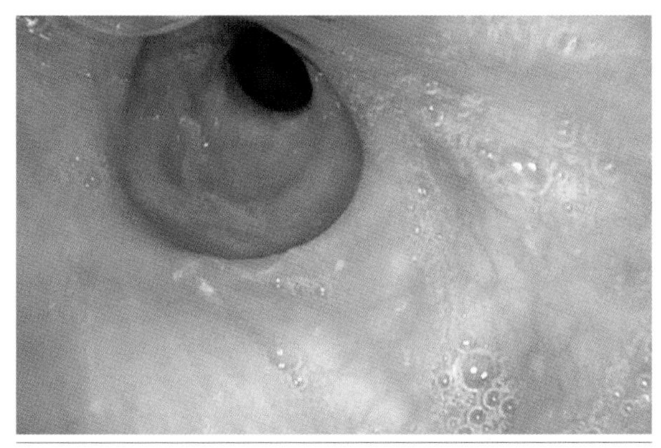

그림 15-5. 후두 전절제술 후 재건된 인두의 후두내시경 사진
협착된 부위가 관찰된다.

4) 하인두암 수술

하인두암은 해부학적으로 후두와 가까이 인접해 있고, 진단 당시 진행된 경우가 많기 때문에 수술을 시행할 경우 후두를 포함하여 절제를 해야 하는 경우가 많다. 인두절제와 함께 후두를 모두 제거할 경우 후두 전절제술 후와 같이 기도와 소화관이 완전히 분리되기 때문에 흡인의 위험성이 없지만, 후두를 부분적으로 절제할 경우에는 남아있는 후두가 연하 시 기도 보호의 기능을 원활하게 수행하지 못해 흡인이 일어나는 경우가 많다.

하인두암의 수술 후 발생하는 연하장애도 후두암과 같이 수술적 접근 방법이나 제거되는 범위 등에 따라 다양하게 나타난다. 초기 하인두암의 경우 경구강 레이저 수술이 가능하다. 이 경우 후두암에서의 경구강 수술과 마찬가지로 대부분의 환자에서 연하장애가 나타나지 않는다. 하지만, 하인두암에 대한 경구강 수술의 경우 하인두암을 주변 점막과 함께 제거한 후 일차봉합이나 피판을 이용한 재건없이 이차적 치유(secondary healing)를 통해 아물도록 놓아두며, 일부 환자에서 상처치유 과정 중에 수술한 부위의 폐쇄(obliteration)가 일어나 음식물이 식도로 진행하지 못하는 연하장애를 경험하기도 한다(그림 15-6).

대부분의 하인두암 환자는 진행된 상태로 진단되는 경우가 많기 때문에 경구강 수술보다는 부분 인두후두절제술(partial pharyngolaryngectomy), 부분 인두절제술 및 후두 전절제술(partial pharyngectomy and total laryngectomy), 인후두 전절제술(total pharyngolaryngectomy) 등을 시행하는 경우가 많으며, 이 경우 다양한 국소 혹은 유리피판을 이용하여 재건하게 된다. 부분 인후두절제술을 시행한 20명의 환자에서 연하기능을 평가한 연구에 따르면, 50%의 환자에서 정상적인 식이가 가능하였고 35%의 환자에서 유동식이 가능하였으며, 45%의 환자에서 흡인 소견이 보인다고 하였다[25]. 국소피판인 근피부피판(myocutaneous flap)을 이용하여 재건할 경우 인두피부

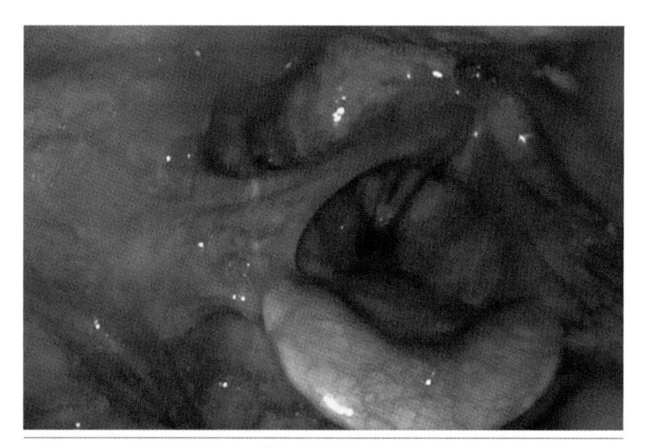

그림 15-6. 하인두암에 대한 경구강 절제술 후 후두내시경 사진
좌측 이상와에 폐쇄가 발생하며 음식물이 식도로 넘어가지 못하고 하인두에 저류되어 있다.

누공이나 연하장애가 발생할 수 있고, 이 경우 피판 자체가 매우 두껍기 때문에 치료하기가 어려운 경우가 많다. 인후두 전절제술 후 재건은 경부식도가 절제 범위에 포함되지 않는 경우 공장 유리피판(jejunal free flap)을 주로 사용하고, 포함되는 경우에는 위전위술(gastric transposition)을 사용하게 된다. 이 두가지 재건술 후 연하기능을 평가한 연구에 따르면 구강식이가 가능해 지는 시기는 평균 19.7일이었으며 98.4%의 환자에서 구강식이가 가능하였다고 보고되어 연하장애가 비교적 적게 보고됨을 알 수 있다. 두 재건술 간의 비교에서는 위전위술이 공장 유리피판에 비해 누공이나 협착의 발생이 적어 연하기능에 더 좋은 결과를 보인다고 하였다[26].

5) 뇌기저부 수술

두경부암은 종종 상부로 뇌기저부를 침범하는 경우가 있다. 특히 비인두암, 이하선암, 부인두강 종양 등이 그 해부학적 위치로 인하여 뇌기저부를 종종 침범하게 된다. 뇌기저부에는 중요한 구조물이 많이 위치하기 때문에 수술 범위에 포함될 경우 많은 문제를 갖게 된다.

뇌기저부를 침범한 종양이 서서히 자라는 경우 대부분의 환자는 뇌신경(cranial nerve)의 기능부전에 어느 정도 적응하기 때문에 심각한 연하장애를 보이는 경우는 드물다. 하지만 수술 후에 뇌신경이 손상되는 경우에는 갑작스럽게 연하장애가 발생하게 된다. 뇌기저부 수술은 그 접근법에 따라 다양한 방식으로 연하장애를 일으키게 된다. 전방 접근법의 경우 상악절제술(maxillectomy)이 동반되며, 이 경우 구개의 결손이 일어나며 음식물이 비강으로 역류하는 연하장애가 나타날 수 있다. 협골(zygoma)과 하악골을 통한 측면 접

근법의 경우 뇌신경 V, VII, XI, X, XI, XII에 손상을 입혀 다양한 연하장애를 일으킬 수 있다. 하지만 이러한 뇌신경 손상 외에도 인두 자체가 손상을 받아 연하장애가 발생할 수도 있다[27].

2. 재건 방법과 연하장애

서론에서 기술한 바와 같이 두경부암의 수술 시 연하와 관련된 중요 구조물들이 같이 제거되는 경우가 많으므로 결손부위를 적절하게 재건하는 것이 연하재활에 중요하다. 하지만, 재건을 적합하게 하였다고 반드시 연하 재활을 성공적으로 할 수 있는 것은 아니다. 일반적으로 국소 피판이나 유리 피판을 이용한 재건술을 많이 시행하지만 피판 자체가 능동적인 움직임이 없으며 감각이 떨어져 있기 때문에 어느 정도의 연하장애는 불가피하다(그림 15-7). 일부 술자들은 유리피판을 이용하면 대흉근피부피판과 같은 국소피판으로 재건하였을 때보다 연하재활을 성공적으로 할 수 있다고 주장하기도 하며, 하악 분절절제술 후 골을 포함하는 복합유리피판으로 재건하면 연하 기능이 더욱 양호하다고 주장하기도 한다. 하지만, 아직까지 피판의 종류와 형태에 따른 기능적 차이가 객관적으로 입증되지는 않았다. 최근에는 피판의 감각신경을 보존하여 이를 수혜부의 신경에 문합하여 감각의 회복을 꾀하는 감각 유리피판을 이용하여 기능 재활에 도움을 주고자 하였으나, 효과가 객관적으로 입증된 바는 없다.

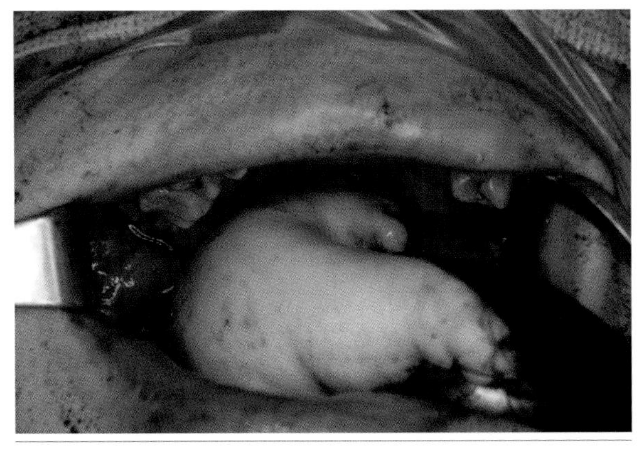
그림 15-7. 설절제 후 요골전완유리피판을 이용하여 재건한 모습

구강설과 설기저부의 재건 시 재건된 조직의 부피가 어느 정도 이상 유지되어야 구강기에 식괴를 효율적으로 후방부로 밀어 넣어 인두연하반사를 촉발할 수 있다. 따라서, 피판을 이용한 재건술 없이 일차 봉합을 하는 경우, 절제된 결손부의 부피가 클수록 연하 기능은 악화된다. 설기저부의 경우 피판으로 적절한 재건을 하더라도 연하기능이 저하되는 경우가 많다. 이는 재건된 조직이 움직임이 없기 때문에 부피는 유지되지만 비역동적인 구간이 증가하게 되어 식괴의 정상적인 이동에 필요한 적절한 압력을 형성하는데 지장을 주기 때문이다[10]. 국소피판 뿐만 아니라 유리피판을 이용하여 재건을 할 경우 초기에는 재건된 조직의 부피가 유지되지만, 시간이 지나면서 부피의 감소를 경험하게 된다. 이는 이식된 조직, 특히 근육으로의 신경지배가 없어짐으로 인해 시간이 지나면서 조직의 위축이 일어나기 때문이다. 두경부암 수술 후 요골전완유리피판(radial forearm free flap)을 이용하여 재건 후 시간의 경과에 따른 피판 부피의 변화에 대한 연구에 따르면, 수술 후 1년, 3년, 5년 후 위축되는 피판의 부피는 이식 당시 부피의 20.4%, 30.3%, 42.7%로 보고되었다[28]. 따라서, 수술 후 초기에는 연하재활이 원활하게 이루어지다가 시간이 지나면서 피판의 부피가 감소하면서 연하장애가 악화되는 경우가 많다. 이러한 위축은 특히 수술 후 방사선 치료를 시행하는 경우 더욱 심하게 나타난다. 따라서 재건 시에 향후 일어난 위축의 정도를 예상하여 그만큼 부피를

크게 재건하는 것이 추후 발생하는 연하장애를 예방하는 데 도움이 된다.

II. 방사선 치료에 의한 연하장애

방사선을 조사하면 방사선 독성으로 인해 조직의 부종과 섬유화가 일어나고 괴사가 발생하기 때문에, 두경부 영역에 방사선 치료를 받으면 침샘, 구강 점막, 인두를 구성하는 근육, 상부 식도 괄약근 등에 손상을 입어 연하장애가 발생할 수 있다. 두경부암 치료 초기의 연하장애는 보통 수개월 내에 발생하며 수술과 관련되어 나타나지만 그 이후에 발생하는 후기 연하장애는 주로 방사선 조사에 의한 조직 손상으로 인해 발생한다. 방사선 치료로 인한 연하장애는 주로 수술 후 6개월 이후에 나타나며 구강과 구인두를 구성하는 근육 및 신경의 손상 및 섬유화로 인해 발생한다. 일반적으로, 방사선 조사에 의한 손상과 연하장애는 수술로 인한 것 이상으로 심각하므로 주의를 기울여야 한다. 수술 후에 방사선치료를 받은 환자들을 수술만 받은 환자들과 비교해 보면 일련의 연하과정이 효율적으로 이루어지지 않으며 연하기능 회복 기간이 길다는 것을 알 수 있다. 수술 후 방사선 치료를 받은 환자들은 연하 기능 회복이 지속적으로 이루어지지 않으며 회복 기간이 더 길며, 일반적으로 발성 및 조음 기능보다는 연하 기능에 더욱 좋지 않은 결과를 보인다[29]. 방사선 조사에 따른 조직 반응은 조사된 방사선 총용량에 의해 결정된다. 두경부암 환자에 대한 일반적인 방사선 치료는 하루 약 1.8~2.9Gray (Gy)로 6~7주간 총 66~80Gy의 방사선량이 사용되며, 연하에 관여하는 혀, 후두, 인두 등의 점막과 관련 근육조직이 상당한 용량의 방사선에 노출된다.

방사선 치료 초기 연하장애는 부종과 발적으로 인한 점막염과 구강건조증으로 인해 발생한다. 혀의 운동능력이 떨어지고 구강을 통한 음식물의 통과 시간이 길어지며 연하반사가 느리게 나타난다. 이러한 환자들은 구강 준비기에 필요한 저작운동과 식괴를 만들고 조절하는 능력이 감소하게 되어 결국 연하과정을 유기적으로 연결하지 못하게 된다. 침샘이 손상을 받으면 타액 분비량이 감소하고 점도가 높은 변질된 타액이 생산되어 구강건조증이 발생하여 환자가 음식물을 원활하게 삼키기 힘들게 된다. 구강건조증은 효과적인 치료 방법이 없기 때문에 방사선 치료를 받는 환자들을 가장 괴롭히는 합병증이라고 할 수 있다. 여러 종류의 약제, 인공타액, 구강 윤활제들이 있지만 대개 일시적인 효과만 보일 뿐 궁극적으로 호전시키지는 못한다. 현재로서는 뜨겁거나 차가운 음식, 자극적인 음식, 딱딱한 음식은 피하고 수분을 다량 포함한 삼키기 쉬운 음식들로 식단을 바꾸는 식이요법이 최선의 방법이며 부종과 점막염이 호전되기를 기다리는 것 외에는 특별한 재활법은 없다.

일부 환자들은 방사선 치료 시기가 지나면 연하장애가 호전되는 경우도 있지만, 대부분의 환자들은 방사선 치료 종료 후에도 수개월에서 수년간 연하장애를 호소한다. 방사선에 노출된 구강의 점막조직들은 혈관 침투성(vascular permeability)을 증가시켜 섬유소 침착(fibrin deposition)과 교원질 형성(collagen formation)을 유도하고 결국은 섬유화(fibrosis)가 진행되게 된다[30]. 구강 및 구인두 조직의 광범위한 섬유화는 연하과정에 중요한 역할을 하는 혀, 턱, 인두벽, 후두 등의 운동 능력을 현저하게 감소시키게 된다[31]. 식괴를 인두에서 식도로 밀어내는 압력 또한 약해지게 되는데 이는 섬유화로 인해 구강 및 구인두 근육의 운동성이 감소하면서 설근부 후진, 후인두벽의 융기, 설기저부 수축 능력이 저하되기 때문이다. 결국, 식괴를 인두를 통해 식도로 밀어내는 힘이 약해짐으로 인해 상부식도 괄약근인 윤상인두근(cricopharyngeal muscle)의 개방시간이 짧아지고 결국 음식물이 인두에 저류하게 된다[31].

방사선에 의한 연하장애는 조사된 방사선 총량, 분할 크기 및 치료 기간에 따라 다양하게 나타난다[32]. 일부 보고에 의하면, 방사선 치료 후 6개월이 지난 환자를 10년이 지난 환자와 비교해 본 결과 연하기능 회복 정도가 유의한 차이가 없는 것으로 보아 시간이 경과하여도 적절한 회복이 저절로 이루어지지 않는다는 것을 알 수 있다. 적극적인 연하 재활치료가 필요하며, 특히 연하와 관련된 여러 근육의 운동범위를 증가시키는 방향으로 진행되어야 한다[33].

최근에는 전산화 단층촬영과 자기공명영상을 이용하여 원하는 곳에 고선량의 방사선을 조사하고 주위 조직에는 최소한의 영향을 미치도록 하는 정위적 분할방사선치료(fractionated stereotactic radiation therapy), 3차원 입체조형치료법(conformal 3-dimesional radiotherapy techniques), 세기조절방사선치료(intensity modulated radiation therapy, IMRT) 등이 개발되어 임상에 이용되고 있다. 세기조절방사선치료는 연하과정에 중요한 기관들을 상대적으로 보호하고 종양에만 선택적으로 방사선을 조사할 수 있기 때문에 연하장애를 줄일 수 있을 것으로 기대된다[34].

III. 항암화학요법에 의한 연하장애

항암제는 세포 내의 DNA에 직접 결합 작용하여 DNA의 복제(replication), 전사(transcription), 해독(translation)을 차단하거나, 핵산 합성의 대사 경로에 개입하여 핵산 합성을 방해하고 세포분열을 저해함으로써 암세포에 대한 세포독성을 나타내는 약제를 총칭한다. 최근 항암화학요법이 단독으로 두경부암 치료에 좋은 성적을 보이는 것으로 보고되어 점차 항암제의 사용이 증가하는 추세이나, 약제 독성에 따른 골수기능 억제, 오심 및 구토, 점막염, 탈모, 장기 독성 등의 부작용이 발생할 수 있다.

항암화학요법과 방사선치료의 병용요법은 방사선에 대한 감수성을 증가시키는 작용을 하는 항암제를 방사선 치료와 함께 사용하여 종양 억제 효과를 최대화하여 예후를 향상시키기 위해 도입되었다. 수술이 불가능한 진행된 두경부암에 대하여 비교적 좋은 치료 성적들이 보고되었지만, 독성으로 인한 합병증의 빈도도 증가하였다[35]. 항암화학요법과 방사선치료의 병용 방법으로 치료받은 환자들의 연하장애는 주로 전신상태의 약화, 연하와 관련된 근육의 섬유화로 인한 운동저하, 신경-근 접합부(neuromuscular junction)에 대한 독성, 점막염, 오심 및 구통 등으로 인해 발생할 수 있다[36].

항암화학요법 단독으로 치료 받은 두경부암 환자들의 약 40% 정도만이 점막염을 경험하지만, 항암화학

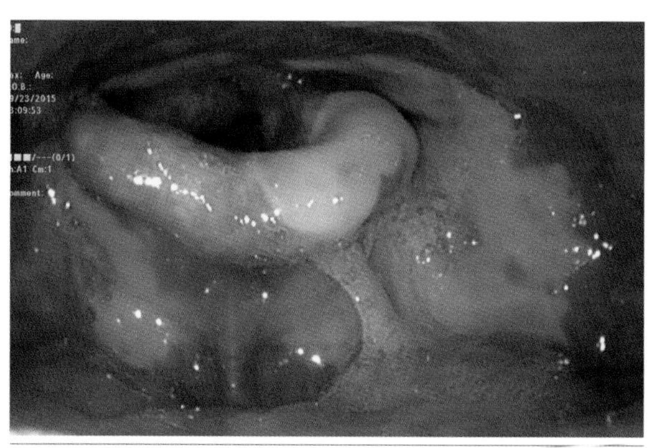

그림 15-8. 하인두암에 대한 항암방사선 치료 후 후두내시경 사진
인후두 부위에 광범위한 점막염이 발생하였다.

요법과 방사선치료의 병용 요법으로 치료받는 환자들은 대부분이 점막염을 경험한다(그림 15-8)[37]. 점막염의 흔한 증상은 연하통, 연하장애, 탈수, 속쓰림, 오심 및 구토, 자극적인 음식에 대한 과민성 등이다. 점막염으로 인한 통증이 심하여 구강으로 영양분을 충분히 섭취할 수 없을 때에는 비위관 삽관, 위루술 등을 통해 영양 보충이 필요할 수 있다. 항암화학요법과 방사선치료의 병용 요법으로 치료받은 상당수의 환자들은 비디오투시연하검사(videofluoroscopic swallowing study, VFSS)에서 설기저부와 인후두 근육의 기능장애로 인한 음식물의 저류, 후두개의 운동장애, 흡인 등의 소견을 보인다. 항암제의 또 다른 합병증인 중성구 저하증(neutropenia)이 발생한 환자에게 잦은 흡인이 발생하면 흡인성 폐렴, 폐혈증, 호흡부전 등이 발생하여 사망할 수도 있다[32]. 또한, 항암방사선 치료를 받은 환자는 인두 및 후두 점막의 감각이 저하되어 있기 때문에 흡인이 발생하여도 기침 등의 증상이 없고 환자나 치료자가 이를 인지하지 못하는 무증상 흡인(silent aspiration)이 발생할 수 있으므로 비디오투시연하검사를 주기적으로 시행하여 흡인의 발생을 감시하고, 폐렴 발생 여부에 대한 지속적인 감시가 중요하다.

수술적 치료와 항암방사선 치료의 연하장애 정도 비교에 대해서는 아직 논란이 많다. 성급하게 결론을 내기에는 어렵지만, 대체적인 연구결과를 보면 수술 보다는 항암방사선 치료가 연하장애를 조금 덜 일으키는 것으로 보인다. 병기 3기, 4기의 구인두암, 후두암, 하인두암에 대해 수술 후 방사선 치료를 받은 환자와 항암방사선 치료를 받은 환자의 연하기능을 비교 분석한 연구에 따르면, 구인두암의 경우 항암방사선 치료를 받은 환자들의 연하기능이 더 좋은 것으로 나타났다[38]. 진행된 구인두암 환자를 대상으로 비교한 한 또 다른 비교 분석 연구에 따르면, 항암방사선 치료를 받은 환자군이 수술 후 방사선 치료를 받은 군에 비해 치료 이전의 정상적인 식이가 가능한 경우가 더 많았으며, 연하 중 기도보호가 더 잘 이루어졌으며, 연하와 관련된 삶의 질 지표가 좋은 것으로 나타났다[39].

하지만 항암방사선 치료도 심각한 연하장애를 일으키는 경우가 많으며, 그 자체로 많은 독성을 나타낸다. 두경부암에 대해 항암방사선 치료를 받은 127명의 환자를 분석한 연구에 따르면, 중성구 저하증이 50%의 환자에서 발생하였고, 64%의 환자에서 점막염이 발생하였으며, 이 중 33%는 그 정도가 매우 심각하게 나타났으며, 오심은 44%, 구토는 15%의 환자에서 나타나 항암방사선 치료도 그 자체로 강한 독성을 나타낸다고 하였다[40]. 연하기능에 있어서도 치료 기간 중 73%의 환자에서 위루관을 통한 식사가 필요하였고, 치료 이후에도 40%의 환자에서 이전과 같은 정상적인 식이가 불가능하여, 많은 빈도의 연하장애를 일으킨다고 하였다. 이렇게 연하장애가 많이 발생하는 원인에 대해서는, 치료 전 삽입한 위루관으로 인해 정상적인 연하 기전을 사용하지 않아 그 기능이 점차 저하되고, 장기적으로는 연하 기능을 악화시키기 때문으로 분석되었고, 따라서 위루관을 통해 식이를 유지하는 중이라도 적절한 연하재활 치료를 시행하여야 치료 후 연하기능이 유지될 수 있을 것으로 생각된다.

IV. 맺음말

두경부암은 성공적인 치료를 위해서는 다학제적인 접근이 필요하다. 즉, 암의 치료를 위해 수술, 방사선 치료, 항암 치료를 적절히 배합하여야 하기 때문에 이

비인후과, 종양내과, 방사선 종양학과 전문의가 협의하여 치료방법을 결정해야 할 뿐만 아니라, 치료 후 발생하는 연하장애의 정도를 예측하고 적절한 예방 및 재활치료를 위해 치료방법의 결정 단계에서부터 재활의학과 전문의가 참여하는 것 또한 중요하다. 특히 치료 후 피할 수 없이 발생하는 연하장애를 적절히 치료하기 위해서는 연하의 기전에 대한 정확한 해부학적, 생리학적 이해가 필수적이다. 종양의 위치, 병기, 절제 범위, 재건 방법 등에 따라 다양하게 발생할 수 있는 연하장애를 예측하고 적절하게 개입하여 치료를 해야 할 것이다. 즉, 수술 후에는 위에 기술한 인자에 따라 연하의 다양한 과정에 걸쳐 복합적인 연하장애가 발생할 수 있고, 방사선 치료나 항암방사선 치료는 주로 구강기와 인두기에 장애가 발생한다는 점 등을 고려하여 적절한 재활치료 방법을 결정해야 한다. 적절한 재활치료, 고식적 방사선보다는 강도변조 방사선치료의 사용, 적절한 약물 치료 등을 이용하여 환자의 연하장애를 최소화하고 삶의 질을 향상시킬 수 있도록 노력해야 할 것이다. 또한, 이를 위한 다양한 재활법과 전략들을 개발하기 위한 지속적인 연구가 있어야 할 것이다.

참고문헌

1. Argiris A, Karamouzis MV, Raben D, Ferris RL. Head and neck cancer. Lancet 2008;371:1695-709.
2. Langendijk JA, Doornaert P, Verdonck-de Leeuw IM, Leemans CR, Aaronson NK, Slotman BJ. Impact of late treatment-related toxicity on quality of life among patients with head and neck cancer treated with radiotherapy. Journal of clinical oncology : official journal of the American Society of Clinical Oncology 2008;26:3770-6.
3. Mowry SE, Tang C, Sadeghi A, Wang MB. Standard chemoradiation versus intensity-modulated chemoradiation: a quality of life assessment in oropharyngeal cancer patients. European archives of oto-rhino-laryngology : official journal of the European Federation of Oto-Rhino-Laryngological Societies 2010;267:1111-6.
4. Tippett DC, Webster KT. Rehabilitation needs of patients with oropharyngeal cancer. Otolaryngologic clinics of North America 2012;45:863-78.
5. Gaziano JE. Evaluation and management of oropharyngeal Dysphagia in head and neck cancer. Cancer Control 2002;9:400-9.
6. Pauloski BR. Rehabilitation of dysphagia following head and neck cancer. Phys Med Rehabil Clin N Am 2008;19:889-928, x.
7. Kreeft AM, van der Molen L, Hilgers FJ, Balm AJ. Speech and swallowing after surgical treatment of advanced oral and oropharyngeal carcinoma: a systematic review of the literature. European archives of oto-rhino-laryngology : official journal of the European Federation of Oto-Rhino-Laryngological Societies 2009;266:1687-98.
8. Borggreven PA, Verdonck-de Leeuw I, Rinkel RN, et al. Swallowing after major surgery of the oral cavity or oropharynx: a prospective and longitudinal assessment of patients treated by microvascular soft tissue reconstruction. Head & neck 2007;29:638-47.
9. McConnel FM, Pauloski BR, Logemann JA, et al. Functional results of primary closure vs flaps in oropharyngeal reconstruction: a prospective study of speech and swallowing. Archives of otolaryngology--head & neck surgery 1998;124:625-30.
10. Pauloski BR, Rademaker AW, Logemann JA, et al. Surgical variables affecting swallowing in patients treated for oral/oropharyngeal cancer. Head & neck 2004;26:625-36.

11. Zuydam AC, Rogers SN, Brown JS, Vaughan ED, Magennis P. Swallowing rehabilitation after oropharyngeal resection for squamous cell carcinoma. The British journal of oral & maxillofacial surgery 2000;38:513-8.
12. Fujimoto Y, Hasegawa Y, Yamada H, Ando A, Nakashima T. Swallowing function following extensive resection of oral or oropharyngeal cancer with laryngeal suspension and cricopharyngeal myotomy. The Laryngoscope 2007;117:1343-8.
13. McConnel FM, Logemann JA, Rademaker AW, et al. Surgical variables affecting postoperative swallowing efficiency in oral cancer patients: a pilot study. The Laryngoscope 1994;104:87-90.
14. Brown JS, Zuydam AC, Jones DC, Rogers SN, Vaughan ED. Functional outcome in soft palate reconstruction using a radial forearm free flap in conjunction with a superiorly based pharyngeal flap. Head & neck 1997;19:524-34.
15. Penfold CN, Brown AE, Lavery KM, Venn PJ. Combined radial forearm and pharyngeal flap for soft palate reconstruction. The British journal of oral & maxillofacial surgery 1996;34:322-4.
16. Urken ML, Buchbinder D, Weinberg H, et al. Functional evaluation following microvascular oromandibular reconstruction of the oral cancer patient: a comparative study of reconstructed and nonreconstructed patients. The Laryngoscope 1991;101:935-50.
17. Allison GR, Rappaport I, Salibian AH, et al. Adaptive mechanisms of speech and swallowing after combined jaw and tongue reconstruction in long-term survivors. Am J Surg 1987;154:419-22.
18. Ding R, Logemann JA. Swallow physiology in patients with trach cuff inflated or deflated: a retrospective study. Head & neck 2005;27:809-13.
19. Nash M. Swallowing problems in the tracheotomized patient. Otolaryngologic clinics of North America 1988;21:701-9.
20. Hinni ML, Salassa JR, Grant DG, et al. Transoral laser microsurgery for advanced laryngeal cancer. Archives of otolaryngology--head & neck surgery 2007;133:1198-204.
21. Logemann JA, Gibbons P, Rademaker AW, et al. Mechanisms of recovery of swallow after supraglottic laryngectomy. Journal of speech and hearing research 1994;37:965-74.
22. Lewin JS, Hutcheson KA, Barringer DA, et al. Functional analysis of swallowing outcomes after supracricoid partial laryngectomy. Head & neck 2008;30:559-66.
23. Balfe DM, Koehler RE, Setzen M, Weyman PJ, Baron RL, Ogura JH. Barium examination of the esophagus after total laryngectomy. Radiology 1982;143:501-8.
24. de Casso C, Slevin NJ, Homer JJ. The impact of radiotherapy on swallowing and speech in patients who undergo total laryngectomy. Otolaryngol Head Neck Surg 2008;139:792-7.
25. Azizzadeh B, Yafai S, Rawnsley JD, et al. Radial forearm free flap pharyngoesophageal reconstruction. The Laryngoscope 2001;111:807-10.
26. Triboulet JP, Mariette C, Chevalier D, Amrouni H. Surgical management of carcinoma of the hypopharynx and cervical esophagus: analysis of 209 cases. Archives of surgery 2001;136:1164-70.
27. Levine TM. Swallowing disorders following skull base surgery. Otolaryngologic clinics of North America 1988;21:751-9.
28. Joo YH, Hwang SH, Sun DI, Park JO, Cho KJ, Kim MS. Assessment of volume changes of radial forearm free flaps in head and neck cancer: long-term results. Oral Oncol 2011;47:72-5.
29. Wu CH, Hsiao TY, Ko JY, Hsu MM. Dysphagia after radiotherapy: endoscopic examination of swallowing in patients with nasopharyngeal carcinoma. The Annals of otology, rhinology, and laryngology 2000;109:320-5.
30. Cooper JS, Fu K, Marks J, Silverman S. Late effects of

radiation therapy in the head and neck region. Int J Radiat Oncol Biol Phys 1995;31:1141-64.

31. Pauloski BR, Rademaker AW, Logemann JA, Colangelo LA. Speech and swallowing in irradiated and nonirradiated postsurgical oral cancer patients. Otolaryngol Head Neck Surg 1998;118:616-24.
32. Nguyen NP, Moltz CC, Frank C, et al. Dysphagia following chemoradiation for locally advanced head and neck cancer. Ann Oncol 2004;15:383-8.
33. Lazarus CL, Logemann JA, Pauloski BR, et al. Swallowing disorders in head and neck cancer patients treated with radiotherapy and adjuvant chemotherapy. The Laryngoscope 1996;106:1157-66.
34. Levendag PC, Teguh DN, Voet P, et al. Dysphagia disorders in patients with cancer of the oropharynx are significantly affected by the radiation therapy dose to the superior and middle constrictor muscle: a dose-effect relationship. Radiother Oncol 2007;85:64-73.
35. Vokes EE, Stenson K, Rosen FR, et al. Weekly carboplatin and paclitaxel followed by concomitant paclitaxel, fluorouracil, and hydroxyurea chemoradiotherapy: curative and organ-preserving therapy for advanced head and neck cancer. Journal of clinical oncology : official journal of the American Society of Clinical Oncology 2003;21:320-6.
36. Mittal BB, Pauloski BR, Haraf DJ, et al. Swallowing dysfunction--preventative and rehabilitation strategies in patients with head-and-neck cancers treated with surgery, radiotherapy, and chemotherapy: a critical review. Int J Radiat Oncol Biol Phys 2003;57:1219-30.
37. Manikantan K, Khode S, Sayed SI, et al. Dysphagia in head and neck cancer. Cancer treatment reviews 2009;35:724-32.
38. Gillespie MB, Brodsky MB, Day TA, Lee FS, Martin-Harris B. Swallowing-related quality of life after head and neck cancer treatment. The Laryngoscope 2004;114:1362-7.
39. Gillespie MB, Brodsky MB, Day TA, Sharma AK, Lee FS, Martin-Harris B. Laryngeal penetration and aspiration during swallowing after the treatment of advanced oropharyngeal cancer. Archives of otolaryngology--head & neck surgery 2005;131:615-9.
40. Hanna E, Alexiou M, Morgan J, et al. Intensive chemoradiotherapy as a primary treatment for organ preservation in patients with advanced cancer of the head and neck: efficacy, toxic effects, and limitations. Archives of otolaryngology--head & neck surgery 2004;130:861-7.

chapter

16

신경근육계질환의 연하장애와 호흡재활

김민욱, 임상희

신경근육계질환에는 하위운동신경원 질환, 근육병증, 신경병증 등이 포함되며 이들 환자군에서는 질병의 진행 정도에 따라 다양한 양상과 정도의 연하장애가 나타난다. 그러므로 의료진은 질환에 대한 신경학적 이해, 자연경과와 함께 환자가 받고 있는 다른 의학적 치료에 대해 숙지를 해야 하며, 시기 적절한 연하장애 중재를 위한 주의 깊은 관심을 기울여야 한다. 연하장애에 대하여 식이 변형으로부터 행동보상에 이르는 다양한 치료적 전략들이 사용될 수 있으며, 필요에 따라 풍선확장술, 보툴리눔독소 주사 등의 시술을 시행하며, 질병 진행에 따라 경구영양법을 비경구영양법으로 전환을 결정할 수 있다.

I. 신경근육계질환의 연하장애

1. 하위운동신경원 장애

근위축성측삭경화증(amyotrophic lateral sclerosis, ALS)은 대표적인 하위운동신경원 장애로써 뇌줄기(brainstem)의 운동신경원(motor neuron)이 침범되면서 연하장애가 나타나며, 언어장애 발생 5~6개월 후부터 연하장애가 나타나기 시작한다. 구강기와 인두기 전반에 걸친 광범위한 연하장애로 인하여 흡인의 위험도가 높아지며, 불완전한 성문 폐쇄(glottis closure)로 인하여 기침 능력이 저하된다. 질식(choking)이 빈번하게 발생하며 이는 음식물이 아닌 침에 의해서도 발생한다. 상지의 근위약으로 인한 독립적 식사의 어려움, 식사시간 연장, 우울증에 의한 식욕 감소, 연수(bulbar) 근육 기능 저하를 포함한 연하장애로 인하여 대부분의 ALS 환자에서 열량 및 수분섭취가 부족하며, 영양결핍과 함께 급격한 체중 감소가 나타난다. 영양결핍은 생존기간을 단축시키는 독립적 예후인자이므로 이러한 변화를 주의 깊게 관찰하여, 연하장애를 조기에 평가하고 치료해야 하며, 흡인 위험도를 낮추기 위한 교육을 시행해야 한다.

ALS 환자에서 타액의 분비가 정상인과 비교하여 많지는 않지만 구강기의 장애로 인하여 삼키지 못한 침이나 음식물을 흘릴 수 있으며, 입 주위 근육과 혀 근육의 약화 및 위축으로 음식을 씹는데 어려움이 있고, 식괴 형성 및 이동이 제한되고 삼킴 후에도 입안에 음식물이 남는다. 인두기에서는 비인두역류(nasopharyngeal regurgitation)가 나타나고, 식괴의 이동 능력이 저하되어 후두개곡(vallecula)이나 이상와(piriform sinus)에 잔여물이 쌓이고, 인두-식도 분절 열림이 불완전하며, 후두 거상(laryngeal elevation) 능력이 감소하여 기도 보호에 문제가 발생한다. 질병이 진행될수록 삼킴 무호흡(swallow apnea)이나 저호흡(hypopnea)의 발생빈도가 높아지며, 비디오투시검사에서 흡인 관찰 빈도가 증가한다.

ALS에서는 질병의 진행 및 연하장애 양상 변화에 따른 치료적 접근이 필요하다. 초기에는 고체 음식을 삼키기가 어렵고 식사시간이 증가하게 되는데, 식사에만 정신을 집중하도록 하며, 여러번 삼키기(double swallow), 턱당기기(chin tuck) 자세, 빨대 사용 등의 중재법을 사용한다. 시간이 경과할수록 만성 탈수, 체중 감소, 구강섭취의 즐거움 상실 등이 나타날 수 있는데 부드러운 식이, 액체 섭취 유지, 고칼로리 음식 또는 식품보조제 섭취 등을 고려한다. 칼로리 및 수분 섭취가 현저하게 감소하게 되면 영양공급의 일부 또는 전체 양에 대한 관급식을 고려해야 하며 이를 통해 체중을 안정적으로 유지하고 여명을 연장할 수 있다. 관급식의 시작은 흡인성 폐렴이 발생하거나, 10% 이상의 체중감소, 식사 시간이 길어져 삶의 질이 저하될 때 고려한다. 환자의 호흡기능을 주기적으로 평가하고 폐활량이 정상예측치의 50% 이하로 감소되기 전에 위조루술을 계획하는 것이 좋다. 그러나 폐활량이 정상예측치의 50% 이상일 때에는 체중감소와 영양 결핍이 심하지 않은 경우가 많고, 환자나 보호자가 위조루술 시행 결정에 소극적인 경우가 빈번하기 때문에 위조루술의 시행 목적과 의학적 이점 등에 대한 충분한 설명이 필요하다. 과거에는 경피적내시경위조루술(percutaneous endoscopic gastrostomy, PEG)을 주로 시행하였으나 최근에는 폐활량이 많이 감소된 환자에서도 경피적방사선위조루술(percutaneous radiologic gastrostomy, PRG)을 쉽고 안전하게 시행한다.

2. 근육병증(myopathy)

근육의 약화로 연하장애를 일으키는 근육병증으로는 근육디스트로피(muscular dystrophy), 다발성근염(polymyositis)/피부근육염(dermatomyositis), 중증근무력증(myasthenia gravis), 피부경화증(scleroderma), 전신홍반루푸스(systemic lupus erythematosus) 등이 있다. 연하장애는 많은 신경근육계질환 환자에서 주요한 임상 문제로 적절한 평가와 치료를 요한다. 근육디스트로피의 종류 및 질병의 진행 양상에 따라 연하장애의 정도 및 임상양상이 달라지는데, 뒤시엔느 근육디스트로피의 경우에는 씹는 힘이 감소하고, 식도의 움직임이 감소한다. 인두 이동시간은 정상이거나 경미하게 느려지며, 후두개곡(vallecula)이나 이상와(piriform sinus)에 소량의 음식물이 남을 수 있다. 반면, 설골의 움직임이나 인두의 최대수축압, 인두식도분절의 열림은 정상 소견을 보인다. 뒤시엔느 근육디스트로피에서 발생하는 폐렴은 질병 진행과 관련된 연하장애에 기인한다고 생각되지만, 연하평가를 시행해야 하는 시기에 대한 기준은 명확하지 않다. 또한, 뒤시엔느 근육디스트로피에서는 ALS에서 관찰되는 소견과는 달리 체중감소나 수분 섭취의 어려움이 임상적으로 명백하지 않고, 흡인 자체가 조기 사망의 주요한 원인이라는 명확한 근거가 없는 실정이다.

근육긴장디스트로피(myotonic muscular dystrophy)에서는 삼킴 과정에서 설골이 제자리로 돌아오는 시간이 지체되며, 후두개곡이나 이상와에 잔여물이 남아 있거나 인두 이동시간이 지연되기도 한다. 또한, 소장의 운동 저하, 구개인두기능부전(velopharyngeal incompetence), 인두 수축력의 현저한 저하가 관찰되는데, 이러한 기능 손상은 근육 긴장에 의한 것이 아니라 질병의 진행에 따른 관련 근육 약화에 의한다. 식사 시간이 길어지고, 원인 없이 체중이 감소하거나, 삼킬 때 기침이 나거나 폐렴이 자주 발생하면 비디오투시연하검사(videofluoroscopic swallow study, VFSS)를 시행해야 한다. 근육긴장디스트로피 환자에서는 심장전도차단이 발생할 수 있으므로 VFSS를 시행할 때, 이러한 응급상황 대비를 위한 위한 약이나 소생장비를 구비해야 한다.

지대근디스트로피(limb-girdle muscular dystrophy)에서 반지인두근(cricopharyngeal muscle)의 과긴장이나 협착 소견이 있다면 수술적 치료가 필요할 수 있다. 구인두의 이동시간은 정상인과 비교하여 큰 차이가 없지만, 후두인두 이동시간의 지연될 수 있다. 지대근디스트로피는 서서히 진행하기 때문에 발병 10년 이내에 VFSS가 필요한 경우는 흔치 않다.

다발성근육염은 후천적인 근육병증으로써 염증에 의해 근육 붕괴가 진행되며 근위부 위약이 현저하게 나타난다. 다발성근육염의 30% 정도에서 피부 변화가 관찰되며 이러한 경우를 피부근육염으로 명명한다. 다발성근육염이나 피부근육염의 질병 초기에, 환자가 호소하는 유일한 주요 호소증상이 연하장애일 수 있다. 질병 초기에 이미 심각한 연하장애가 나타나며, 이로 인해 영양상의 문제 및 흡인성 폐렴의 위험이 높아진다. 다발성근육염의 연하장애는 발병 6개월 이내에 VFSS가 필요한 경우가 많으며, 액체와 식괴의 비인두성 역류, 인두의 잔류물, 구인두와 후두인두 모두에서 식괴의 이동 시간의 지연 소견이 관찰된다. 코르티코스테로이드 치료를 통해 연하장애를 개선시키고 연하장애 평가 시기를 늦출 수 있으며, 폐렴, 수분이나 영양공급의 어려움이 있을 때는 VFSS를 시행하게 된다.

중증근무력증(myasthesnia gravis)은 운동신경과 근육간의 신경전달물질의 상호 작용 이상으로 유발되는 질병으로, 다발성근염의 경우처럼 연하장애가 질병 초기의 주요 호소증상이다. 지속적 근피로로 인한 이완성 위축이 유발되며, 반복적인 움직임을 필요로 하는 삼킴 과정은 삼킴근의 빠른 피로와 기능 약화를 유발한다. 삼킴의 전반적인 과정에서 기능이상을 보이며 특히, 인두기 및 인두기에서 식도기로 이행되는 동안의 연하장애가 현저하다. 연하장애는 항콜린에스터 분해효소 억제제의 투약으로 호전되는 경우가 많으며 코르티코스테로이드 투약 또는 흉선절제술 후 호전되기도 한다.

피부경화증의 연하장애는 식도기에서 자주 관찰되며, 초기에는 원위부 식도에서 기능 장애가 나타난다. 고형식에서 연하장애를 경험하는 경우가 빈번하다.

상기 기술과 같이 근육병증의 연하장애는 다양한 임상양상으로 관찰된다. 질병이 점차 진행하는 점을 고려하고, 폐렴, 영양장애, 탈수 등의 위험 여부를 조기에 발견하여 합병증이 발생하지 않도록 하는 것이 중요하다. 불량한 영양상태, 식사시간의 연장, 연하장애의 증상 등이 있다면 관급식의 적응증이 된다.

II. 신경근육계질환의 호흡관리

신경근육계질환에서 호흡기계의 문제는 호흡근육의 약화가 진행되면서 정상적인 환기(ventilation)가 이루어지지 않고 기도 내 분비물 제거가 원활하지 못해 발생하게 되며, 질병 진행에 따라 점차적으로 폐활량을 포함한 폐용적 감소와 폐와 흉곽의 유순도 감소를 동반한 제한성폐질환이 발생하게 된다. 그러므로 신경근육계질환 환자의 호흡재활은 1) 정상적 환기 유지, 2) 기도내 분비물 제거, 3) 성장이 필요한 경우, 폐와 흉곽의 성장을 정상적으로 일어나게 하고, 폐와 흉곽의 유순도를 유지하는 것을 목표로 이루어진다. 신경근육계질환의 호흡기계 병태생리를 정확히 이해하고 평가하며, 환자 개개인의 상태에 맞는 적극적인 재활치료를 시행하여 호흡기계 증상을 완화하고 합병증을 예방할 수 있다. 이는 간단한 기구나 방법을 통해 가능한 경우도 많으므로 이러한 정보 공유 및 의학적 접근도 향상이 필요하다.

1. 하위운동신경원 질환과 호흡관리

ALS 환자에서는 질병의 진행에 따라 호흡기능이 점차 악화되므로 정기적으로 호흡기능을 추적관찰 해야 하며, 시기별로 인플루엔자나 폐렴구균 예방접종을 시행한다. 구강을 포함한 상기도 근육의 약화는 구음장애, 연하장애뿐만 아니라 흡인의 위험을 높이고 기침능력 약화를 초래한다. 흡기근 근력의 약화로 저환기(hypoventilation)가 발생하며, 호기근 근력의 약화로 기도 내 이물질 배출이 어려워 폐렴과 같은 합병증의 위험도가 높아진다.

침흘림은 분비되는 침이 적절한 삼킴을 통해 제거되지 못해서 발생하며, 입안에 고여있는 침은 흡인의 위험성을 높이므로, 항콜린제와 같은 약제를 사용하여 침 분비 자체를 감소시킬 수 있다.

기침 반사는 기도 방어를 위한 필수적인 요소이며, 최대기침유량(peak cough flow, PCF)은 가장 좋은 기침능력의 평가 지표이다. 급성 호흡기계 질병이 동반된 상태에서 PCF가 160L/min 이하이거나, 호흡기계 질병이 없는 상태에서 PCF가 270L/min 이하이면 기침능력 저하로 인하여 호흡기계 감염의 위험이 높다고 판단하며, 기침능력 향상을 위해 보호자 도움을 통한 수기보조 기침(manual assisted coughing)을 교육하고, 기침유발을 위한 충분한 공기 주입을 위해 소생백(resuscitator bag)을 사용할 수 있다(그림 16-1).

호흡근육 약화로 심호흡을 할 수 없고, 빠르고 얕은 호흡을 하기 때문에 무기폐가 발생하고 이러한 상태가 만성적으로 유지되면 폐제한이 발생한다. 폐의 유순도를 유지하는 것은 호흡근의 피로를 방지할 뿐 아니라 기침능력 유지 및 무기폐와 이로 인한 합병증

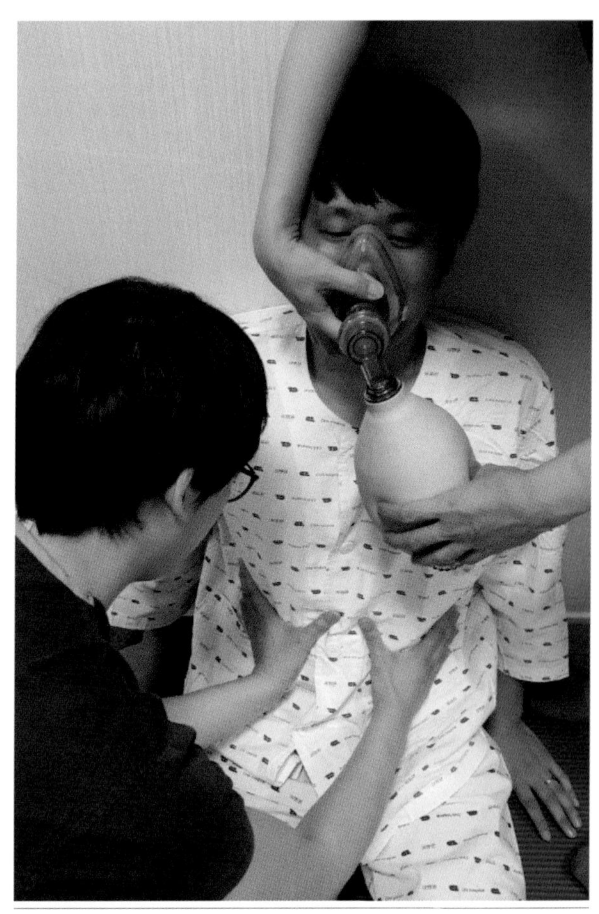

그림 16-1. 소생백으로 추가공기를 주입한 후 수기보조기침을 시행하는 모습

방지를 위해 필수적이므로, 소생백을 이용한 공기누적(air stacking)운동을 교육한다. 이는 환자에게 스스로 흡입할 수 있는 최대 용량의 공기를 들이마시게 한 후 마우스피스나 비구강 마스크를 통해 추가의 공기를 최대로 주입하는 방법으로, 한 번에 10~15회, 하루에 2~3회 시행하도록 한다. 연수 근육 기능은 유지되어 있으나 호기근 근력이 약한 경우에는 기침보조기(mechanical in-exsufflator)를 통해 기도 이물질 배출을 도울 수 있으며, 기침보조기는 공기누적운동을 위해 사용할 수도 있다. 기침보조기는 40cmH_2O 정도의 양압을 주어 폐에 공기를 충분히 주입한 후 순간적으로 -40cmH_2O 정도의 음압을 가하여 10L/sec의 강력한 호기력을 발생시켜 기도내 분비물을 제거한다. 기침보조기는 비구강 마스크를 통하거나 기관절개관에 직접 연결하여 사용할 수도 있으며, 도관 흡인과 같은 기도내 자극을 유발하지 않는 장점이 있으며, 특별히 보고된 부작용이 없는 안전하고 효과적인 기기이다.

ALS에서 야간 저환기와 수면관련 호흡장애가 빈번하게 관찰되는데, 호흡근육의 기능약화가 경미하고 특히 낮 시간에 호흡기능이 정상인 경우에도 나타날 수 있다. 호흡기능 저하가 경미한 경우라도, 수면 동안 정상적으로 감소되는 환기 구동(ventilator drive)에 의해 야간 저환기와 함께 수면장애가 나타날 수 있다. 그러므로 야간 산소포화도 측정 또는 수면검사가 이러한 문제를 발견하는데 유용하다.

호흡근의 근력은 호흡곤란의 정도와 연관성이 있으며, 구강 및 연수 근육 약화로 구강 밀봉이 되지 않거나 상기도 허탈(collapse)로 인하여 최대흡기압(maximal inspiratory pressure, MIP) 측정이 어려운 경우, 비강흡입압(sniff nasal inspiratory pressure)을 대체하여 사용하기도 한다. ALS에서 흡기근 근력이 점차적으로 약화되면서 혈중 이산화탄소가 누적되고 고탄산호흡부전(hypercapnic respiratory failure)이 나타날 수 있다. 이러한 조건에서 상기도 감염, 폐렴과 같은 호흡기계 질병이 발생하면 호흡근 일량 증가로 대상부전(decompensation)이 발생할 수 있고, pH가 급격히 떨어져 사망할 수도 있으므로 호흡근 피로를 피하기 위해 환기 보조를 시행해야 한다.

호흡기능의 평가는 3개월마다 시행하며, 횡경막 근력약화가 동반되면 앉은 자세보다 누운 자세에서 폐활량이 작게 측정되므로 이를 고려하여 앉은 자세 및 누운 자세 모두에서 호흡기능을 평가한다. 호흡근 약화에 의한 저환기는 결국 인공호흡의 보조를 필요로 하는데, 인지기능이 저하되지 않고, 알아들을 수 있을 정도의 발음이 가능하고 음식물을 삼킬 수 있을 정도의 연수근 기능이 유지된 경우라면, 마스크나 마우스피스를 이용한 비침습적환기보조법(non-invasive intermittent positive pressure ventilation, NIPPV)을 통하여 생존률과 삶의 질을 개선할 수 있다. 규모가 작고 이동이 쉬운 용적제한(volume limited) 호흡기를 주로 사용하게 되는데, Practice Parameters of American Academy of Neurology에 의하면, 호흡기 증상이 있는 모든 ALS 환자, 또는 폐활량이 정상 예측치의 50% 미만으로 감소한 경우에는 NIPPV를 시행해야 한다. NIPPV는 기관절개를 통한 IPPV와 비교하여 호흡기계 합병증의 발생률과 입원빈도가 낮으며, 입원하더라도 재원기간이 짧다고 보고되어 있다. NIPPV는 편리성, 언어구사, 연하기능, 미용적 측면에서 IPPV 보다 우월하며 환자와 보호자도 침습적보다는 비침습적인 방법을 선호하는 경우가 많다. NIPPV 적용은 야간 사용으로 시작하는 경우가 많으며 질병 진행에 따라 주간 적용 시간을 늘려가게 된다. 그러나 대부분의

ALS 환자는 어느 시점에서는 연수근 약화증상이 나타나게 되므로 질병이 진행함에 따라 NIPPV를 IPPV로 변경하게 된다.

2. 근육병증과 호흡관리

신경근육계질환에서 호흡부전은 호흡근력의 약화 및 피로, 호흡기계 역학의 변화, 중추로부터의 호흡 조절 실패 등의 여러가지 원인으로 발생하게 된다. 서서히 진행하는 호흡근력 약화 및 피로는 제한성 폐질환과 함께 결과적으로 저환기, 과탄산혈증, 호흡부전을 유발한다. 흉곽의 경직(stiffness), 기도 내 분비물 증가, 불완전한 기침 등에 의해 호흡근의 부담이 점점 증가하게 되며, 무기폐와 함께 기도 내 저항이 증가하게 된다. 만약 척추 변형이 있는 경우라면 호흡기계의 역학은 더욱 급격하게 변화하게 된다. 제한성폐질환이 심각하게 진행되면서 동반되는 저산소혈증, 고탄산혈증은 중추성 호흡 조절 기능에 영향을 주게 된다. 질환이 심각하게 진행될수록, 야간 저산소혈증과 고탄산혈증이 심해지며 주간의 중추성 호흡 구동이 감소하게 된다. 만성적인 혈중 중탄산염(bicarbonate)은 호흡 자극을 무뎌지게 하여 호흡성산증을 유도하고 고탄산혈증을 지속되게 한다. 호기근의 근력약화는 기침을 어렵게 하고 이물질 배출의 어려움은 호흡기계 감염을 호발하게 한다.

일부의 근육병증에서는 어린 나이에 호흡부전이 발생하지만 대부분에서는 호흡부전이 점차적으로 진행하는 양상을 보인다. 호흡부전의 임상 징후 및 증상으로는 늑골하 수축(subcostal retraction), 보조호흡근의 사용, 코를 벌렁임, 운동성 호흡곤란, 안정 시 호흡곤란, 좌위호흡(orthopnea), 전신피로감, 역설호흡(paradoxical breathing), 전신피로감 등이 있다. 악몽, 기상 후 두통, 낮 시간의 졸림 역시 수면 시 호흡부전에 의한 야간 저환기를 시사하는 소견이며, 폐기능 검사를 시행하여 기계적환기 시작 여부를 결정하게 된다. 폐활량 측정은 호흡 부전 및 생존기간을 예측하기 위해 유용한데, 1L 미만의 폐활량은 뒤시엔느 근육디스트로피 생존의 가장 부정적인 예후인자로써, 기계환기의 도움을 받지 않는 경우 평균 생존기간이 3.1년, 5년 생존률이 8%로 보고된다. 폐활량이 500~700mL로 감소되거나 최대흡기압이 정상예측치의 30% 이하이면서 폐활량이 정상예측치의 55% 미만인 경우 고탄산혈증이 발생한다. 폐활량이 정상예측치의 25% 이하이면서 다음의 조건 즉, 혈중 이산화탄소가 55mmHG 이상, 반복되는 무기폐 또는 폐렴, 휴식시 중증도 이상의 호흡곤란 또는 울혈성심부전 중 한가지 이상의 증상이 있는 환자는 모두 기계적환기가 필요하다는 보고도 있다. NIPPV는 임상에서 보편화 되어 사용되고 있는데 비강, 구강, 또는 비구강 마스크를 사용할 수 있으며, 적용 초기에는 하루 중 일부 시간만 적용하는 경우가 빈번하며, 이를 통해서 임상적으로 낮 시간 졸림증과 기능수준의 호전, 고탄산혈증과 저산소증을 호전시키며, 생명을 연장시킨다. 특히 뒤시엔느 근육디스트로피에서 생명을 연장시키고 삶의 질을 개선시킨다고 보고되었으며, 장기적인 NIPPV는 IPPV와 비교하여 호흡기계 합병증의 발생이 낮지만, 비침습적 방법을 적용하기 위해 인지기능 및 연수근의 기능이 유지되어야 한다.

그 외에 최대흡기압, 최대호기압, 최대기침유량도 호흡근력 평가를 위해 용이하게 사용된다.

최대기침유량이 160L/min 미만이거나 최대호기압이 45cmH_2O 미만이면 기도 분비물 제거 능력이 심각하게 저하되었음을 의미한다. 이러한 경우, 호흡기계

이물질 배출을 돕기 위한 보조기침으로써 수기보조기침이 많이 시행되며 환자 스스로 흡입 가능한 최대량의 공기를 들이마신 후 기침을 하게 하면서 동시에 복부를 보호자가 밀어 더 강한 기침이 나오도록 한다. 그러나 폐활량이 1.5L 이하인 경우에는 기침에 필요한 충분한 양의 공기 흡입이 어려워 복부 압박만으로는 충분한 강도의 기침을 유도하기 어렵기 때문에 소생백을 이용해 충분한 양의 공기를 추가로 주입한 후 보조기침을 시행한다(그림 16-1). 기침보조기는 양압을 주어 폐에 충분한 양의 공기를 주입한 후 순간적으로 음압을 주어 강력한 호기력을 발생시키는 기구로써, 비구강 마스크를 통하거나 기관절개를 시행한 환자 모두에서 기도 이물질 배출을 효과적으로 시행할 수 있게 한다.

근육병증 환자에서도 역시 폐와 흉곽의 유순도 유지를 위한 공기누적훈련을 교육해야 한다. 호흡근의 근력강화 운동의 효과에 대해서는 상반된 연구결과들이 있으며, 이미 상당히 진행된 근육병 환자의 경우 흡기근 근력강화 운동이 근육 손상을 악화시킬 수 있다고 보고되었으므로 주의를 요한다.

III. 맺음말

신경근육계질환 환자는 질병의 종류 및 진행 정도에 따라 다양한 양상의 연하장애를 보이므로 이에 대한 인지와 함께 적절한 시기에 연하장애 평가를 시행해야 한다. 평가 결과에 따른 빠른 대처를 통해, 영양장애, 탈수, 흡인과 같은 합병증이 발생하지 않도록 하며, 환자의 여명 뿐만 아니라 삶의 질에 긍정적인 효과를 줄 수 있다. 또한, 많은 신경근육계질환 환자가 호흡장애를 보이며 이들의 호흡부전은 폐 실질의 문제가 아니라 호흡근육의 근력 약화에 기인한다. 질병의 자연 경과를 이해하고, 초기부터 주기적인 호흡 평가를 통해 환자 상태에 맞는 호흡보조, 기침 보조법 등을 적용하여야 한다. 현대 의학으로 신경근육계질환을 완치할 수는 없지만 호흡재활을 통해 합병증을 최소화 하고 생명기간을 늘리며 삶의 질을 향상할 수 있으므로 이들에 대한 보다 적극적인 의학적 접근이 요구된다.

참고문헌

1. Sheehan N. Dysphagia and other manifestations of oesophageal involvement in the musculoskeletal diseases. Rheumatology 2008;47:746-52.
2. Colton-Hudson A, Koopman WJ, Moosa T, Smith D, Bach D, Nicolle M. A prospective assessment of the characteristics of dysphagia in myasthenia gravis. Dysphagia 2002;17:147-51.
3. Claude Desport PMP, Cao Tri Truong, Laurent Courat, Jean Michel Vallat, Philippe Couratier, Jean. Nutritional assessment and survival in ALS patients. Amyotrophic Lateral Sclerosis and Other Motor Neuron Disorders 2000;1:91-6.
4. Jaffe KM, McDonald CM, Ingman E, Haas J. Symptoms of upper gastrointestinal dysfunction in Duchenne muscular dystrophy: case-control study. Archives of physical medicine and rehabilitation 1990;71:742-4.
5. Leonard RJ, Kendall KA, Johnson R, McKenzie S. Swallowing in myotonic muscular dystrophy: a videofluoroscopic study. Archives of physical medicine and rehabilitation 2001;82:979-85.
6. Johnson ER, McKenzie SW. Kinematic pharyngeal transit times in myopathy: evaluation for dysphagia.

Dysphagia 1993;8:35-40.
7. Willig T, Paulus J, Lacau SGJ, Beon C, Navarro J. Swallowing problems in neuromuscular disorders. Archives of physical medicine and rehabilitation 1994;75:1175-81.
8. Metheny J. Dermatomyositis: a vocal and swallowing disease entity. The Laryngoscope 1978;88:147.
9. Joshita Y, Yoshida M, Yoshida Y, Kimura K. [Manometric study of the pharynx and pharyngoesophageal sphincter in myasthenia gravis]. Rinsho shinkeigaku= Clinical neurology 1990;30:944-51.
10. Leighton S, Burton M, Lund W, Cochrane G. Swallowing in motor neurone disease. Journal of the Royal Society of Medicine 1994;87:801-5.
11. Braun N, Arora NS, Rochester DF. Respiratory muscle and pulmonary function in polymyositis and other proximal myopathies. Thorax 1983;38:616-23.
12. Bach JR. Pulmonary rehabilitation: the obstructive and paralytic conditions: Hanley & Belfus; 1996.
13. Bach JR, Campagnolo DI, Hoeman S. Life satisfaction of individuals with Duchenne muscular dystrophy using long-term mechanical ventilatory support. American journal of physical medicine & rehabilitation 1991;70:129-35.
14. Bach JR, Wang T-G. Noninvasive long-term ventilatory support for individuals with spinal muscular atrophy and functional bulbar musculature. Archives of physical medicine and rehabilitation 1995;76:213-7.
15. PHILLIPS MF, QUINLIVAN RC, EDWARDS RH, CALVERLEY PM. Changes in spirometry over time as a prognostic marker in patients with Duchenne muscular dystrophy. American journal of respiratory and critical care medicine 2001;164:2191-4.
16. Bach JR, Ishikawa Y, Kim H. Prevention of pulmonary morbidity for patients with Duchenne muscular dystrophy. CHEST Journal 1997;112:1024-8.
17. Szeinberg A, Tabachnik E, Rashed N, et al. Cough capacity in patients with muscular dystrophy. CHEST Journal 1988;94:1232-5.
18. Baydur A, Gilgoff I, Prentice W, Carlson M, Fischer DA. Decline in respiratory function and experience with long-term assisted ventilation in advanced Duchenne's muscular dystrophy. Chest 1990;97:884-90.
19. Miller RG, Rosenberg JA, Gelinas DF, et al. Practice parameter: The care of the patient with amyotrophic lateral sclerosis (an evidence-based review) Report of the Quality Standards Subcommittee of the American Academy of Neurology. Neurology 1999;52:1311-.
20. Thornton FJ, Fotheringham T, Alexander M, Hardiman O, McGrath FP, Lee MJ. Amyotrophic Lateral Sclerosis: Enteral Nutrition Provision-Endoscopic or Radiologic Gastrostomy? 1. Radiology 2002;224:713-7.
21. Bach JR. Noninvasive mechanical ventilation: Hanley & Belfus; 2002.
22. Wijesekera LC, Leigh PN. Amyotrophic lateral sclerosis. Orphanet journal of rare diseases 2009;4:1.
23. Higo R, Tayama N, Nito T. Longitudinal analysis of progression of dysphagia in amyotrophic lateral sclerosis. Auris Nasus Larynx 2004;31:247-54.

chapter

17

식도질환과 관련된 연하장애

신철민

연하장애(dysphagia)란 음식물이 구강, 인후 또는 식도를 통과할 때 발생되는 걸리거나 막히는 느낌을 말한다[1]. 구별되어야 할 증상으로 연하통(odynophagia)이 있는데 이는 음식물을 삼킬 때 통증이 발생하는 것을 말한다. 연하장애는 크게 구인두 연하곤란(oropharyngeal dysphagia)[2]과 식도 연하곤란(esophageal dysphagia)[3]으로 구분되며, 이 중 식도 연하장애는 크게 해부학적 원인에 의한 기계적 연하곤란(mechanical dysphagia)과 기능적 이상에 의한 운동성 연하곤란(motor dysphagia)으로 분류할 수 있다.

본고에서는 식도에서 기원하는 연하장애 증상이 있을 때의 진단적인 접근 방법에 대해 개괄적으로 소개하고자 하며, 식도 연하장애의 흔한 원인이 되는 대표적인 질환들에 대하여 간단히 살펴보고자 한다.

I. 식도 질환의 진단적 검사

연하장애를 호소하는 환자의 진단적 접근 방법은 그림 17-1과 같다. 식도 연하장애의 진단은 주로 소화기내과에서 진행하게 되지만, 임상적으로 환자가 삼키면서 바로 숨이 막히거나, 삼킴 시작이 되지 않거나, 삼키면서 코로 역류하거나, 연하 시 기침 증상이 반복되는 경우 식도 연하장애보다는 구인두 연하장애를 의심해야 하므로 이비인후과, 재활의학과 혹은 신경과에 협진을 의뢰하게 된다.

한편 식도 연하장애 중 기계적 연하장애와 운동성 연하장애는 증상으로도 어느 정도는 감별이 가능하다. 기계적 연하장애의 경우 초기에는 고형식 중 크기가 큰 음식물을 섭취할 때에만 간헐적으로 증상이 나타나고 크기가 작거나 유동식인 경우에는 증상이 나타나지 않는 경우가 많고, 좀 더 병이 진행하여 협착이 심해지면 작은 크기의 고형식까지도 섭취하기 힘들어진다. 그러나 식도의 운동성 장애로 인한 연하장애의 경우에는 처음부터 고형식뿐 아니라 유동식에 대해서도 연하장애가 나타날 수 있다. 운동성 연하장애의 경우 증상이 항상 나타나지는 않고 간헐적으로 나타나면서 오랜 기간에 걸쳐 호전과 악화를 반복할 수 있고 연하장애가 찬 음식을 먹을 때 악화되거나 새로 나타나면서 따뜻한 음식을 먹을 때는 호전된다면 식도 운동 질환이 있을 가능성이 높다.

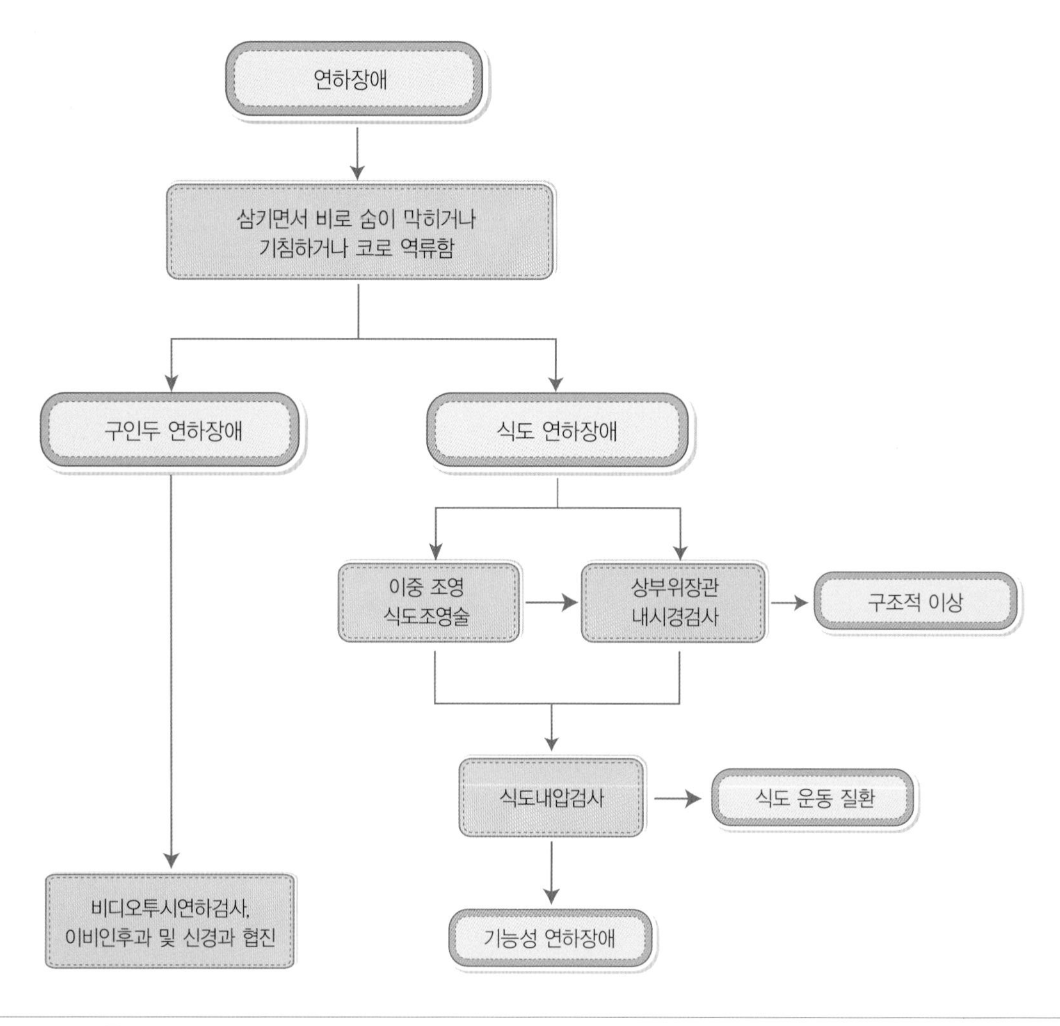

그림 17-1. **연하장애를 호소하는 환자의 진단적 접근 순서**[4]

1. 내시경(endoscopy)

내시경 검사는 주로 소화관의 구조적인 병변을 확인하고 조직 검사를 통한 병리학적 진단을 시행하는 데 이용되는 검사법으로 식도의 다양한 구조적 · 기질적 질환(협착, 종괴, 염증 소견 등)을 진단하는데 필수적이다. 하지만 식도의 운동성 질환을 진단하는 데 있어서는 내시경 검사의 유용성은 매우 제한적이라는 점도 숙지해야 한다. 미만성 식도경련(diffuse esophageal spasm) 환자의 내시경 검사 중 드물게 코르크 마개 따개 모양을 관찰할 수도 있겠으나 대개는 내시경 검사 중 관찰되지 않는다. 식도이완불능증(achalasia) 환자에서도 보통은 내시경 검사 시에 별다른 소견이 없으며, 아주 진행된 경우에만 다른 구조적인 협착이 없이 식도 내강이 확장되어 있거나 내용물이 식도 내에 남아 있는 것을 보고 식도 운동 장애가 있을 것으로 짐작해 볼 수는 있다.

2. 식도조영술(esophagography)

식도조영술은 식도 전체의 구조적인 모양을 확인할 수 있으며, 조영제를 마신 다음 투시 촬영을 시행하게 된다. 기계적 연하장애 증상을 일으키는 부식성 식도염(corrosive esophgatitis) 등으로 인한 식도의 양성 협착(그림 17-2A)이나 식도암으로 인한 악성 협착(그림 17-2B)을 확인할 수 있다. 또한 운동성 연하장애에서도 식도 내강이 확장되었는지, 식도 통과가 지연되는지, 정상 연동이 관찰되는지, 동시성 수축이나 3차성 수축은 없는지, 하부식도괄약근(low esophageal sphincter, LES)의 이완은 적절한지 등을 관찰할 수 있다. 예를 들면 진행된 식도이완불능증 환자에서는 이 모든 사항에 대해 이상 소견을 보이며, 특히 이완되지 않는 하부 식도 괄약근과 확장된 하부식도 체부로 인해 새부리 모양의 소견을 보인다(그림 17-2C). 식도이완불능증 외 다른 식도운동질환에서도 하부 식도 체부의 비정상적인 수축을 관찰할 수 있고 이로 인한 식도 통과 지연도 확인할 수 있다. 미만성 식도경련의 경우 일부 영상에서 전형적인 코르크 마개 따개 모양의 식도 체부 소견을 보이게 된다(그림 17-2D).

3. 식도내압검사(esophageal manometry)

일반적으로 식도내압검사는 식도 운동 이상 이외에 다른 원인이 배제되는 연하장애 및 흉통의 진단을 위해 시행되는 검사로 미국 소화기학회 지침에 따르면 적응증은 1) 식도이완불능증이나 미만성 식도경련이 의심되는 경우 진단을 위해, 2) 전신질환과 관련된 식도 운동 질환의 진단, 3) 보행성 식도 산도 검사 시 pH probe의 위치 판단을 위해, 4) 항역류 수술 전 식도 운동 기능 평가를 위해서 시행하게 된다. 식도내압검사 방법 및 해석은 매우 중요하지만 이 부분은 별도로 다루어 질 내용이어서 이번 장에서는 생략하고자 한다.

식도내압검사는 식도 운동 이상 환자의 수가 적을 뿐 아니라 검사 결과 역시 이해하기 어려운 생리학적 수치가 많아 소화기내과 전문의 중에서도 이 검사에

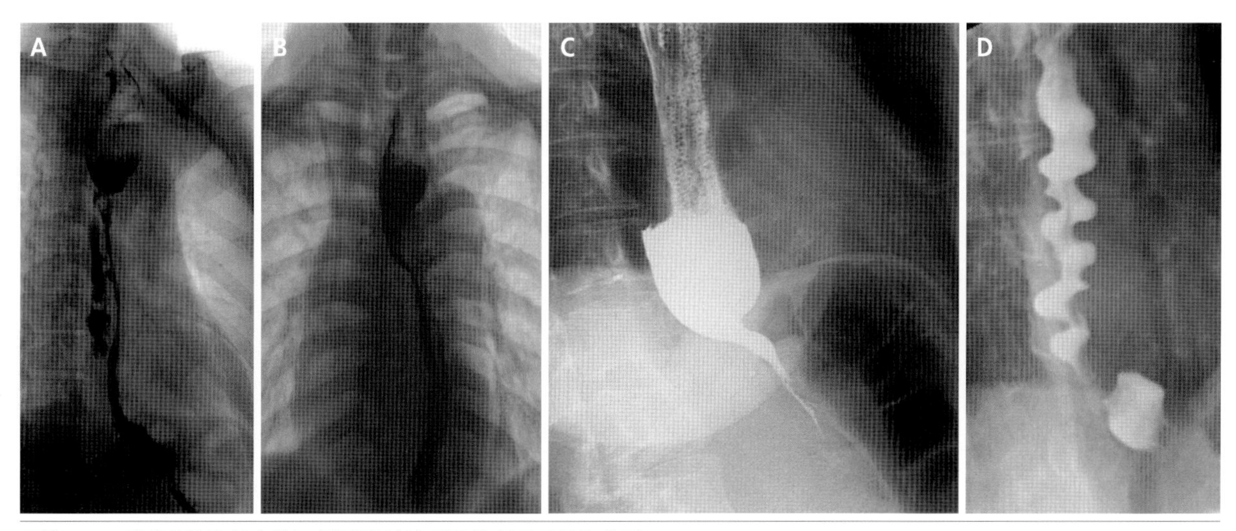

그림 17-2. 연하장애를 호소하는 환자에서의 다양한 식도조영술 소견

A. 부식성 식도염(corrosive esophagitis)으로 인한 양성 협착, B. 식도암(apple core sign), C. 식도이완불능증(식도 내강의 확장 및 새부리 모양으로 좁아진 소견), D. 미만성 식도경련(corkscrew sign)

익숙하지 않은 경우에는 매우 낯선 검사이다. 하지만 최근 고해상도 식도내압검사(high resolution esophageal manometry)를 통한 식도압력토포그래피(esophageal pressure topography)가 점차 많은 병원에서 시행되면서 보다 이해하기 쉬우면서 정확한 식도 질환 환자의 평가가 가능해졌다[5].

4. 식도 임피던스 검사(esophageal impedance test)

식도내압검사가 식도 운동을 평가하는 표준 방법이기는 하지만 파형만으로는 내용물이 완전히 통과하였는지를 알 수 없다. 식도 내에 공기나 액체 중 어떤 내용물이 들어있는지, 또 그 내용물이 어떤 방향으로 이동하고 있는지도 알 수 없다. 이러한 내용들을 알 수 있는 것이 임피던스 검사법이다. 공기, 음식물, 식도벽의 전기 저항의 차이를 이용하여 식도 내용물의 종류를 파악하고 동시에 여러 부위에서 임피던스를 측정하여 그 내용물이 어느 방향으로 이동하는지 알아낼 수 있다. 하지만 아직까지 연하장애 환자에서 식도 임피던스 검사의 임상적인 이용은 제한적이다.

표 17-1. 연하장애를 일으킬 수 있는 식도 질환[4]

운동성 질환
1. 식도이완불능증(achalasia)
2. 하부(또는 미만성) 식도연축 및 이와 관련된 운동 질환
3. 식도를 침범하는 공피증
염증성 질환
1. 위식도역류질환 및 역류성 식도염
2. 감염성 식도염
1) 단순 헤르페스 바이러스 I형 및 II형
2) 수두대상포진(varicella–zoster) 바이러스
3) 거대세포바이러스
4) 칸디다 식도염
3. 기타 식도염
1) 방사선 식도염
2) 부식성 식도염
3) 약제 기인성 식도염
4) 호산구 식도염
5) 베체트병
6) 크론병
7) Stevens–Johnson 증후군
종양
1. 양성 종양
2. 악성 종양
기타 식도 질환
1. 젠커 게실(zenker's diverticulum)
2. 막 모양 혹은 고리 모양 협착
3. 식도 열공 탈장
4. 식도 내 이물

II. 연하장애를 일으킬 수 있는 다양한 식도 질환

연하장애이나 흉통을 일으킬 수 있는 식도 질환은 (표 17–1)[4]과 같다. 제한된 지면에 이들 질환을 모두 자세히 알아보기는 어렵겠으나 본고에서는 대표적인 식도 질환에 몇 가지에 대해서만 간단히 정리하였다.

1. 종양

식도 양성 종양은 일반적으로 조직학적 소견으로 분류되며, 종양의 위치에 따라 증상의 발현 양상, 진단 및 치료 방법이 달라질 수 있다. 가장 흔한 양성 종양은 평활근종(leiomyoma)이다. 양성 종양이라도 일정 크기 이상으로 커지면 연하장애 증상을 일으킬 수 있고, 큰 종양의 경우 드물게 악성화 가능성이 있으므로 수술적인 치료가 필요하다.

우리나라도 식도암이 비교적 호발하는 지역에 포함되는데 조직학적으로는 편평식도암(squamous cell carcinoma)이 식도암 중 가장 흔하여 95% 이상을 차지하고 위식도 역류질환(gastroesophageal reflux disease) 및 바렛 식도(Barrett's esophagus)와 연관되어 있는 원발성 선암(adenocarcinoma)은 드물어 1~7%를 차지한다. 식도암의 진단은 내시경으로 가능하며 조직 검사를 통해 확진할 수 있다. 연하장애 증상이 있는 환자에서 내시경 소견은 궤양을 동반하는 종양으로 인해 식도 내강이 좁아져 있고, 심한 경우 내시경의 통과가 되지 않는 것이다(그림 17-3A). 연하장애를 동반하는 식도암 환자의 전형적인 식도조영술 소견은 사과 속 모양으로 좁아진 식도(apple core sign)이다(그림 17-2B). 식도암으로 확진이 되면 전산화 단층촬영(computed tomography, CT) 및 양전자 방출 단층촬영(positron emission tomography, PET) 등의 검사를 통해 병기를 결정하고 치료 방침을 결정하게 된다. 식도암의 치료는 수술, 방사선치료, 항암 화학 요법 등 다양한 치료 방법이 있으나 진단 당시에 이미 진행된 경우가 많아서 장기 생존 성적은 다른 암종에 비해 좋지 않다. 다만 최근 내시경 검진이 보편화되면서 무증상의 조기 식도암 환자가 많아지고 있으며 이 경우 수술로 좋은 예후를 기대할 수 있고, 일부 증례의 경우에는 내시경점막하박리술(endoscopic submucosal dissection)의 적응증이 된다. 한편 종격동에서 기원하는 종양(mediastinal tumor)에 의해 외부에서 식도를 압박하는 경우에도 연하장애 증상을 일으킬 수 있다.

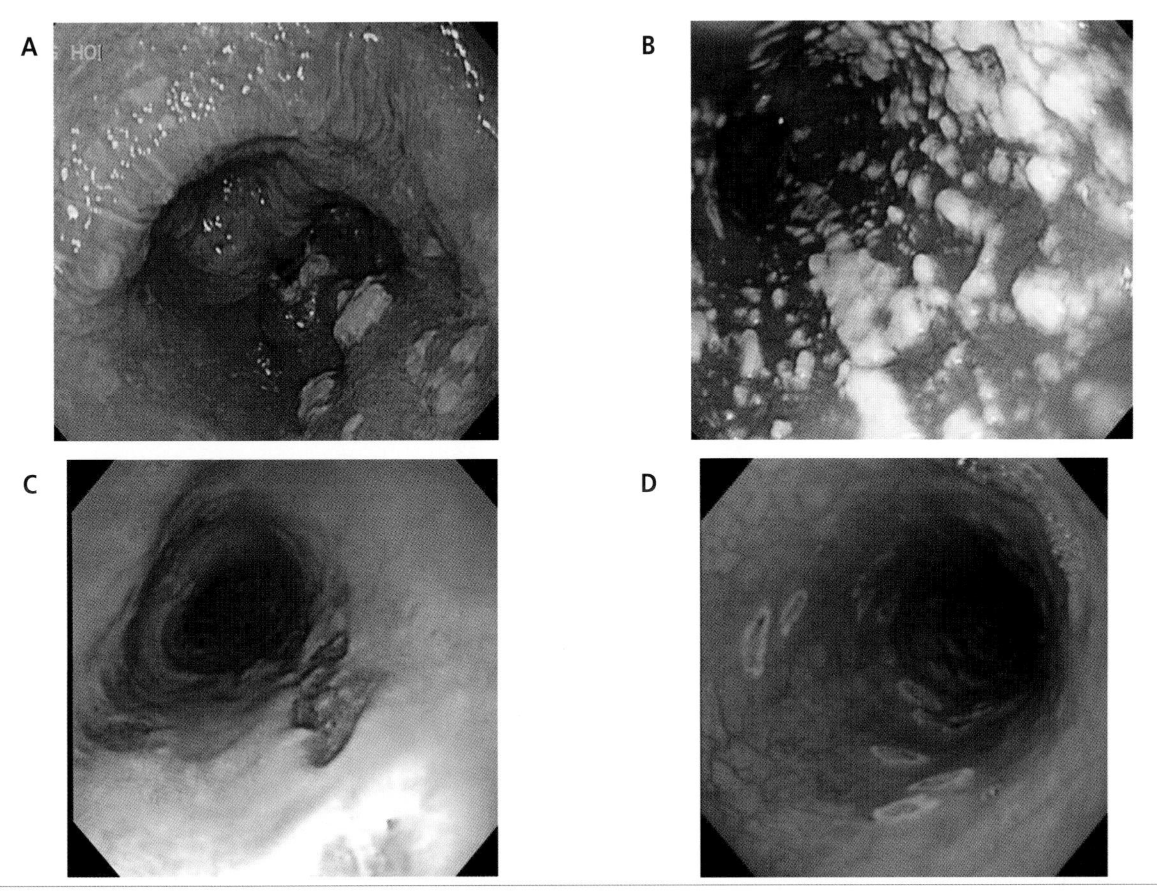

그림 17-3. 연하장애를 호소하는 환자에서의 다양한 내시경 소견

A. 식도암, B. 식도 캔디다증, C. 거대세포바이러스 식도염, D 단순포진바이러스 식도염

2. 식도 게실

식도벽의 일부가 꽈리 모양으로 늘어져 식도 밖으로 불거져 나온 상태를 말한다. 발생 기전에 따라서 압출성(pulsion), 견인성(traction), 견인압출성 게실로 분류하고 해부학적 위치에 따라서 인두식도 게실, 기관분지부 식도 게실, 횡경막 상부 식도 게실로 분류하기도 한다. 특히 인두식도부의 압출성 게실을 젠커 게실(Zenker's diverticulum)이라고 한다. 식도 체부의 중간에 발생하는 견인성 게실은 폐, 기관지 등 식도 주위의 염증에 의해 발생하므로 우리나라에서는 결핵에 의한 경우가 많다. 대부분 증상이 없으나 때로는 인접 장기 압박, 게실염으로 인한 기침, 연하장애, 흉통의 증상을 동반할 수 있다. 식도 게실은 건강 검진에서 우연히 발견되는 경우가 흔하다. 큰 게실이 있는 경우 상부위장관 내시경 검사 도중 식도 내강을 확인하지 않고 무리해서 삽입하는 경우 식도 천공의 가능성이 있으므로 특히 주의해야 한다.

3. 식도염[6-9]

1) 감염성 식도염(Infectious esophagitis)

(1) 칸디다 식도염(Esophageal candidiasis)

식도 칸디다증은 칸디다에 의한 위장관 감염 중 가장 흔하다. HIV 감염자, 면역 저하 환자, 고령, 당뇨 환자, 알코올 중독, 흡입 스테로이드를 포함하는 스테로이드 투여 환자, 장기간 항생제 치료를 받는 경우, 장기간 위산 억제제를 사용하였을 때 발생할 수 있다. 증상은 삼킴 곤란, 삼킴 통증, 흉통이 흔하고 구강 아구창(oral thrush)이 동반되는 경우가 75%까지 보고되고 있다. 칸디다 식도염이 있어도 면역저하가 심하지 않고 식도에 부착된 백색반(whitish plaque) 수가 적은 경우 증상이 전혀 없을 수도 있는데 이전 연구를 정리하면 무증상은 약 23%였다. 내시경 검사 소견은 다발성의 백색반이 전형적이며, 점막의 발적과 점막 취약성(mucosal friability)이 나타날 수 있다(그림 17-3B). 만일 백색판을 제거할 때 점막 표면에 손상이 관찰되면 침투성(invasive) 감염을 시사하는 소견이다. 진단은 내시경을 위한 생검이나 세포진 검사를 통해 후막포자(chlamydospore)나 가성균사(pseudohyphe)를 확인하는 것이다. 감별 진단은 심한 역류성 식도염, 단순포진바이러스(herpes simplex, HSV) 식도염, 거대세포바이러스(cytomegalovirus, CMV) 식도염 등이 있으며, 약제 유발성 식도염에서 삼킨 약이나 음식 찌꺼기 등이 칸디다 감염 때 보이는 백색반과 유사하게 보일 수 있다.

(2) 거대세포바이러스 식도염(CMV)

CMV 식도염은 정상인에서는 거의 발생하지 않으며 대부분 면역 저하 환자에서 발견된다. 특징적으로 단순포진바이러스 식도염에 비해 임상 증상이 천천히 나타나며 오심, 구토, 발열, 심와부 통증, 설사, 체중 감소가 더 흔하게 나타나는 반면 삼킴 통증이나 연하곤란 증상은 적다. 이는 CMV 감염이 전신 질환임을 반영하는 것이다. 내시경 소견은 초기에는 중부 또는 하부 식도에서 사행성의 궤양으로 나타나며 궤양들끼리 융합하면 더 큰 궤양을 형성하는데 통증이 심하기도 하고 출혈을 유발하기도 한다(그림 17-3C). 궤양은 뚜렷한 경계를 가지며, 주변 조직은 염증성 변화가 거의 관찰되지 않는다. 내시경 조직검사는 CMV 식도염을 진단하는 데 필수적인데, 궤양의 기저부와 주변부에서 여러 개의 조직을 얻어야 한다. 특히 깊은 곳에서 조직 검사를 할수록 진단율이 높은데 CMV 식도염은 특징적으로 바이러스가 편평상피를 감염시키지 않고 내피세포와 섬유아세포를 침범하기 때문이다. 조직학적 소견으로는 정상보다 3~4배 큰 거대세포 내부에 주변에 투명한 훈륜(halo)를 가지는 핵내봉입체(intranulcear inclusion body)를 관찰할 수 있고 급성 또는 만성의 염증성 반응과 조직 괴사, 선와 농양(crypt abscess)과 혈관 내 혈전을 발견할 수 있다. 거대세포바이러스에 대한 단세포항체를 이용한 면역조직화학검사를 하거나 원심분리 배양에서 거대세포바이러스 DNA를 이용한 in situ hybridization을 시행하면 초기 진단에 도움이 된다. 바이러스 배양 검사는 조직검사보다 민감도와 특이도가 낮고 위양성의 위험이 있다.

(3) 단순포진바이러스 식도염(HSV)

HSV 식도염은 일반적으로는 면역이 저하된 환자에서 흔히 발생하나 면역이 정상인 환자에서도 발생할 수 있다. 일반적으로 연하 곤란과 삼킴 통증이 주된 증상으로 발열, 심와부 통증, 오심과 구토를 호소하기도 하나 흉부 작열감은 드물다. 입 주위나 생식기 주변에도 HSV 감염이 동반되는 경우가 있다. 내시경적으로는 2cm 미만의 경계가 분명한 궤양이 화산 분화구 모양(volcano-like appearance)으로 나타난다(그림 17-3D). 하지만 CMV 식도염과 같은 깊은 궤양은 매우 드물다. 삼출물, 백색반이나 미만성의 미란성 식도염의 양상으로 나타나기도 하며 가끔은 칸디다 식도염과 혼동될 수도 있다. 조직 검사나 솔질 검사는 바이러스성 세포변성 효과(cytopathic effect)가 가장 많이 있을 것으로 생각되는 병변의 변연 부위에서 하는 것이 좋다. 조직 소견은 특징적인 Cowdry A형의 핵 내 봉입체가 관찰되고 핵 내 간유리성 변화를 보이는 다핵성 상피세포가 관찰되나 세포 내 봉입체는 관찰되지 않는다. 세포변성 효과를 증명하기 어려운 경우에는 조직을 HSV 특이 단핵 항체로 면역조직화학염색을 시행함으로써 진단율을 높일 수 있다. 감별 진단으로는 CMV 식도염, 칸디다 식도염, 약제 유발성 식도염 등이다.

(4) 약제 유발성 식도염(pill-induced esophagitis)

약제 유발성 식도염을 유발시키는 약제는 항생제, 항바이러스제, 염화칼륨, 철분제제, 비스테로이드성 소염제, 비스포스포네이트 등이 대표적이다. Tetracycline, ascorbic acid, ferrous sulfate는 용액 상태에서 산성이 되고, phenytoin의 경우 알칼리성이 되어 식도 손상을 유발하게 된다. 일반적으로 서방형 제제(naproxen, bisphosphonate, ferrous sulfate 등)가 점막 손상을 더 일으키는 것으로 알려져 있다. 약을 누워서 먹거나 충분한 양의 물과 함께 먹지 않는 경우, 알약이 큰 경우, 알약의 표면의 접착성이 좋은 경우, 고령, 식도 운동 감소, 위 협착이나 외부 식도 압박, 식도 열공 탈장(hiatal hernia)이 있는 경우 잘 발생한다. 해부학적으로는 중부 식도가 가장 잘 발생하는 위치이다. 대개 식도 질환의 과거력이 없는 환자에서 약 복용 후에 삼킴 통증이 발생한 경우 의심해 볼 수 있다. 내시경 소견은 주변 점막이 정상인 하나 혹은 여러 개의 경계가 명확한 궤양이 관찰되는 것이다. 궤양은 크기가 다양하며 발적과 부종이 동반되기도 하고 수포가 생기기도 하며 출혈과 협착이 관찰되기도 한다. 종종 약제나 약 부스러기가 남아 진단의 단서를 제공하기도 한다. 대개 협착이나 출혈 등의 합병증이 동반되지 않는 한 보존적인 치료로 호전된다.

(5) 호산구 식도염(Eosinophilic esophagitis)

2011년 합의 권고에 따르면 호산구 식도염의 정의는 "a chronic, immune/antigen-mediated esophageal disease characterized clinically by symptoms related to esophageal dysfunction and histologically by eosinophilic−predominant inflammation."으로 명시되어 있다. 조직학적 진단 기준은 식도에 국한되어 식도 생검 하나 이상에서 호산구가 고배율 시야에 15개 이상 침착된 것으로 유지하였으나, 일부 15개 미만인 경우라 하더라도, 미세농양이나 세포 외 호산구 탈과립 물질 등의 조직학적 소견이 보이면 포함할 수 있다고 추가하였다.

호산구 식도염의 유병률은 높지 않으나 서구에서 식도의 삼킴 곤란 증상을 호소하는 성인 환자를 대상으로 한 연구에서는 호산구 식도염의 유병률이 13.8%(33/238)로 높았다는 보고가 있고, 같은 연구자들이 지난 30년 간 인구기반 연구를 한 결과, 호산구 식도염의 유병률은 인구 10만당 55명으로 보고하였다. 호산구 식도염은 성인과 소아 모두 여자보다 남자에서 보다 흔한 질환이며, 전향 연구에서도 남자가 3배였고, 젊은 연령에서 빈도가 높았다.

호산구 식도염의 병인은 잘 알려져 있지 않지만, 환자의 50~80%에서 아토피, 알레르기 비염, 천식 등의 알레르기 질환이 관찰되고 원인 음식을 제한하면 호전이 되는 등, 알레르기가 병인에 관여할 것으로 생각된다. 호산구 식도염은 처음에는 소아의 질환으로 여겨졌는데, 주된 임상 증상은 연령에 따라 다소 차이가 있다. 표현을 잘 못하는 2세 미만에서는 잘 먹지 못하고 성장 장애를 보이며, 3~12세에서는 구토, 복통, 역류 증상이, 13세 이상 청소년기부터는 대개 삼킴 곤란, 음식 막힘 등이 흔하였다. 특히, 소아에서는 음식 알레르기, 천식, 알레르기성 피부염, 만성 비후두염 등이 흔히 동반되어 원인이 되는 특이항원을 찾고 이를 제거하는 것이 치료에 중요하다. 성인에서는 삼킴 곤란, 음식 막힘, PPI 치료에 잘 반응하지 않는 역류성 증상이 흔하며, 그 외 흉통이나 상복부 통증을 호소하기도 한다. 특히 삼킴 곤란이나 음식 막힘은 고령에서 더 우세한 증상이다. 성인에서도 알레르기 질환의 동반이 흔하였다.

진단은 임상적으로 의심되는 환자에서 상부 소화관 내시경 검사를 통한 식도 조직 검사가 가장 중요하며, 치료는 국소 스테로이드 요법이 근간이 되며, 일부 식이 요법(음식 제한 요법) 등의 효과가 보고되어 있다.

4. 식도 운동 질환

1) 식도이완불능증

식도이완불능증은 드문 식도 질환으로 식도 근육총 신경얼기(myenteric plexus)의 억제성 신경의 소실에 의한 하부식도괄약근의 이완 장애와 식도 연동 운동의 소실을 특징으로 한다. 발생률은 년간 100,000명당 1명, 유병률은 100,000명당 10명 정도이며 인종이나 성별에 따른 차이는 없다. 한 연구에 따르면 환자들이 호소하는 주된 증상은 연하장애(dysphagia, 97%)이나 역류(regurgitation, 75%), 체중 감소(58%), 흉통(43%), 가슴쓰림(heartburn, 36%) 등이다[10]. 이 중 역류 증상의 경우 주로 소화되지 않은 음식물이나 침이 넘어오는 증상이 식사 후 수 시간 후에도 나타날 수 있으며 야간에 역류 증상이 나타나는 경우가 많은데 위산이나 담즙을 포함하지 않아 쓴물이 올라오는 양상의 위식도역류질환의 그것과는 차이가 있다. 하지만 아칼라지아 환자에서 역류뿐 아니라 가슴쓰림이나 비전형적 흉통 등을 호소하는 경우가 많아 불응성 위식도역류질환과의 감별이 중요하며 특히 항역류 수술을 고려하거나 기능성 가슴쓰림(functional heartburn)과의 감별이 필요한 경우 식도 내압 검사를 시행하는 것을 고려해야 한다. 따라서 치료에 잘 반응하지 않는 위식도 역류질환 환자에서 자세한 병력 청취를 통해 식도이완불능증이 의심되는 경우에는 식도내압 검사 등을 시행하여 식도이완불능증을 배제하는 것이 필요하다.

진단은 바륨 조영술을 우선 시행하여 식도 체부의 확장, 위 식도 접합 부위에서 새 부리 모양(Bird beak appearance)으로 좁아지는 특징적인 소견 및 조영제의 저류를 확인한다(그림 17-2C). 특징적인 내시경 소견으로는 식도 내강이 현저하게 확장되고 유효한 수축이 없으며 음식물의 저류가 관찰된다.

식도내압검사는 식도이완불능증 진단에 가장 중요한 검사(gold standard)이다. 고전적으로는 식도 체부의 무연동과 하부식도괄약근의 이완 부전이 특징적인 소견이었다. 고식적 식도내압검사에서도 식도이완불능증을 'classic' 식도이완불능증과 'vigorous' 식도이완불능증로 나누어 임상적 차이에 관한 연구가 있었으나 그 임상적인 의미는 불분명하였다[11]. 하지만 최근 고해상도 식도내압검사에서 보이는 소견에 따라 식도이완불능증을 확연한 차이를 보이는 세 개의 아형(subtype)으로 분류할 수 있게 되었다(그림 17-4). 시카고 분류법에 의한 진단 기준은(표 17-2)에 정리하였다. 최근 임상 연구 결과 각각의 아형에 따라 치료에 대한 반응 및 예후가 다르며 발생 기전에 있어서도 차이가 있을 것이라는 것이 밝혀지게 되었다[12].

치료에 있어서는 아직까지 식도이완불능증에 대한 근본적인 치료 방법은 없으며, 공기확장술이나 수술적 방법 등을 통해 식도 위 접합부 유출로의 폐쇄(esophagogastric junction outflow obstruction)를 완화시킴으로써 증상을 완화시키고 식도가 비대상성(decompensated) 확장으로 진행하는 것을 막는 것이 주된 치료 목표이다[15,16]. 내과적인 치료 방법으로 칼슘길항제(calcium channel blocker) 혹은 질산염(nitrates) 제제를 투여해 볼 수 있으며 이 경우 증상 개선 효과는 0~50% 정도로 알려져 있으나 기립성 저혈압(orthostatic hypotension), 두통, 부종 등의 부작용이 많고 질병 경과를 늦추는 데에는 효과가 없어 다른 치료 방법을 적용할 수 없는 일부 환자에서만 차선책으로 고려되어야 한다. 공기확장술(pneumatic dilatation)은 아직까지 우리나라에서 가장 보편적으로 시행되고 있는 시술로 이는 하부식도괄약근을 풍선으로 인위적으

표 17-2. 식도이완불능증에 대한 시카고 분류법[13]

Diagnosis	Diagnostic Criteria
Type I achalasia	Elevated median IRP (> 15 mmHg), 100% failed peristalsis (DCI < 100 mmHg·s·cm) *Premature contractions with DCI values less than 450 mmHg·s·m satisfy criteria for failed peristalsis*
Type II achalasia	Elevated median IRP (> 15 mmHg*), 100% failed peristalsis, panesophageal pressurization with ≥ 20% of swallows. *Contractions may be masked by esophageal pressurization and DCI should not be calculated.*
Type III achalasia	Elevated median IRP (> 15 mmHg), no normal peristalsis, premature (spastic) contractions with DCI > 450 mmHg·s·cm with ≥20% of swallows. *May be mixed with panesophageal pressurization.*
EGJ outflow obstruction	Elevated median IRP (> 15 mmHg), sufficient evidence of peristalsis such that criteria for types I–III achalasia are not met. *Potential etiologies: early achalasia, mechanical obstruction, esophageal wall stiffness, or manifestation of hiatal hernia.*

IRP, integrated relaxation pressure; DCI, distal contractile integral.

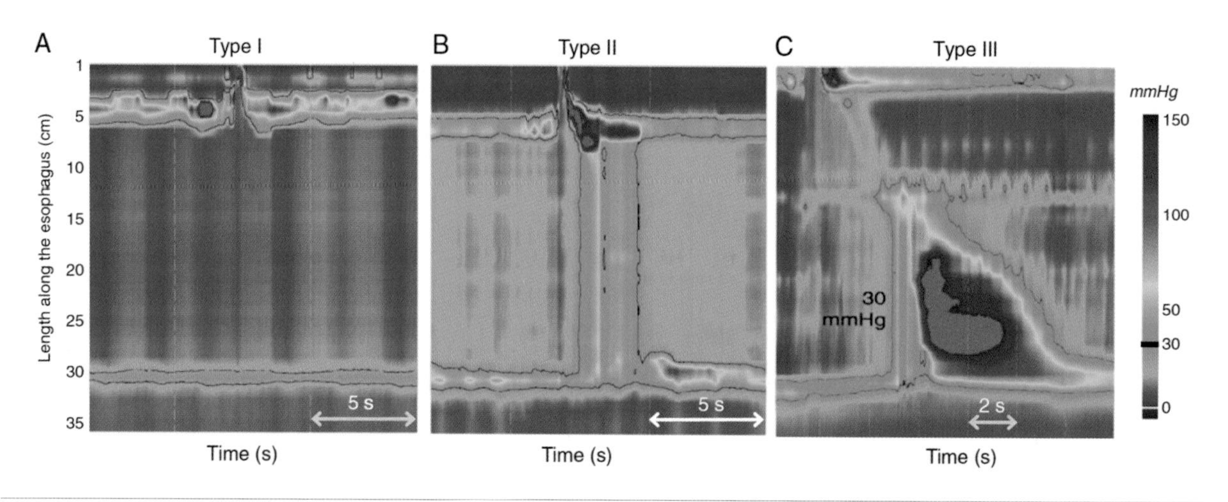

그림 17-4. 식도이완불능증의 세 아형 (subtype)에 따른 전형적인 고해상도 식도내압검사 소견
A. 제I형 식도이완불능증, B. 제II형 식도이완불능증, C. 제III형 식도이완불능증(Reference: *Gastrointest Endosc Clin N Am* 2014;24:545-61.)[14]

로 확장하여 위 식도 접합부로 음식물이 쉽게 통과할 수 있게 한다. 수술적 방법으로는 현재 복강경 Heller 근절개술이 가장 보편적으로 이루어지고 있으며 대개 5~6cm 하부식도 근육 절개 및 위 식도 접합부 상방 1~2cm 근 절개를 시행한다. Heller 근절개술만 단독으로 시행하는 경우에는 수술 후 위식도역류질환의 위험이 크므로 대개 위저추벽성형술(fundoplication)을 함께 시행하게 된다. 최근 내시경적 치료 방법으로 경구 내시경 근절개술(peroral endoscopic myotomy, POEM)이 시도되고 있어 향후 식도이완불능증의 새로운 치료로 정립될 가능성이 높다. 이는 전신마취 하에 중부식도로부터 위 식도 접합부 3cm 하방까지 긴 점막 하 터널을 만들어 터널의 입구 2~3cm 하방부터 위 식도 접합부 2cm 하방까지 긴 근절개술을 내시경을 이용하여 시행하는 방법이다. 최근 보고된 연구 최근 보고된 연구 결과를 보면 우수한 단기 성적을 보고하고 있으나[17], 아직 장기 성적에 대한 데이터가 없어 현재 진행 중인 전향적 연구 결과에 대한 추시가 필요하다.

2) 미만성 식도경련(diffuse esophageal spasm, DES)[4]

미만성 식도경련은 식도 관련 증상으로 식도내압검사를 시행한 환자의 약 4%에서 관찰된다고 알려져 있다. 병태 생리는 아직 규명되지 않았으나 식도 원위 2/3 부위 평활근의 미만성 비후 소견을 관찰한 보고가 있으며 아칼라지아와는 달리 신경절 세포의 감소는 없다고 알려져 있다. 최근에는 식도 체부의 동시성 수축이 대부분 식도 원위부에서만 관찰되므로 “diffuse esophageal spasm” 대신 “distal esophageal spasm”으로 명명하기도 한다. 임상적으로는 협심증과 감별이 되지 않을 정도의 심한 흉통, 연하장애를 호소하며 간헐적으로 오는 것이 특징적이다. 식도조영술에서 코르크마개 따개 모양의 식도를 관찰할 수 있으며, 고식적 식도내압검사에서는 물을 삼켰을 때 10% 이상(10번 삼켰을 때 1회 이상)에서 동시성(simultaneous) 식도 체부 수축이 관찰되고 평균 동시

수축압이 30mmHg 이상인 경우 진단할 수 있다. 시카고 분류법에 따른 고해상도 식도내압검사 소견에서는 integrated relaxation pressure (IRP) 값이 정상 범위이면서 premature contraction (DL 〈 4.5s)이 전체 검사 중 20% 이상에서 나타나는 것이다.

3) 공피증(scleroderma)[4]

특징적인 피부 소견이 있는 공피증 환자의 약 3/4에서 부검 시 식도의 이상이 관찰되며, 임상적으로 증상을 나타내는 경우는 이보다 더욱 많다. 병리학적으로는 식도 평활근의 위축성 변화와 섬유화 소견이 관찰되며 그 결과 식도 체부의 무연동과 하부 식도 조임근의 기능 저하가 나타난다. 아직 공피증에 의한 식도질환이 평활근의 이상인지 아니면 신경 조직의 이상에 의한 평활근의 이차적인 변화인지는 분명하지 않지만 일부 환자에서는 식도 평활근이 콜린성 자극에 반응을 보인다. 이는 평활근의 위축이나 섬유화에 앞서 신경 조직의 이상이 선행한다는 것을 의미한다.

공피증 환자는 주로 연하장애나 흉부 작열감 등의 증상을 호소한다. 연하장애는 식도 체부의 무연동에 의한 것과 역류성 식도염에 의한 이차적인 식도 협착이 주요 원인일 수 있다. 식도내압검사 상 식도 체부의 무연동과 하부 식도 조임근 기저압의 감소가 관찰되는데 이러한 소견을 공피증 식도(scleroderma esophagus)라고 부르기도 한다. 하지만 이러한 소견이 특이적인 것은 아니며 이러한 소견을 가진 환자 중 40% 미만에서만 결체조직질환이 발견된다. 치료는 식도 협착이 동반되어 있지 않은 경우에는 역류성 식도염에 준하여 치료하게 된다.

III. 맺음말

연하장애는 인후두 및 식도의 다양한 질환에 의하여 발생할 수 있다. 식도 연하장애가 의심되는 경우 자세한 병력 청취를 통해 기계적 연하장애와 운동성 연하장애를 감별하는 것이 이후 적절한 진단적 검사의 선택에 중요하다. 또한 이비인후과, 소화기내과, 신경과, 재활의학과 등 여러 과의 활발한 협의를 통하여 정확히 진단을 할 수 있고 환자에게 최선인 치료 전략을 세울 수 있다.

참고 문헌

1. Lind CD. Dysphagia: evaluation and treatment. Gastroenterol Clin North Am 2003;32:553-575.
2. Cook IJ. Oropharyngeal dysphagia. Gastroenterol Clin North Am 2009;38:411-431.
3. Kahrilas PJ, Ergun GA. Esophageal dysphagia. Acta Otorhinolaryngol Belg 1994;48:171-190.
4. 김정룡. 소화기계 질환. 일조각, 2011.
5. Bredenoord AJ, Fox M, Kahrilas PJ, Pandolfino JE, Schwizer W, Smout AJ. Chicago classification criteria of esophageal motility disorders defined in high resolution esophageal pressure topography. Neurogastroenterol Motil 2012;24 Suppl 1:57-65.
6. Sealock RJ, Rendon G, El-Serag HB. Systematic review: the epidemiology of eosinophilic oesophagitis in adults. Aliment Pharmacol Ther 2010;32:712-719.
7. 김선문. 위식도 역류질환이 아닌 다양한 식도염의 감별진단. 대한소화기내시경학회지 2010;41(Suppl 3):15-22.
8. 박영태. 역류성 이외의 식도염. 대한소화기내시경학회지 2006;32(Suppl 1):3-11.

9. 조윤주. 호산구 식도염: Update 2012. Korean J Gastroenterol 2012;60:3-12.
10. Birgisson S, Richter JE. Achalasia: what's new in diagnosis and treatment? Dig Dis 1997;15 Suppl 1:1-27.
11. Goldblum JR, Rice TW, Richter JE. Histopathologic features in esophagomyotomy specimens from patients with achalasia. Gastroenterology 1996;111:648-654.
12. Rohof WO, Salvador R, Annese V, et al. Outcomes of treatment for achalasia depend on manometric subtype. Gastroenterology 2013;144:718-725.
13. Kahrilas PJ, Bredenoord AJ, Gyawali CP, et al. The Chicago Classification of esophageal motility disorders, v3.0. Neurogastroenterol Motil;2015:27;160-174.
14. Roman S, Gyawali, CP, Xiao Y, et al. The Chicago Classification of Motility Disorders: an Update. Gastrointest Endosc Clin N Am 2014;24:545-561.
15. O'Neill OM, Johnston BT, Coleman HG. Achalasia: A review of clinical diagnosis, epidemiology, treatment and outcomes. World J Gastroenterol 2013;19:5806-5812.
16. Pandolfino JE, Kahrilas PJ. Presentation, diagnosis, and management of achalasia. Clin Gastroenterol Hepatol 2013;11:887-897.
17. Onimaru M, Inoue H, Ikeda H, et al. Peroral endoscopic myotomy is a viable option for failed surgical esophagocardiomyotomy instead of redo surgical heller myotomy: a single center prospective study. J Am Coll Surg 2013;217:598-605.

chapter

18

기관삽관 및 기관절개술과 관련된 연하장애

이승원

연하장애라는 것은 일종의 질환이 아니라, 다양한 질환에 의한 증세이기 때문에, 일관된 원인, 기전, 치료법을 정의하는 것은 현실적으로 어렵다. 기도삽관, 기관절개술을 필요로 하는 환자들은 술전에 이미 전신상태가 불량한 상태로, 삽관 및 기관절개술 후 탈수, 영양불량, 분비물 흡인, 등에 의하여 추가로 연하장애나, 기도 흡인이 발생하여서 환자에게 치명적이 될 수 있다.

연하장애 환자의 경우 정상인의 비해 약 11배 흡인 폐렴 가능성이 높고, 이는 생명을 위협하는 수준이므로, 환자의 연하장애와 기도흡인에 대하여 관심을 가져야 한다[1].

I. 기관절개술

1. 기관 절개술의 목적

기관절개술은 원래 상기도폐쇄(upper airway obstruction)에 의한 호흡곤란 시 응급으로 생명을 구하기 위하여 개발된 술식이나, 현재는 인구 고령화와 장기간의 기도삽관의 경우, 폐의 분비물 제거(pulmonary toilet)와 같은 만성적 경우에 많이 시행되고 있다.

2. 기관절개술의 합병증

기관절개술 술식 자체는 간단하지만, 기관 주위로 많은 혈관과 신경조직 그리고 자체 조직 손상에 따른 합병증이 위험하므로 주의를 요한다. 기관절개술 직후 합병증으로 가장 조심해야 할 것은 기관절개 튜브가 가래로 막히거나, 빠지는 경우, 혹은 기흉과 같이 공기가 차는 경우이다.

장기적 합병증으로는 성문하부 협착(subglottic stenosis)과 같은 기도 협착(그림 18-1), 기관-식도루(tracheoeso-phageal fistula)(그림 18-2), 무명동맥 지연 출혈 (inominate artery delayed bleeding)과 같은 심각한 합병증이 있다. 따라서 기관 절개술의 적절한 관리를 통하여 단기, 장기적 합병증을 예방하기 위하여 주의를 기울여야 한다.

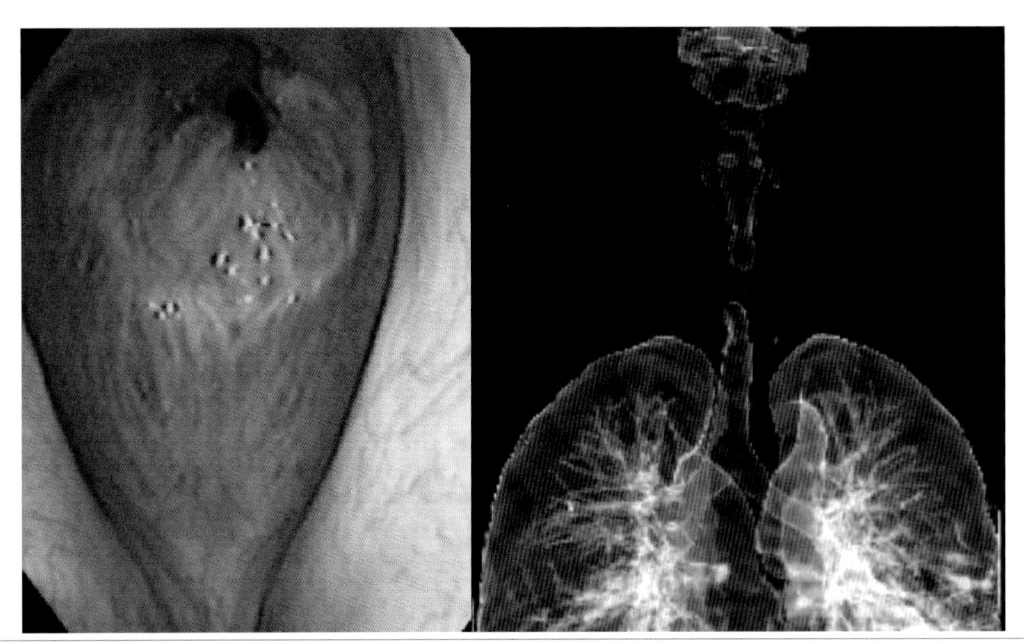

그림 18-1. 기관절개술의 장기 합병증으로 인한 성문하협착(subglottic stensis)의 굴곡내시경 소견(좌측)과 기도 3D 전산화 단층촬영 소견(우측)

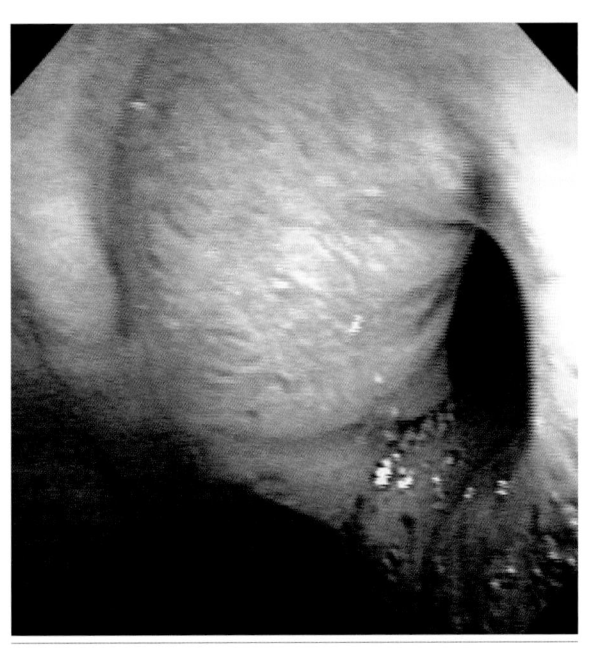

그림 18-2. 기관절개술의 장기 합병증 중의 하나인 기관-식도루(tracheoesophageal fistula) 굴곡내시경 소견

3. 기관절개술 후 관리 및 주의사항

기관절개술 관련 장 · 단기 합병증 발생을 예방하기 위하여 세심한 관리가 필요하며, 저자의 경우 아래와 같이 관리한다.

기관에 절개창(window)을 만들 때 좌, 우로 편향되어서 기관절개술이 되지 않도록 하고, 특히 너무 높거나 낮게 기관절개창이 되지 않도록 수술 시에 모든 구조물을 확인하면서 수술을 진행한다. 기관절개술 후 인공호흡기(mechanical ventilation)를 사용할 경우 인공호흡기 관의 무게에 눌려서 기관절개 튜브가 한쪽 방향으로 눌리지 않도록 한다.

기관절개술 후 초기 응급상황에 대비하기 위하여 환자 곁에 현재 사용 중인 튜브와 크기가 같은 크기의 소독된 튜브를 준비해 놓는다.

수술 직후 흉부 및 경부 방사선 사진을 찍어서 삽관

된 튜브의 길이와 위치가 적절한 지 살피고, 기종격동(pneumomediastinum)이나 기흉(pneumothorax)과 같은 합병증의 유무를 확인하고, 동맥혈분석을 시행한다.

기관절개 튜브는 최소한 48시간 동안은 교환 없이 유지시킨다. 저자의 경우 기관튜브 교환 시 재삽입 불가에 따른 사고를 방지하기 위하여 주로 술 후 1주일째 교환한다. 기관 튜브가 빠져나올 수 있으므로 목을 둘러싸는 줄을 환자의 편의를 위하여 느슨하게 해주지 않는다. 처음 며칠 동안은 기관-기관지 분비물이 증가하므로 흡인은 되도록 자주 시행한다. 기관튜브의 기낭(cuff)을 지나치게 많이 팽창시키면 기관점막의 허혈성괴사(ischemic necrosis)에 의한 기도 협착이 발생할 수 있으므로 지나친 압력이 가해지지 않도록 주의한다. 이론적으로 매시간 약 15분 정도 주기적으로 감압(decompression)을 시행한다.

II. 연하장애를 유발하는 기전

1. 기관절개술 후 연하장애의 기전

기관절개술이 연하에 미치는 영향을 보게 되면, 후두 거상의 저하, 후두의 감각 저하, 성대의 지연폐쇄(latent glottal closure), 성문하압의 감소, 기관절개튜브의 식도 압박 등이 있다. 따라서 기관절개 튜브 자체는 후두 거상(elevation)에 영향을 주어서 정상적인 연하에 지장을 주게 되나, 단기적으로는 기관절개술튜브에 의하여 기도흡인을 방지하는 이중적인 의미를 가지고 있다.

대부분의 기관절개술은 장기간 유지된 기관삽관대체와 폐의 분비물 제거와 같은 만성적인 목적으로 사용되고 있으나, 일부에서는 호흡기 분비물의 조절, 혹은 흡인의 조절을 위하여 사용하는 경우도 있다. 이는 기관절개술이 비교적 술기가 간단하고, 기관 분비물

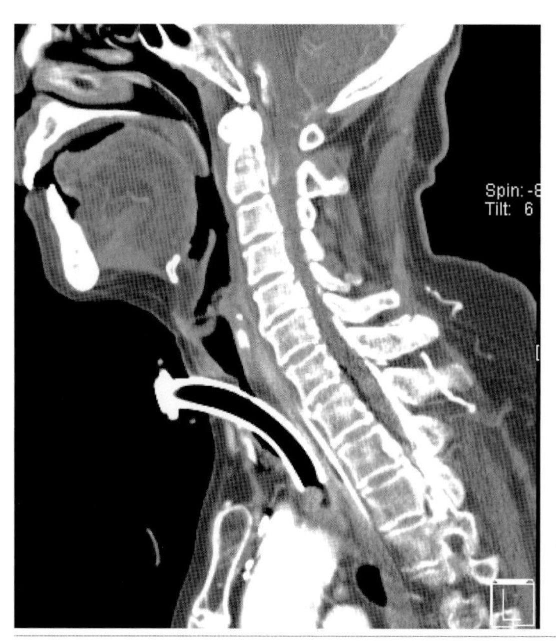

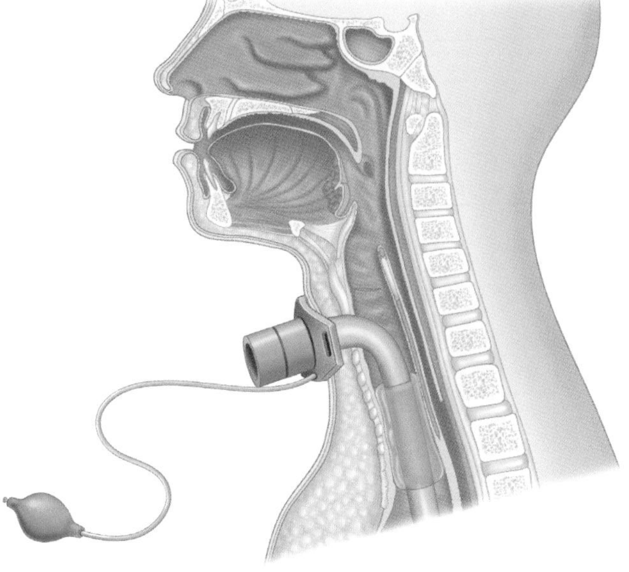

그림 18-3. 기관튜브가 연하에 미치는 영향을 보여주는 경부 전산화 단층촬영소견(좌측) 및 모식도(우측)

을 흡인(suction)하고, 흡인 상태를 직접 관찰할 수 있기 때문이다. 하지만 기관절개술 자체는 장기적으로 기도 흡인을 예방하기 어렵고, 일부에서는 오히려 증가시킨다는 보고도 있다[2].

기관절개술이 연하기전과 기도흡인에 영향을 주는 위의 기전 중 가장 중요한 것은 기관절개튜브에 의해 후두의 거상이 어렵게 되고, 성문하압 증가에 따른 성문하 압력수용체(subglottic pressure receptor)가 자극되어서 연하반사(swallowing reflex)에 변화를 유발하는 것으로 추정하고 있다[3-4].

기관절개술 후 speech valve를 사용하는 것과 같이 기관절개술 앞의 구멍을 막는 효과(occluded tracheotomy)에 대해서는 아직 의견이 분분하다. 두경부암 수술 후 초기에 기관절개술 튜브를 막는 것은(tracheal occlusion) 기도흡인에 영향을 주지 않는 것으로 알려져 있지만[5], 수술 후 6~8개월 지난 후에도 튜브를 막지 않은 환자에서는 기도흡인이 증가된 소견을 보였다. 이는 오랜 기간 동안의 기관튜브를 가지고 있음으로 정상적인 후두반사의 손상(adductor laryngeal reflex) 에 의한 것으로 추정되고 있다[6].

실제로 기관절개술을 시행받은 환자의 상당부분에서 연하장애를 호소하고 있으며, 특히 뇌손상, 뇌졸중, 급성 신경병변, 근신경질환 등의 질환이 있는 환자의 경우에는 좀더 심한 소견을 보인다. 이는 기관절개술에 의한 영향 외에도 질환 자체로 인하여 호흡부전과 연하장애가 발생하기 때문이다. 따라서 기관절개술은 반드시 호흡기계 처치를 위한 목적으로 시행하여야지, 흡인, 연하장애를 호전시키기 위한 처치로 시행하여서는 안된다[7].

2. 기관삽관 환자에서의 연하장애

기관삽관과 같은 인공기도(artificial airway)의 사용은 연하에 부정적 영향을 미치게 되며, 기관삽관 환자의 약 3%에서 62%까지 연하장애가 발생하는 것으로 알려져 있다[2]. 현재까지 알려진 기관삽관 후의 연하장애에 영향을 미치는 가장 중요한 인자는 기관삽관의 유지 기간이다[8].

하지만 2010년 Cochrane의 기관삽관 후 연하장애에 대한 계통적 고찰(systemic review) 연구에서는 논문의 질과 증거능력, 연구 디자인 등의 문제로 둘의 정확한 인과관계에 대해서 결론을 내리지 못하였다[9]. 하지만 기관삽관 환자의 발관 후 내시경연하검사(fiberoptic endoscopic evaluation of swallowing, FEES)와 같이 내시경으로 직접 연하장애와 기도흡인을 관찰할 경우 이상소견이 44~55%에서 발견된 것을 고려할 때, 실제로 약 20% 이상의 환자에서 연하장애가 발생하는 것으로 추정하는 것이 타당하다[10].

3. 기관절개술 환자에서의 흡인

일반적으로 흡인환자에서, 기관절개술 후 기관튜브 기낭(cuff)에 의해서 흡인되는 물질의 기계적인 막힘(block)으로 흡인이 예방된다고 생각할 수 있다. 하지만 장기적으로는 오히려 연하에 나쁜 영향을 주어서 흡인성 폐렴을 유발하는 것으로 알려져 있다[11]. 일부 보고에 따르면 약 69%의 환자에서 색소를 이용한 흡인 검사에서 흡인이 관찰되는 소견을 보였다(positive dye test). 하지만, 일부 연구에서는 기관절개술 자체가 기도흡인을 증가시키지도, 감소시키지도 않는 상충된 결과를 보고하고 있어, 아직도 논쟁의 여지가 있다.

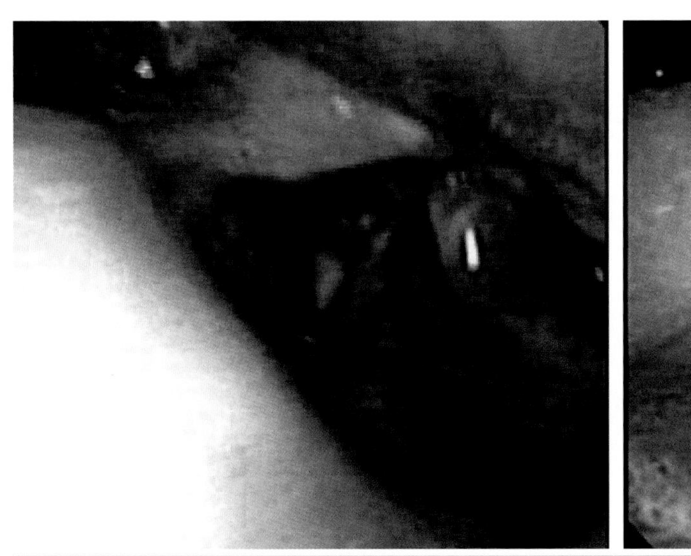
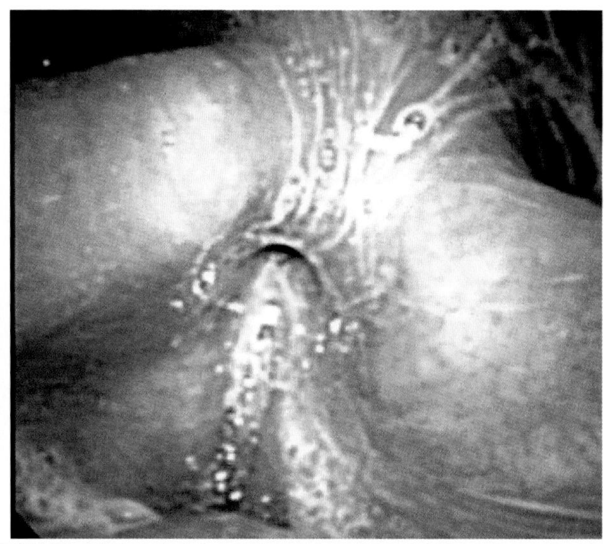

그림 18-4. 기관절개 환자에서 기도 흡인(좌측)과 후두침투(laryngeal penetration)(우측)의 굴곡형 내시경 소견

III. 기관삽관 및 기관절개술 환자의 연하장애 관리

기관삽관, 기관절개술 상태 혹은 제거 후 흡인여부를 주기적으로 검사하는 것은 중요하지만(그림 18-4, 5, 6), 국내에서는 아직까지 이에 대한 가이드라인이 제정된 바 없다. 대부분 기관삽관, 기관절개술 환자들은 기저질환과 나쁜 건강상태로 인하여 이들 술식을 시행받고, 나쁜 건강상태는 연하장애, 기도흡인에 의

그림 18-5. 비디오투시연하검사 상 기관절개술 환자의 후두 흡인 소견

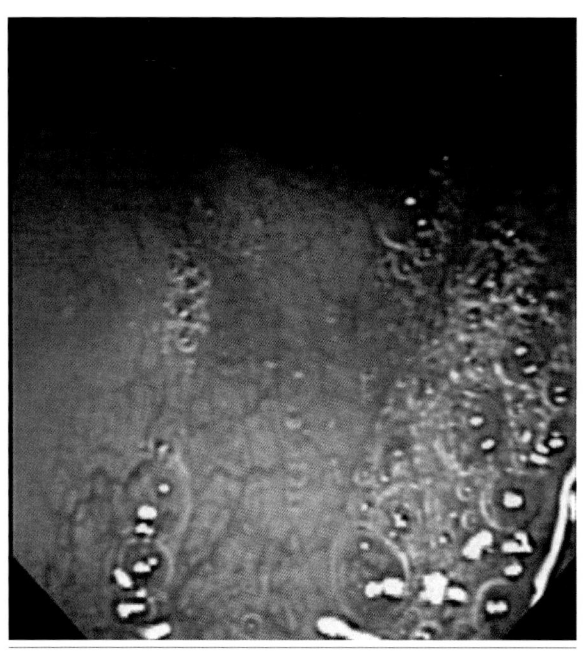

그림 18-6. 기관절개창을 통한 내시경 소견. 기관절개술 환자에서 무증상흡인(silent aspiration)이 성문하부에서 관찰됨

한 흡인성폐렴 발생의 악순환의 경과를 가지게 된다. 기관삽관이나 기관절개술 후에 기도흡인이나 연하장애가 의심되는 경우에는 주로 비위관(nasogastric tube)이나 경피적 내시경위조루술(percutanous endoscopic gastrostomy, PEG)을 통하여 통하여 충분한 영양을 공급하는 것이 좋으나, 이를 통해서도 기도 흡인이 완벽하게 예방되지는 않는다[12]. 따라서 이에 대한 주기적인 관찰 및 검사가 필요하다.

IV. 맺음말

현재 국내 의료현실 상, 기관삽관, 기관절개술 후 혹은 발관 후 특별한 조치없이 지내다, 환자가 증세를 호소하거나, 흡인성폐렴이 발생하는 경우에 협진을 통해, 환자의 검사를 진행하는 경우가 많다.

아직 환자의 진단 및 처치에 대한 가이드라인이 정립되어 있지 않으나, 연하장애 및 기도흡인의 가능성이 있는 환자의 경우 발관 후, 최소한의 선별검사검사로서 water swallow test, 흉부 X-ray 촬영 후, 필요하다면 이비인후과 의사에게 비디오연하검사 혹은 재활의학과 의사에게 내시경투시연하검사를 의뢰하는 것이 타당할 것으로 사료된다[13].

참고문헌

1. Lundy DS, Smith C, Colangelo L, et al. Aspiration: cause and implications. Otolaryngol Head Neck Surg 1999;120:474-8.
2. Sharma OP, Oswanski MF, Singer D, et al. Swallowing disorders in trauma patients: impact of tracheostomy. Am Surg 2007;73:1117-21.
3. Leder SB, Joe JK, Ross DA, Coelho DH, Mendes J. Presence of a tracheotomy tube and aspiration status in early, postsurgical head and neck cancer patients. Head Neck 2005;27:757-61.
4. Gross RD, Mahlmann J, Grayhack JP. Physiologic effects of open and closed tracheostomy tubes on the pharyngeal swallow. Ann Otol Rhinol Laryngol 2003;112:143-52.
5. Leder SB, Ross DA, Burrell MI, Sasaki CT. Tracheotomy tube occlusion status and aspiration in early postsurgical head and neck cancer patients. Dysphagia 1998;13:167-71.
6. Sasaki CT, Suzuki M, Horiuchi M, Kirchner JA. The effect of tracheostomy on the laryngeal closure reflex. Laryngoscope 1977;87:1428-33.
7. Shama L, Connor NP, Ciucci MR, McCulloch TM. Surgical treatment of dysphagia. Phys Med Rehabil Clin N Am 2008;19:817-35, ix.
8. Barker J, Martino R, Reichardt B, Hickey EJ, Ralph-Edwards A. Incidence and impact of dysphagia in patients receiving prolonged endotracheal intubation after cardiac surgery. Can J Surg 2009;52:119-24.
9. Skoretz SA, Flowers HL, Martino R. The incidence of dysphagia following endotracheal intubation: a systematic review. Chest 2010;137:665-73.
10. Ajemian MS, Nirmul GB, Anderson MT, Zirlen DM, Kwasnik EM. Routine fiberoptic endoscopic evaluation of swallowing following prolonged intubation: implications for management. Arch Surg 2001;136:434-7.
11. Bone DK, Davis JL, Zuidema GD, Cameron JL. Aspiration pneumonia. Prevention of aspiration in patients with tracheostomies. Ann Thorac Surg 1974;18:30-7.
12. Muz J, Mathog RH, Nelson R, Jones LA, Jr. Aspiration in patients with head and neck cancer and tracheostomy. Am J Otolaryngol 1989;10:282-6.
13. Martino R, Foley N, Bhogal S, Diamant N, Speechley M, Teasell R. Dysphagia after stroke: incidence, diagnosis, and pulmonary complications. Stroke 2005;36:2756-63.

DIFFICULTY OF SWALLOWING

4부 연하장애의 치료

chapter

19

연하장애의 치료 원칙

박영학

연하장애의 치료목표는 환자의 기도를 보호하며 안전하게 영양과 수분을 공급하는 데 있다. 따라서 치료의 계획을 세울 때 환자의 현재상태를 명확히 파악하는 것이 어떤 종류의 치료법을 언제 시작할 것인지를 결정하는데 중요하다.

연하장애 환자가 빠른 회복의 가능성이 있고 합병증이 없는 건강한 상태이면 보상기법으로 치료가 가능하지만, 신경근육계질환의 경우 근육훈련은 도움이 되지 않으며 치매의 경우엔 치료에 따른 지시를 따를 수 없다.

환자의 병적상태에 따른 예후, 연하장애의 심한 정도, 호흡기 기능, 연하치료 지시에 따를 수 있는 능력과 환자의 의욕 등이 연하장애 치료의 결정에 중요한 요소이다.

구인두 연하장애를 효과적으로 치료하기 위해서는 각각의 환자의 질환 및 질환의 예후에 근거하여 연하의 해부학적, 생리학적 특성을 이해할 수 있어야 하며, 연하장애에 대한 평가를 위한 적절한 검사가 이루어져야 한다. 검사로는 비디오투시연하검사와 내시경연하검사 등을 시행하며, 상기 검사를 바탕으로 적절한 치료계획을 수립함으로써 연하장애환자를 치료할 수 있다.

치료의 중요한 결정 중 하나는 구강 섭식을 할 것인지, 비위관(nasogastric tube) 혹은 경피위관(gastrostomy tube) 섭식을 할 것인지 결정하는 것이다. 이것에는 절대적인 기준은 없지만 일반적으로 음식물의 10% 이상이 흡인되거나 10% 이하일지라도 환자가 흡인을 감지하지 못하면 구강 섭식을 중단해야 한다. 또한 구강기와 인두기 연하의 시간이 모든 음식에서 10초 이상 지연 되는 경우 흡인이 없어도 충분한 영양과 수분을 공급할 수 없기 때문에 비구강 섭식을 병행해야 한다. 비구강 섭식의 종류를 결정하는 데는 환자의 병력, 비용 및 환자의 선호도 등을 고려하여야 한다. 정해진 기준은 없지만 일반적으로 4~6주 이상 비위관을 유지해야 하는 경우 경피위관을 사용한 식이를 하게 된다. 비위관 섭식을 하는 환자는 많은 수에서 기관절제술을 받았으므로 환자의 상체를 약간 높이고 환자의 구강 내와 기관절개 부위에서 분비물을 자주 청소하는 등 적절한 간호와 폐렴 등의 염증성 합병증에 대한 적절한 치료를 해야 한다. 비위관 섭식은 흡인을 감소시킬 수 있으나 경우에 따라서는 흡인을 조장할 수 있으므로 주의를 요한다.

연하장애의 치료에는 자세 변화, 감각 자극의 증강, 식이 조절, 연하 수기, 근육 운동, 전기자극치료, 그리고 수술적 치료가 활용될 수 있으며, 환자의 상태, 연하장애의 종류 및 심한 정도에 따라 상기 치료법을 적용할 수 있다. 이상의 치료법 중 자세 변화, 감각 자극의 증강, 식이 조절 및 연하 수기는 연하검사를 시행하여 연하장애에 대한 평가를 하면서 동시에 4가지 치료법을 시행함으로써 연하장애에 대한 검사 및 치료법에 대한 평가를 동시에 할 수가 있다.

일반적으로는 보존적인 치료가 선행되고 수술적 치료를 하게 되지만, 성대마비가 있는 경우에는 연하검사 후 성대내전술과 연하재활치료를 동시에 시행하는 것이 치료에 도움이 된다.

I. 자세 변화(postural change)

연하검사를 시행하며 구인두 연하장애 환자에서 첫 번째 시도될 수 있는 치료법으로 연하장애에 의한 흡인의 50% 이상을 치료할 수 있다[19]. 자세 변화를 통해 흡인을 치료하기 위해서는 검사를 통하여 환자의 연하 기능 및 흡인의 원인에 대한 정확한 평가가 이루어진 후, 연하 과정 중에 다양한 자세를 취함으로써 구조적 그리고 생리학적 원인에 의한 연하장애를 치료할 수 있다(표 19-1)[17,19].

II. 감각 자극의 증강(increased sensory input)

구강 및 인두의 감각 지각이 감소되어 구강기 연하가 지연되거나 또는 인두 연하반응이 지연되는 환자

표 19-1. 연하장애와 그에 따른 자세교정술

비디오투시연하검사상 이상소견 Disorder observed on fluoroscopy	자세전략 Posture applied	근거 Rationale
구강통과시간 이상 Inefficient oral transit	고개신전 Head back	구강 내 잔유물을 중력방향으로 유도 Utilize gravity to clear oral cavity
인두반사의 지연 Delay in triggering the pharyngeal swallow	턱당기기 Chin down	후두개곡 공간 확장, 기도입구 좁힘, 후두개를 인두벽쪽으로 밀어줌 Widens valleculae, narrow airway enterance, push epiglottis posteriorly
설기저부 후방운동 감소 Reduced posterior motion of tongue base	턱당기기 Chin down	설기저부를 인두벽쪽으로 밀어줌 Pushes tongue base backward toward pharyngeal wall
일측 후두 기능부전 Unilateral laryngeal dysfunction or reduced closure	병변측으로 고개돌리기, 턱당기기 Head rotated to damaged side, chin down	성문폐쇄 효과 증가 Increased vocal fold closure 기도입구 좁힘 Narrow airway enterance
일측 인두 기능부전 Unilateral pharyngeal paresis	병변측으로 고개돌리기 Head rotated to damaged side	병변측의 삼킴통로를 닫아주는 효과 Eliminate damaged side from bolus path
일측 구강 및 인두 기능부전 Unilateral oral and pharyngeal weakness	건측으로 고개 기울이기 Head tilt to stronger side	건측으로 식괴를 유도하는 효과 Directs bolus down stronger side
윤상인두근 기능장애 Cricopharyngeal dysfunction	병변측으로 고개돌리기 Head rotated	건측의 윤상인두근 기저압력감소 Reduced resting pressure in cricopharyngeal sphincter
인두수축 저하 Reduced pharyngeal contraction	일측으로 눕기 Lying down on one side	인두잔류물 감소효과 Eliminate gravitational effect on pharyngeal residue

의 경우 적절한 감각 자극으로 연하 과정을 촉진할 수 있다. 구강기 연하가 지연되는 경우 연하를 시작하기 전에 숟가락이나 설압자를 이용하여 혀에 강한 압력 자극을 주거나 식괴의 맛, 온도, 부피를 변화시켜(신 맛, 차가운 음식, 많은 양의 음식) 구강을 자극함으로써 구강 연하를 촉진시킬 수 있다. 또한 음식물을 씹게 하거나 스스로 음식물을 먹게 함으로써 구강 연하를 촉진시킬 수 있다. 인두 연하반응이 지연되는 경우에는 연하 전 오인을 초래하게 된다. 이때 사용되는 치료는 온도촉각자극법(thermal/tactile stimulation)으로 후두 반사경을 얼음물에 10초 간 담근 후 양측 전 편도 지주를 5회 가량씩 수직 방향으로 문지른 후 음식을 삼키도록 함으로 인두 연하반응을 촉진시킬 수 있다[15].

III. 연하 수기(swallow maneuver)

연하 수기에는 설근부 수축을 증가시키는 노력연하법(effortful swallow), 후두 상승을 증가시키는 멘델손법(Mendelsohn maneuver), 기도 보호를 위한 성문상 연하법(supraglottic swallow) 및 최대성문상 연하법(super-supraglottic swallow)이 있다(표 19-2)[1,3,19].

1. 노력연하법

방사선 치료를 받거나 설근부의 수술을 받은 환자는 설근부의 수축이 감소되어, 연하검사 상 후두개곡에 식괴의 잔유물이 남게 된다. 이런 환자에서 활용할 수 있는 연하 운동법으로 정상적인 연하과정 중 혀와 인두의 근육에 힘을 주어 짜줌으로써 설근부의 수축을 증가시키는 방법이다[24].

2. 멘델손법

연하과정에 있어 후두의 운동성이 감소되어 있거나 윤상인두괄약근의 개방이 잘 되지 않는 경우 후두의 상방 운동을 촉진하기 위한 방법이다. 정상적인 연하과정 중에 후두의 상승이 이루어지면 피대근 부위에 힘을 주어 후두가 상승되어 있는 상태를 수 초간 유지시켜 주는 방법이다[7].

3. 성문상 연하법

성대의 폐쇄가 잘 이루어지지 않거나 구강인두 연하가 지연된 경우에 시행을 하며 흡기 말에 호흡을 참은 상태로 식괴를 삼킨 직후에 기침을 하여 오연을 방지할 수 있다[20].

표 19-2. 연하수기(swallowing maneuver)

연하수기 Swallowing Maneuver	연하문제 Swallow problem
노력연하법 Effortful swallow	설기저부의 인두벽 쪽 움직임 감소 Reduced posterior movement of the tongue base
멘델손법 Mendelsohn maneuver	후두상승 저하 Reduced laryngeal movement 연하과정의 부조화 Discoordinated swallow
성문상 연하법 Supraglottic swallow	성문폐쇄 감소 혹은 지연 Reduced or late vocal fold closure 인두 연하반사의 지연 Delayed pharyngeal swallow
최대성문상 연하법 Super-supraglottic swallow	기도입구 폐쇄 저하 Reduced closure of airway enterance

4. 최대성문상 연하법

후두 입구부의 폐쇄가 적절히 이루어지지 않는 환자에서 시행하며 성문상 연하법과 유사하지만 멈춘 호흡을 유지하면서 억누르는 힘을 줌으로 후두 입구부를 완전히 폐쇄시킨 후 연하를 개시한다는 점에서 차이가 있다[20].

IV. 식이 조절

환자의 병력을 청취하고 구강, 인두 및 후두의 조절 능력을 평가하여 식괴의 성상을 변화시킴으로 연하장애를 치료할 수 있다. 혀의 움직임이 저하되어 있거나 조절 능력이 저하된 경우 점도가 높은 음식은 인두 쪽으로 보낼 수 없기 때문에 낮은 액체식으로 변화시킨다. 인두 연하반응이 지연된 환자에게는 점도가 높은 식이를 섭취하도록 하여 인두 연하 전 흡인을 줄일 수 있다. 후두 폐쇄가 적절하지 않은 환자에게는 높은 점도의 액체나 유동식을 줌으로 인두 연하 시 오연을 줄일 수 있다. 설근부와 인두 벽의 수축력이 감소되어 있거나 후두 거상과 윤상인두괄약근의 개방이 부적절한 경우에는 후두개곡과 이상와에 음식 잔류물이 남게 되므로 액체식이 도움이 된다[5,9].

V. 연하 운동

연하장애 환자에서 부적절한 신경근육조절과 감소된 근육 운동을 개선하기 위하여 다양한 연하 운동이 도움이 된다. 구순, 혀, 턱의 운동 기능을 향상시킬 수 있고 후두 거상 운동, 기도 보호 연하법, 두부거상운동(head lifting exercise) 등이 연하장애의 치료에 응용된다.

1. 혀운동

혀의 운동법은 크게 혀의 운동범위를 넓혀주는 운동, 저작과 운동 조절 능력(chewing and tongue control)을 향상시키는 운동, 근육 강화 운동(tongue strengthening exercise) 및 설근부 운동(base of tongue exercise) 등이 있다.

운동성 강화를 위하여 최대한 힘을 주어 전방, 측방 및 상방으로 혀를 전위시킨다.

저작과 운동 조절 능력을 증대시키기 위해서 작은 막대기를 혀 위에 올려놓고 혀를 이용하여 이를 경구개 하면에 밀착시키는 운동, 좌우로 움직이는 연습과 상후방으로 밀어 넣는 운동을 반복한다.

혀근육의 강화하는 운동은 아래 입술을 설첨을 사용하여 강하게 밀치는 운동, 혀로 협부를 밀면서 손가락을 협부 외측에서 압박하는 운동과 설압자로 혀를 위에서 아래 방향으로 누르면서 혀에 힘을 주어 상방으로 밀어내는 운동을 실시한다.

설근부의 운동성이 떨어진 경우 노력 연하, 혀를 치아 사이에 물린 상태로 침을 삼키는 운동(Masako maneuver)과 하품을 하듯이 혀를 최대로 후방으로 당기는 운동을 시행한다[17].

2. 후두 거상 운동

후두 거상을 위한 운동법으로는 멘델슨법과 가성발성법(falsetto voice)이 있다.

3. 기도 보호 운동

기도 보호를 위한 운동으로는 상기 기술된 성문상 연하와 최대성문상 연하법이 있다[20].

4. 두부거상운동(shaker exercise)

두부거상운동은 설골 상부의 피대근을 강화시켜 후두의 거상 및 전방 전위를 극대화시킴으로써 윤상인두괄약근의 개방을 유도하고 하인두 내의 식괴 내압을 감소시키는 운동으로 상부식도괄약근의 이상으로 인한 오연과 이상와의 잔류물이 있는 환자에서 연하기능의 향상을 가져올 수 있다. 방법은 앙와위에서 어깨를 침대에 댄 상태로 고개만 들어 환자에게 자신의 발가락을 쳐다보도록 지시한다. 고개를 든 상태를 1분간 유지하는 등척성 운동(isometric exercise)와 짧은 시간 내에 들었다 놓는 운동을 반복하는 등장성 운동(isotonic exercise)로 구성된다[28,29].

VI. 전기자극 치료(electrical stimulation)

전기자극 치료 중 가장 널리 사용되고 있는 경피적 전기자극 치료기기인 VitalStim®은 1997년에 Freed에 의해 처음 소개되었으며 2001년에 연하장애 환자들을 대상으로 한 치료기기로 FDA 승인을 받은 바 있다[10]. 피부에 전극패치를 부착하여 동조된 경부근육, 특히 피대근의 자극을 줌으로써, 후두를 거상시키는 근육들을 강화시키고, 근위축을 예방하는 효과를 가져온다[27]. 기존의 보조적인 운동법만을 시행하는 것보다는 효능이 뛰어나다는 보고도 있으나[14] 아직은 효과에 대한 논란의 여지가 있다. 뇌졸중, 신경퇴화성 질환, 근위축질환 등으로 발생한 연하장애에서 후두 거상근의 기능강화로 상부식도괄약근의 개방에 도움을 주어 증상 호전에 영향을 준다.

금기증으로는 심장박동기를 착용한 경우, 목 부위의 피부 염증이 심한 경우, 경련성 질환이 조절되지 않는 경우, 임신한 경우 등이 있다. 안정성은 입증되어 있으나 주의해서 사용하여야 한다[14,27].

VII. 수술적 치료

수술적 치료는 보존적인 치료로 연하장애가 호전이 없는 경우에 흡인을 방지하기 위해 고려할 수 있는 치료법이다. 이상적인 수술법은 흡인을 소실시키고 안전하게 연하작용을 할 수 있어야 하며 발성이 가능하고 가역적이여야 한다. 그리고 수술을 고려할 정도라면 전신상태가 좋지 않은 환자가 많으므로 가능하면 국소마취 하에서 수술을 시행하는 것이 좋다. 흡인을 방지하는 수술법은 환자의 전신 상태, 흡인의 원인과 정도, 연하기능의 회복 가능성, 환자나 가족의 요구 등 여러 가지를 고려하여 결정해야 한다.

수술방법으로는 기관절개술, 성대내전술, 물리적 확장법, 보툴리눔독소 주입술, 윤상인두절개술, 후두현수술, 기관식도 전환술과 후두기관 분리술, 윤상연골절재술 및 협영역 후두전절제술 등이 있다. 수술방법을 선택할 때에는 환자의 전신상태, 흡인의 원인과 정도 및 회복 가능성, 환자나 가족의 요구 등을 고려해야 한다.[21] 환자가 생명을 위협할 만한 흡인이 있는 경우 보존적 치료를 시도해본 후 효과가 없다고 판단되면 즉시 적절한 수술 방법으로 이를 교정해야 한다. 고전적인 기관절개술과 위루술만으로는 오랫동안 유지하기가 힘들고 특히 환자의 여명이 많이 남아 있으면 적절한 방법이 아니다. 성대마비로 인한 흡인의 경우에는 성대내전술을 시행한다. 윤상인두 연하장애가 있으면 윤상인두근 보툴리눔톡신 주입술이나 윤상인두근 절개술을 시행하며, 상부식도괄약근 부위의 협착이 있는 경우 물리적 확장술이 유용하다. 생명을 위협할 만한 흡인이 지속된다면 일부 환자에선 후두현수술을 시도해 볼 수 있다. 또한 기능 회복의 가능성은 있으나 장기간의 치료를 요한다면 후두기관분리술이 유효하다. 그러나 연하기능의 회복을 기대할 수 없는 상황이면 연골막하 윤상연골절제술이나 후두전절제술을 고려 한다.

1. 기관절개술

생명을 위협할 수 있는 심한 흡인이 있을 때 처음 시도될 수 있는 치료는 기관절개술과 위루술이다. 기관절개술과 위루술은 흡인환자에서 추가적인 흡인으로부터 기도를 보호하고 적절한 영양을 공급해줄 수 있는 방법이다. 다음단계로 환자의 호흡과 연하에 대한 구체적인 평가를 하게 된다. 일부 환자에서는 보존적 연하치료가 도움이 될 수 있으며, 치료의 선택은 흡인의 회복가능성, 연하장애의 정도, 폐 기능, 인지상태(cognitive status), 질병의 정도에 따라 결정된다.

기관절개술이 연하장애와 흡인에 대한 영향에는 논란의 여지가 있다. 외상 환자나 두경부암 수술 후 초기엔 기도를 유지하고 흡인을 예방하지만, 장기적 사용은 후두의 상승과 연하 반사에 영향을 주어 흡인의 위험을 증가시킨다. 기관절개 튜브의 기낭(cuff)의 사용도 초기엔 흡인을 감소시키지만 생리학적으로 기낭에 공기를 넣으면 연하 시 후두의 상승을 막고 성대를 닫아주는 반사(adductor laryngeal reflex)에 영향을 미쳐 흡인을 초래할 수 있다[23].

실질적으로 기관절개술은 기도를 유지하고 기관 내 분비물을 제거하기 위한 방법이지 연하장애를 치료하는 방법은 아니다. 따라서 기관절개술은 흡인의 초기 치료로 고려될 수 있지만 장기간 사용 시 기관협착, 기관연하증, 기관식도누공 등의 합병증이 발생할 수 있기 때문에 기도가 충분히 유지된다면 조기 발관을 고려하여야 한다.

2. 성대 내전술

연하 시 기도는 후두개, 가성대, 성대의 세 단계에서 흡인으로부터 보호되며 가성대와 성대는 회귀후두신경의 지배를 받는다. 성대마비로 인한 만성흡인 환자는 다양한 수술적 방법으로 치료할 수 있다. 치료의 선택은 흡인을 초래하는 병변의 위치와 심한 정도, 연하장애의 정도, 회복의 가능성과 환자의 전신상태에 따라 결정된다. 성대마비는 회귀후두신경이나 미주신경의 손상에 의해 생기게 되며, 성대내전술은 목소리를 좋게 할 뿐 아니라 흡인을 예방할 수 있다.

성대 내전술의 방법은 성대 주입술, 제1형 갑상연골성형술과 피열연골 내전술이 있다. 성대 주입술은 자가 지방, Gelfoam, 콜라겐, hyaluronic acid, hydroxy apetite 등을 성대내에 주사하여 성대를 내전시키는 방법이다.

Isshiki에 의한 제1형 갑상연골성형술은 가역적 술식으로 갑상연골에 창을 만들어 보형물을 삽입하여 성대를 내전시킨 후 고정하게 된다. 보형물의 재료로는 실리콘이나 hydroxyapetite (VoCom), Gore-Tex 등이 사용된다. 또한 국소마취로 가능하기 때문에 수술 중 생리적인 성대의 위치를 평가할 수 있다는 점, 성대의 진동점막부위의 손상을 덜 준다는 점과 가역적인 술식이라는 점이 장점으로 알려져 있다. 그러나 정상성대와 마비된 성대 사이의 간격이 큰 경우나 성대의 높낮이의 차가 있는 경우에는 피열연골 내전술을 이용한 성대 내전술이 유용하다[11].

3. 물리적 확장법(mechanical dilatation)

식도 확장술은 17세기에 고래뼈를 사용하여 처음 시도되었으며 19세기에 부지(bougienage)가 처음 소개된 이후 윤상인두근의 섬유화가 심한 환자나 상부식도협착 환자에서 기계적 확장술이 시도되고 있다. 상부식도협착의 원인은 두경부암의 방사선치료, 두경부암 수술 시 연합부 협착, 위산역류, 격막(web) 등에 의해 생길 수 있다. 기계적 확장술은 부지나 풍선확장기(balloon dilatation)를 사용하게 된다. 부지는 끝이 좁고 점차 굵어지는 형태의 기구로 상부로부터 밀어 넣기 때문에 횡적 확장 뿐 아니라 종적 전단력(shearing force)이 작용하며 긴 협착의 확장에 유용하다. 풍선확장기는 횡적으로만 힘이 가해지고 직접 협착부를 확인하며 위치시킬 수 있는 장점이 있으며 국소협착에 유용하다. 확장술 전 바륨 연하검사나 비디오투시연하검사, 내시경검사, CT촬영 등으로 정확한 진단을 하고 전신 혹은 국소마취 여부, 확장기의 선택 등 시술방법을 선택하여 합병증을 예방하며 충분히 확장하도록 한다. 윤상인두연하장애에 대한 부지 확장술의 결과는 Clary 등[6]에 의하면 2/3 환자에서 성공률을 보고하고 있다.

상부식도협착이 확장술로 치료가 되지 않는 경우에는 병변내 스테로이드주입술, 전기소작기절개, 일시적 스텐트삽입을 시도해볼 수 있다. 방사선 치료 후 상부식도가 완전히 막힌 경우에는 전방과 후방 접근법을 통해 협착부의 확장을 시도할 수 있으며 후방접근은 위루술(gastrostomy) 부위를 통해서 실시한다[8].

4. 보툴리눔독소 주입법(botulinum toxin injection)

윤상인두근에 보툴리눔독소를 주입하는 시술은 1994년 Schneider[26]에 의해 윤상인두 연하장애 환자에게 처음 보고된 이후 현재 임상에서는 윤상인두 연하장애 환자에서 진단적 및 치료적으로 사용되고 있다.

가장 이상적인 적응증은 연하검사상 후두의 거상과 설근부 및 인두의 수축이 정상적인 윤상인두근의 기능장애이다. 상부식도괄약근 기능부전이 섬유화나 협착에 의한 경우는 적응이 되지 않는다.

진단적으로도 사용할 수 있어서 1회 주사 후 증상의 호전이 있으면 반복 시행하거나 윤상인두근 절개술을 시행하여 윤상인두연하장애에 대한 치료 효과를 기대할 수 있다. 그러므로, 1회 주입 후 증상 호전이 뚜렷하면, 1차적 윤상인두연하장애로 진단하여, 향후 반복적인 주입을 시행하거나, 또는 윤상인두근 절개술을 시행할 수 있겠다.

다양한 주사법이 소개되어 있으며 근전도를 이용한 경피적 주사법, 근전도와 비디오투시검사를 활용하는 주사법, 전신마취 하에 근전도와 강직형 식도경을 사용하는 방법, 컴퓨터단층촬영을 사용하는 주사법, 현미경하 미세수술 등이 가능하다[2,4].

일반적으로 사용되는 보튤리눔톡신의 양은 20~100 unit를 사용하며 효과는 5~6개월 지속된다. 주입 시 원하지 않는 부위로 확산되는 것을 방지하기 위해서는 고농도 소량을 주입해야 한다.

5. 윤상인두근 절개술(cricopharyngeal myotomy)

1951년 Kaplan이 소아마비 후유증으로 발생한 연하장애 환자에서 처음으로 윤상인두근 절개술을 시행하여 보고한 이래 이 시술법은 다양한 적용 방법이 고안되어 사용되고 있으며[12] 접근 방법으로는 전통적인 외측 접근법과 내시경적 접근법이 있다.

이 술식은 뇌졸중 등의 신경학적 질환, 특발성 괄약근의 경련 등의 다양한 질환에서 윤상인두근의 이완장애가 발생하여 연하장애와 심각한 흡인이 있을 때 사용될 수 있으며 상부식도괄약근의 긴장을 감소시켜 인두기 연하가 식도기로 원활히 진행되게 한다[13].

수술의 적응증과 수술 후 결과에 대해서는 논란의 여지가 있으며 성공적으로 환자를 치료하기 위해서는 식괴에 압력을 생성할 수 있는 인두의 기능이 유지되어야 한다.

6. 후두현수술(laryngeal suspension)

후두현수술은 후두를 봉합사를 이용하여 하악쪽에 견인하여 후두를 보존하며 만성흡인을 치료하는 술식이다. 수술의 적응증은 심한 흡인이나 재발하는 흡인성 폐렴이 있고 비수술적 연하치료에 실패한 환자에서 비디오투시연하검사상 심한 인두수축부전, 후두거상부전과 상부식도괄약근 개대 부전이 있는 경우이다. 주로 윤상인두근 절개술과 동시에 시행된다. 심한 위식도역류가 있거나 후두와 하악에 방사선치료를 받았거나 전신상태가 좋지 않을 경우 시행할 수 없다. 수술 전 환자나 보호자에게 후두현수술은 흡인을 치료하는 것이지 연하를 정상으로 만드는 수술이 아님을 주지시켜야 한다.

심한 흡인환자 중 선택된 환자에서 후두전적출술과 후두분리술을 대신하여 시도할 수 있다.

7. 연골막하 윤상연골절제술 (subperichondrial cricoidectomy)

연골막하 윤상연골절제술은 기능의 회복이 불가능할 경우 상부 호흡기와 소화기를 분리시키는 술식이다. 윤상연골의 전방을 노출하여 윤상연골 중앙부의 연골막을 수직으로 절개하고 윤상연골을 노출시킨다. 그 후 외측 윤상연골막을 연골판까지 노출시키고 내측연골막을 윤상연골로부터 완전히 분리하여 윤상연골의 앞쪽 부분을 제거한다. 그리고 윤상연골의 내측 연골막과 성문하 점막을 수평으로 절개한 후 접합하여 맹관을 만든다. 윤상연골의 결손부위를 피대근으로 보강하여 접합하고 수술을 끝낸다. 이 방법은 간단하고 합병증도 적으며 국소마취하에 시행할 수 있는 장점이 있다. 하지만 영구기관구(stoma)가 남고 역시 가역적인 수술방법은 아니다.

8. 기관식도 전환술(tracheoesophageal diversion)과 후두기관 분리술 (laryngotracheal seperation)

후두기관 분리술은 기도와 상부소화기를 완전히 분리하는 술식으로 협영역 후두전적출술에 비해 합병증의 가능성이 높지만 가역적이라는 장점이 있다. 생명을 위협하는 만성흡인 환자에서 환자나 보호자가 후두전적출술을 원하지 않을 경우 유용한 방법이다. 2번째, 3번째 기관 연골 사이 또는 기존의 기관절개창 수준에서 수평으로 자르고 기관의 근위부는 맹관으로 닫아버리고 원위부에는 기관절개창을 만들어 주는 방법이다.

기관식도 전환술은 기관절개술을 시행받지 않은 환자의 제3번과 4번 기관환(tracheal ring) 사이를 절제한 후 상부 기관은 식도에 단측(end to side)으로, 하부

기관은 영구 기관절개창을 만드는 방법으로로 흡인을 완전히 제거할 수 있고 후두를 보전할 수 있으며 잠재적으로 가역성이 있는 장점이 있으나 발성을 못하며 반회후두신경 손상의 위험이 있는 단점이 있다.

하지만 대부분의 만성 흡인 환자들은 인두수축이 되지 않기 때문에 섭식이 불가능할 수 있고 이것을 해결하기 위해선 동시에 상부식도괄약근을 넓혀주는 윤상인두근절제술이나 보툴리눔독소 주입술을 시행하는 것이 구강식이의 회복에 도움을 줄 수 있다.

9. 협영역 후두전절제술(narrow-field total laryngectomy)

협영역 후두전절제술은 생명을 위협하는 흡인이 있으면서 음성을 이미 소실하였거나, 다른 수술로 만성흡인이 치료되지 않는 환자에서 환자의 상태가 나쁜 경우에 가장 효과적이고 확실한 치료법이다. 특히 진행성 신경근육계 질환(근위축성측삭경화증 amyotrophic lateral sclerosis)이나 신경계 질환(뇌졸중) 환자, 두경부암 환자에서 광범위 수술을 받거나 고용량 방사선치료를 받은 환자에서 생명을 위협하는 만성흡인 시 시행될 수 있다. 술 전에 반드시 환자와 보호자에게 충분한 설명을 해야 하는 것이 필수적이며, 술 중에는 후두암수술에서 통상 시행되는 광범위 후두전절제술과 달리 설골, 피대근, 그리고 가능한 많은 하인두 점막을 보존하여 점막의 긴장이 없는 상태에서 접합하여야 인두피부누공 등의 술 후 합병증을 예방할 수 있다. 후두전절제술은 소화기와 호흡기를 완전히 분리하는 만성 흡인의 가장 결정적인 치료방법이다.

참고문헌

1. 박영학. 구인두 연하장애의 치료. 한이인지. 2003:46:997-1004
2. 박영학, 송창은. 윤상인두 연하장애. 대한기관식도학회지 2007;13:9-16
3. 박영학. 연하장애의 치료:두개저외과학.1판 서울:군자출판사. 2007:559-570
4. Ahsan SF, Meleca RJ, Dworkin JP. Botulinum toxin injection of the cricopharyngeus muscle for the treatment of dysphagia. Otolaryngol *Head Neck Surg* 2000;122:691-695.
5. Bisch EM, Logemann JA. Pharyngeal effects of bolus volume viscosity and temperature in patients with dysphagia resulting from neurologic impairment and in normal subjects. *J Speech Hear Res* 1994;37:1041-1049
6. Clary MS, Daniero JJ, Keith SW, et al. Efficacy of large-diameter dilatation in cricopharyngeal dysfunction. Laryngoscope 2011:121:2521-2525
7. Cook Ij, Dodds WJ, Dantas RO et al. Opening mechanisms of the human upper esophageal sphincter. *Am J Physiol* 1989;257:G748-G759
8. Dellon ES, et al. Outcomes of a combined antegrade and retrograde approach for dilatation of tradiation-induced esophageal strictures. Gastrointest Endosc. 2010:71(7):1122-1129
9. Dnatas RO, Kern MK. Effect of swallowed bolus variables on oral and pharyngeal phases of swallowing. *Am J Physiol* 1990;258:G675-G681
10. Freed ML, Freed L, Chatburn RL, Christian M. Electrical stimulation for swallowing disorders caused by stroke. *Respir Care* 2001;46:4-474
11. Isshiki N, Tanabe M, Sawada M. Arytenoid adduction for unilateral vocal cord paralysis. *Arch Otolaryngol* 1978;104:555-558.
12. Kaplan S. Paralysis of deglutition. A post-polimyelitis complication treated by section of the cricopharyngeus muscle. *Ann Surg* 1951;133:572-

573.
13. Kelly JH. Management of Upper Esophageal Sphincter Disorders: Indications and Complications of Myotomy. *Am J Med* 2000;108:43S-46S.
14. Kiger M, Brown CS, Watkins L. Dysphagia management: an analysis of patient outcomes using VitalStim therapy compared to traditional swallow therapy. *Dysphagia* 2006;21:243-253.
15. Lazzara G, Lazarus C, Logemann JA. Impact of thermal stimulation on the triggering of the swallowing reflex. *Dysphagia* 1986:1:73-77
16. Logemann JA, Kahrilas P. The benefit of head rotation on pharygoesophageal dysphagia. *Arch Phys Med Rehabil* 1989;70:767-771
17. Logemann, JA. *A manual for videofluoroscopic evaluation of swallowing (2nd ed.). Austin, TX: Pro-Ed.* 1993
18. Logemann JA, et al. Dysphagia: Evaluation and treatment. *Folia Phoniatr Logop* 1995;47: 140-164
19. Logemann, JA. *Evaluation and treatment of swallowing disorders (2nd ed.). Austin, TX: Pro-Ed.* 1998
20. Martin BJ, Logemann JA, Shaker R et al. Normal laryngeal valving pattern during three breath-hold maneuver:A pilot study. *Dysphagia* 1993;8:11-20
21. Miller FR, Eliachar I. Managing the aspirating patient. *Am J Otolaryngol* 1994;15:1-17.
22. Montgomery WW. Surgery to prevent aspiration. *Arch Otolaryngol Head Neck Surg* 1975;101:679-682.
23. Nash M. Swallowing problem in the tracheotomized patient. *Otolaryngol Clin North Am* 1988;21:701-709.
24. Pouderoux P & Kahris PJ. Deglutive tongue force modulation by volition, volume, and viscosity in humans. *Gastroenterology* 1995;108:1418-1426
25. Sasaki CT, Milmore G, Yanagisawa E. Surgical closure fo the larynx for intractable aspiration. *Arch Otolaryngol Head Neck Surg* 1980;106:422-423.
26. Schneider I. Treatment of dysfunction of cricopharyngeal muscle with botulinum A toxin: introduction of new, noninvasive method. Ann Otol Rhinol Laryngol 1994;103;31-5
27. Shaw GY, Sechtem PR, Searl J, Keller K, Rawi TA, Dowdy E. Transcutaneous neuromuscular electrical stimulation (VitalStim) curative therapy for severe dysphagia: myth or reality? *Ann Otol Rhinol Laryngol.* 2007;116:36-44.
28. Shaker R, Easterling C, Kern M. Rehabilitation of swallowing by exercise in tube-fed patients with pharyngeal dysphagia secondary to abnormal UES opening. *Gastroenterol* 2002; 125:1314-1321
29. Shaker R, Kern M. Barden E. Augmentation of deglutitive upper esophageal sphincter opening in the elderly by exercise. *Am J Physiol* 1997; 272: G1518-G1522
30. Welch MW, Logemann JA. Changes in pharyngeal dimensions effected by chin tuck. *Arch Phys Med Rehabil* 1993;74:178-181

chapter

20

구강간호

박연환, 박명숙, 서연옥

I. 구강위생불량이 구강 및 전신질환에 미치는 영향

2014년 한국인이 가장 많이 앓는 질병 2위인 '치은염 및 치주질환'은 구강위생과 관련이 있다. 구강위생은 구강 뿐 아니라 전신질환과도 밀접한 관련이 있는 것으로 보고되고 있다.

치주염은 다양한 복합구강세균이 구강내에 감염되어 치아 뿌리를 둘러쌓고 있는 치조골이 흡수되는 만성질환으로 전 세계의 성인 2/3 이상이 이환되어 있고 성인의 치아를 발치하게 되는 가장 주요원인이다. 치주질환을 일으키는 구강 내 복합 세균이나 세균에서 유리되는 여러 독성 물질들이 혈류를 통해 전신에 침투하여 심각한 전신질환을 야기할 수 있다.

1. 구강건강과 당뇨병

1960년대부터 당뇨병으로 인한 합병증으로 치주건강에 대한 많은 연구가 진행되어 왔고 최근에는 치주염을 당뇨병의 합병증으로 언급하고 있다. 당뇨병 환자의 혈당이 증가하면 면역 기능을 저하시켜 치주조직에서 교원질의 합성, 성숙, 항상성을 감소시키기 때문이다[1]. 적절한 치주 치료는 당뇨병 환자의 혈당 조절의 개선에 도움을 준다는 보고도 있다[2]. 국내에서 2010년과 2012년 국민건강영양조사를 분석하여 중장년층 당뇨병 환자의 구강관리실태와 치주질환과의 관련성을 조사한 연구에 의하면[3], 중장년층 당뇨병 환자의 46.6%가 치주질환을 앓고 있으며 치주질환의 유병율은 여자보다 남자가 1.9배 높았다.

최근에는 코호트 연구 결과 구강위생 불량으로 구강내 치주염이나 만성 감염이 있는 사람은 구강위생상태가 좋은 사람보다 향후 당뇨병이 발생할 위험이 증가되는 것으로 보고되면서 치주염 자체가 당뇨병 발생을 증가시킬 수 있다는 논의도 시작되고 있다.

유럽을 중심으로 당뇨병 환자를 치료하는 의사와 건강의료전문가를 위한 당뇨병과 치주질환에 대한 다음과 같은 가이드라인을 제시하고 있다[4]. 당뇨병 환자의 구강건강을 위해 당뇨병 환자에게는 치주질환의 위험이 높음을 공지해야 하고, 치주질환이 동반될 경우 혈당 조절이 어려울 수 있고, 심혈관질환, 신장질환과 같은 당뇨병성 합병증에 대한 위험성도 높다. 무엇보다 모든 당뇨병 환자는 초기평가 시에 포괄적인 치주 검진을 포함한 구강검진을 받도록 해야 한다. 특히 당뇨병 환자가 치아 틈이 벌어졌거나 잇몸의 고름 등 명백한 치주염의 증상이나 징후를 보일때는 즉시 치주 평가를 받아야 한다. 광범위한 치아 손실이 있는 당뇨병 환자는 적절한 영양 섭취를 위해 치아 재건을 장려해야 한다. 국내에서도 대한치주과학회의 당뇨 환자 지침에 의하면 당뇨병은 구강건강 특히 치주질환을 악화시키는 위험요인이며, 침분비 감소로 구강 작열감 및 구강건조증을 호소할 수 있고 진균에 의한 감염성 질환인 구강 캔디다증도 증가될 수 있으므로 적절한 구강 건강 유지가 중요하다고 강조하고 있다.

2. 구강건강과 폐렴[5]

사망자의 사인 1위를 차지하고 있는 폐렴은 구강위생과 밀접한 관련이 있다. 중증 폐렴으로 입원한 환자의 65%는 60세 이상이고 폐렴으로 사망하는 환자의 90%는 65세 이상 노인이다. 폐렴은 폐에 염증이 생기는 질환으로 발열, 기침, 가래 등 감기로 오인하기 쉬운 증상들이 나타나고 전신무력감, 호흡곤란, 가슴통증 등을 동반하기도 한다. 폐렴은 세균, 바이러스 감염이나 약제에 의해 발생되는 경우도 있지만 구강위생이 불량한 상태에서 음식물이나 타액, 치태가 혼합된 구강 내 이물질이 기도와 폐로 들어가면 구강 내 존재하는 세균과 이물질로 인해 흡인성 폐렴으로 이어지기 쉽다.

연구에 의하면 구강위생관리를 받지 않은 집단은 구강위생관리를 받은 집단에 비해 폐렴 발생율이 1.6배 정도 높은 것으로 보고되었다. 또 고령자가 수면 중 의치를 장착하면 폐렴 위험성이 2배로 증가한다는 보고도 있다.

노인 뿐 아니라 연하장애를 동반하는 질환인 인지장애나 뇌졸중을 앓고 있는 사람들은 불량한 구강위생으로 폐렴 발병에 더욱 취약하기 때문에 노인요양시설에서 구강위생관리와 교육이 매우 중요하다. 흡인성 폐렴을 예방하려면 구강 내 수분을 유지하고 혀와 입천장을 포함한 전반적인 구강세정이 필수적이다.

3. 치주질환과 심혈관질환

치주질환과 심혈관질환의 위험 요소는 나이, 성별, 스트레스, 흡연 등으로 거의 동일하다. 따라서 많은 치주질환 환자들이 심혈관 질환을 앓고 있다. 심한 치주염을 앓고 있는 경우 심근경색의 발병율이 3.8배 증가한다는 보고도 있다. 치주질환 원인균은 혈소판에 달라붙어 혈소판끼리 응집시켜 혈전을 생성하여 심혈관 질환이 발생할 수 있다. 치주 감염이 전신적으로 이환되어 혈청 섬유소와 백혈구 수가 증가하여 혈액 점도가 증가하고 혈류 속도는 감소하여 혈액 순환이 잘 되지 않아 심혈관 질환이 발생한다는 설명도 있다.

4. 치주질환과 기타 전신질환

현재까지 구강위생불량으로 인한 치주 질환과 관련이 있는 것으로 보고되고 있는 전신질환에는 류마티스관절염, 암, 치매 등이 있다. 특히 치주질환을 일으키는 감염성 세균의 항원이 인체의 항원과 유사한 구조를 가지고 있기 때문에 자가면역질환을 유발한다는 학설도 제기되고 있는데 이에 따라 치주질환과 동맥경화증, 당뇨와의 관련성도 설명되고 있다.

II. 연하장애 대상자의 구강위생불량 위험요인

연하장애 대상자의 구강위생 불량 위험요인으로 노화 과정와 관련된 구강건강 취약성을 들 수 있다. 노인이 되면 치아를 수십 년간 사용함에 따라 법랑질이 닳아 없어지는 치아교모증이나 부적절한 칫솔질 등에 의해 닳는 치아마모증, 치주질환 및 골다공증 등에 의한 치조골흡수로 인한 잇몸의 퇴축 등으로 치아뿌리의 상아질이 노출됨으로써 치아우식증에 취약해질 수 있다[6]. 또한 노화, 약물복용 등에 의한 구강건조증(xerostomia)이 있는 경우 구강위생이 불량해지기 쉽다[7]. 특히 연하장애가 있는 대상자들은 질병특성상 구강건조를 유발할 수 있는 항콜린약물, 항정신성 및 항우울증약물, 안정 및 수면제, 항히스타민제, 파킨슨병 치료제 및 기타 이뇨제, 소염제, 항고혈압제 등의 약물을 복용하는 경우가 많아 구강건조증이 흔히 나타난다[8].

연하장애 대상자의 경우 신체적 기능 저하 뿐 아니라 인지적 기능저하로 구강위생을 해야 한다는 사실을 잊어버리거나 구강 간호에 저항행동을 보이는 경우가 많으며 통증이나 불편감을 인식하거나 보고하는데 어려움이 있어 치과문제가 발생한다[9].

Chalmers과 Johnson[9]은 기능적 의존 및 인지기능 손상 노인을 위한 구강간호 근거기반 가이드라인에서 구강질환 발생위험이 있는 경우를 인지 및 신경학적 손상이 있는 경우, 기능의존적인 경우, 구강건조가 있는 경우, 치아우식 발생 경험이 많은 경우, 연하장애가 있는 경우, 면역저하 및 당뇨대상자로 규정하였다. 따라서 이들의 구강문제에 대해 관심을 가지고 근거기반 가이드라인을 사용하여 사정할 경우 구강질병예방에 도움이 될 것이라고 주장하였다.

III. 연하장애 대상자의 구강간호 방법[10]

건강한 사람이어도 양치 후 몇 시간 뒤에는 구강 내 전체 세균수가 타액 1mL 당 1억개로 증가한다. 금식 중에도 며칠동안 양치를 하지 않으면 치태가 축적되고 혀에는 설태가 생긴다. 치태 1g 중에는 수백억이 넘는 세균이 있기 때문에 구강위생이 불량해진다.

연하장애 대상자는 연하의 구강단계에서 침 흘림, 부적절한 저작, 입안에 음식이 고여 있음, 머리가 한쪽으로 기울어짐, 구강의 감각 감소 등의 증상을 보일 수 있고, 이런 증상으로 구강 위생이 불량해질 위험이 높다. 특히 스스로 치아를 닦지 못하는 연하장애 대상자는 다른 사람의 도움을 받아 구강관리를 해야 하기 때문에 구강 위생이 불량해질 위험이 매우 높다. 적어도 하루 4~6회 구강위생관리를 시행하여 치아 뿐 아니라 혀를 포함 전체 구강을 위생적으로 유지하도록 해야 한다.

연하장애는 뇌졸중, 파킨슨병, 치매 등 다양한 질환에 의해 발생할 수 있는 것으로 알려져 있다. 이들 질환을 가진 대상자들은 대부분 연하장애와 함께 인지기능 저하를 포함한 신체적 기능저하를 동반하고 있는 경우가 흔하다. 따라서 이들의 구강관리 정도를 확인하기 위해서는 인지 및 신체기능 상태를 고려하는 것이 중요하다. 먼저 자연치 및 틀니관리방법에 대해 알아보고 인지기능 및 신체기능저하 대상자의 구강간호방법에 대해 기술하고자 한다.

1. 자연치 관리

자연치 우식증이나 치주질환을 예방하기 위한 방법으로 가장 효과적인 것은 칫솔질이다. 불소를 함유한 치약을 이용한 칫솔질은 치태를 기계적으로 제거하고 손상을 최소화할 수 있다. 불소는 치아법랑질과 결합하여 세균의 산 생성억제, 법랑질의 탈회 억제, 미세경도증가 및 재석회화 촉진 작용이 있는 것으로 알려져 있다. 치약은 콩알정도 크기의 양이 적당하다. 칫솔질은 매 식후와 잠자기 전을 포함하여 하루에 총 4회 하는 것이 이상적이나 어려운 경우 적어도 잠자기 전에 하는 칫솔질만큼은 꼼꼼하게 하는 것이 좋다. 칫솔질은 매회 3분 정도를 권장하고 있으나 잘 안될 경우 치태가 잘 생길 수 있는 치아 뿌리(치근)쪽을 우선 닦도록 한다. 잇몸밖으로 나와있는 치관은 법랑질이라는 성분으로 되어 있어 산성물질에 강하지만 치조골에 묻혀있는 치근은 상아질로 되어 있어 잘 상할 수 있다(그림 20-1).

특히 나이가 들수록 치조골의 퇴화로 인해 치아뿌리쪽의 상아질이 잇몸밖으로 노출되어 상하기 쉬우므로 치근을 잘 닦는 것이 중요하다. 칫솔질을 통해 치아표면이 잘 닦이도록하기 위해서는 잇몸 선에서 45도 각도로 닦는 것이 좋다(그림 20-2). 칫솔질을 할 때 잇몸도 함께 마사지하면 혈액순환에 도움이 된다. 또한 칫솔로 입천장, 혀도 닦아주면 구강 내 미생물의 숫자를 줄여 흡인성 폐렴의 위험이 감소한다. 칫솔질은 치아 뿐만 아니라 입안을 닦는 것이므로 치이가 없어도 적어도 아침 저녁 1일 2회는 계속하는 것이 좋다.

단단한 칫솔모는 법랑질을 마모시키고 구강점막을 손상시킬 수 있는 위험 때문에 피하고 보통 정도의 부드러운 세줄모로 치아 2~3개를 닦을 수 있는 중간크기가 좋다(그림 20-3)[11]. 입을 잘 안 벌리는 대상자의 경우 어린이용 칫솔을 사용하면 안쪽까지 잘 닦을 수 있다. 칫솔은 칫솔모가 벌어지면 바꿔주는 것이 좋은데 대부분 3개월마다 바꾼다. 칫솔질 후에는 물기가 없게 탁탁 털어서 건조가 잘 되는 곳에 두도록 한다.

필요 시 치아 사이의 음식물과 치태를 제거하기 위해 치아사이의 넓이에 맞는 크기의 치간 칫솔을 사용하도록 하고 이쑤시개는 잇몸을 손상시킬 수 있으므로 사용하지 않도록 한다(그림20-4).

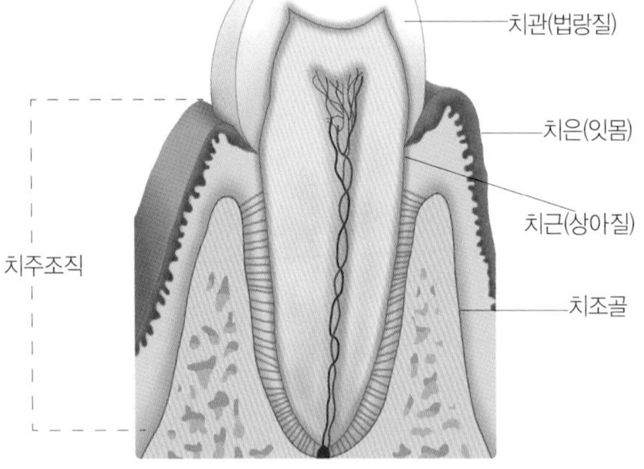

치관(법랑질)
치은(잇몸)
치근(상아질)
치주조직
치조골

그림 20-1. 치아의 구조

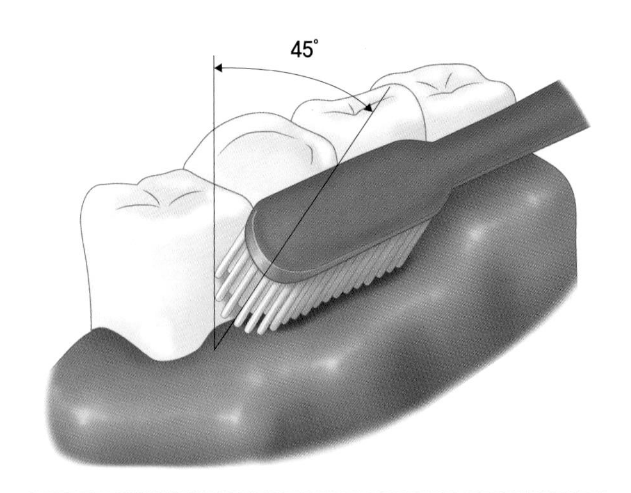

그림 20-2. 정확한 칫솔질 각도

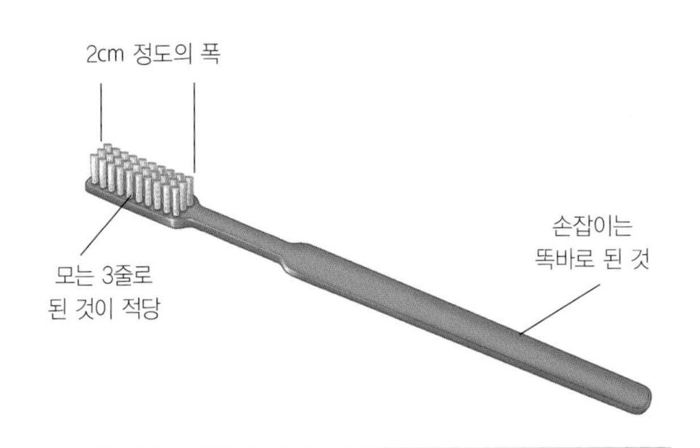

그림 20-3. **칫솔 선택기준**

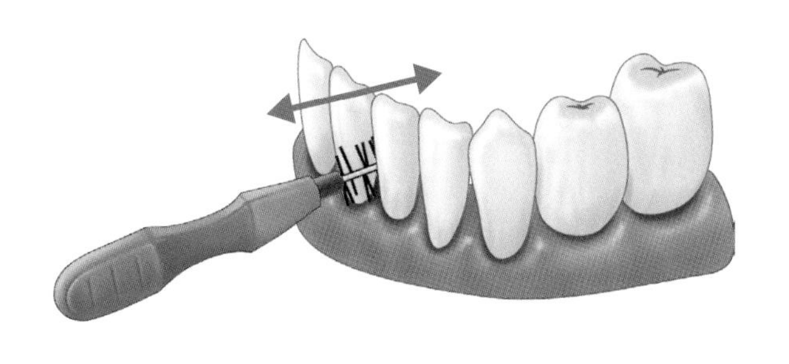

그림 20-4. **치간솔의 사용방법**

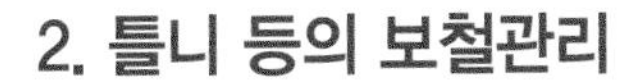

2. 틀니 등의 보철관리

부분틀니를 포함하여 보철물이 있는 치아에 대한 세심한 구강간호가 필요하다. 탈부착이 가능한 완전 틀니는 1일 1회 이상 솔에 치약이 아닌 주방세제를 묻혀 세척하고 적어도 주 1회 틀니세정제로 소독하도록 한다. 틀니를 뺄 때는 가능한 본인이 하도록 격려하되 불가능할 경우 간호자가 비닐장갑을 끼고 앞에서 양손의 엄지와 검지를 이용해서 빼도록 한다. 부분틀니는 양쪽 고리를 엄지와 검지로 잡고 양쪽에 힘을 동시에 주어 한 번에 빼도록 한다(그림 20-5). 특히 부분틀니는 자연치로 오해하기 쉬워 오랫동안 끼고 세척하지 않는 경우가 있을 수 있으므로 주의하도록 한다. 부분틀니의 금속으로 된 고리부분은 부러지지 않게 주의하고 임의로 기구를 이용해서 고치지 않도록 한다[12].

틀니를 세척할 때는 세면대나 싱크대에 떨어뜨려 깨지지 않도록 수건을 깔거나 작은 플라스틱 대야 등에 담아서 씻는 것이 좋다(그림 20-6)[12].

잇몸의 혈액순환을 위해 밤에는 틀니를 빼서 찬물에 담궈 두어야 변형을 막을 수 있다. 틀니통은 주 1회 이상 청소하고 희석한 락스액에 1시간 정도 담궈 두고 사용 전에 비눗물로 씻도록 한다. 구강소독제로

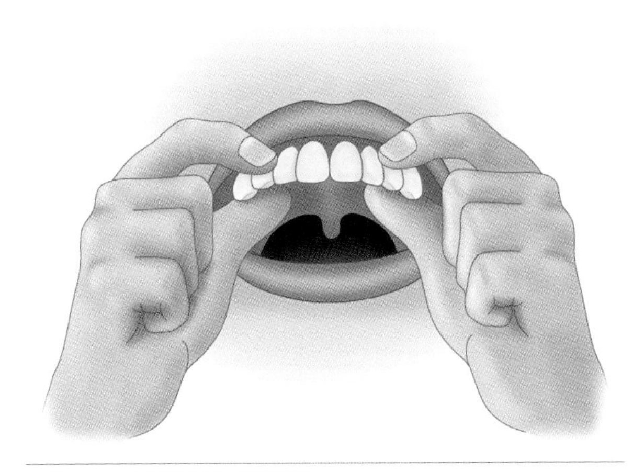

그림 20-5. **부분틀니 제거방법**

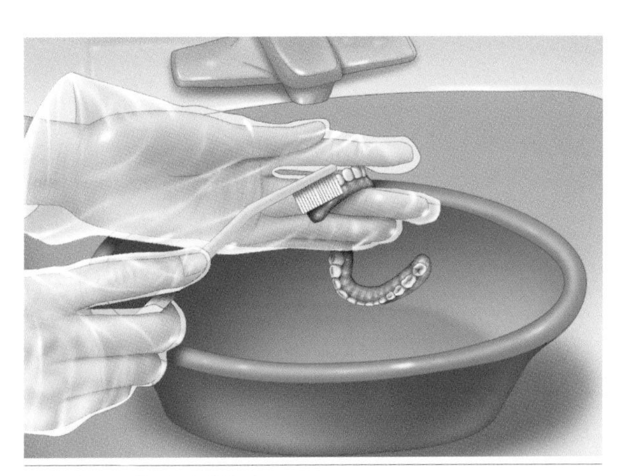

그림 20-6. **틀니 세척방법**

과산화수소는 치아와 구강점막에 손상을 유발하거나 구강의 산도(pH)를 변화시키므로 피하는 것이 좋다. 0.12% 클로르헥시딘(chlorhexidine)은 치태의 성장을 저해하고 치은과 치주질환 및 타 구강감염을 치료하므로 폐렴위험을 줄이고 예방할 수 있으므로 젤이나 스프레이 형태로 사용하면 편리하다.

3. 인지기능 및 신체기능저하 대상자 구강간호

흡인 위험이 있는 대상자의 경우는 구강간호 시 반드시 감독이 필요하다. 만약 대상자가 앉을 수 없는 경우 쿠션이나 베개를 이용해서 옆으로 눕도록 하고 곡반 등을 대주어 가능한 혼자 칫솔질을 할 수 있도록 하는 것이 좋다(그림 20-7)[11].

혼자서 칫솔질을 못할 경우 침대가 아닌 바닥의 경우에는 간호자가 대상자의 등 뒤쪽으로 가서 뒤쪽에서 대상자를 안아 살짝 일으킨 자세(cuddle position)에서 칫솔질을 해줄 수 있다. 대상자가 앉을 수 있는 경우 자세는 상반신을 높게 하고 고개는 옆으로 하며 헹굼물은 소량만 사용하도록 한다. 칫솔질을 해주는 경우 앞쪽에서 선 자세(standing in front position)에서 칫솔질을 해준다(그림 20-8). 양치액을 헹굴 때는 종이컵을 살짝 접어서 구부리는 방법을 이용해 양치물을

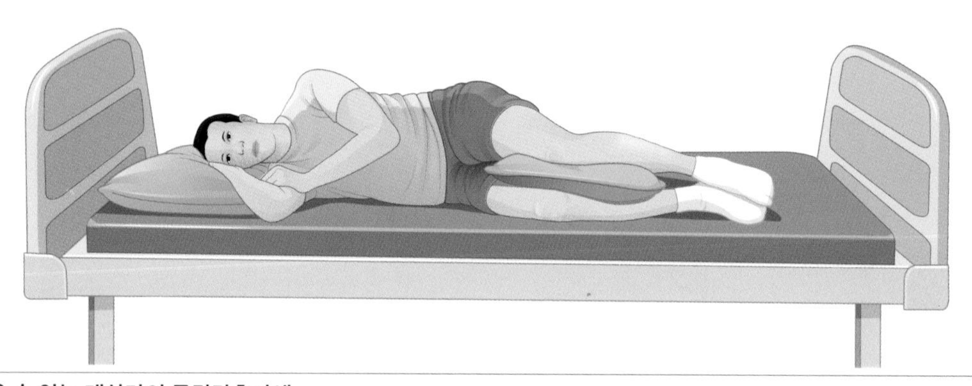

그림 20-7. 앉을 수 없는 대상자의 구강간호자세

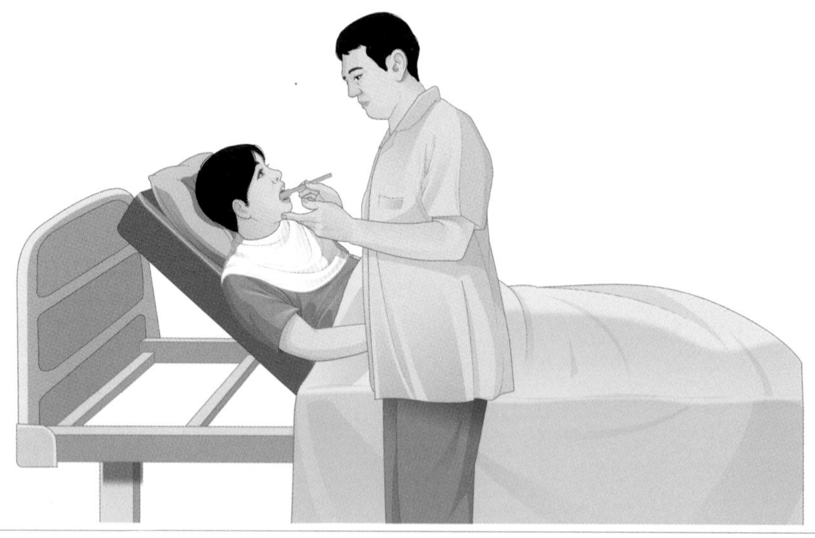

그림 20-8. 앉을 수 있는 대상자의 구강간호자세

넣어주고 뱉어내게 한다.

흡인 정도나 연하장애가 심한 경우 흡인 칫솔을 사용할 수도 있다. 전혀 뱉지 못하거나 흡인 위험이 높은 경우 거즈를 감은 설압자나 손가락에 알코올성분이 없는 구강청결제나 거품치약을 묻혀서 치아와 입안을 닦아준다(그림 20-9). 치아 안쪽은 대상자가 간호자의 손가락을 깨물수 있으므로 어금니 사이에 거즈를 감은 다른 설압자를 끼우고 구강간호를 실시하도록 한다.

거즈로 입안을 닦을 때는 안쪽에서부터 바깥쪽을 향해 닦으면 흡인을 예방할 수 있다. 거즈는 더러워지면 바로 교환하고 물을 많이 적셔서 닦으면 입안에 물이 고일 수 있으므로 주의하도록 한다(그림 20-10).

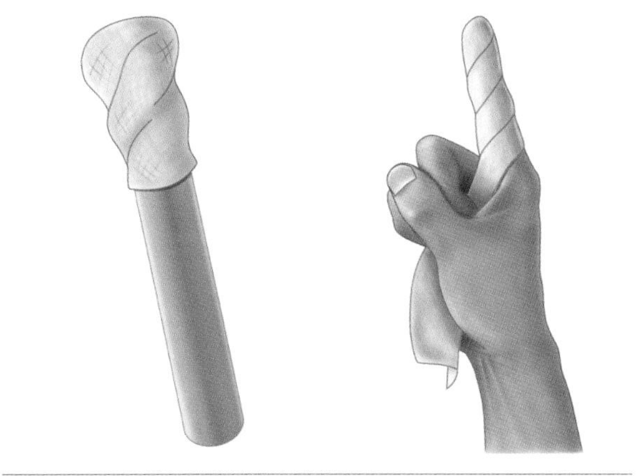

그림 20-9. 거즈를 이용한 구강간호방법

인지장애가 동반된 대상자의 효과적인 칫솔질을 위한 몇 가지 전략은 다음과 같다. 칫솔질을 시작하려고 할 때는 먼저 칫솔질에 대해 설명을 하고 가능한 동의를 구하는 것이 좋다. 대상자의 눈높이에서 밝은 표정으로 천천히 말을 걸고 부드럽게 손을 잡아 친밀감을 갖도록 한다. 칫솔질을 할 때 입을 벌리지 않으려고 하는 경우 칫솔을 먼저 보여주고 만져보게 하며 거울을 통해 자신의 치아를 보도록 한다(그림 20-11).

대상자가 먼저 칫솔질을 시작하지 못하는 경우 대상자가 칫솔을 치아에 갖다 대도록 도와준다(chaining). 칫솔을 치아에 갖다 대주어도 대상자가 칫솔질을 시작하지 못할 경우 칫솔을 잡고 있는 대상자의 손위로 간호자가 손을 함께 잡아 칫솔질을 하게 한다(hand over hand). 칫솔질동안 대상자의 두려움을 줄여주기 위한 전환요법(distraction)으로 손에 수건이나 대상자 마음을 편안하게 해줄 수 있는 물건 등을 쥐어주는 것

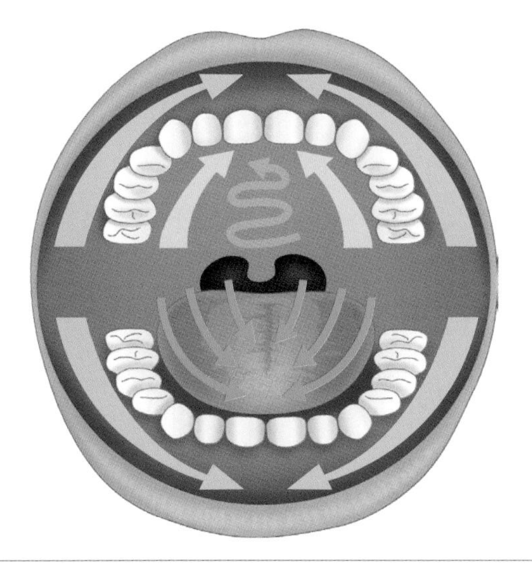

그림 20-10. 입안을 닦는 방법

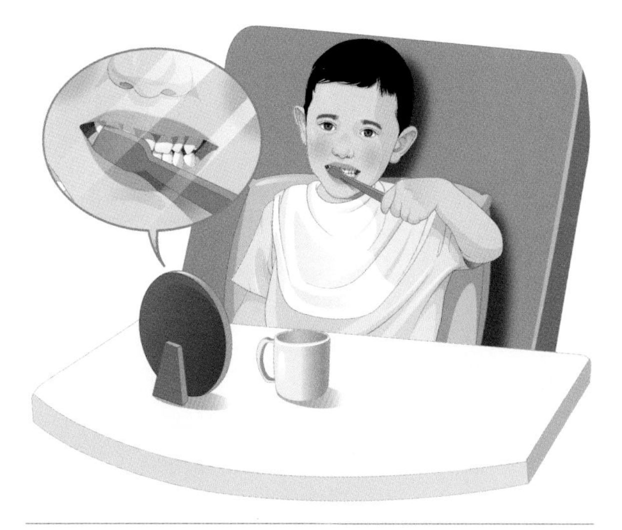

그림 20-11. 거울을 통한 칫솔질 준비

도 좋다. 이러한 전략에도 불구하고 구강간호를 거부할 경우는 대상자를 붙잡아 줄 수 있도록 다른 간호자에게 도움을 요청해야 한다(rescuing). 입을 벌리지 않는 대상자에게 먼저 설압자나 칫솔에 거즈를 두 세 번 감아서 준비한 다음, 침대 머리를 낮추거나 잠깐 입을 벌릴 때, 또는 치아가 빠진 공간을 이용해서 이를 끼워서 공간을 확보한다. 끼운 설압자를 좌우로 옮겨가면서 칫솔질을 실시한다. 양치액이 흡인되지 않도록 고개를 살짝 숙인 자세를 취해준다(그림 20-12). 양치액을 삼키는 경우도 흔한 데, 이때는 양치물을 조금씩 입에 넣어주고 간호사가 함께 오글오글 가글하고 뱉는 흉내를 내어서 대상자가 스스로 뱉도록 유도한다. 또한 치약은 소량만 쓰거나 쓰지 않고 칫솔로만 양치질을 해준다(그림 20-13). 마지막으로 흡인위험이 매우 높은 경우 구강 세척법을 통해 구강간호를 할 수 있다.

구강세척방법은 그림 20-14과 같다[13]. 먼저 세척액을 흡인할 수 있는 기구를 준비한 다음 건강한 쪽을 아래로 두고 마비된 쪽에서 건강한 쪽으로 주사기나 뚜껑있는 용기에 담은 미지근한 물을 흘려보낸다. 이때 손가락으로 건강한 쪽 입꼬리를 아래로 잡아당기면 대상자가 물을 삼킬 수 없어 흡인을 예방할 수 있다. 입안에 남아있는 물은 거즈나 스폰지솔 등으로 닦아낸다. 구강세척만을 실시하는 경우는 어디까지나 입안에 상쾌감을 주는 것이므로 잇솔질을 병행하고 양치물을 제거하는 방법을 활용할 것을 권한다.

구강 간호 시에는 잇몸, 치아, 구강점막, 입술, 혀 등의 감염이나 손상 등의 여부 등도 매일 관찰하여 이상이 발견되면 적절한 조치를 취하도록 한다.

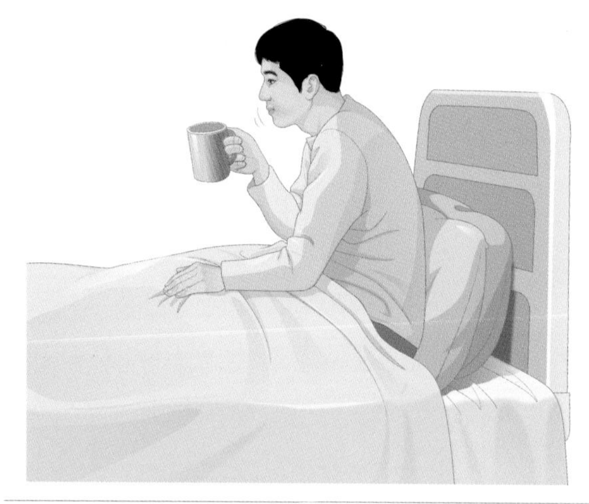

그림 20-12. 흡인 예방을 위한 자세

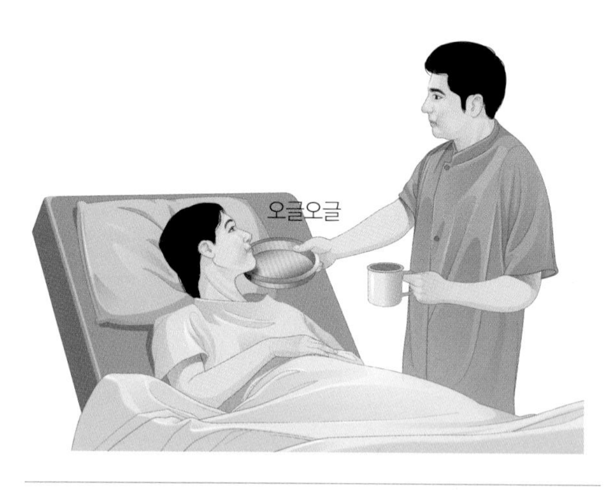

그림 20-13. 양치액 삼킴 예방법

흡인
측와위
마비측 윗어금니 쪽에서
물을 흘려보낸다.
구각(입꼬리)을 밑으로
잡아당긴 상태로 흡인한다.

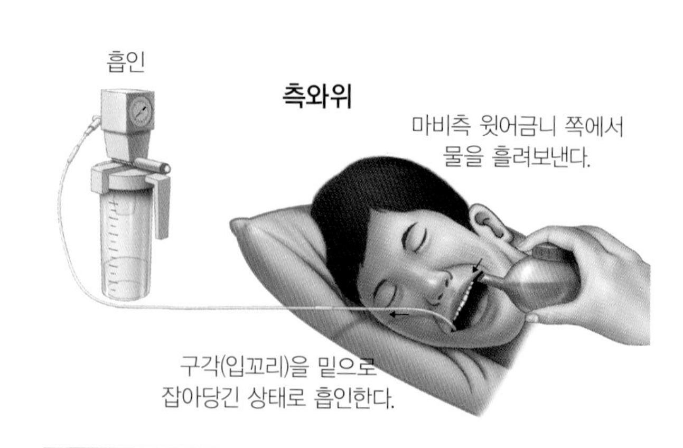

그림 20-14. 구강세척방법

4. 근거기반 구강간호지침

JBI(Joanna Briggs Institute)에서 제시한 근거기반중심(evidence based)의 구강간호 권고 내용은 다음과 같다(표 20-1)[14].

5. 구강간호중재[15]

무의식이며 협조가 안되는 환자

1) 의치가 있으면 제거한다.
2) 의식이 없는 환자는 침대위에서 옆으로 눕는 자세(lateral decubitus position)를 취해주고, 구강간호를 수행한다.
3) 전자동 칫솔을 사용하고 치약은 소량을 사용한다.
4) 모든 점막(뺨, 인후, 혀, 입술과 잇몸)은 적절한 구강세척용액에 적신 거즈로 닦는다.
5) 닦아낸후 건조한 구강에는 0.9% 생리식염수로 구강점막을 적셔준다.
6) 제거한 의치는 물로 씻는다. 무의식 환자들은 의치를 가족에게 주거나 라벨을 붙인 용기에 담아서 건조하게 유지하여 환자의 사물함에 넣어둔다. 비협조적인 환자는 의치를 철저하게 씻고 라벨붙인 용기에 물과 함께 넣은 후 환자의 사물함에 넣어둔다.
7) 65% 글린세린이나 립밤을 입술에 바른다.

의식이 있고 협조적인 환자

1) 의치가 있으면 제거한다.
2) 욕실로 갈 수 없는 환자라면 떨어지지 않도록 받쳐준 자세로 절차를 수행한다.
3) 부드러운 칫솔과 불소함유 치약으로 양치를 하게 한다. 잇몸과 혀를 부드럽게 문지른다.
4) 적절한 구강세척제로 1분동안 구강 점막을 헹군다.
5) 65% 글린세린이나 립밤을 입술에 바른다.
6) 흐르는 물에 칫솔로 제거한 의치를 세척하고 환자가 선호하는 치약을 사용한다.
7) 의치는 잠자기전에 제거해야 한다. 철저하게 세척한 후 라벨을 붙인 물을 담은 용기에 넣고 환자 사물함에 넣어둔다.
8) 의치와 관련된 구강 내 병변이 있으면 의치는 병

표 20-1. 근거기반 구강간호지침(Joanna Briggs Institute)

등급	등급의미	구강간호 권고사항
A	충분히 적용을 고려할 정도의 효과	•불소함유치약을 이용한 규칙적 칫솔질 •불소음수 및 음식조리 등에서 불소함유물 사용 •설탕섭취 빈도와 양 감소 •규칙적 치과 검진 및 전문가의 구강청결
B	적용이 제안될 정도	•치료적 목적의 고강도 불소(5,000ppm)함유 치약, 불소구강함수액 또는 젤 사용 •클로르헥시딘(chorhexidine gluconate) 젤 또는 구강함수액 사용 •침분비 자극을 위해 무설탕 껌, 캔디 사용 및 구강건조유발 약물 감독 •의치의 이름 표시, 규칙적인 물리적 청결 및 야간에 제거하기 •규칙적 구강건강검진 시행 •구강간호나 사정 시 씹거나 깨무는 반사를 예방하고 구강접근을 향상시키기 위한 개구기(mouth prop)와 변형된 치과용품의 사용

변이 완치된 후까지 의치를 하지 않도록 한다.

9) 구강이 건조하면 환자에게 금기사항이 아니라면 수분섭취를 권장하고 자주 조금씩 물을 마시게 한다.

10) 구강건조가 심하고, 지속되면 타액 대체물을 위해 의사와 상의한다.

6. 문제별 구강간호 행동전략

구강간호를 하는 동안 일어나는 흔한 행동 또는 의사소통 문제는 환자가 입을 벌리지 않거나 구강간호를 거부하는 경우, 칫솔을 물거나, 머리를 숙이며, 계속 머리를 흔드는 경우 등이다. 이 각각의 상황에 대한 전략과 행동을 알아본다.

1) 입을 벌리지 않는 환자

전략	•구강간호를 완료하는 방법을 사정한다. •입주위 근육의 경련을 없애고 다시 시도한다. •구강간호를 하는 동안 입을 벌리고 있게 한다.
행동	•환자에게 절차를 설명한다. •환자에게 칫솔을 보여준다. •후각을 자극하기 위해 칫솔에 치약을 묻여서 칫솔질 절차를 인지하게 한다. •다른곳에 주의를 돌리는 전환방법을 이용한다. •환자가 협조적으로 응하는 시간에 다시 시도한다. •환자에게 성공적이었던 방법을 기록해둔다.

2) 구강간호를 거부하는 환자

전략	•구강간호를 완료하는 방법을 사정한다. •구강간호를 거부하는 원인(환경, 통증, 두려움 등)을 사정한다.
행동	•다른 돌봄자의 도움을 받는다. •다른곳에 주의를 돌리는 전환방법을 이용한다. •환자가 협조적으로 응하는 시간이나 더 적합한 환경이 될때 다시 시도한다. •환자에게 성공적이었던 방법을 기록한다.

3) 칫솔을 무는 환자

전략	•구강간호를 완료하는 방법을 사정한다. •칫솔을 무는 것이 공격적인 것인지 근강직 또는 다른 움직임 장애로 인한 것인지 사정한다.
행동	•다른 돌봄자의 도움을 받는다. •다른곳에 주의를 돌리는 전환방법을 이용한다. •돌봄자가 다른 칫솔로 구강간호를 하는 동안 한손에 다른 칫솔을 쥐어주고 씹게 한다. •근강직이나 다른 움직임 장애가 있으면 의사 및 치과 전문의에게 의뢰한다. •환자에게 성공적이었던 방법을 기록해둔다.

4) 머리를 가슴쪽으로 떨어뜨리는 환자

전략	•구강간호를 완료하는 방법을 사정한다.
행동	•다른 돌봄자의 도움을 받는다. •여러 가지 자세를 취해보고 가능한 한 구강간호하기 좋은 자세를 취한다. •칫솔, 구강청결제, 스프레이, 흡인 칫솔 등 여러가지 치아관련 제품을 이용하여 구강간호가 잘되는 것을 찾아본다. •다른곳에 주의를 돌리는 전환방법을 이용한다. •환자에게 성공적이었던 방법을 기록해둔다.

5) 계속 머리를 움직이는 환자

전략	•구강간호를 완료하는 방법을 사정한다.
행동	•다른 돌봄자의 도움을 받는다. •다른곳에 주의를 돌리는 전환방법을 이용한다. •여러 가지 자세를 취해보고 가능한 구강간호하기 좋은 자세를 취한다. •구강간호를 하는 동안 환자의 머리를 가볍게 잡아주도록 다른 돌봄자와 함께 간호한다. •환자에게 성공적이었던 방법을 기록해둔다.

참고문헌

1. Pontes Andersen CC, Flyvbjerg A, Buschard K, Holmstrup P. Relationship between periodontitis and diabetes: lessons from rodent studies. Journal of Periodontology. 2007 ;78(7):1264-75.
2. Darré L, Vergnes JN, Gourdy P, Sixou M. Efficacy of periodontal treatment on glycaemic control in diabetic patients: A meta-analysis of interventional studies. Diabetes Metabolism. 2008;34(5):497-506. doi: 10.1016/j.diabet.2008.03.006.
3. Myeong-Seon Kim , Keon-Yeop Kim, Bo-Ae Moon. Oral care status and periodontal disease of middle aged diabetic patients. Journal of Korean Society of Dental Hygiene 2016 ; 16(1) : 1-9
4. Chapple IL, Genco R; Working group 2 of joint EFP/AAP workshop.
   Diabetes and periodontal diseases: consensus report of the Joint EFP/AAP Workshop on Periodontitis and Systemic Diseases.Journal of Clinical Periodontololgy. 2013;40 Suppl 14:S106-12. doi: 10.1111/jcpe.12077.
5. Kanzigg LA, Hunt L. Oral Health and Hospital-Acquired Pneumonia in Elderly Patients: A Review of the Literature. J Dent Hyg. 2016 ;90 Suppl 1:15-21.
6. 고홍섭, 곽재영, 김태일, 명훈, 박덕영. 장수를 위한 구강관리. 서울: 서울대학교 출판부; 2007.
7. Field S, Fear SM, Higham RS, Ireland JR, Willetts RM, Longman LP. Age and medication are significant risk factors for xerostomia in an English population, attending general dental practice. 2001. Gerodontology; 18(1): 21-24.
8. Chalmers J, Johnson V. Evidence-Based Practice Guideline, Oral hygienecare for functionally dependent and cognitive impaired older adults. Iowa City: The University of IOWA Gerontological Nursing Interventions Research Center Translation and Dissemination Core; 2002.
9. Chalmers J. Behavioral management and Communication Stratagies for Professionals When Caring for the Patients with Dementia. Special in Dentistry, 2000; 20(4):147-54.
10. 일본방문치과협회, 강부월, 박정란, 이형숙, 황윤숙 편역(2008). 노인을 위한 구강관리. 서울: 군자출판사; 2008.
11. 김백일. 구강관리용품론. 서울: 참윤퍼블리싱; 2010.
12. 보건복지가족부 건강증진사업지원단. 치과위생사 춤형방문건강관리사업 전담인력 교육 자료집; 2009.
13. 오병모, 이건재. 연하장애의 재활, 서울: 퍼시픽 출판사; 2009.
14. Pearson A, Chalmers J. Oral hygiene care for adults with dementia in residential aged care facilities. JBI Reports 2004; 2: 65-113.
15. Evidence-based oral care intervention protocol. The Nethersole nursing practice and research unit. 연도 확인

chapter

21

연하장애의 치료기법 : 보상기법

송영진, 우희순, 송보경

연하장애의 치료 시 가장 중요한 두가지 요소는 기도보호와 영양 및 수분 공급의 측면이다. 즉 치료의 전략은 '구강섭식이 안전한가'의 측면과 '구강으로 충분한 양의 섭취를 할수 있는가'에 초점을 맞추어야 한다. 이를 위해 임상가는 각 치료 기법들에 대한 목적과 세부적 적용 방법 및 삼킴 기전에 미치는 영향에 대해 이론적 배경을 근거로 숙지해야만 한다. 임상가들이 각각의 목적에 따라 다양한 치료 기법들을 적용할 때, 우선적으로 고려되는 사항은 관리 및 보상(compensation)을 위해 적용할 것인지, 아니면 장애에 대한 근본적인 회복과 기능의 촉진(facilitation)을 위해서 적용할 것인지를 판단하는 것이다. 관리 및 보상은 삼킴 기전을 변화시키지 않고 일시적으로 안전성을 도모하는 것과 연하장애와 관련된 합병증 발생을 예방하기 위한 방법을 말한다. 반면 재활 및 촉진기법의 목적은 삼킴 기전의 향상이 치료할 때 뿐 아니라 그 효과가 지속되도록 하는 것이며, 별도의 주의나 변형된 방법 없이도 안전하게 구강을 통하여 적절한 영양상태나 수분공급을 유지시키도록 하기 위한 것을 말한다.

모든 치료기법들을 관리 및 보상 또는 재활 및 촉진 기법으로 명확히 이분하여 판단하기는 어렵다. 예를들어 수의적 기도보호 전략인 성문상 연하, 최대성문상 연하 등은 삼키는 동안 후두폐쇄 타이밍을 변화시켜서 흡인을 예방한다는 측면에서는 보상 치료 전략이라 할 수 있으나[11,12] 이와 동시에 인두내의 압력을 증가시키고 근 수축을 통해 삼킴의 생리학적 기능을 변화시킬 수 있다는 점에서는 재활치료 전략으로 분류되기도 한다.

임상가는 적용하고자 하는 기법이 환자상태에 적절한지 또는 삼킴의 생리를 근본적으로 변화시킬 수 있는 가능성이 있는지, 치료의 적용으로 단기간 혹은 장기간의 효과를 기대할 수 있는지 등을 고려하여 적절한 중재의 방향을 수립해야 한다.

연하장애가 있는 환자를 치료하기 위해 가장 좋은 치료방법은 음식을 직접 삼키도록 하여 삼키는 데 동원되는 구조물들을 활성화시키는 것이지만 객관적인 평가를 통해 안전성에 대한 확인이 우선시되어야 한다. 또한 치료 전 평가를 통해 가장 효율적이고 효과적인 치료계획이 수립되어야 한다.

I. 자세 변형

자세 변화는 자가 섭식과 삼킴을 지지해주는 신체 자세 조절과 삼키는 동안 식괴(food bolus)의 이동을 촉진하는 인두 위치 조절이 있다[11]. 일반적으로 자세전략을 이용하면 식괴의 방향과 속도를 변경시켜, 환자가 삼킴을 안전하게 할 수 있도록 중력의 힘과 시간을 제공한다.

1. 신체 자세 조절

1) 바로 앉은 자세

식사 시 의자에 바로 앉은 자세를 유지할 수 있는 능력은 인두기에서 음식의 이동에 대해 중력의 보조를 최대화하는 자세이며(그림 21-1) 근긴장도를 정상적으로 유지하는 자세이다[19]. 바로 앉아 있는 자세로 음식을 삼키면 설골이 최대로 거상된 후 전방으로 이동한다. 또한 연구개의 움직임이 가장 크게 나타나며 누워있는 자세에서 움직임보다 더 뒤쪽으로 이동하게 된다[25].

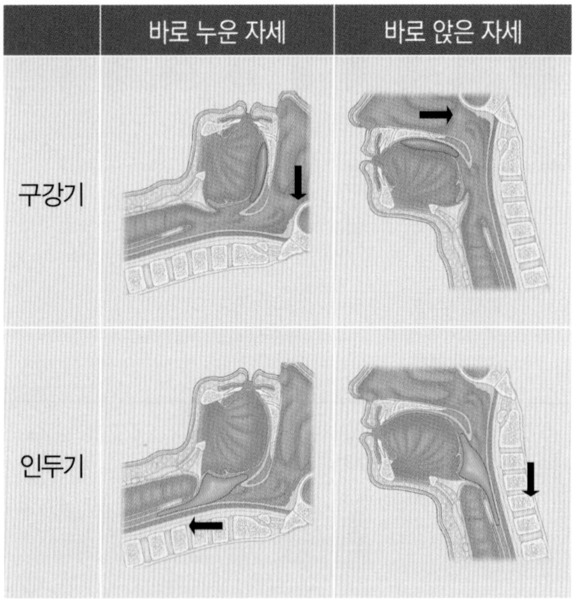

만약 신경학적 마비등으로 인해 식사시 앉은 자세를 스스로 할 수 없는 경우 침대를 조정하여 앉은 자세를 유지하게 하고 베게나 랩보드 등을 이용하여 몸통과 팔을 지지하여 음식을 삼키는 것에 에너지가 소요될 수 있도록 하여 안전한 자세를 제공한다[24].

2) 바로 누운 자세

이 자세는 양쪽 인두벽 수축력이 저하된 경우나 후두상승이 약화된 경우, 삼킨 후 인두에 음식 잔류물이 남아 흡인의 위험이 있는 경우 유용하다고 알려진 자세이다. 바로 누운 자세에서는 중력의 방향이 후인두벽 쪽으로 작용하기 때문에(그림 21-1) 앉은 자세에서는 구강기에서 미성숙 유출된(premature spillage) 음식이 앞쪽 인두벽을 따라 후두개곡을 지나 후두 입구에 도달하게 된다. 반면 바로 누운 자세에서는 중력에 의해 구강에서 바로 후인두벽쪽으로 음식이 이동하고 후인두벽을 따라 이상와에 도착하기 때문에 구조적으로 앞쪽에 있는 기도로 유입될 수 있는 가능성이 감소될 수 있다[19]. 또한 하인두 압력을 증가시켜 상부식도 괄약근이 최대로 열리게 하고 위식도 역류가 있는 경우 15~30°로 상체를 경사지게 하여 역류를 막을 수 있다[11].

그러나 이 자세에서는 중력의 영향으로 앉은 자세에 비해 설골의 위치가 뒤쪽에 위치하게 되고 연구개의 움직임이 적어지며 혀의 위치도 후인되기 때문에 구강 기능이 매우 저하되어 음식 조작에 어려움이 있는 경우 다량의 음식물이 인두로 유입될수 있어 흡인의 가능성이 높아질 수 있다. 또한 삼킨 후 인두에 남아있는 음식 잔류물을 끌어올려 제거할 수 있는 능력

그림 21-1. 자세에 따른 삼킴 단계별 음식의 이동

이 없는 경우에도 적용하지 않는다[19].

3) 옆으로 누운 자세

양측 인두의 기능에 차이가 있는 경우 보통 30°로 침대를 경사지게 한 후 건측으로 누운 자세를 취하게 하는데 이는 중력에 의하여 건측으로 흐른 식괴가 전구개궁과 후인두벽의 수용체를 자극하여 삼킴 반사를 자극하게 된다[19,25]. 그러나 옆으로 누운 자세에서는 스스로 먹는 자가식사가 어렵고 음식의 종류에 따라 다양한 보조도구가 필요하여 일부 환자에게만 필요한 경우 적용되고 있다[11]. 또한 침대의 경사도에 따라서 다양한 구강인두의 움직임을 지연시킬 수 있고 호흡과 삼킴의 협응력에 영향을 줄 수 있다[24].

2. 인두 자세 조절

1) 턱 당기기(chin tuck/chin down)

턱 당기기는 신경학적으로 문제가 있는 연하장애 환자에게 가장 일반적으로 사용하는 방법으로 인두 삼킴이 지연된 경우, 설기저부의 수축력이 약한 경우, 삼키는 동안 후두 폐쇄가 약화된 경우 적용된다[19]. 비디오투시연하검사로 턱당기기의 효과를 측정한 결과 이 자세는 후두개곡의 공간을 넓혀주고 기도의 입구를 좁혀주며 설기저부를 인두벽쪽으로 밀어주게 된다. 또한 후두덮개를 좀 더 방어적인 위치에 놓는 효과가 있다(그림 21-2)[9].

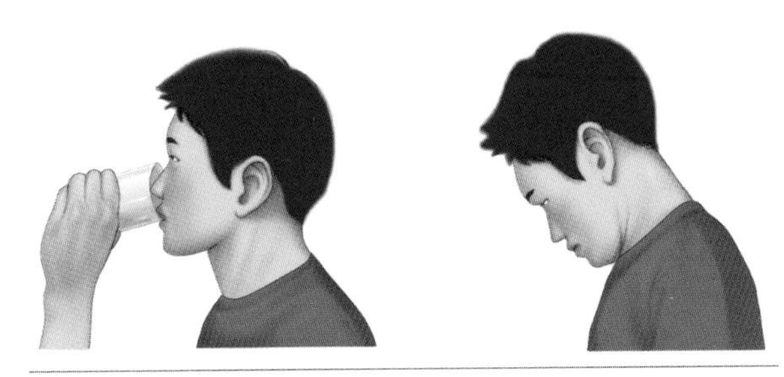

그림 21-2. 턱 당기기(chin tuck/chin down)

이 자세는 모든 연하장애 환자에게 효과가 있는 것은 아니며 삼킴후 흡인(post-swallow aspiration)이 있는 경우 보다는 삼킴전 흡인(pre-swallow aspiration)이 있는 경우 효과가 있다[11]. 또한 삼키는 동안(during swallow)과 무증상 흡인이 있는 경우에도 흡인을 예방하는 효과가 있는 것으로 알려져 있다[27,32].

'턱당기기' 기법은 머리굴곡(head flexion) 또는 목굴곡(neck flexion) 등의 의미로 다양하게 시행되고 있다. 따라서 머리 굴곡, 또는 목굴곡 자세에 따라 생리적, 기능적 변화가 어떻게 다른지 알고 적용하는 것이 중요하다(표 21-1)[9,11]. 또한 턱을 당긴 상태에서 목의 굴곡 각도에 따라서 설골 및 후두 거상 근육에 다양한 변화를 가져올수 있고, 삼킴 시 무호흡의 지속시간에

표 21-1. 턱 당기기에서 굴곡의 위치와 효과

	위치	효과
머리의 굴곡	상부 경부(O-C1, C1-2)	후두개곡의 공간을 넓혀줌 - 후두개곡에 다량의 잔류물이 남아있는 경우 적용
목의 굴곡	중하부 경부(C4-5, C5-6)	설기저부가 뒤쪽으로 당겨짐 - 삼킴 반사의 지연이 있는 경우 적용
복합적인 굴곡	상부와 중하부 경부(O-C1, C1-2/ C4-5, C5-6)	머리 굴곡과 목의 굴곡의 복합적인 효과를 얻고자 하는 경우

도 영향을 줄 수 있다[11].

2) 고개 돌리기(head rotation)

주로 일측 인두 장애가 있는 경우, 후두 폐쇄가 지연된 경우 약한 쪽으로 머리를 돌리면(그림 21-3) 머리가 돌아간 쪽의 삼킴 통로를 좁히거나 닫아주는 효과를 준다[9,12]. 머리를 한쪽으로 돌리게 되면 후두 연골과 하인두 벽 사이의 해부학적 관계가 변화하면서 머리를 돌린쪽의 이상와는 좁아져 양측의 크기에 차이가 생기게 된다. 반면 머리를 돌린 반대쪽의 공간은 넓어지게 되고 후인두벽으로부터 후두를 잡아당겨 윤상인두괄약근을 이완시킨다[12,27]. 또한 성대의 압력을 증가시켜 삼킨 후 흡인이 있는 경우 흡인 예방의 효과가 있다[27].

3) 고개 기울이기(head tilting)

일측 구강장애, 인두 장애가 있는 경우 건측으로 고개를 기울이면 중력으로 인해 상대적으로 음식조절이 잘되는 건측 인두로 음식이 흘러내리게 된다(그림 21-4). 이로 인해 구강기에서 식괴를 형성하고 조절하여 이동시키는 능력이 향상되고 인두 삼킴 반응이 좋은 쪽으로 식괴를 밀어 넣게 되는 이점이 있다[19].

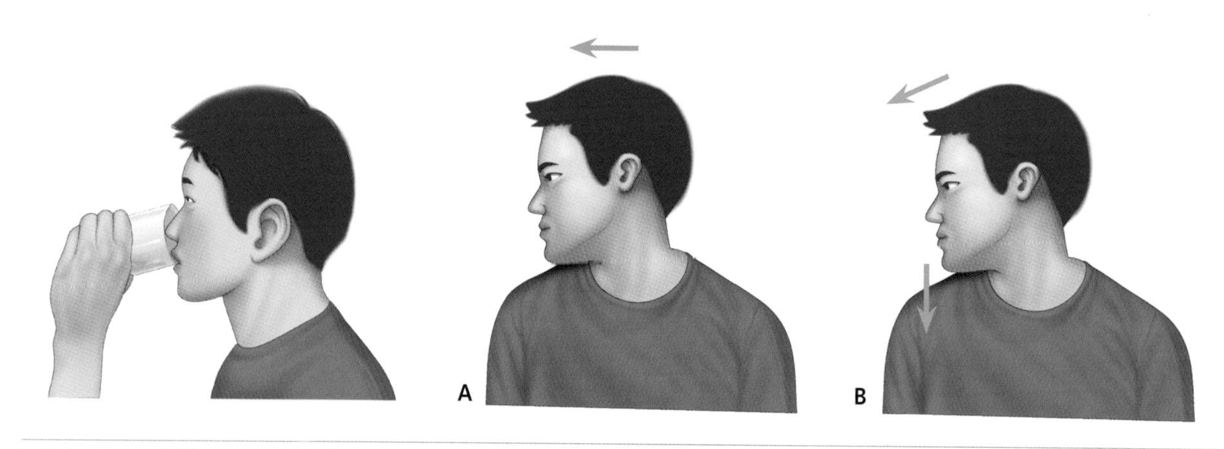

그림 21-3. A 마비측으로 고개 돌리기, B 고개돌리기와 턱당기기의 복합적 자세

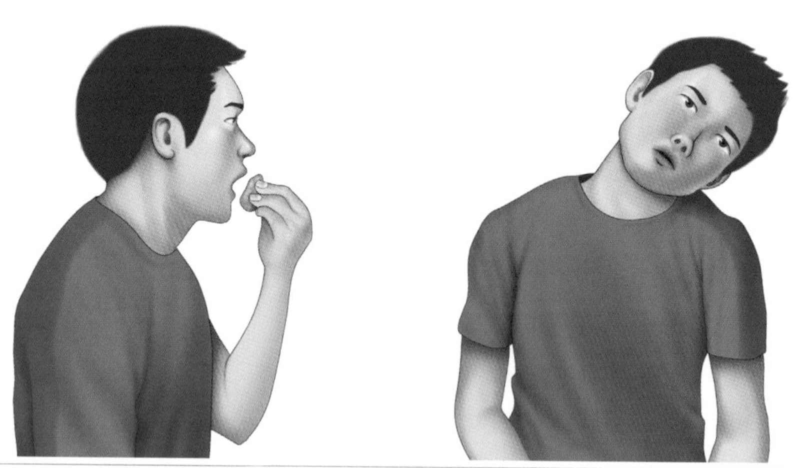

그림 21-4. 비마비측으로 고개 기울이기

그러나 어느 정도 기울였을 때 음식의 이동이 효과적인지 신뢰도에 대한 연구가 부족하며 특히 인지적 문제가 동반된 경우 삼킬때마다 같은 자세를 재현하는 것이 어렵기 때문에 지속적인 감독이 필요하다[11].

4) 고개 신전(head extension)

고개 신전 자세는 입술과 혀 등 구강기에 장애가 심한 경우, 혀절제술, 구강내 절재술 또는 재건술을 받은 경우에 식괴를 입에서 인두로 옮기는 데 장애가 있을 때 적용된다. 이 자세는 턱을 들어올려서 입안의 식괴가 인두쪽으로 이동하도록 중력의 도움을 받는 것이다(그림 21-5). 이 자세를 적용하는데 있어서는 적절한 인두와 후두의 기능이 전제가 되어 기도를 보호할 수 있는 경우에 적용된다[27,28].

고개를 신전했을때는 상부식도괄약근을 이완하는 능력이 감소되고 삼킴 시 발생되는 압력 사이의 시간적 협응에 변화를 준다. 이는 신전의 각도와도 관계가 있다. 신경학적 마비로 인두삼킴 지연이 있는 환자에서는 흡인의 위험이 높아지기 때문에 많이 적용하지는 않으며 성대를 수의적으로 닫아주는 성문상 연하법과 병행하여 시도할 수 있다[19].

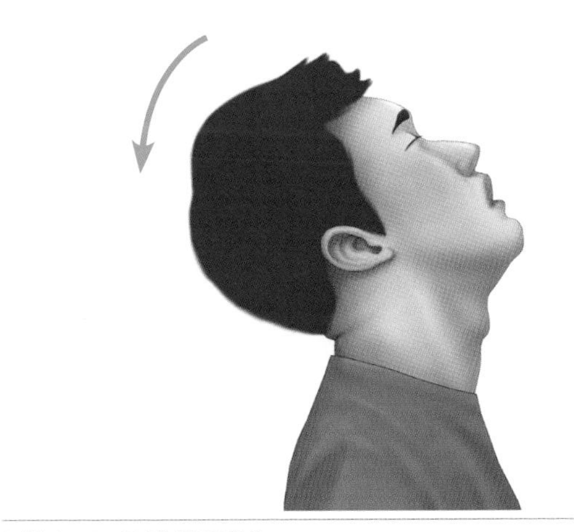

그림 21-5. 고개 신전하기

II. 식이 조절

연하장애에 대한 보상적 전략 중 하나로 음식의 상태를 변화시켜서 먹을 수 있도록 중재하는 것은 사회적, 문화적으로 개인에게는 큰 의미를 준다. 특정한 음식 또는 음료에 대해서 장애가 있는 경우, 구강 조작의 문제, 인두기에서 기도 보호에 어려움이 있는 경우에 문제가 있는 음식들은 제공할 수 없기 때문에 환자의 선호도에 따라 삶의 질을 저하시키는 요소가 된다. 식이의 변형에는 유동식의 변형과 고형식의 변형이 있다.

유동식의 변형은 액체의 점도를 조절하여 흐르는 속도에 변화를 주는 방법이다. 점도를 변화시키게 되면 정상 삼킴 기전에서 삼킴 생리에 영향을 준다. 점도가 높아지면 식괴의 이동이 느려지고 인두의 압력과 상부식도괄약근의 이완을 증가시킨다. 점도의 변형은 농도가 가장 묽은 물, 우유, 과일쥬스와 같은 액체(thin liquid)단계부터 밀크쉐이크, 크림스프, 토마토쥬스와 같은 넥타(nectar thick)농도, 으깬감자를 넣은 스프나 같은 과일 쥬스와 같은 꿀농도(honey thick), 음식이 있는 숟가락을 뒤집어도 음식이 흐르지 않는 정도의 스푼틱(spoon thick) 농도의 단계로 구분한다. 점도가 높은 음식을 삼키기 위해서는 구강기와 인두기 전구간에서 삼킴 시간이 길어지고 턱밑 근육의 활성도가 증가한다. 또한 묽은 액체는 점도가 높은 음식에 비해 하인두에 빨리 닿고 성대주름의 패쇄가 빠르게 일어나기 때문에 후두기능에 문제가 있는 경우 점도 조절이 필요하다[13]. 그러나 식괴의 점도가 지나치게 높을 경우 오히려 구강인두에 남아있는 잔류물의 양이 증가하면서 삼킴 후 흡인의 위험을 높일 수 있다[9].

묽은 액체의 농도를 짙게 조절하기 위해 사용되는 점도증진제는 주로 녹말전분으로 연하장애가 있는 환자가 액체를 삼킬때 그 점도를 조절하는 용도로 사용되어 진다. 그러나 점도증진제를 조제한 후 시간이 지남에 따라 점도를 일정한 상태로 유지하기 어렵고[21], 침속의 아밀라아제 성분이 점도 증진제의 녹말전분을 분해하여 식사가 진행되면서 그 점도를 감소시켜 일정한 농도를 유지하기가 어렵다[8,9]. 또한 점도가 높아질수록 맛과 재질의 변화도 동반되며 환자에게 심한 거부감을 주기도 한다[21].

액체의 점도 변화와 달리 고형식을 변화시키는 것은 구강에서 식괴 형성과 이동 등 조절에 어려움이 있는 경우, 인두기의 근력이 약화된 경우, 구강에서 인두로 음식을 이동시킬 때 협응력에 저하를 보이는 경우에 적용되는 일반적인 보상전략이다. 따라서 연하장애 환자의 기능을 고려하지 않고 식이의 변형 없이 음식을 제공하였을 경우 식사를 하기 위해 너무나 많은 시간이 소요되고 음식의 공급량이 적어 영양 상태에 문제가 생길 수 있다. 또한 구강기의 문제가 있는 경우 음식을 적절하게 조절하지 못하고 삼킴으로 인해 기도쪽으로 음식물이 흡인될 수 있다. 따라서 다양한 형태의 음식으로 삼킴 기능 검사를 시행한 후 환자의 기능에 따라 적절한 식이를 제공함으로써 안전하게 섭취하도록 한다. 또한 여유있는 식사시간을 통해 충분하게 영양을 섭취하고 흡인의 위험을 최소화 한다. 식이변형과 점도증진제에 대한 상세한 내용은 24장에서 자세하게 다루었다(표 21-2)[22].

III. 감각 자극

구강 또는 인두의 감각이 저하되어 있는 경우, 또는 인지 기능이 저하되어 음식에 대한 인식이 저하되어 있는 경우에는 다양한 감각자극을 주어 연하기능을 촉진할 수 있다. 감각자극을 위하여 음식의 성질을 변형하는 방법, 특정 부위에 자극을 주는 방법, 먹기 동작에 직접 참여하게 하여 움직임 감각자극을 통해 실행 능력을 향상시키는 방법 등이 있다.

1. 크기

연하장애가 있어 흡인이 있는 경우 일반적으로 음식의 '크기' 또는 액체의 '양'을 결정할 때 안전을 위해 적은 양의 음식을 추천한다. 그러나 삼킴 반사가 저하되어 있는 환자에서는 티스푼 정도(5cc 이하)의 적은 양을 주었을 때 삼킴 생리를 변화시키는 감각 자극이 역치에 다다르지 못하기 때문에 무증상 흡인이 나타날

표 21-2. National Dysphagia Diet

단계	상태	내용
1단계	퓨레 단계(dysphagia-Pureed)	동질의 응집력 있는 형태로 되어있어 씹는 동작이 거의 일어나지 않는 음식
2단계	기계적으로 변형된 단계 (dysphagia -Mechanically Alterd)	다진 형태의 응집력이 있는 촉촉한 반고형식의 음식
3단계	발전된 단계(dysphagia -Advanced)	부드러운 형태로 조리되어 있어 씹는 능력이 필요한 음식
4단계	일반식(regular Diet)	모든 종류의 음식

수 있다[29]. 또한 적은 양의 음식을 삼켰을 때보다 상대적으로 크기가 큰 식괴를 턱당기기 자세를 취하여 삼켰을 때 설골의 전방 상승 움직임이 최대로 증가하고 전방이동의 속도가 증가하며 흡인의 깊이가 감소할 수 있다[7,10,32]. 임상 평가 시에도 티스푼 보다 적은 양을 주었을때 보다는 많은 양을 주었을 때 기침반사를 자극할 수 있기 때문에 흡인의 징후를 쉽게 확인할수 있다[10,30]. 그러나 음식의 크기를 변형했을 때 나타나는 단일 효과와는 다르게 복합적으로 변형시켰을 때는 또 다른 효과를 얻을 수 있기 때문에 예상치 못한 결과를 가지고 올수 있다. 한 연구에서는 크기를 변형했을 때보다 점성을 높이면서 동시에 크기를 증가시켰을 때 흡인량과 인두 내 잔류량이 많아졌다고 하였다[11]. 따라서 환자에 따라 정확한 검사를 통해 능력에 맞춰 적절하게 음식을 변형하여 적용하는 것이 중요하다.

2. 맛과 온도

구강인두 연하장애 환자에게 음식의 맛과 온도를 변형하여 제공하였을 때 구강기와 인두기에서 삼킴 양상의 변화가 나타날 수 있다. 신맛, 매운맛, 탄산음료 등 자극성 있는 음식은 구강기에서는 혀와 연구개의 압력을 증가시키며[15] 자극된 구강 감각은 인두삼킴 반사의 시작과 반응을 증가시키고 이로 인해 식괴의 인두 통과 시간이 빨라지게 된다[3,18].

또한 음식의 온도가 체온과 가까울수록 삼킴 반사는 지연되고 차이가 날수록 반응은 빨라지게 된다. 온도 자극에 의한 삼킴 반사는 온도-감각 일과성 수용체에 의해 조절될 수 있다. 또한 온도 감각 수용체를 자극하는 방법으로 캡사이신 맛의 캔디는 온각 수용체를 자극하여 지연된 연하반사를 자극할 수 있고 박하향의 캔디는 냉각 수용체를 자극하여 연하반사를 촉진할 수 있다는 보고도 있다[6]. 음식의 온도는 식도기에도 영향을 미친다. 매우 차가운 액체(1~3℃)는 식도의 연동 운동을 지연시키고 매우 뜨거운 액체(58~61℃)는 식도의 연동운동을 증가시킨다.

3. 강도와 질감

신경학적으로 마비가 있는 연하장애 환자 중에서 삼킴의 시작이 지연되는 경우나, 묽거나 질감이 없는 음식물에 반응하지 않고 물고있는 경우는 구강 내 감각을 촉진할 수 있는 거친 음식이나 씹을 수 있는 단단한 음식을 제공하면 씹는 동작이 시작되면서 움직임에 의한 감각 자극으로 연하반사를 유발할 수 있다[2,11]. 또한 거친 질감의 음식은 구강내 감각인식을 향상시켜 정상적인 삼킴 반응을 이끌어 내기도 한다.

4. 온도 촉각 자극법(thermal tactile stimulation)

지연된 연하반사의 유발속도를 향상시키기 위해 고안된 방법으로 환자에게 입을 벌리게 한 다음 치료사가 차가운 후두경이나 아이스 스틱으로 전구개궁(anterior faucial pillar)을 위아래로 5회 문지른다. 차가운 자극으로 전구개궁을 자극함으로써 삼킴에 대한 민감도가 높아지고, 환자가 자발적으로 삼키려 할 때 연하반사가 빨리 유발될 수 있다[16]. 식사 동안에 적용하는 방법이 추천되며 단기간의 효과에 대한 연구가 있다[26].

IV. 삼킴 보장구(prosthetic device)

구개 부분의 보장구에 관해서는 연구가 많이 이루어 지지는 않은 상태이며 신경학적 손상으로 인한 연하장애 환자에게 구강 내 식괴를 조절하는 데 도움을 주는 것으로 알려져 있다. 먼저 구개 거상장치(palatal lift)는 주로 정상적인 연구개의 길이를 갖고 있는 비인강폐쇄부전환자에게 사용되며 연구개를 들어올려서 비강을 닫는데 도움을 준다. 밀폐 장치(feeding obturator)는 파열된 구개를 봉쇄하고 구강과 비강을 구분짓는 보장구로 구강암 환자 중 연구개절제술을 받은 환자와 구개파열이 있는 환자에게 유용하다. 밀폐장치를 착용하고 식사함으로써 음식이 코로 역류되는 것을 막고, 흡인에 대한 위험과 식사에 요구되는 시간을 감소시킨다. 또한 원활한 혀의 움직임을 유도하여 혀가 입천장의 상처부위에 닿지 않도록 하고 식괴 형성을 도우며 발음의 명료도도 향상시킨다. 비인두로 음식이 유입되는 것과 비인두에 염증이 생기는 것도 막을 수 있다[11].

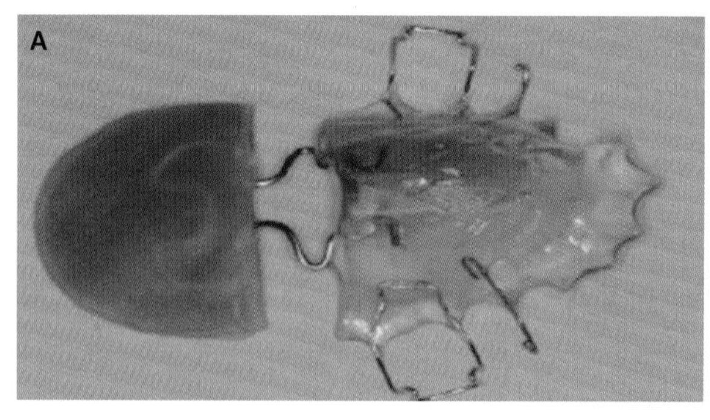

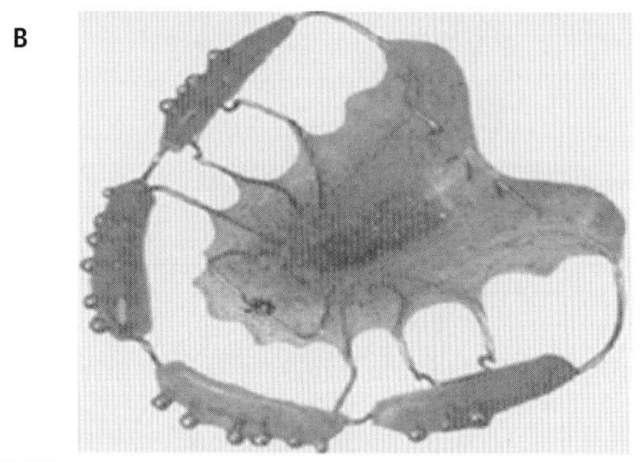

그림 21-6. **구개 거상장치(A) 와 구개판(B)**
(Palatal lift(A) & palatal plate(B))

V. 연하 수기(swallow maneuver)

연하 수기는 수의적인 조절을 통해 인두 연하의 생리적인 면에 대해 변화를 주는 동시에 안전하고 효과적으로 삼키도록 보상하는 방법으로 고안되었다. 이 방법들은 근수축이 강하게 요구되기 때문에 과도한 반복 사용으로 환자가 쉽게 피로를 느끼지 않아야 한다. 성문상 연하법, 최대 성문상 연하법, 멘델슨법, 노력연하법들은 지시 따르기가 가능하고 인지적, 의사소통의 문제가 없는 경우 적용된다. 이러한 요법들은 연하기능의 회복 과정에서 안전성을 위해 일시적으로 사용되기 때문에 보상적 방법으로 분류되기도 하지만 동시에 연하의 신경생리적 변화를 가져올 수 있다는 점에서 재활치료 기법으로 구분되기도 한다.

1. 성문상 연하법(supraglottic swallow 동영상)

성문상 연하법은 수의적으로 숨을 참아 삼키기 전이나 삼키는 동안 성대주름 수준에서 기도를 닫는 방법이다(그림 21-7). 이 수기법은 성문 폐쇄가 지연되어 있거나 인두연하가 지연되어 있을 때 적용한다. 방법은 깊게 숨을 들이마신 후 숨을 참고 숨을 참고 있는 동안 삼킨후 즉시 기침을 하는 것으로 이 방법의 생리적 효과는 기도폐쇄를 연장시키고 후두 전방 움직임과 설기저부의 움직임을 증가시키며 상부식도괄약근

성문상 연하법

1. 숨을 들이 마신다.
2. 숨을 멈춘다.
3. 숨을 멈추고 있는 동안 입안의 음식을 삼킨다.
4. 삼킨 후 바로 기침한다.
5. 숨을 내쉰다.

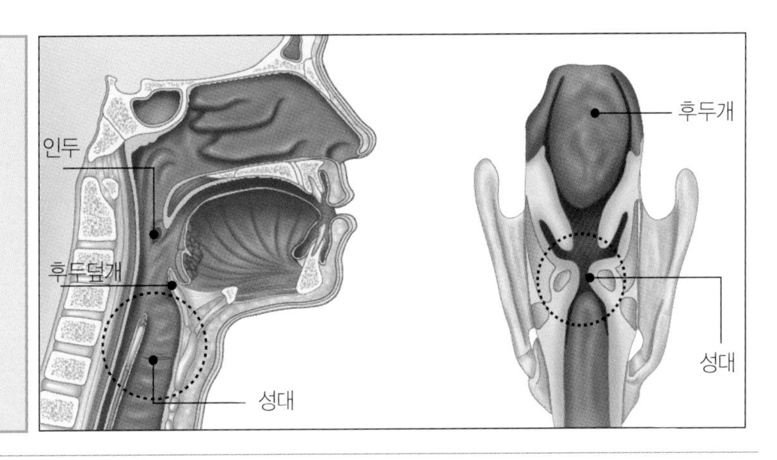

그림 21-7. 성문상 연하법의 방법과 기도의 폐쇄 수준

의 열림을 증가시키는 것이다. 따라서 삼키기 전에 기도를 닫아 줌으로써 음식이나 액체의 흡인을 예방하고 삼킨 후 즉각적인 기침을 통해 인후두 부위에 남아 있는 잔류물을 제거한다[20].

그러나 식사 시간동안 이 기법을 적용하여 삼켰을 때 너무 많은 노력과 시간이 소요되고 복잡한 단계의 과정을 거치므로 인지기능이 저한된 환자에게 적용하기 어렵다.

2. 최대성문상 연하법(super supraglottic swallow 동영상)

최대성문상 연하법은 성문상 연하법과 방법은 유사하나 숨을 참는 동안 가슴과 배에 힘을 주어 삼키기 전이나 삼키는 동안 후두덮개의 기저부쪽으로 모뿔연골을 강하게 움직이도록 하고 성대 입구를 수축시켜 기도의 입구를 강하게 닫는 방법이다[11,20]. 이는 성대주름 수준에서 기도를 닫는 것보다 후두덮개를 포함한 후두입구부에서의 폐쇄를 유도한다. 최대 성문상 연하법의 시행 방법은 먼저 깊게 숨을 들이 마시고

최대성문상 연하법

1. 깊게 숨을 들이 마신다.
2. 숨을 멈추고 있는 동안 아래로 누르면서 힘을 준다
3. 숨을 멈추고 있는 동안 입안의 음식을 삼킨다.
4. 삼킨 후 즉시 기침한다.
5. 숨을 내쉰다.

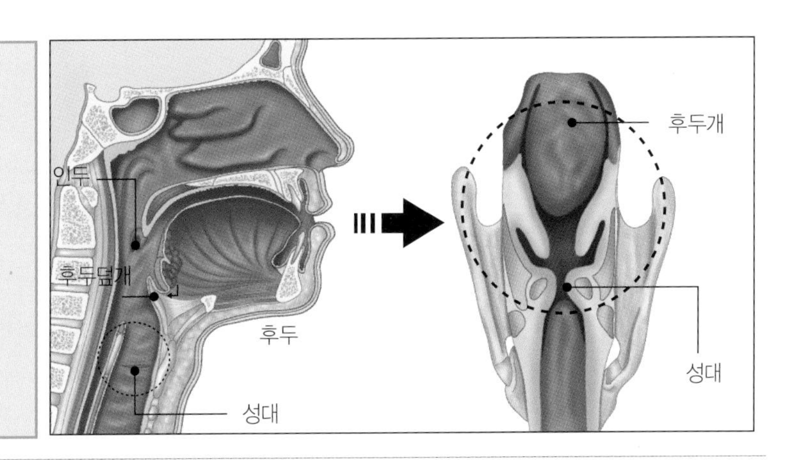

그림 21-8. 최대성문상 연하법과 기도의 폐쇄 수준

숨을 참은 후 가슴과 배에서 아래로 힘을 준 후 삼키도록 한다. 삼킨 후 곧바로 기침을 한 후 숨을 내쉰다. 최대성문상 연하법은 기도 보호의 측면에서의 장점이 있으나 숨을 참는 동안 아래로 힘을 주는 것은 발살바 수기법의 변형으로 관상동맥 질환이나 부정맥이 있는 환자의 경우 제한되며 후두기관 절개관이 있는 환자에게는 적용할 수 없다.

3. 멘델슨법(Mendelshon maneuver 동영상)

멘델슨법은 후두상승의 범위와 시간을 연장하고 상부식도괄약근이 이완될 때 범위와 시간을 증가시키기 위해 고안되었다. 이는 후두복합체(laryngeal complex)의 움직임이 최고 정점에 있을 때 수초 간 유지시키는 방법을 말한다. 이 방법은 후두복합체를 지속적으로 상승하도록 유지시켜 인두의 최고 수축과 지속시간을 유지시키며, 상설골근을 활성화시키고 설기저부와 후인두벽의 수축을 증가시키는 생리학적인 효과가 있다. 또한 실제 음식을 삼킬 때 식괴가 안전하게 이동할 수 있도록 시간을 벌어주는 보존적 방법으로 사용되기도 한다[17]. 멘델슨법의 시행 방법은 삼키는 동안 갑상연골의 상승 움직임을 스스로 느끼도록 하고 삼켰을 때 갑상연골이 최대로 상승된 지점에서 내려오지 않도록 그 위치를 몇 초 동안 유지하도록 한다(그림 21-9). 후두가 최대로 상승되었을 때는 설기저부가 최대로 후인두벽쪽으로 수축하게 되며 기도는 닫히게 된다[14,19].

치료적 방법으로 적용하였던 연구들의 결과를 보면, Lazarus 등[17]은 이 기법을 단일환자에게 적용시켜 삼킴관련 근육의 근력 및 협응력 증진을 도모하였으며, Neumann 등[23]도 신경학적 손상으로 인하여 연하장애를 겪고 있는 비위관식 환자 58명에게 적용하여 2/3에서 성공적인 구강식이로 전환시켰다는 연구결과를 보고하였다.

이 방법을 치료에 적용하는데 있어서 기간 및 횟수에 대한 획일적 방법은 제시된바 없지만, Crary는 3주

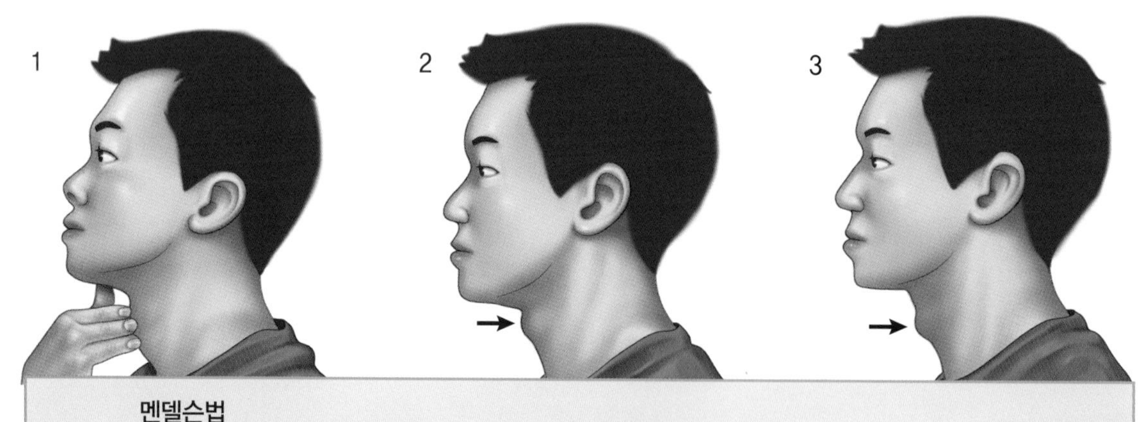

멘델슨법

1. 삼키는 동안 갑상연골의 상승 움직임을 스스로 느끼도록 한다.
2. 삼켰을 때 갑상연골이 최대로 상승된 지점에서 내려오지 않도록 그 위치를 몇 초 동안 유지한다.
3. 이완한다.

그림 21-9. 멘델슨법

간 멘델슨법을 집중적으로 적용하여 6명의 대상 환자 모두를 구강식이로 전환시켰으며, 이후의 연구에서 Crary 등은 45명의 연하장애 환자에게 10회의 치료세션을 적용한 결과 87%에서 구강식사로 전환이 가능하였다고 보고하고 있다.

따라서 멘델슨법은 다양한 임상결과를 통하여 연하장애 치료 시 긍정적 효과를 기대할 수 있는 치료기법으로 추천된다. 후두 복합체의 상승을 임상가나 환자가 스스로 확인 할 수 있도록 표면근전도를 통한 바이오피드백을 이용하는 방법도 추천될 수 있다. 하지만 멘델슨법은 연하의 무호흡 시간을 증가시키게 되므로 호흡질환자나 호흡패턴이 불안정한 환자에게는 적용하지 않는 것이 좋다.

4. 노력연하법(effortful swallow 동영상 : 노력연하)

노력연하법은 삼키는 동안 혀의 기저부를 인두벽으로 강하게 수축하고 후두를 상승시키는 방법으로 수정된 발사바 수기로 불리우기도 한다(그림 21-10)[11]. 삼킨 후 인두의 압력증가와 지속적인 기도폐쇄는 침습과 흡인을 감소시키고 후두개곡이나 이상와에 남아있는 잔류물을 최소화하여 흡인의 가능성을 감소시킨다. 보상기법으로 고안되었으나 반복해서 노력연하법을 시행하였을 때 인두의 근육을 강화시키고 후두의 움직임 및 설기저부와 인두 수축력을 강화시키는 효과가 있는 것으로 보고되고 있다.

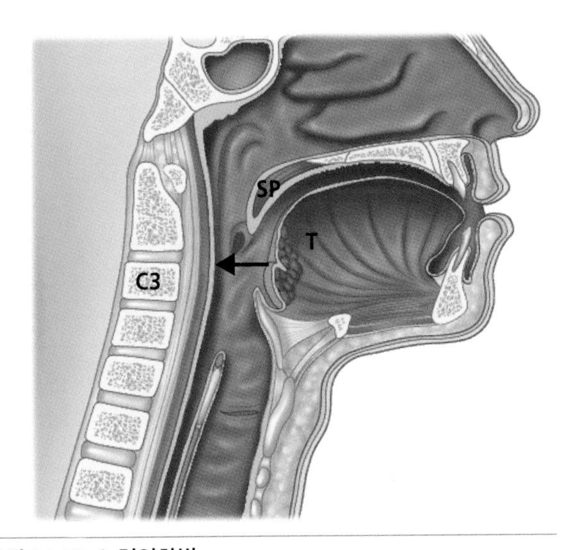

그림 21-10. 노력연하법

VI. 맺음말

이 장에서는 일반적으로 잘 알려진 보상기법으로 자세변형, 식이조절, 감각자극, 보장구, 연하 수기 등에 대해 설명하였다. 임상에서는 이 장에서 제시된 보상기법을 포함하여 다양한 방법들이 환자에게 적용되고 있지만 치료 기법에 대해 객관적 절차가 제시되거나 적절한 대상 선정을 통하여 치료 효과를 명확하게 검증한 방법들은 많지 않은 상태이다. 또한 근거를 통해 고유한 효과가 있다고 할지라도 적용하였을 때 모든 환자에게서 동일한 효과를 얻기는 어려울 수 있으며 연하장애의 양상에 따라 다양한 반응이 나타날 수 있다. 따라서 객관적 평가를 통해 기능과 장애를 파악한 후 근거중심의 기법을 바탕으로 치료에 적용할 때 최고의 치료 효과를 얻을 수 있을 것이다.

참고문헌

1. Ayuse T, Ishitobi S, Kurata S, Sakamoto E, Okayasu A, Oi K. Effect of reclining and chin-tuck position on the coordination between respiration and swallowing. J Oral Rehabil.2006;33:402-408.
2. Cathy AP. A comparison of consistency and taste of five commercial thickners.Dysphagia. 1997;12:74-78.
3. Cola PC, Gatto AR, da Silva RG, Spadotto AA, Ribeiro PW, Schelp AO, Carvalho LR, Henry MA. Taste and temperature in swallowing transit time after stroke. Cerebrovasc Dis Extra. 2012;2:45-51.
4. Crary MA. A direct intervention program for chronic neurogenic dysphagia secondary to brainstem stroke. Dysphagia. 1995;10:6-10.
5. Crary MA, Carnaby-Mann GD, Groher ME. Helseth E. Functional Benefits of dysphagia therapy using adjunctive biofeedback. Dysphagia. 2004;19:160-164.
6. Ebihara S, Kohzuki M, Sumi Y, Ebihara T. Sensory stimulation to improve swallowing reflex and prevent aspiration pneumonia in elderly dysphagic people. J Pharmacolsci 2011;115:99-104.
7. Fishman GC, Sonies BC. Effects of systematic bolus viscosity and volume changes on hyoid movement kinematics.Dysphagia. 2002;17:278-287.
8. Hanson B, The effect of saliva on the viscosity of thickened drinks. Dysphagia. 2012;27:10-19.
9. Hitoshi K, Yoko I, Sumiko O, Eiichi S. Body positions and functional training to reduce aspiration in patients with dysphagia. JMAJ. 2011;54:35-38.
10. Hori K, Tamine K, Barbezat C, Maeda Y, Yamori M, Muller F, Ono T. Influence of chin down posture on tongue pressure during dry swallow and bolus swallows in healthy subjects. Dysphagia. 2011;26:238-245.
11. Huckabee ML, Pelletier CA. Management of adult neurogenic dysphagia. San Diego: Singular Publishing, INC., 1999.
12. Iida Y, Katsumata A, Fujishita M. Effect of head rotation on the pathway of a food bolus through the pharynx as evaluated by a videofluoroscopic swallow study. Oral Radio.l 2011;27:17-21.
13. Inamoto Y, Saitoh E, Okada S, Kagaya H, Shibata S. The effect of bolus viscosity on laryngeal closure in swallowing: kinematic analysis using 320-row area detector CT. Dysphagia. 2012;5:9410-9414.
14. Karen MW. SubmentalsEMG and hyoid movement during mendelsohn maneuver, effortful swallow, and expiratory muscle strength training. J Speech Lang Hear Res. 2008;51:1072-1087.
15. Krival K, Bates C. Effects of club soda and ginger brew on linguapalatal pressures in healthy swallowing. Dysphagia. 2012;27:228-239.
16. Lazzara G, Lazarus C, Logemann JA. Impact of thermal stimulation on the triggering of the swallowing reflex.Dysphagia. 1986;1:73-77.
17. Lazarus C, Logemann JA, Gibbons P. Effects of maneuvers on swallowing function in a dysphagic oral cancer patients. ClinCommunDisord. 1993;3:11-19
18. Lee KL, Kim DY, Kim WH, Kim EJ, Lee WS, Hahn SJ, Kang MS, Ahn SY. The influence of sour taste on dysphagia in brain injury: blind study. Ann Rehabil Med. 2012;36:365-370.
19. Logemann JA. Evaluation and treatment of swallowing disorder., 2nd ed. Texas: Pro-ed INC., 1998.
20. Logemann JA, Pauloski BR, Rademaker AW, Colangelo AL. Super-supraglottic swallowing in irradiated head and neck cancer patients. Head Neck. 1997;29:535-539.
21. Margareta B, Rolf O, Olle E. Supraglottic swallow, effort swallow, and chin tuck did not alter hypopharyngealintrabolus pressure in patients with pharyngeal dysfunction. Dysphagia. 2002;17:197-201.
22. National Dysphagia Diet Task Force. National Dysphagia Diet: Standardization for Optimal Care. Chicago: American Dietetic Association, 2002.
23. Neumann S, Bartolome G, Buchholz D. Swallowing

therapy of neurologic patients: correlation of outcome with pretreatment variables and therapeutic method. Dysphagia. 1995;10:6-15.

24. O'Sullivan N. Dysphaiga care team approach with acute and long term patient., 2nd ed. Valley Cottage: Cottage Square Press, 1995.
25. Perry JL, Bae Y, Kuehn DP.Effect of posture on deglutitive biomechanics in healthy individuals. Dysphagia. 2012;27:70-80.
26. Selinger M, Prescott TE, Hoffman I: Temperatureaccelerationin cold oral stimulation. Dysphagia. 1994;9:83-87.
27. Solazzo A, Monaco L, Vecchio LD, Tamburrini S, Iacobellis F, Berritto D, Pizza NL, Reginelli A, Martino ND, Grassi R. Investigation of compensatory postures with videofluoromanometry in dysphagia patients. World J Gastroenterol. 2012;18:2973-2978.
28. Solazzo A, Vecchio LD, Reginelli A, Monaco L, Sagnelli A, Monsorro M, Martino ND, Tedeschi G, Grassi R. Search for compensation postures with vide ofluoromanometricinvestigation in dysphagic patients affected by amyotrophic lateral sclerosis. Radiol med 2011;116:1083-1094.
29. Stephen F, Catriona MS. The effect of chin down position on penetration-aspiration in adults with dysphagia.CJSLPL. 2012;36:142-149.
30. Steven BL, Debra MS, Barry GG. Silent aspiration risk is volume-dependent. Dysphagia.2011;26:304-309.
31. Teismann IK, Steinsträter O, Warnecke T, Suntrup S, Ringelstein1 EB, Pantev C, Dziewas R.Tactile thermal oral stimulation increases the cortical representation of swallowing. BMC Neuroscience. 2009;10:710-717.
32. Terre R, Mearin F. Effectiveness of chin-down posture to prevent tracheal aspiration in dysphagia secondary to acquired brain injury. A videofluorospopy study. NeurogastroenterolMotil. 2012;24:414-419.

chapter

22

연하장애의 행동적 접근법 : 운동 및 촉진기법

박은정, 홍호진, 권재성

재활 훈련 기법은 연하장애의 생리학적인 측면을 훈련하는 방법으로 연하작용과 관련된 근육에 반복적으로 시행하는 운동과 촉진 기법이 포함된다. 생리학적인 변화를 위해서는 먼저 비디오투시연하검사나 내시경연하검사와 같은 기기적인 검사 도구로 정확하게 기능 장애를 평가해야 한다. 재활 치료 기법에는 구강과 인후두의 근육 강화나 가동범위 증진 훈련과 수기(maneuver)가 포함된다. 운동으로 인해 획득된 생리학적 변화는 보상적인 방법에 비해 지속된다는 장점이 있다. 재활 치료는 음식의 사용 여부에 따라서 음식을 사용하지 않는 간접적인 방법(indirect)과 액체나 고체의 음식물을 이용하는 직접적인(direct) 방법으로 나눌 수가 있다. 치료의 목적을 이해하고 훈련에 잘 참가하기 위해서는 환자에게 적정한 수준의 인지가 필요하다. 두 방법 모두 환자의 인지 능력이 필요되며 집중력, 이해력, 기억력 등이 적절히 유지되어 있어야 한다[14]. 많은 보고에 의하면 연하장애에 대한 재활치료를 조기에 적용할수록 흡인성 폐렴이나 영양장애, 탈수 등의 각종 합병증을 줄일 수 있다. 따라서 연하장애의 진단이 이루어진 직후 최대한 빨리 훈련을 시작하는 것이 필요하다.

I. 연하장애의 운동기법

연하장애를 교정하기 위한 운동방법으로는 입술운동, 혀운동, 구개운동, 인두운동, 후두운동 등이 있으며, 구강 내외부 연하관련 근육들의 스트레칭 및 근력강화 등을 통하여 삼키기 전에 작용하는 근육들의 기본 운동특성을 향상시키는 방법을 말한다[17]. Logemann[14]은 만약 환자가 심하게 흡인이 발생한다면, 구강운동을 통하여 연하기능을 향상시키는 것이 다른 기법에 앞서 일차적으로 적용해야 할 치료적 접근이라고 제시하였으며 주로 입술, 혀, 턱을 의도적인 동작을 통하여 근육들을 강화시키는 방법으로 다양하게 적용되고 있다. 이러한 운동들은 구강전기, 구강기, 인두기 등의 연하단계 전반에 기능적인 회복에 도움을 준다[20]. 근력과 근육크기를 증진시켜 음식을 삼키기 전 입술 밖으로 음식이 나오는 것을 방지하며 삼킬 때 압력을 증진시켜 흡인정도를 감소시킬 수 있으며 삼킨 후 흡인의 위험도 감소시켜 환자들의 삶의 질을 향상시킨다[16].

촉진 기법으로는 인두에 적용하는 표면전기자극이나 전구개궁에 적용하는 온도자극이 있다. 이러한 촉진 기법은 객관적인 평가가 이루어진 후 환자에게 적절한 기법을 선택하여 진행해야 한다. 하지만 한가지 기법만 사용하는 것보다 여러가지 기법을 결합하여 사용하는 것이 더 큰 기능의 향상을 가져 온다[24].

1. 운동

(1) 고개 조절 운동[동영상]

경부의 가동범위 제한은 구강운동에 악영향을 주므로 견갑골 주위나 상지의 가동능력이 필요하다. 턱 당기기, 고개 기울이기, 고개 돌리기와 같은 기도 보호를 위한 인두의 보상적인 접근을 하기 위해서도 경부의 굴곡과 회전 등의 움직임의 가동력 확보가 중요하다. 환자를 바른 자세로 앉힌 후 치료사의 한 손은 체간에 고정하고 다른 한 손은 머리쪽에 위치시킨 후 여러 방향으로 저항을 제공한다[18]. 천천히 시작하여 운동방법이 익숙해지면 혼자서 할 수 있도록 한다.

(2) 구강운동[동영상]

① 입술운동

근긴장도가 높은 경우 장갑을 낀 손으로 입술 밖을 좌우, 위, 아래로 천천히 스트레칭 하도록 한다. 근긴장도가 낮은 경우 저항 없이 입술을 내밀거나 당기는 운동을 시행하거나 버튼을 실에 매달아 입안에 넣고 빠지지 않도록 여러 방향으로 저항을 제공할 수 있다. 4×4 사이즈의 거즈를 길게 말아 입술 사이에 넣고 입술의 움직임으로 안으로 끌어 당기도록 하여 입술을 내밀고 당기는 움직임을 연습할 수 있다[10].

② 혀운동

근긴장도가 높은 경우 혀끝을 거즈로 잡고서 앞, 위, 좌우 방향으로 스트레칭하도록 한다. 이때 턱 밑 근육을 바이오피드백 하게 되면 근육의 조절과 근긴장도의 감소가 더욱 쉽게 일어난다. 혀를 내밀고 2초 정도 유지한 후 쉬는 동작을 반복하도록 하며 혀를 치조(alveolar)에 두고 아래턱을 벌리는 동작도 혀의 스트레칭을 돕는다. 근 긴장도가 낮은 경우 내밀기, 올리기, 당기기, 좌우로 움직이는 동작을 반복하도록 하며 이때 설압자를 사용하여 저항을 제공하거나 볼에 대항하여 훈련할 수 있다. 설압자와 IOPI (Iowa Oral Performance instrument)와 같은 도구들을 사용하여 저항을 제공하면 혀의 근육 증가와 구강내 압력의 향상을 가져올 수 있다[10]. 특히 /크/나 /그/ 발음을 하며 혀를 뒤로 당기기, 하품, 가글하기 등의 활동들은 설기저부의 뒤쪽 움직임의 범위를 증가시키는 데 도움을 준다[14].

③ 턱운동

턱을 벌리거나 좌우로 움직이는 동작이 포함되며 적어도 한 동작당 통증이 없는 한 가장 신장된 자세에서 3~5초 정도는 유지해야 한다. 자가 운동전에 교근을 맛사지 해주는 것이 도움이 되며(그림 22-1)[14], 본인

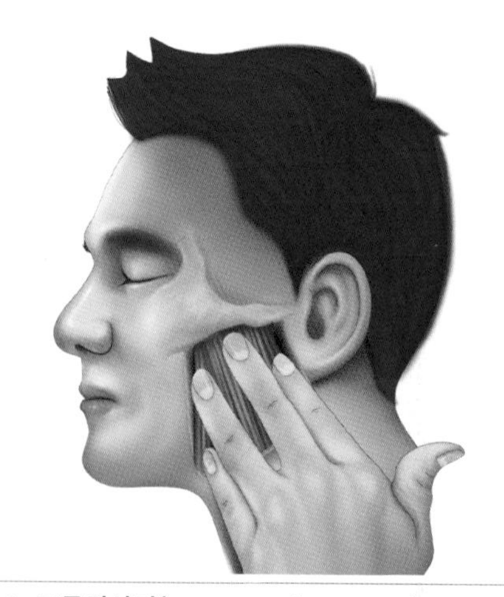

그림 22-1. 교근맛사지(massage of masetter)

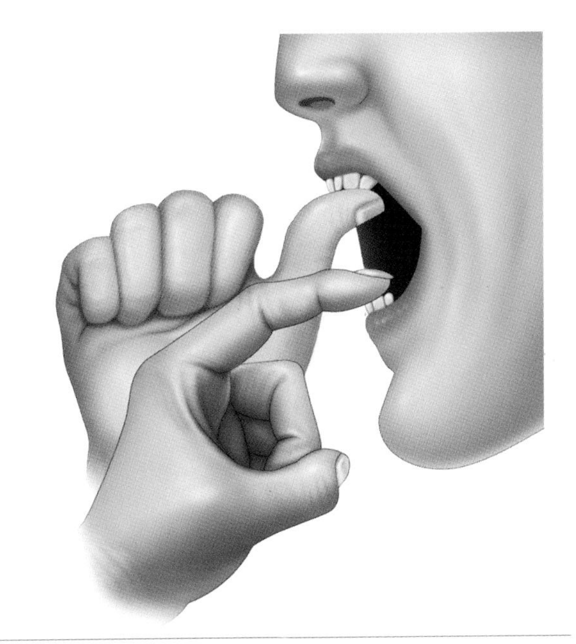

그림 22-2. **자가손을 이용한 저항운동**

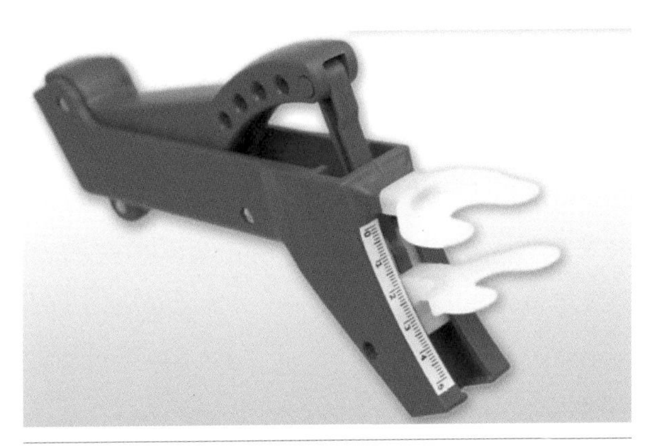

그림 22-3. **턱운동 기구(TheraBite)**

손을 이용해 저항을 제공하거나(그림 22-2) TheraBite (Atos Medical Inc., Milwaukee, WI, 그림 22-3)와 같은 기구를 이용할 수도 있고 설압자를 입안에 여러겹 넣어서 턱 벌림을 증진 시킬 수 있다.

Logemann은 입술, 혀, 턱운동들을 하루에 5~10번 시행하며 한번에 5~10번 반복하는 것을 최적으로 보았다(표 22-1)[15].

(3) 혀-유지 수기[동영상 : 마사코수기]

일반적인 연하수기에는 성문상 연하법, 최대성문상 연하법, 멘델슨법, 노력연하법 등이 포함되며 인두기의 기도 보호와 진행을 용이하게 하도록 위해 특별하게 삼키는 방법을 제안하는 보상기법으로 사용하도록 고안되었다. 하지만 이들 수기의 지속적인 사용이 생리학적인 변화를 가져오게 됨에 따라 보상기법과 재

표 22-1 구강운동의 부위별 시행방법

입술운동	혀운동	턱운동
1) 입술내밀기/오/,/우/	1) 혀 내밀기	1) 턱 벌리기
2) 입술당기기/이/	2) 혀 당기기	2) 턱을 양옆으로 움직이기
3) 입술 반복하여 내밀고 당기기(/이/와/우/)	3) 혀 반복하여 내밀고 당기기	3) 턱 돌리기
4) 미소 짓기	4) 혀를 옆으로 움직이기	4) 씹기 연습
5) 입술 다물기/팝/	5) 혀로 다문 입술 밀기	5) 자가저항
6) 설압자를 입술로 물고 유지	6) 혀로 윗니 뒷부부분을 밀기	
7) 입술을 다문 채 혀로 저항주기	7) 6)의 자세에서 턱을 벌리기	
8) 실에 달린 버튼을 입안에 넣고 당기기	8) 혀로 볼 밀기	
9) 입술에 놓인 거즈를 입안으로 당기기	9) /크/나/그/소리 내기	
	10) 가글하는 흉내내기	
	11) 설압자로 혀 앞, 좌, 우를 밀기	
	12) 혀로 연구개에 밀기	

활기법에 동시에 포함이 된다(표 22-2). 연하수기에 대한 자세한 설명은 21장에서 소개되어 있다.

마사코법(Masako maneuver)라고도 불리는 혀-유지 수기도 초기에는 혀 뒤쪽의 근력을 보상하기 위한 보상적인 접근법으로 사용을 하였다. 하지만 혀-유지 수기를 통한 연하유도 시에 혀는 식괴를 모아두거나 조절하는 기능적 역할을 수행할 수 없으며, 연하의 주된 압력인 설기저부 압력 생성에 방해를 받으므로 오히려 안전한 연하과정을 방해할 위험성이 높다. 실제 음식물을 삼키면서 이 기법을 적용할 때의 단점으로는 기도폐쇄 시간을 단축시키며, 삼킴 후 음식 잔류물을 많이 남기고, 인두 연하를 지연시킨다는 것이 있다[6]. 그리하여 현재는 운동방법으로만 사용이 된다.

이 수기는 삼키는 동안에 인두벽의 전방 움직임 또한 증가시키며 인두의 내경을 좁혀 식괴가 인두를 빠르게 지나가도록 하는 압력 생산을 돕는다. 구체적 시행 방법으로는 우선 혀 끝이 치아 밖으로 약 3/4in (1.8cm) 정도 나오도록 한 후 윗니와 아랫니로 살짝 물고 유지시킨다. 혀 끝을 치아나 입술로 고정시킨 상태에서 마른 삼킴을 유도시키는 데, 이 때 목의 뒤쪽이 강하게 당겨지는 느낌이 느껴지는 지를 확인한다.

사실, 혀-유지 수기의 적용에 관한 생리학적 기능 변화에 관한 연구들은 매우 미흡한 상태이다. 환자의 유형과 특이성을 고려한 구체적 결과 예측을 보여주는 문헌들이 뒷받침되어야 할 것이다(그림 22-4).

(4) 음식을 이용한 구강의 조절훈련

거즈패드나 막대사탕, 진득한 식괴, 껌 등을 이용하여 혀의 움직임을 유도할 수 있는 데, 이러한 훈련은 초기 간접적인 방법만을 시행해야 하는 환자에게는 적용을 할 수 없다. 구강의 조절이 어려워 본인도 모르게 삼켜서 위험할 수도 있으니 반드시 보호자의 감독하에 이루어져야 한다[14]. 진득한 식괴를 입안에 넣고 혀를 이용해 한곳으로 모은 후 뱉어내도록 하는 동작을 통해 혀의 움직임이 향상되고 볼에 음식이 남는 것을 감소시키고 턱의 움직임을 강화시킬 수 있다. 운동을 시행한 후에는 입안에 남아 있는 음식이 있는지 확인을 한 후 환자가 성공적이었다면 다양한 크기와 농도의 식괴를 반복적으로 연습하도록 한다. 음식물을 이용한 직접적인 방법을 적용하기 어려운 환자라면 음식물 대신 거즈를 이용할 수 있다. 거즈를 이용하여 운동을 할 때에는 혀에 대고 앞에서 뒤로, 혹은 양옆으로 움직이게 할 수 있으며 임상가는 거즈를 앞에서 잡고 고정을 시켜야 거즈가 뒤로 넘어가지 않게 된다. 움직임이 심하게 감소된 환자는 거즈를 크게 말아서 이용하도록 한다[16].

표 22-2 보상기법과 재활기법의 구분

보상기법	보상과 재활기법	재활기법(운동)
자세조절(체간, 인두 조절) 음식 덩이 변형(재질, 점도, 양, 온도, 맛) 의지적인 조절	-연하수기(성문상 연하법, 최대성문상 연하법, 멘델슨법, 노력연하법) -촉진기법(온도촉각자극, 전기자극)	입술, 혀, 턱 운동 마사코법 리실버만 음성치료 호기근강화훈련 두부거상 운동

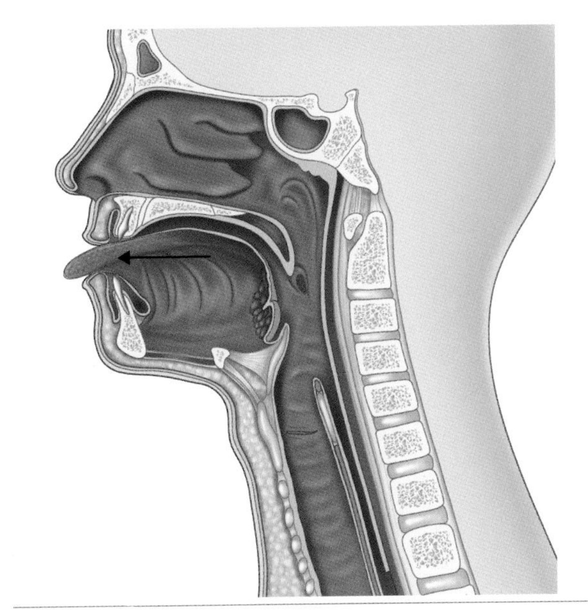
그림 22-4. 혀-유지 수기(tongue-holding maneuver)

(5) 도구를 이용한 운동

Lazarus 등[13]은 Iowa Oral Performance instrument (IOPI)나(그림 22-5) 설압자(tongue blade) 등을 혀로 밀어 저항 운동을 하였을 때 건강한 젊은 사람들에서 혀의 근력이 증가하였다고 하였으며, 특히 IOPI는 혀의 압력을 정량적으로 분석할 수 있고 장소에 상관없이 간단하고 편리하게 환자에게 적용할 수 있다고 하였다. 혀의 운동성을 그래프나 수치로 나타낼 수 있어 환자 자신이 혀의 근력을 시각적으로 볼 수 있고, 음식을 구강기에서 인두기로 이동시킬 때 혀의 전반부와 기저부상의 협응력을 평가할 수 있으며, 시각적 피드백을 활용하여 혀 뿐만 아니라 입술과 볼의 등척성, 등장성 운동을 할 수 있다는 장점이 있다.

Robbins 등[19]은 10명의 건강한 노인을 대상으로 체계적인 혀저항 운동을 적용한 결과 혀의 등척성 힘과 삼킬 때의 압력이 향상되었다고 하였다. Hagg와 Anniko는 입술 저항 훈련 프로그램이 뇌졸중 후 연하장애가 발생한 환자에서 입술의 근력과 연하 능력을 향상시켰다고 보고 하였다. 이러한 연구들을 통해 특히 혀와 입술의 저항운동들이 약화된 연하 근육들의 근력을 증가시켜 안전하게 삼킬 수 있다는 다양한 근거로서 적용되고 있다. 하지만 Lazarus 등은 IOPI와 설압자로 운동을 한 후 근력 운동을 하지 않은 그룹에 비해 두 운동에서 모두 향상을 보였으나 두 운동간의 유의한 차이는 없다고 하였다[13].

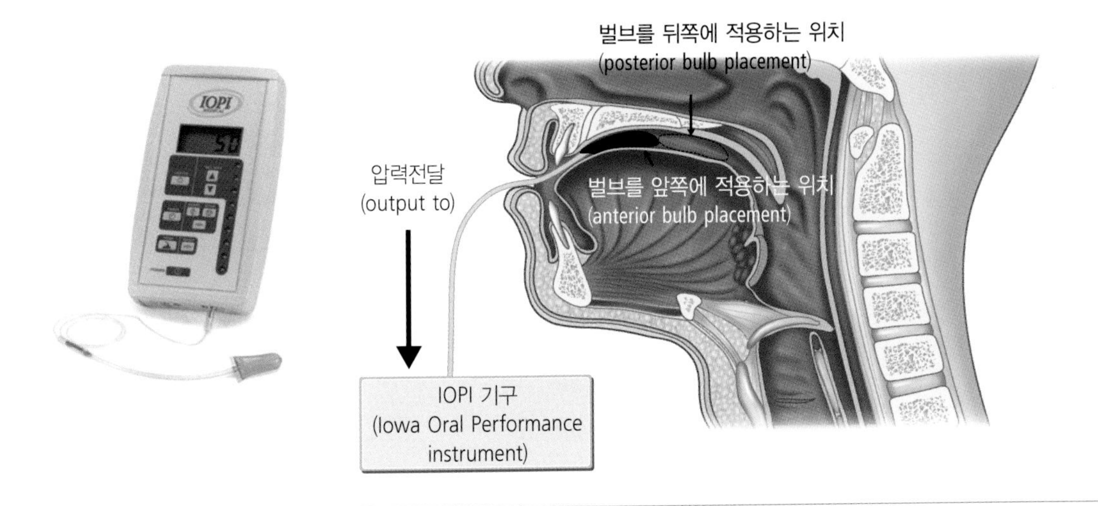

그림 22-5. IOPI 구강 운동 기구(Iowa Oral Performance instrument)

(6) 성문폐쇄훈련[동영상]

성문폐쇄훈련(vocal adduction exercise)은 의자에 앉은 상태에서 가슴에 양손을 깍지를 끼고 모아 지속적으로 발성을 하는 동안 밀거나 당기면서 자발적인 발성이 나올 수 있도록 하거나[10] 의자를 아래로 누르면서 맑은 목소리로 5회 소리를 내게 한 후, 세고 강하게 '아'라고 성문 압박발성을 5회 시행하게 한다[2]. 이는 후두의 근육 활동을 증가시켜 삼키는 동안 후두가 완전히 폐쇄되는 기능을 강화시켜준다[14]. 성대의 수축력을 높이고 성대내전을 향상시키기 위해 기침, 그르렁거림(grunting), 웃음(laughing)을 하는 방법도 도움이 되며 성문상 연하법은 이를 촉진시키는 것으로 알려져 있다. 하지만 성문폐쇄훈련은 혈압을 상승시킬 수 있으므로 주의가 필요하다[10].

(7) 리실버만 음성치료

리실버만 음성치료(Lee Silverman Voice Treatment, LSVT)는 파킨슨병으로 인해 운동 장애가 있는 환자를 대상으로 음성을 향상시키기 위해 고안이 되었다. 모음을 최대한 길게 발음하기, 높은 소리내기, 기본적인 일상생활용어를 크게 발음하기의 3가지 운동 방법이 포함되어 있으며 큰소리로 말을 할 때에는 최대한 정확하고 힘이 들어가는 것을 느끼면서 시행하도록 하였다. 이를 적용한 과제는 1주차에서는 단어 읽기부터 시작하여 2주차에 문장읽기 3주차에는 읽기자료(여러 문장) 4주차에는 대화하기로 구성되어 있다(그림 22-6). 8명의 특발성 파킨슨병 환자에게 1달 동안 리실버만 음성 치료를 적용하였을 때 상부의 호흡소화관(aerodigestive)의 신경근 조절 기능이 향상되었다고 보고하였다. 이러한 집중적인 치료는 높은 강도의 발성을 필요로 하고 있고 이것은 성대의 내전을 증가시키게 되는 것이다. 치료 후에 성대 뿐만 아니라

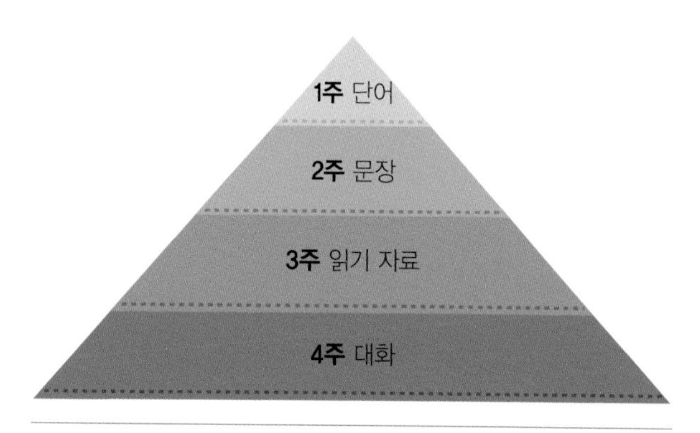

그림 22-6. LSVT 과제 구성(task configuration of LSVT)

구강기와 인두기에 작용하는 혀와 설기저부의 기능도 증가되어 구강이동 시간과 구강 내 음식물이 덜 남게 되어 효율적으로 삼키게 된다는 연구도 있다[5].

(8) 호기근강화훈련

호기근강화훈련(Expiratory Muscle Strength Training, EMST)은 압력에 반응하는 기구를 이용한 프로토콜로써 만성 호흡기 질환을 가진 젊은 성인을 대상으로 호기압을 향상시키기 위해 사용이 되었다(그림 22-7). 호기 훈련을 위해 마우스피스를 입안에 넣어 입술로 입구를 고정한 후 기구를 힘껏 불게 한다. 밸브의 압력은 0에서 150cmH_2O 사이로 설정이 가능하며 호

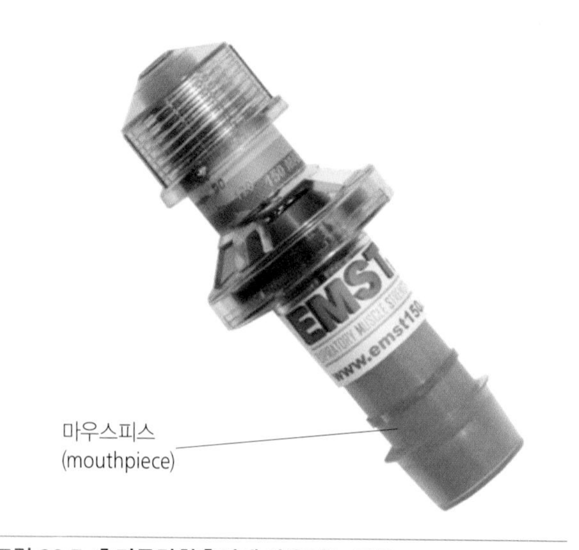

그림 22-7. 호기근강화훈련에 사용되는 기구

흡을 내 뱉으면 설정한 압력에서 밸브가 열리도록 되어 있다. 설정한 압력을 저항으로 사용하여 호기압을 강화시키도록 한다. 파킨슨병, 다발성경화증환자에게도 적용이 되어 기구를 통해 운동을 하는 동안 연구개와 설골이 상승되므로 상부설골근을 강화시켜 삼킴에도 도움이 될 수 있다고 하였다[29].

(9) 두부거상운동[동영상]

두부거상운동(Shaker exercise)은 상부식도괄약근 개방에 관여하는 근육군의 힘을 증가시켜서 인두식도 분절의 개방을 향상키는 방법이다. 삼키는 동안에 설골상 근육군은 설골의 전방 움직임을 돕고, 후두의 전상방 움직임에 유의한 효과가 있어 괄약근을 전방향으로 끌어당긴다. 약해진 설골상 근육군의 강화는 상부식도괄약근 개방에 긍정적인 효과를 기대하게 한다[10].

두부거상운동은 바닥에 바로 누운 채로 고개만을 들어올려 발끝을 보게 하여 설골상 근육군을 강화시킨다. 두부거상 자세는 처방된 스케줄에 따라 계획적인 반복을 필요로 한다. 간단히 말하면, 환자는 바로 누운 자세에서 1분간 머리를 들어 유지하고 1분간 휴식하는 과정을 3번 반복하게 하는 것이다. 다음 과정으로 머리를 든 자세를 유지하지 않고 연속적으로 30회 들어올리게 한다. 이 과정을 6주 동안 매일 3차례 시행한다(그림 22-8)[22].

Easterling 등[3,21]은 건강한 노인 및 비구강 식이 환자들을 대상으로 이 운동을 완벽히 수행하였을 때, 삼키는 동안에 후두의 전방 움직임이 증가하고 상부식도괄약근의 개방이 증가 및 흡인 감소의 효과를 제시하였다. 두부거상운동의 효과는 연하장애 환자들 뿐 아니라 일반 노인들에게도 동일하게 나타나지만 적용상의 주의점이 따른다. 연하장애가 없는 26명의 노인들을 대상으로 두부거상운동을 적용한 연구에서, 참여 노인들의 50% 만이 반복하여 머리를 30회 들어 올리는 등속성 운동을 완벽히 실행하였고, 1분간 머리를 들어 유지하는 등척성 운동은 70% 만이 완벽히 수행하였다[3]. 또한 대부분의 연구 참여자들은 이 운동프로그램을 2주안에 포기했다. 이러한 결과는 연하장애의 치료 기법으로 두부거상운동을 적용할 경우 모니터링의 중요성을 시사한다. 그리하여 최근에는 두부거상운동의 제한점을 보완하기 위해 Watts는 CtC(chin to chest)운동(그림 22-9)을[28] Yoon 등은 CTAR(chin tuck against resistance)운동을 제안하였으며(그림 22-10)[30], Wada는 턱벌리기(jaw opening) 운동(표 22-3)[27]을 제안하였다. 표면근전도를 이용하여 턱밑근육의 활성도를 측정한 결과 두부거상운동 후 나타나는 근육의 활성도와 비교하였을 때 유의한 차이는 없다고 하였지만 그 근거가 불충분하다. 따라서 다양한 연하장애 환자들을 대상으로 두부거상운동 운동을 적용한 후 효

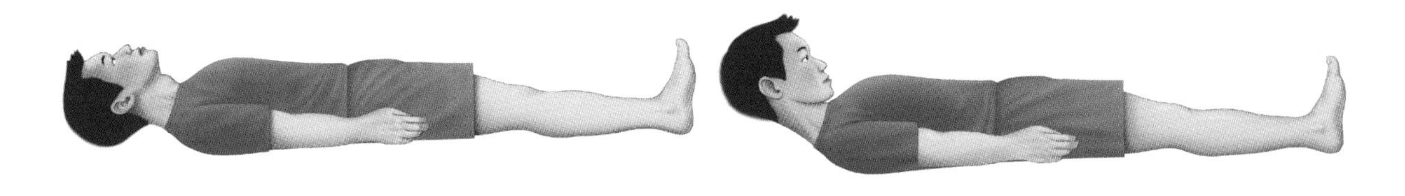

그림 22-8. 두부거상운동(shaker exercise)

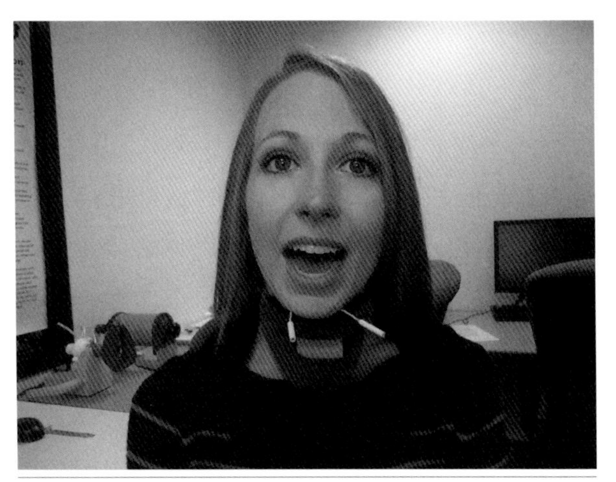

그림 22-9. 두부거상운동의 대체방법인 CtC

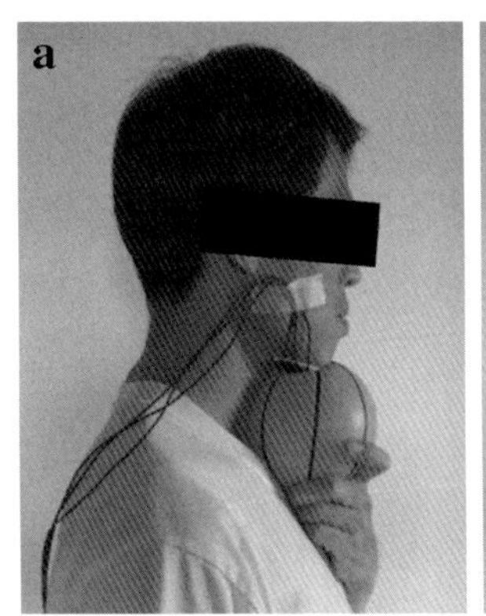

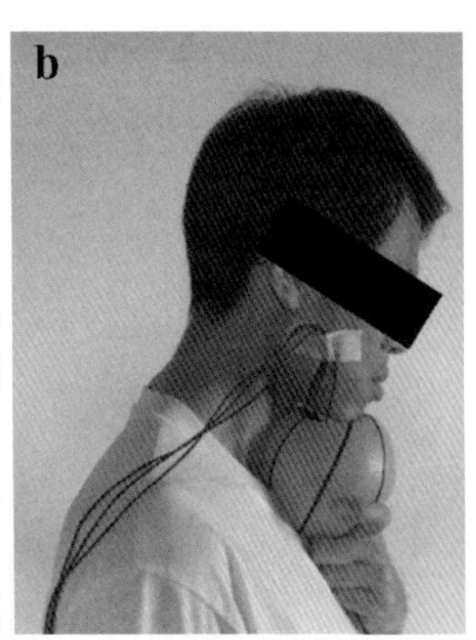

그림 22-10. 두부거상운동의 대체 방법인 CTAR

과에 대한 다각적인 연구를 도모해야 할 것이다.

II. 연하장애의 촉진기법

(1) 전기자극법

촉진기법 중에 최근 가장 많이 적용되는 것은 전기자극법이다. 주로 턱밑 근육과 목 부위의 후두 거상근에 표면전극을 이용하여 전기자극을 가하는 방법이 많이 사용이 되며 급성기 뇌졸중 환자에게 전구개궁에 10분 정도 적용을 한 경우도 있다[1]. 전기 자극에 대한 더 자세한 내용은 23장에서 참고 할 수 있다.

반복적 경두개 전기자극(repetitive transcranial magnetic stimulation, rTMS)을 대뇌 부위에 적용함으로써 연하기능을 상당 부분 향상시킬 수 있다. 급성뇌졸중 환자에서 고빈도(3Hz) rTMS 치료를 5일 간의 누적하여 적용하였는 데, 치료 직후 의미있는 삼킴 기능향상을 보였으며, 이러한 삼킴 기능향상은 치료 종료 후 2개월까지 유지됨을 보고하였다[12].

표 22-3. 턱 벌리기 운동의 시행방법

1	턱을 최대한 벌린 후 10초 동안 유지한다.
2	10초 동안 휴식한다.
3	5번 반복한다
4	1일 2세트 4주동안 시행한다.
주의	턱관절이 잘 빠지는 사람에게 적용하기 어려움

(2) 심부인두신경근육자극법

심부인두신경근육자극법(deep pharyngeal neuromuscular stimulation)은 비침투적인 방법으로 1991년에서 1993년 사이 Mease Hospital의 Karlene H. Stefanakos에 의해 개발되었다[25]. 뇌졸중, 다발성 경화증, 파킨슨병과 외상성 뇌손상과 같은 신경손상 환자에게 적용할 수 있으며 뇌신경에는 손상이 없으며 의식이 있어야 적용이 가능하다. 레몬을 묻힌 면봉을 얼려서 구강 내 설기저부, 미뢰, 연구개, 상부 및 중간 인두근의 감각신경을 자극하여 삼키는 운동반응을 유발하며 근력, 지구력, 움직임 범위를 증가시키기도 한다. 이는 설기저부의 후퇴, 연구개 상승, 인두 연동운동, 윤상인두근의 열림 등을 돕는다.

(3) 온도 촉각 자극[동영상]

지연된 연하반사의 유발속도를 향상 시키기 위해 고안된 방법으로 환자에게 입을 벌리게 한 다음 치료사가 차가운 후두경이나 아이스 스틱[26]으로 전구개궁을 위아래로 5회 문지른다(그림 22-11). 차가운 자극으로 전구개궁을 자극함으로써 삼키는 것에 대한 민감도가 높아지고, 환자가 자발적으로 삼키려 할 때 연하반사가 빨리 유발될 수 있다[11]. 식사 동안에 적용하는 방법이 추천되며 단기간의 효과에 대한 연구가 있다[20].

(4) 감각 자극

신맛의 식괴로 자극을 주면 삼킴의 시작이 빨라지고 식괴의 이동이 향상된다고 알려져 있다. 교합반사(bite reflex)나 항진된 구역반사는 턱을 당긴 자세에서 설압자를 이용하여 혀를 지속적으로 눌러줌으로써 억제시킬 수 있고, 저하된 구역반사는 구개궁을 자극함으로써 촉진시킬 수 있다[9]. 후각 자극 또한 연하 반사 증진에 도움이 된다고 알려져 있으며 후추기름의 향을 코로 들이마시기만 하면 되는 것으로 방법이 쉽고 큰 노력이 필요하지 않는 장점이 있다. 적용 방법은 매 식사 시 또는 치료 시행 전에 1분 동안 후추기름을 코로 흡입하는 것을 30일간 반복하는 것으로 적용 후 연하반사의 유발이 빨라졌다고 보고되고 있다[4].

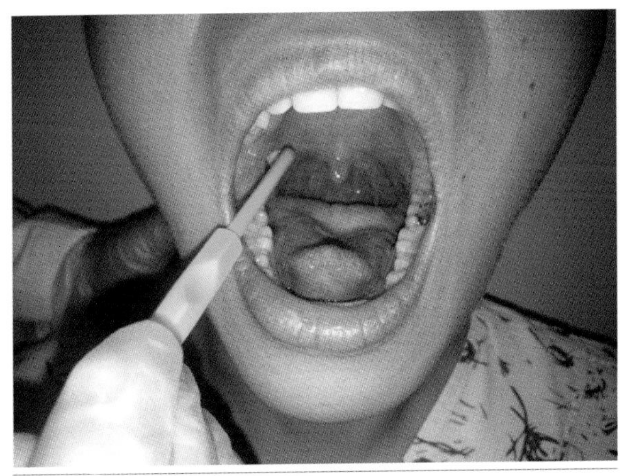

그림 22-11. 온도 촉각 자극의 시행 모습(thermal tactile stimulation)

III. 맺음말

연하장애에 대한 훈련은 식이와 자세의 변형, 연하수기와 같은 보상적인 접근법 위주로 연구가 되었고 연하장애의 기간이 길어질수록 이와 같은 기법들을 지속해야 하는 것에 대한 어려움과 삶의 질 저하에 대한 부분이 논의되었었다. 촉진 기법은 훈련을 통해 기능적인 회복을 돕는 것으로 약화된 부분을 강화시킬 수 있으므로 최근 연구들이 많이 진행되고 있다. 임상에서는 위에서 제시한 기법 이외에도 다양한 방법들이 혹은 다양한 방법으로 임상에서 적용되고 있지만, 각각의 치료 기법에 대한 객관적 절차와 적절한 대상 선정을 통하여 명확히 치료 효과가 검증된 방법들은 제한적이다. 훈련에 대한 다양한 연구가 진행되고 있지만 아직은 그 대상자가 적고 연령, 질병, 환자군의 기준에 대한 부분은 논란이 있을 수도 있다. 따라서 임상가들은 기본적인 지식을 바탕으로 임상에서의 다양한 경험을 쌓아야 할 것이며 이를 바탕으로 다양한 연령과 질환의 환자를 대상으로 훈련을 적용하여 그 효과에 대한 검증을 높이기 위한 연구를 지속해야 할 것이다. 그러므로 기능적이고 안전하게 삼키기위해서는 치료방법을 단순하게 단일방법으로 적용하기 보다는 환자의 주요한 문제와 기능을 평가하고 그에 따른 적절한 전략들을 복합적으로 적용하여 빠르고 안전한 구강 식사를 진행하도록 하는 것이 필요하다.

참고문헌

1. Crary MA, Carnaby-Mann GD, Faunce A. Electrical stimulation therapy for dysphagia: descriptive results of two surveys. Dysphagia 2007;22:165-73.
2. Donzelli J, Brady S. The effects of breath-holding on vocal fold adduction. Arch Otolaryngol Head and Neck Surgery 2004;130:208-10.
3. Easterling C, Grande B, Kern M, et al. Attaining and maintaining isometric and isokinetic goals of the Shaker exercise. Dysphagia 2005;20:133-8.
4. Ebihara T, Ebihara S, Maruyama M, et al. A randomized trial of olfactory stimulation using black pepper oil in older people with swallowing dysfunction. J Am GeriatrSoc 2006;54: 1401-6.
5. El Sharkawi A, Ramig L, Logemann JA, et al. Swallowing and voice effects of Lee Silverman Voice Treatment (LSVT): a pilot study. J NeurolNeurosurg Psychiatry 2002;72:31-6.
6. Fujiu M, Logemann JA. Effect of a tongue-holding maneuver on posterior pharyngeal wall movement during deglutition. Am J Speech LangPathol 1996;5:23-30.
7. Gonza'lez-Ferna'ndez M, Ottenstein L,Atanelov L, et al.Dysphagia after stroke: an overview. CurrPhys Med Rehabil Rep 2013;1:187-96.
8. Hagg M, Anniko M. Lip muscle training in stroke patients with dysphagia. ActaOto-Laryngologica 2008;128:1027-30.
9. Hamdy S, Jilani S, Price V, et al. Power M. Modulation of human swallowing behaviour by thermal and chemical stimulation in health and after brain injury. J NeurogastroenterolMotil 2003;15:69-77.
10. Huckabee ML, Pelletier CA. Management of adult neurogenic dysphagia. San Diego: SingularPublishing INC.;1999.
11. Lazzara G, Lazarus C, Logemann JA. Impact of thermal stimulation on the triggering of the swallowing reflex. Dysphagia 1986;1:73-7.
12. Khedr EM, Abo-Elfetoh N. Therapeutic role of rTMS on re-covery of dysphagia in patients with lateral medullary syndrome and brainstem infarction. J NeurolNeurosurg Psychiatry 2010;81:495-9.
13. Lazarus C, Logemann JA, Huang CF et al. Effects of two types of tongue strengthening exercise in young normals. Folia PhoniatrLogop 2003;55:199-205.
14. Logemann JA. Evaluation and treatment of swallowing disorder, 2nd ed, Texas: Pro-ed INC.;1998.
15. Logemann JA, Pauloski BR, Rademaker AW, et al. Super-supraglottic swallowing in irradiated head and neck cancer patients. Head Neck 1997;29:535-9.
16. McHorney CA, Bricker DE, Kramer AE, et al. The SWAL-QOL outcomes tool for oropharyngeal dysphagia in adults: I. Conceptual foundation and item development. Dysphagia. 2000;15:115-21.
17. National Dysphagia Diet Task Force. National dysphagia diet: standardization for optimal care. Chicago:American Dictetic Association;2002.
18. O'Sullivan N. Dysphaiga care team approach with acute and long term patient, 2nd ed. Valley Cottage: Cottage Square Press;1995
19. Robbins J, Gangnon R, Theis SM, et al. The effects of lingual exercise on swallowing in older adults. Ann Longterm Care 2005;53:1483-9.
20. Selinger M, Prescott TE, Hoffman I. Temperature accelerationin cold oral stimulation. Dysphagia 1994;9:83-7.
21. Easterling C, Shaker R, Kern M, et al. Rehabilitation of swallowing by exercise in tube-fed patients with pharyngeal dysphagia secondary to abnormal UES opening. Gastroenterology 2002;122:1314-21.
22. Shaker R, Kern M, Bardan E, et al. Augmentation of deglutitive upper esophageal spincter opening in the elderly by exercise. Am J Physiol 1997;272:1518-22.
23. Solazzo A, Vecchio LD, Reginelli A, et al. Search for compensation postures with videofluoromano

metricinvestigation in dysphagic patients affected by amyotrophic lateral sclerosis. Radiol Med 2011;116:1083-1094

24. Speyer R, Baijens L, Heijnen M, et al. Effects of therapy in oropharyngeal dysphagia by speech and language therapists: a systematic review. Dysphagia. 2010;25:40-65.
25. Stefanakos KH. A dysphagia workshop on deep pharyngeal neuromuscular stimulation : Effective treatment for pharyngeal dysphagia FL:Speech Team;1993.
26. Teismann IK, Steinsträter O, WarneckeT,et al. Tactile thermal oral stimulation increases the cortical representation of swallowing. BMC Neurosci 2009;10:710-7.
27. Wada S, Tohara H, Iida T, et al. Jaw opening exercise for insufficient opening of upper esophageal sphincter, Arch Phys Med Rehabil 2012;93:1995-9.
28. Watts CR. Measurement of hyolaryngeal muscle activation using surface electromyography for comparison of two rehabilitative dysphagia exercises. ArchPhysMed Rehabil2013;94:2542-8.
29. Wheeler KM, Chiara T, Sapienza CM. Surface electromyographic activity of the submental muscles during swallow and expiratory pressure threshold training tasks. Dysphagia. 2007;22:108-16.
30. Yoon WL, Khoo JKP, Rickard Liow SJ. Chin Tuck Against Resistance (CTAR): new method for enhancing suprahyoid muscle activity using a Shaker-type exercise. Dysphagia 2014; 29:243-8.

chapter

23

연하장애 환자를 위한 신경근 전기자극치료

윤인진, 이경희, 박상균

신경근 전기자극치료는 치료적 전기자극(therapeutic electrical stimulation)과 기능적 전기자극(functional electrical stimulation)으로 분류된다[1]. 치료적 전기자극은 신경학적 회복 또는 통증 감소가 주 목적이고, 기능적 전기자극은 기능적인 과제 수행에 필요한 다양한 근육을 자극하고 강화하는 것이 주 목적이다[1].

신경근 전기자극은 전기 자극을 통해 운동신경원을 작용하여 신경이 분포되어 있는 근육의 근력 강화, 경련 감소, 위축 예방, 근육 재교육 등 기능 강화를 위해 적용되는 치료로 운동 기능 회복을 위해 적용된다[2,3]. 이 때문에 신경근 전기자극의 적용 시 정상적인 운동신경원을 필요로 한다. 또한 신경근 전기자극은 중추신경계와 말초신경계의 근육 활성화를 유도하고, 감각 입력을 조절하며 통증을 감소시킨다[1]. 신경근 전기자극의 생리학적인 효과로 근육의 수축성 단백질 증가로 인한 근섬유를 수축하게 하고 유산소능력(aerobic capacity)에 이용되는 효소들의 증가, 미토콘드리아 크기와 수의 증가, 모세혈관의 밀도 증가 등이 보고되고 있다[4]. 이러한 신경근 전기자극은 임상에서 다양하게 적용되고 있고, 연하장애 치료를 위한 목적으로도 사용되고 있다.

삼킴에 사용되는 신경근 전기자극치료는 전기자극의 위치와 전극의 형태에 따라 다양하다. 모든 종류가 실제 환자에게 사용되는 것은 아니며 삼킴자극에 사용가능한 전기자극치료 기기를 사용하고 있다. 일반적으로 사용되는 신경근 전기자극의 전류와 파동은 낮은 자극의 강도와 빈도가 기능적인 효과에 일반적으로 권장된다. 높은 자극은 강직성 수축을 유발시킬 수 있고 근육의 피로도가 증가하게 되면 통증을 유발시킬 수 있기 때문이다. 근력 강화를 위해 자극 지속시간은 0.2~0.7ms, 자극 강도는 100mA까지, 빈도는 30Hz까지 가능하지만 주로 30Hz 전후에서 강직성 수축이 유발된다. 동작 주기는 1:3~1:5 자극 시간은 10초 이내를 권장하고 있다. 삼킴치료로 승인 받아 사용되고 있는 기기는 일반적으로 경피 전기신경자극(transcutaneous electrical nerve stimulation)의 한 형태에 포함된다. 경피 전기신경자극의 역할은 근육의 수축을 유도하면서 움직임을 강화하는 것이다[5]. 삼킴에 사용되는 신경근 전기자극은 경피 전기신경자극의 종류 중에서도 전류의 형태가 음극(cathode)과 양극(anode)

에 의존하지 않는 교류 전류 자극이다. 이러한 자극 형태는 특정 위치의 지속적인 자극으로 인한 근육 강축(tetanus)현상을 일으키지 않는다. 삼킴치료에서 자극 근육을 특정할 수는 없지만 신경근 전기자극치료의 원리에 의한 근육 수축, 부착 부위와 자극 강도에 따른 효과를 예상할 수 있다.

근육섬유의 분류에 따라 신경근 전기자극치료의 효과는 다르게 나타난다. 근육섬유에는 근육의 크기가 작은 제 I 형 근섬유와 근육의 크기가 큰 제 II 형 근섬유가 있다. 정상적인 수축 과정에서는 제 I 형 근섬유들이 가장 먼저 동원되고 제 II 형의 근섬유들은 자발적인 움직임이 증가할 때 동원되게 된다. 하지만, 손상 후 재활의 과정 중, 초기 재활치료에 해당되는 낮은 강도의 반복적인 운동에서는 주로 제 I 형 근섬유들이 강화되며, 재활치료의 마지막 단계에 포함되는 동적인 움직임에서 제 II 형 근섬유들이 강화된다(표 23-1).

일반적인 근육 수축 형태는 동원 패턴(recruitment pattern)과 기폭 패턴(firing pattern)으로 분류된다(표 23-1). 동원 패턴은 정상적인 수축과정에서 작은 운동단위가 먼저 탈분극되고 제 I 형 근섬유들이 가장 먼저 수축한 다음 제 II 형 근섬유들의 수축을 위한 큰 운동단위의 근육 수축이 진행된다. 기폭 패턴에서의 정상 수축 과정은 비동시적 수축으로 근육들이 일시에 수축하지 않으며 순차적으로 근수축이 일어나게 된다. 하지만 신경근 전기자극치료를 적용할 때의 동원 패턴은 큰 운동 단위가 탈분극이 시작되고 동작 주기와 강도가 역치 값 이상일 경우 제 II 형 근섬유들이 먼저 수축된다. 기폭 패턴은 근섬유들이 일시에 수축하게 되고 지속적인 긴장 상태를 유발하여 정상적인 수축보다 더 강하게 나타난다. 결과적으로 신경근 전기자극치료를 통해 제 II 형 근섬유들이 우선적으로 강화되며 근력 강화를 위한 치료법으로 가장 효과적이라고 할 수 있다[6]. 전기 자극을 통해 더 많이 활성화되는 제 II 형 근섬유는 쉽게 피로해지기 때문에 자극과 자극 사이에 충분한 휴식이 필요하나[1]. 이를 근거로 전기자극이 가해질 때는 전체 전기자극 시긴 중 자극과 휴식의 시간 비율이 보통 1:3~1:5 정도로 적용

표 23-1. 근육섬유 형태에 따른 근육 수축 형태

구분	제 I 형 근섬유	제 II 형 근섬유
수축 속도	느림	빠른
지구력	높음	낮음
피로도	느림(피로도 낮음)	빠름(피로도 높음)
힘	낮음	높음
크기	작음	큼
기능	정적, 자세 유지	동적, 강도 높은 운동
정상적인 근수축	가장 먼저 수축	자발적인 움직임이 증가 할 때 수축
손상 후 재활	낮은 강도의 반복적인 운동(초기 재활 치료)	동적인 운동(재활치료의 마지막 단계)
신경근 전기자극	역치 값 이상일 경우 수축	가장 먼저 수축
삼킴 기능	삼킴 동안 주로 이용	70 ~ 90% 삼킴 기능에 관여

표 23-2. 근수축 형태

패턴	정상 근 수축	신경근 전기자극에 의한 수축
동원 패턴	•작은 운동 단위 탈분극 시작 •제 I 형 근섬유가 가장 먼저 수축	•큰 운동 단위 탈분극 시작 •동작 주기와 강도 역치 값이 이상일 경우 제 II 형 근섬유가 수축되어 가장 먼저 훈련됨
기폭 패턴	•비동시 수축	•동시 수축 – 근섬유의 지속적인 긴장 상태 – 운동 강도는 정상적인 수축보다 더 강함 – 근력 강화를 위한 치료법 중 가장 효과적

한다[1].

삼킴에 사용되는 근육들은 주로 제 II 형 근섬유에 많은 비율을 차지하는데, 이복근(digastric muscle)과 인두수축근(pharygngeal constrictor muscles) 등이 제 II 형 근섬유에 해당된다[7]. 제 I 형 근섬유들은 삼킴 동안 자발적인 수축에 의해 먼저 활성화되고 연하치료를 위한 전기자극 시에는 제 II 형 근섬유들이 먼저 활성화된다. 그렇기 때문에 연하장애 환자에서 신경근 전기자극치료를 적용할 경우, 자발적인 움직임을 함께 유도하여 연하기능 향상을 기대하기도 한다. 또한, 신경근 전기자극 치료를 기존의 전통적인 치료 방법들과 함께 적용하기도 한다.

우리나라에서 연하장애 환자에게 신경근 전기자극치료가 처음 시도된 것은 1997년 Park 등에 의해서이고, 2002년 이후로 적용 사례가 점차 증가하고 있다[3,8].

본 글에서는 지금까지 보고된 연구들을 바탕으로 연하장애 치료를 목적으로 신경근 전기자극치료를 적용할 때, 적용 대상과 적용 방법, 적용 효과들에 대해 알아보고자 한다.

I. 신경근 전기자극치료의 적용 대상

신경근 전기자극치료는 뇌졸중, 두경부암, 파킨슨병, 다발성경화증, 폐렴 등을 비롯한 호흡기 질환, 탈조건화(deconditioning), 뇌종양, 외상성 뇌손상, 뇌신경 손상, 퇴행성 신경질환과 정신과적 문제 등 성별과 연령에 상관없이 연하장애를 보이는 다양한 질환에 적용할 수 있다[10].

그러나 운동신경원 질환의 환자일 경우 신경근 전기자극치료를 매우 신중히 적용해야 한다. 운동신경원 질환 환자들에게 신경근 전기자극치료의 적용은 기능적인 제한과 증상들이 서로 다르게 영향을 미칠 수 있기 때문이다. 저항 운동과 전기자극치료는 근력을 강화시키고, 회복시킬 수 있지만 위축된 근육섬유가 손상될 위험이 높다[11].

Tan 등은 다양한 질환으로 연하장애를 보이는 환자들 175명에게 신경근 전기자극치료를, 116명에게 전통 연하재활치료를 적용한 결과, 신경근 전기자극치료를 받은 환자들의 연하기능이 더 유의하게 향상되었다고 하였다[12]. 그러나 Ludlow 등은 신경근 전기자극으로 인해 설골후두 복합체(hyolaryngeal complex)가 아래 방향으로 움직일 수 있기 때문에 신경근 전기자극으로 인한 움직임을 이겨낼 수 있을 정도의 근력을 가진 연하장애 환자에게 신경근 전기자극 치료를 적용해야 한다고 하였다[13].

신경근 전기자극치료의 효과에 대한 연구는 뇌졸중 환자들을 대상으로 가장 많이 이루어지고 있으나 아직 온도촉각자극 치료(thermal tactile stimulation), 전통 연하재활 치료(traditional swallowing therapy) 등을 함께 적용했을 때의 효과를 보고한 연구들이 주를 이루고 있고, 신경근 전기자극치료를 단독으로 적용하였을 때 의미있는 차이가 없다는 연구들도 있어 아직 단독치료의 우월성에 대한 근거는 부족한 상태이다[14]. 그 외에도 두경부암, 파킨슨병, 다발성경화증 등 다양한 질환들 대상으로 연구들이 이루어지고 있으나 무작위 대조연구는 아직 부족하다[14]. 또한 소아를 대상으로 한 연구도 적어 다양한 질환을 대상으로 잘 설계된 연구가 지속적으로 필요한 상태이다. 본 글에서는 지금까지 보고된 신경근 전기자극치료 관련 연구들을 바탕으로 적용 대상을 정리하였다.

1. 성인

1) 뇌졸중

뇌졸중은 연하장애 치료를 위해 신경근 전기자극치료를 적용하는 가장 주된 질환이다.

Park 등은 치료 전 이상와(pyriform sinus)와 후두개곡(vallecular)의 잔류물이 적은 뇌졸중 환자일수록 보다 긍정적인 신경근 전기자극치료의 효과를 기대할 수 있다고 하였다[15]. Lim 등은 뇌졸중 환자들에게 온도촉각자극 치료와 신경근 전기자극치료를 함께 적용한 결과, 온도촉각자극 치료만 적용할 때보다 인두 통과 시간이 감소하고 후두 침투흡인 척도(penetration-aspiration scale) 점수도 감소하면서 연하기능이 향상되었다고 하였다[9]. Sun 등은 중증에서 심각한 수준의 연하장애를 동반한 뇌졸중 환자들에게 신경근 전기자극치료와 전통 연하재활 치료를 함께 적용하였을 때, 구강 섭취 기능과 연하장애 정도, 후두 침투-흡인 정도와 환자 스스로 인식하는 연하기능 향상 정도가 유의하게 향상되었다고 하였고 이렇게 향상된 기능이 치료 종료 후 2년까지 지속되었다고 하였다. Kushner 등은 급성 뇌졸중 환자를 대상으로 신경근 전기자극치료와 전통 연하재활 치료, 단계적 저항 훈련(progressive resistance training)을 함께 적용한 결과, 전통 연하재활치료와 단계적 저항 훈련만 받은 환자들보다 신경근 전기자극치료를 함께 적용할 때 구강 섭취 기능과 연하기능이 유의하게 향상되었다고 하였다[17]. Terre 등은 흡인을 보이는 뇌졸중 환자들에게 신경근 전기자극치료를 적용한 결과, 기도 흡인이 감소하고 구강과 인두의 기능이 향상되었다고 하였다[18]. Shaw 등은 신경근 전기자극치료가 연하장애 정도, 식이 섭취량, 흡인과 침투 등에 긍정적인 영향을 미친다고 하였다[19]. Lejun 등은 신경근 전기자극치료와 전통 연하재활치료를 함께 적용할 때 뇌졸중 환자들의 연하기능이 보다 향상되고 삶의 질도 향상시킨다고 하였다[20]. Keiichi 등도 신경근 전기자극치료와 전통 연하재활 치료를 함께 적용한 결과, 설골(hyoid bone)과 인두의 움직임이 유의하게 향상되었다고 하였다[21]. Suntrup 등은 기관절개술을 받은 뇌졸중 환자들에게 신경근 전기자극치료를 적용한 결과, 신경근 전기자극치료를 받은 환자의 75%가 삽입관을 제거히면서 20%만 삽입관을 제거한 위자극 환자들보다 높은 삽입관 제거율을 보였다고 하였다[22]. Li 등은 신경근 전기자극치료를 받은 군, 전통 연하재활치료를 받은 군, 신경근 전기자극치료와 전통 연하재활치료를 함께 받은 군을 비교한 결과, 모든 군의 연하기능이 향상되었으나 신경근 전기자극치료와 전통 연하재활치료를 함께 받은 군의 근활성화, 구강 통과 시간, 인두 통과 시간이 보다 유의하게 향상되었다고 하였다[23]. Permsirivanich 등도 신경근 전기자극치료 또는 전통 연하재활치료를 받은 환자들의 기능적 구강 섭취 정도가 모두 향상되었으나 신경근 전기자극치료를 받은 군의 향상된 정도가 보다 유의하게 컸다고 하였다[24].

그러나 신경근 전기자극치료와 전통 연하재활치료

표 23-3. 뇌졸중 환자를 대상으로 한 신경근 전기자극치료의 효과에 대한 연구

저자	연구 결과
Lim 등, 2009	• 온도촉각자극 치료와 신경근 전기자극치료를 함께 적용 – 인두 통과 시간 감소 – 후두 침투–흡인 정도 감소 – 연하기능 향상
Sun 등, 2013	• 전통 연하재활치료와 신경근 전기자극치료를 함께 적용 – 구강 섭취 기능 향상 – 연하장애 정도 감소 – 후두 침투–흡인 정도 감소 – 환자 스스로 인식하는 연하기능 정도 향상 – 향상된 기능이 치료 종료 후 2년까지 지속
Kushner 등, 2013	• 신경근 전기자극치료와 전통 연하재활치료, 단계적 저항 훈련을 함께 적용 – 구강 섭취 기능 향상 – 연하기능 향상
Terre 등, 2013	• 흡인을 보이는 환자에게 적용 – 기도 흡인 감소 – 구강과 인두의 기능 향상
Shaw 등, 2007	• 연하장애 정도, 식이 섭취량, 흡인과 침투 정도에 긍정적인 영향을 미침
Lejun 등, 2014	• 전통 연하재활치료와 신경근 전기자극치료를 함께 적용 – 연하기능 향상 – 삶의 질 향상
Keiichi 등, 2014	• 전통 연하재활치료와 신경근 전기자극치료를 함께 적용 – 설골과 인두의 움직임 향상
Suntrup 등, 2015	• 기관절개술을 받은 환자에게 적용 – 환자의 75%가 삽입관을 제거
Li 등, 2015	• 신경근 전기자극치료와 전통 연하재활치료를 함께 적용 – 근활성화, 구강 통과 시간, 인두 통과 시간이 보다 유의하게 향상됨
Bulow 등, 2008	• 신경근 전기자극치료와 전통 연하재활 치료를 받은 모든 환자들이 연하기능, 영양 상태, 구강 운동 기능, 자기 평가에서 유의한 향상을 보였고, 두 치료 사이에 유의한 차이가 없었음

를 비교하였을 때 유의한 차이가 없다는 연구들도 보고되고 있다. Bulow 등은 신경근 전기자극치료와 전통 연하재활 치료를 받은 모든 환자들이 연하기능, 영양 상태, 구강 운동 기능, 자기 평가에서 유의한 향상을 보였고, 두 치료 사이에 유의한 차이가 없었다고 하였다(표 23-3)[25].

2) 두경부암

Bhatt 등은 방사선치료와 항암치료를 받고 있는 두경부암 환자에게 신경근 전기자극치료를 적용한 결과, 연하장애가 진행되는 것을 예방하고, 연하장애를 감소시킬 수 있다고 하였다[26]. Ryu 등은 두경부암으로 연하장애를 보이는 환자들을 대상으로 신경근 전기자극치료와 전통 연하재활 치료를 함께 적용한 결과, 전통 연하재활 치료만 적용할 때보다 효과적이라고 하였다[27]. Lin 등은 방사선치료를 받은 비인두암 환자들에게 신경근 전기자극치료와 가정에서 할 수 있는 연하장애 치료 프로그램을 적용한 결과, 환자의 삶의 질이 향상되고, 설골의 움직임 속도가 향상되면서 효율적인 근수축이 이루어져 이상와와 후두개곡의 잔여량이 감소했다고 하였다[28]. Long 등은 방사선치료를 받은 비인두암 환자들에게 신경근 전기자극치료와 풍선확장술을 조합한 치료를 함께 적용한 결과, 구강 통과 시간, 삼킴 반응 시간, 인두 통과 시간과 후두 폐쇄 지속 등 연하기능이 향상되었다고 하였다[29]. 또한 신경근 전기자극치료와 풍선 확장술을 함께 받은 환자들은 전통 연하재활 치료만 받은 환자들보다 연하기능이 더 향상되었다고 하였다. Lagorio 등은 항암 화학–방사선치료를 받은 설암 환자들에게 신경근 전기자극치료를 적용한 결과, 성대 주름의 수축력이 향상되면서 성문 폐쇄가 잘 이루어지고 후두 기능이 향상되었

다고 하였다.

그러나 Langmore 등은 방사선 치료 후 중등도에서 중증 연하장애를 보이는 두경부암 환자들을 대상으로 전통 연하재활 치료와 신경근 전기자극치료를 적용한 군과 위자극군을 비교하였을 때, 두 군의 영양 상태나 삶의 질은 향상되었으나 신경근 전기자극치료를 받은 군이 위자극군 보다 침투흡인 척도에서 더 악화된 결과를 보고하여 적용의 제한점을 제시하였다(표 23-4)[31].

표 23-4. 두경부암 환자를 대상으로 한 신경근 전기자극치료의 효과에 대한 연구

저자	연구 결과
Bhatt 등, 2014	• 방사선치료와 항암치료를 받고 있는 두경부암 환자에게 적용 – 연하장애의 진행 예방 – 연하장애 감소
Ryu 등, 2009	• 두경부암 환자에게 신경근 전기자극치료와 전통 연하재활치료를 함께 적용 – 전통 연하재활치료만 적용할 때보다 효과적임
Lin 등, 2011	• 방사선치료를 받은 비인두암 환자에게 신경근 전기자극치료와 가정에서 할 수 있는 연하장애 치료 프로그램을 함께 적용 – 삶의 질이 향상 – 설골의 움직임 속도 향상 – 효율적인 근수축을 통한 이상와와 후두개곡의 잔여량 감소
Long 등, 2013	• 방사선치료를 받은 비인두암 환자에게 신경근 전기자극치료와 풍선 확장술을 조합한 치료를 함께 적용 – 구강 통과 시간, 삼킴 반응 시간, 인두 통과 시간, 후두 폐쇄 지속 등 연하기능 향상 – 전통 연하재활치료만 받은 환자보다 연하기능이 더 향상됨
Lagorio 등, 2008	• 항암 화학-방사선치료를 받은 설암 환자에게 신경근 전기자극치료를 적용 – 성대 주름의 수축력 향상 – 성문 폐쇄 기능 향상 – 후두 기능 향상
Langmore 등, 2015	• 방사선 치료 후 중등도에서 중증 연하장애를 보이는 두경부암 환자에게 전통 연하재활 치료와 신경근 전기자극치료를 적용 – 자극군과 위자극군 모두 영양 상태나 삶의 질이 향상됨 – 침투흡인 척도에서 자극군이 위자극군 보다 악화됨

3) 파킨슨병

파킨슨병 환자들을 대상으로 전통 연하재활치료만 적용하였을 때, 신경근 전기자극치료를 감각역치자극까지 적용하였을 때, 신경근 전기자극치료를 운동역치자극까지 적용하였을 때를 비교한 결과, Heijnen 등은 모든 환자들의 연하장애 정도가 감소하고 삶의 만족도가 향상되었으며 이러한 효과가 3개월 후까지도 지속되었다고 하였고[32], Baijens 등은 영상을 통한 연하검사에서 모든 환자들이 향상을 보였으나, 특히 신경근 전기자극치료를 적용한 두 군에서 보다 큰 향상이 있었다고 하였다[33].

4) 기타 질환

Bogaardt 등은 다발성경화증 환자에게 신경근 전기자극치료를 적용한 결과, 이상와의 잔류물이 감소하고 액체 섭취 시 나타나는 흡인이 감소했다고 하였다[34]. Cheung 등은 연하장애를 동반한 쇼그렌증후군(sjogren's syndrome) 환자에게 신경근 전기자극치료를 적용한 결과, 혀의 뒤쪽 당김이 강화되고 후두개곡의 잔류물이 감소하며 후두 상승이 향상되고 인두 통과 시간이 감소되었다고 하였다[35]. Barikroo 등은 흡인성 폐렴과 인두단계 연하장애를 가지고 있는 뇌염 환자에게 신경근 전기자극 치료를 적용한 결과, 음식을 섭취할 수 있을 정도로 연하장애가 개선되었고 흡인성 폐렴을 비롯한 합병증도 없어졌다고 하였다[36]. Baijens

등은 심각한 연하장애로 인해 위루관을 삽입한 판개증후군(opercular syndrome) 환자에게 신경근 전기자극치료를 적용한 결과, 구강단계에서는 큰 변화가 없었으나 인두단계에서 연하장애가 감소하여 입을 통한 음식 섭취가 가능해졌다고 하였다[37]. Holmes 등은 중증 신경성식욕부진증(severe anorexia nervosa) 환자에게 신경근 전기자극치료를 적용한 결과, 흡인 없이 안전한 구강 식사가 가능할 수 있을 정도로 향상되었고 장기간의 입원과 음식 섭취에 필요한 여러 문제 요인들이 감소했다고 하였다(표 23-5)[38].

2. 소아

1) 뇌성마비

Song 등은 뇌성마비 아동들을 대상으로 구강 감각자극치료와 신경근 전기자극치료를 받은 군과 구강감각자극치료와 거짓 신경근 전기자극치료를 받은 군을 비교하였다[39]. 그 결과, 구강 감각자극치료와 신경근 전기자극치료를 받은 군의 먹는 동안 입술 폐쇄 기능, 과도한 손실 없이 삼키는 기능, 액체를 섭취하는 기능, 기침 없이 삼키는 기능이 보다 유의하게 향상되었다고 하였다[39].

2) 인두단계 연하장애

Rice는 다양한 원인으로 인두단계 연하장애를 보이는 생후 3개월, 9개월, 14개월, 29개월, 32개월 아동 5명에게 신경근 전기자극치료와 다양한 구강 자극도구를 이용한 구강 자극을 적용하였다[40]. 그 결과, 침투 및 흡인의 감소, 후두 폐쇄 기능 향상, 삼킬 때 발생하던 기침의 감소와 같이 연하기능이 향상되었다고 하였다[40].

3) 기타 질환

Rice는 유전적 결함으로 인한 발달 지연이 있는 아동, 주산기가사(perinatal asphyxia)로 인한 심실 출혈이 있는 아동, 기관지폐이형성이상(bronchopulmonary dysplasia)이 있는 아동, 모든 기관이 거꾸로 존재하고, 척추가 반만 있는 아동, 위루관을 통한 적절한 영양 공급에 실패하여 위벽추정 성형술(nissen

표 23-5. 다양한 질환을 대상으로 한 신경근 전기자극치료의 효과에 대한 연구

저자	질환	연구 결과
Bogaardt 등, 2009	다발성경화증	• 이상와의 잔류물이 감소하고 액체 섭취 시 나타나는 흡인이 감소함
Cheung 등, 2010	쇼그렌증후군	• 혀의 뒤쪽 당김 강화 • 후두개곡의 잔류물 감소 • 후두 상승 향상 • 인두 통과시간 감소
Barikroo 등, 2011	뇌염	• 음식을 섭취할 수 있을 정도로 연하장애가 개선 • 흡인성 폐렴을 비롯한 합병증이 없어짐
Baijens 등, 2008	판개증후군	• 구강단계에서는 큰 변화 없었으나 인두단계에서 연하장애가 감소함 • 입을 통한 음식 섭취가 가능해짐
Holmes 등, 2012	중증 신경성 식욕 부진증	• 흡인 없이 안전한 구강 식사가 가능할 수 있을 정도로 연하기능이 향상됨 • 장기간의 입원과 음식 섭취에 필요한 여러 문제 요인들이 감소함

표 23-6. 소아를 대상으로 한 신경근 전기자극치료의 효과에 대한 연구

저자	대상	연구 결과
Song 등, 2015	뇌성마비	•구강 감각자극치료와 신경근 전기자극치료를 받은 군과 구강 감각자극치료와 거짓 신경근 전기자극치료를 받은 군 비교 – 구강 감각자극치료와 신경근 전기자극치료를 받은 군이 먹는 동안 입술 폐쇄 기능, 과도한 손실 없이 삼키는 기능, 액체를 섭취하는 기능, 기침 없이 삼키는 기능에서 유의한 향상을 보임
Rice, 2012	인두단계 연하장애	•신경근 전기자극치료와 다양한 구강 자극도구를 이용한 구강 자극을 적용 – 침투 및 흡인의 감소 – 후두 폐쇄 기능 향상 – 삼킬 때 발생하던 기침 감소
Christiaanse 등, 2011	선천적 또는 후천적으로 연하장애를 보이는 아동	•식이 조절과 구강 운동을 받은 군과 신경근 전기자극치료를 받은 군 비교 – 두 군 모두 구강을 통한 식이 단계에서 향상을 보임 •후천적 연하장애 아동의 식이 단계 향상 정도가 선천적 연하장애 아동보다 유의하게 향상됨

fundoplication)을 적용한 아동을 대상으로 신경근 전기자극치료와 구강 자극을 적용한 결과 연하기능이 향상되었다고 하였다[40]. Christiaanse 등은 다운증후군, 중추신경계의 장애, 구개열, 차지증후군(CHARGE syndrome), 구개심장얼굴증후군(velocardiofacial syndrome), 베크위트비데만증후군(Beckwith-Wiedemann syndrome) 등으로 인해 선천적으로 연하장애를 보이는 아동들과 심장질환, 호흡기질환, 조산 등으로 인해 후천적으로 연하장애를 보이는 아동들을 대상으로 식이 조절과 구강 운동을 받은 군과 신경근 전기자극치료를 받은 군을 나누어 비교하였다[41]. 그 결과, 두 군 모두 구강을 통한 식이 단계에서 향상을 보였으나, 후천적 연하장애 아동들의 식이 단계 향상 정도가 선천적 연하장애 아동들보다 유의하게 향상되었다(표 23-6)[41].

II. 신경근 전기자극치료 기기의 종류

일반적으로 가장 널리 적용되고 있고, 연구에서 주로 사용되고 있는 신경근 전기자극치료 기기는 VitalStim (VitalStim® Dual Channel Unit and

표 23-7. 신경근 전기자극치료 기기의 종류

저자	대상	기기
다수	다양한 질환	VitalStim (VitalStim®Dual Channel Unit and electrodes, Chattanooga Group, Hixson, TN, USA)
Keiichi 등, 2014	뇌졸중	HVPC(high voltage pulsed current) (Universal Stimulation Current Unit ES-530, ITO Co., Ltd., Tokyo)
Suntrup 등, 2015	뇌졸중	Phagenyx™ catheter system (Phagenesis Ltd, UK)
Bogarrdts 등, 2009	다발성경화증	Myomed 134 (Enraf-Nonius, Rotterdam, the Netherlands)
Langmore 등, 2015	두경부암	BMR NeuroTech 2000 (Gal-way, Republic of Ireland)
Beom 등, 2011 Nam 등, 2013 Beom 등, 2015	뇌손상	STIMPLUS DP200® (Cybermedic Corp., Iksan, South Korea)
Song 등, 2015	뇌성마비	STIMPLUS DP200® (Cybermedic Corp., Iksan, South Korea)

electrodes, Chattanooga Group, Hixson, TN, USA)이다. 그 밖에 연구에 적용된 기기들로 Keiichi 등이 뇌졸중 환자들을 대상으로 HVPC (high voltage pulsed current)(Universal Stimulation Current Unit ES-530, ITO Co., Ltd., Tokyo)를 이용해 신경근 전기자극치료를 적용하였고[26], Suntrup 등은 뇌졸중 환자들을 대상으로 Phagenyx™ catheter system (Phagenesis Ltd, UK)을 적용하였다[22]. Bogarrdts 등은 다발성경화증 환자들을 대상으로 Myomed 134 (Enraf-Nonius, Rotterdam, the Netherlands)를 이용해 신경근 전기자극치료를 적용하였다[34]. Langmore 등은 두경부암 환자들을 대상으로 BMR NeuroTech 2000 (Gal-way, Republic of Ireland)을 이용해 신경근 전기자극치료를 적용하였다[31]. Beom 등과 Nam 등은 뇌손상 환자들을 대상으로, Song 등은 뇌성마비 아동들을 대상으로 STIMPLUS DP200® (Cybermedic Corp., Iksan, South Korea)을 이용해 신경근 전기자극치료를 적용하였다[39,42-44].

연하장애 치료를 목적으로 국내에서 식약처에 등록되어 있는 기기로는 VitalStim®과 STIMPLUS DP200®이 있다(표 23-7).

III. 신경근 전기자극치료 적용 방법 (동영상 23-1)

1. 적용 순서

전극을 부착할 피부를 깨끗하게 한 후, 알코올 솜을 이용해 전극을 부착할 부위의 피부를 소독한다. 남자의 경우 가능하면 면도를 하도록 하고, 침을 많이 흘리는 아동의 경우 부착할 부위에 침이 묻어있지 않도록 한다. 전극의 접착력이 높을수록 전기자극의 전도율이 높기 때문에 전극이 피부에 잘 부착될 수 있도록 한다(그림 23-1). 그림 23-2와 같이 전극이 겹쳐지지 않도록 피부 표면에 전극을 부착하고 치료 도중 전극이 떨어지지 않도록 테이프나 붕대로 고정한다. 전극이 피부에 제대로 부착되지 않는 경우 그림 23-3과 같이 전류가 전극이 부착된 곳으로만 이동함으로써 환자가 찌르는 듯한 느낌, 쪼이는 느낌, 타는 듯한 느낌을 호소할 수 있다. 환자가 이러한 증상을 호소하는 경우 전극과 피부의 접촉 상태를 재확인하여 다시 부착하여야 한다. 필요한 경우 전극에 물 한 방울을 떨어뜨리면 피부와의 접착력을 더 높일 수 있다. 전극을 부착 부위에 고정시킨 후, 환자의 감각과 근수축을 확인하면서 치료적 단계까지 전기자극의 강도를 서서히 높인다. 신경근 전기자극치료를 적용하는 동안 전기자극이 느껴질 때 함께 침이나 음식을 삼킬 수 있도록 하거나 연하기능 강화를 위한 운동을 할 수 있도록 한다[10].

2. 주의 사항 및 부작용

전극은 경동맥이 있는 부위, 활성 단계에 있는 종양이 있는 부위, 감염 부위를 피해 부착해야 한다. 경동맥 위에 전극을 부착할 경우, 혈압의 갑작스러운 변화가 발생할 수 있고, 활성 단계에 있는 종양이 있는 부위와 감염 부위에 전극을 부착할 경우, 국소 부위의 대사 활동이 빨라지면서 악영향을 미칠 수 있다. 또한 치매와 같이 심각한 인지장애를 동반하여 쉬지 않고 이야기를 하는 경우에는 치료하면서 섭취하는 음식이나 침으로 인해 흡인이 발생할 수 있기 때문에 주의해야 한다. 역류성 질환을 가지고 있는 경우에도, 음식이 역류하여 흡인성 폐렴이 발생할 수 있기 때문에 주

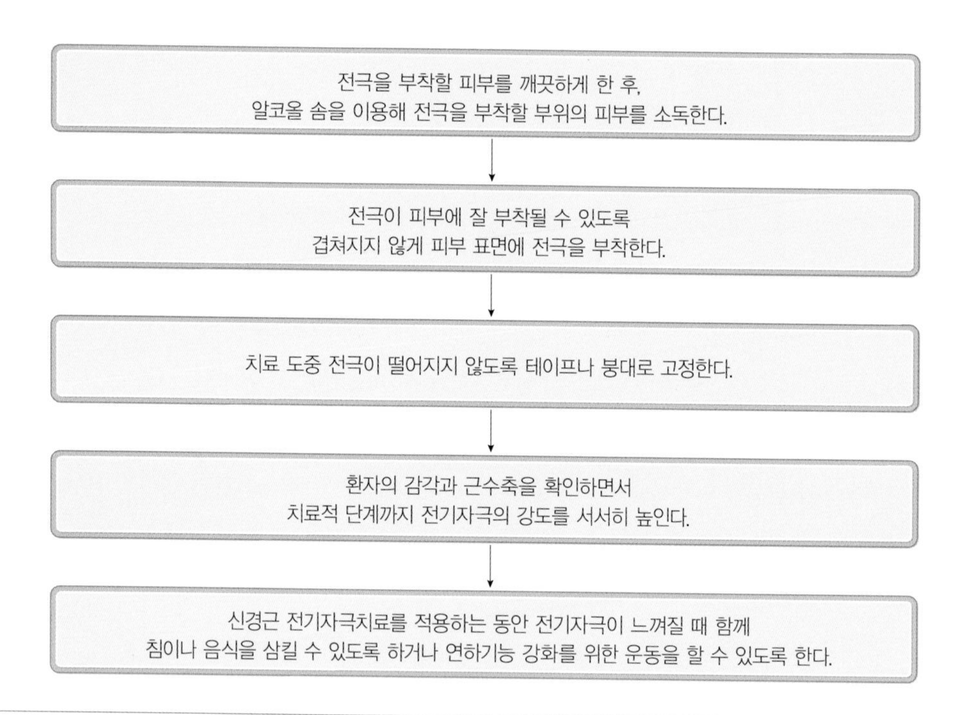

그림 23-1. 신경근 전기자극치료 적용 순서(Application process of NMES)

의해서 적용해야 한다. 삽입형 제세동기나 심박조율기를 가지고 경우에 전기자극으로 인해 고유 신호에 오류가 생겨 오작동할 수 있고, 경련성 질환을 가지고 있는 경우 강한 전기자극이 경련 유발의 원인이 될 수 있기 때문에 주의해야 한다[10].

또한 운동신경원 질환의 환자일 경우, 감각이 없는

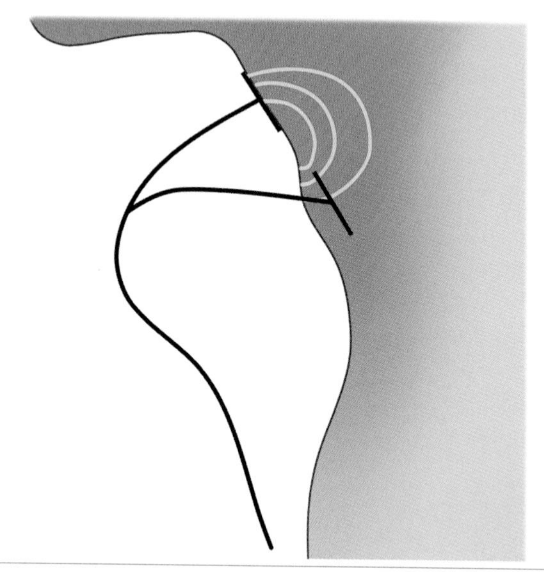

그림 23-2. 전극이 피부에 잘 접착된 모습(The electrode is attached to the skin)

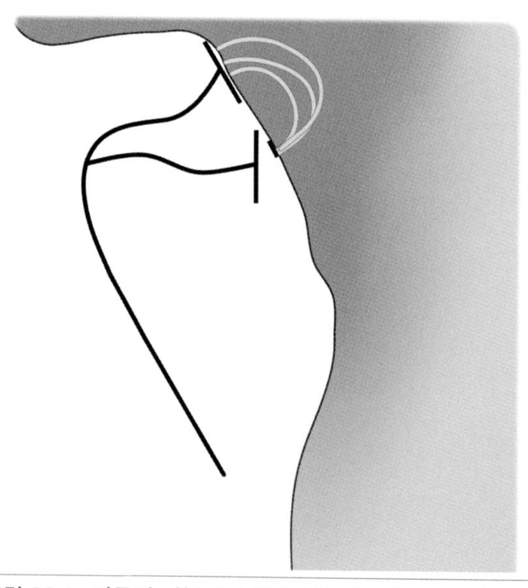

그림 23-3. 전극이 피부에서 떨어져서 전류가 전극이 부착된 곳으로만 이동하는 모습(Flow only to where current is attached)

근육 섬유나 매우 약화된 근육에는 적용하지 않으며 더 이상 자발적인 움직임이 없는 경우 사용을 제한한다. 만약 신경근 전기자극치료를 적용할 경우, 기능 감소와 피로도를 관찰하며 적당한 운동 강도로 적용하도록 하고, 기능 감소가 관찰되지 않고 더 이상 악화 되지 않는다면 촉진 및 유지하기 위한 과정으로 적용한다. 하지만, 기능 감소가 관찰될 경우 전기자극치료를 중지해야 한다[11].

신경근 전기자극치료의 부작용으로 급성 심부정맥, 심계 항진, 흉통, 저혈압, 어지러움, 심박조율기의 오작동, 화상, 미주신경 자극으로 인한 심혈관계 부작용, 고주파수 자극에 따른 후두근 경련 등이 발생할 수 있으므로 주의해서 적용하도록 한다[17,45].

3. 전극 부착 위치

신경근 전기자극치료는 이중 채널 전기치료 시스템으로 되어있어 목적에 따라 한 곳 또는 여러 곳에 전극을 부착할 수 있다[10]. 비디오투시연하검사, 내시경연하검사, 임상 평가 등 연하기능 평가를 통해 연하장애 증상에 따라 전극을 부착할 부위를 결정한다[16,7]. 부착 부위를 촉진할 때는 가능한 고개를 중립에 위치시킨 상태에서 설골, 갑상연골(thyroid cartilage), 윤상연골(cricoid cartilage)의 위치를 확인하고 촉진한 후에 전극을 부착한다(그림 23-4, 23-5)[16]. 전류가 봉합선이나 기관절개관 등에 흐르지 않도록 주의하여 전극을 부착한다[16]. 전극끼리 가까이 부착할 경우 전류가 흐르는 부위가 좁고 얕으나 집중적으로 자극을 줄 수 있고, 멀리 부착할 경우 전류가 흐르는 부위가 넓고 깊으나 집중적으로 자극을 주는 효과는 줄어들 수 있다[16].

작고 겹쳐져 있는 연하 근육에 적용되는 신경근 전기자극의 전극부착 위치는 가장 주된 쟁점 사항이다[46]. 삼킴 시 설골상근(suprahyoid muscle)의 수축에 의한 설골의 움직임은 상부식도괄약근(upper esophageal sphincter)을 적절하게 여는 데 중요한 역할을 한다[47]. 설골상근에는 하악설골근(mylohyoid muscle), 이설골근(geniohyoid muscle), 이복근의 전복(anterior belly of digastric muscle)이 포함된다. 갑상설골근(thyrohygoid muscle)은 설골하근(infrahyoid muscle)에 포함되기는 하나 설골와 후두부위의 위쪽 움직임에 기여한다. 신경근 전기자극은 이러한 근육의 움직임을 강화시키

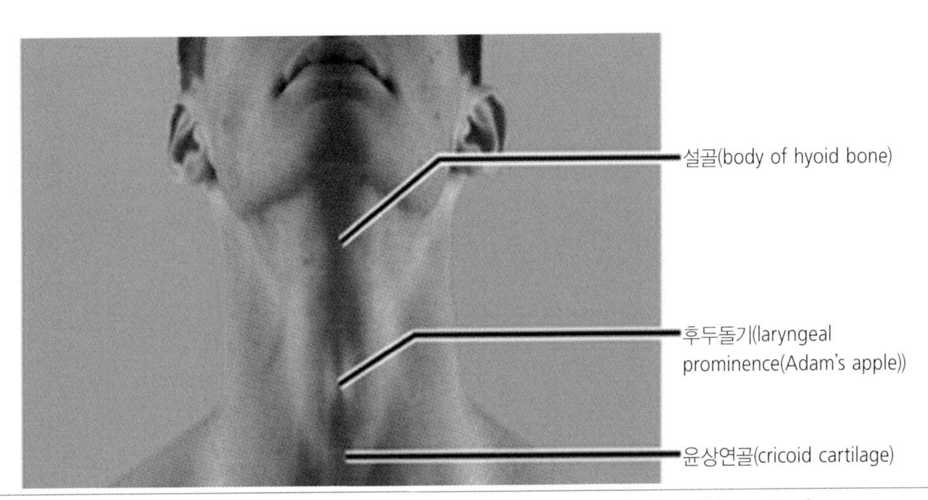

그림 23-4. 피부 표면에서 확인되는 촉진 부위(Attachment locations idenfied on skin surface)

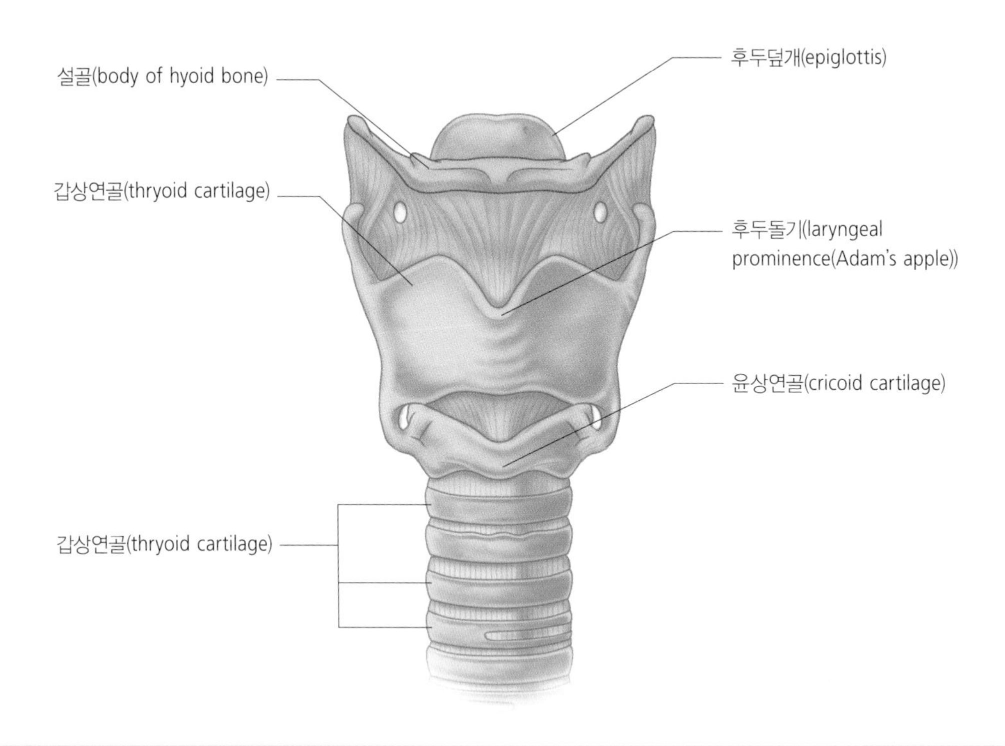

그림 23-5. 촉진 부위의 해부학적 위치(Anatonically idenfied attachment locations)

기 위해 주로 턱 밑 부위와 인후두 부위에 적용된다. 그러나 갑상설골근은 설골하근에 속하는 흉골설골근(sternohyoid muscle)과 견갑설골근(omohyoid muscle)의 아래쪽에 위치하고 있어 피부에 부착하는 방식으로 적용되는 전기자극으로는 정확하게 자극하는 것이 제한적이고, 인후두 부위를 자극함으로써 설골와 후두 아래쪽 움직임이 유발될 수도 있다[13]. 본 글에서는 지금까지 보고된 다양한 연구들에서 적용된 부착 위치에 대해 소개하였다.

1) 설골와 갑상연골을 기준으로 수직으로 부착

목을 중심으로 채널 1은 설골 위쪽과 설골과 갑상연골 사이에 부착하고, 채널 2는 채널 1과 대칭으로 배열하여 수직으로 부착한다(그림 23-6, 표 23-8).

Li 등은 뇌졸중 환자들 대상으로 신경근 전기자극치

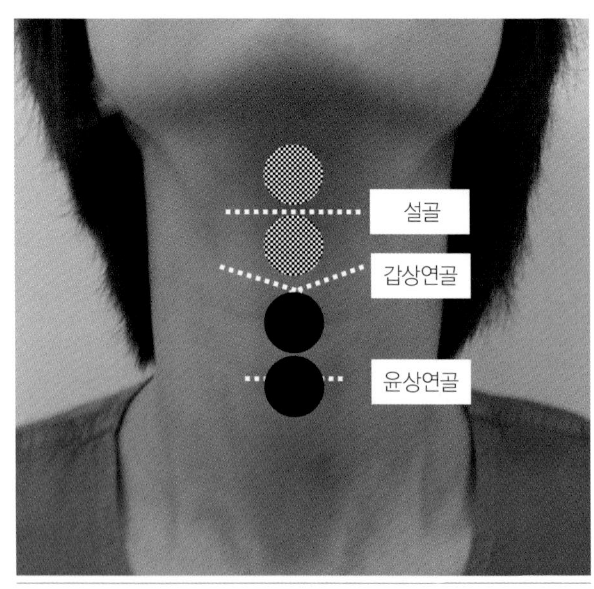

그림 23-6. 설골와 갑상연골을 기준으로 수직으로 부착(Vertical attachment based on hyoid bone and thyroid cartilage)

표 23-8. 설골과 갑상연골을 기준으로 수직으로 부착한 연구(Studies on vertical attachment based on hyoid bone and thyroid cartilage)

저자	질환	연구 결과
Li 등, 2015	뇌졸중	•신경근 전기자극치료를 받은 군, 전통 연하재활치료를 받은 군, 신경근 전기자극치료와 전통 연하재활치료를 함께 받은 군 비교 – 모든 군의 삼킴 기능이 향상 – 근활성화, 구강 통과 시간, 인두 통과 시간에서 신경근 전기자극치료와 전통 연하재활치료를 함께 받은 군이 보다 유의하게 향상
Lagorio 등, 2008	혀암	•환자의 성대 주름의 수축력 향상 •성문 폐쇄 향상 •후두 기능 향상
Carnaby–Mann 등, 2008	인두단계 연하장애	•환자의 임상적 삼킴 기능, 섭취량, 체중, 환자가 느끼는 삼킴 기능의 향상 •삼키는 동안 설골와 후두의 상승 정도 향상 •6개월 후까지 치료 효과 지속
Debra 등, 2006	정상인	•턱 밑 부위 근육의 전위 활동에 유의한 변화가 없음

료를 받은 군, 전통 연하재활치료를 받은 군, 신경근 전기자극치료와 전통 연하재활치료를 함께 받은 군을 비교한 결과, 모든 군의 연하기능이 향상되었으나 신경근 전기자극치료와 전통 연하재활치료를 함께 받은 군의 근활성화, 구강 통과 시간, 인두 통과 시간이 보다 유의하게 향상되었다고 하였다[23]. Lagorio 등은 설암 환자의 성대 주름의 수축력이 향상되면서 성문 폐쇄가 잘 이루어지고 후두 기능이 향상되었다고 하였다. Carnaby–Mann 등은 인두 연하장애 환자의 임상적 삼킴 기능, 섭취량, 체중, 환자가 느끼는 연하기능이 유의하게 증가하였다고 하였고, 삼키는 동안 설골과 후두의 상승도 향상되었다고 하였다. 또한 치료 효과가 6개월 후까지도 지속되었다고 하였다[48]. 그러나 Debra 등은 정상인을 대상으로 한 연구 결과에서 턱 밑 부위 근육의 전위 활동에 유의한 변화가 없어 턱 밑 부위 근육의 강화를 통해 인두 삼킴 기능을 향상시킨다는 근거를 뒷받침할 수 없다고 하였다[49].

2) 턱 끝과 설골 사이, 설골과 갑상연골 사이에 수평으로 부착

채널 1은 턱 끝과 설골 사이에 수평으로 부착하고, 채널 2는 설골과 갑상연골 사이에 수평으로 부착한다 (그림 23–7, 표 23–9, 동영상 23–2).

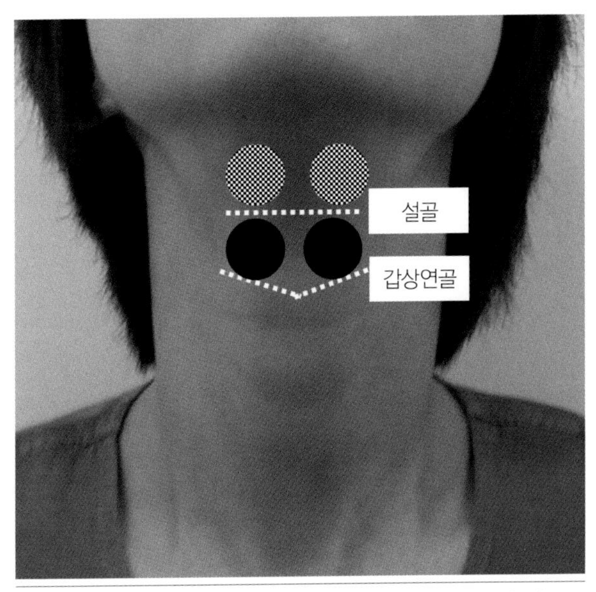

그림 23-7. 턱 끝과 설골 사이, 설골과 갑상연골 사이에 수평으로 부착(Horizontal attachment between the tip of the jaw and hyoid bone, between the hyoid bone and thyroid cartilage)

표 23-9. 턱 끝과 설골 사이, 설골과 갑상연골 사이에 수평으로 부착한 연구(Studies on horizontal attachment between the tip of the jaw and hyoid bone, between the hyoid bone and thyroid cartilage)

저자	질환	연구 결과
Lin 등, 2011	비인두암	•삶의 질이 향상 •설골의 움직임 속도 향상 •효율적인 근수축을 통한 이상와와 후두개곡의 잔여량 감소
Bogaardt 등, 2009	다발성경화증	•이상와의 잔류물이 감소하고 액체 섭취 시 나타나는 흡인이 감소함
Song 등, 2015	뇌성마비	•먹는 동안 입술 폐쇄 기능, 과도한 손실 없이 삼키는 기능, 액체를 섭취하는 기능, 기침 없이 삼키는 기능에서 유의한 향상을 보임
Christiaanse 등, 2011	선천적 또는 후천적으로 연하장애를 보이는 아동	•구강을 통한 식이 단계의 향상 •후천적 연하장애 아동의 식이 단계 향상 정도가 선천적 연하장애 아동보다 큼

Lin 등은 비인두암 환자의 삶의 질이 향상되고, 설골의 움직임 속도가 향상되면서 효율적인 근수축이 이루어져 이상와와 후두개곡의 잔여량이 감소되었다고 하였고, Bogaardt 등은 다발성경화증 환자의 이상와의 잔류물이 감소하고 액체 섭취 시 나타나는 흡인이 감소했다고 하였다[28,34]. Song 등도 뇌성마비 아동의 먹는 동안 입술 폐쇄 기능, 과도한 손실없이 삼키는 기능, 액체를 섭취하는 기능, 기침없이 삼키는 기능이 향상되었다고 하였다. Christiaanse 등은 선천적 또는 후천적 연하장애를 보이는 아동들의 구강을 통한 식이단계가 향상되었다고 하였고[39], 후천적 연하장애 아동들의 식이 단계 향상 정도가 보다 컸다고 하였다[41].

3) 턱 끝과 설골 사이, 갑상연골 양쪽에 수평으로 부착

채널 1은 설골 위쪽 턱밑에 수평으로 부착하고, 채널 2는 갑상연골의 양쪽에 수평으로 부착한다(그림 23-8, 표 23-10).

Sun 등은 뇌졸중 환자의 구강 섭취 기능과 연하장애 정도, 후두 침투-흡인 정도와 환자 스스로 인식하는 연하기능 향상 정도가 유의하게 향상되었다고 하였고, Barikroo 등은 뇌염 환자가 음식을 섭취할 수 있을 정도로 연하장애가 개선되고 흡인성 폐렴을 비롯한 합병증도 없어졌다고 하였다[16,36]. Lee 등은 뇌졸중, 암, 뇌손상 등으로 인해 연하장애를 보이는 환자들에게 적용한 결과, 환자의 설골후두 복합체가 하강하는 움직임을

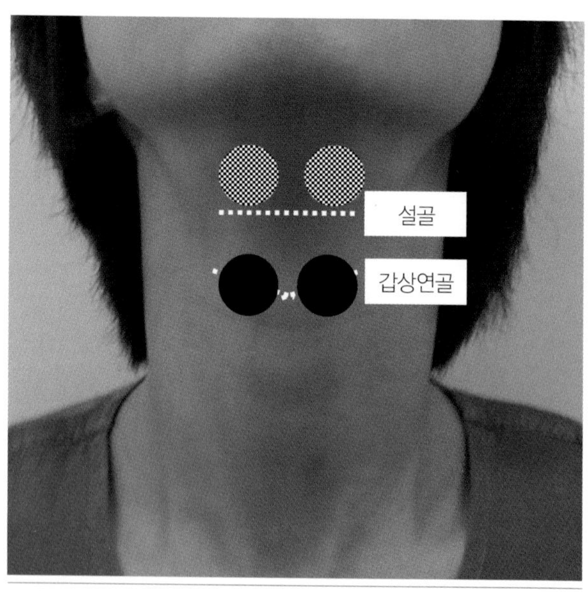

그림 23-8. 턱 끝과 설골 사이, 갑상연골 양쪽에 수평으로 부착(Horizontal attachment between the tip of the jaw and hyoid bone, between the thyroid cartilage)

표 23-10. 턱 끝과 설골 사이, 갑상연골 양쪽에 수평으로 부착한 연구(Studies on horizontal attachment between the tip of the jaw and hyoid bone, between the thyroid cartilage)

저자	질환	연구 결과
Sun 등, 2013	뇌졸중	•구강 섭취 기능 향상 •연하장애 정도 감소 •후두 침투-흡인 정도 감소 •환자 스스로 인식하는 연하 기능 정도 향상 •향상된 기능이 치료 종료 후 2년까지 지속
Barikroo 등, 2011	뇌염	•음식을 섭취할 수 있을 정도로 연하장애가 개선 •흡인성 폐렴을 비롯한 합병증이 없어짐
Lee 등, 2015	뇌졸중, 암, 뇌손상 등으로 인해 연하장애를 보이는 환자	•삼킴 안전 정도 향상 •설골후두 복합체의 하강 •침투-흡인 정도에서 유의한 변화 없음

보였고, 삼킴 안전 정도에서도 향상을 보였으나 침투-흡인 정도에서는 유의한 변화가 없었다고 하였다[50].

4) 턱 끝과 설골 사이에 수평으로 부착

설골 위쪽 턱 밑 부위에 수평으로 부착하여 설골상근을 자극한다(그림 23-9, 표 23-11, 동영상 23-3)[31].

Langmore 등은 방사선 치료 후 중등도에서 중증 연하장애를 보이는 두경부암 환자들을 대상으로 전통 연하재활치료와 신경근 전기자극치료를 적용한 군과 위자극군을 비교하였을 때, 두 군의 영양 상태나 삶의 질은 향상되었으나 신경근 전기자극치료를 받은 군이 위자극군 보다 침투흡인 척도에서 더 악화된 결과를 보고하였다[31]. Baijens 등은 파킨슨병 환자에게 전통 연하재활치료, 신경근 전기자극치료 운동역치자극, 신경근 전기자극치료 감각역치자극을 적용한 결과, 모든 환자들이 영상을 통한 삼킴 검사에서 향상을 보였고, 특히 신경근 전기자극치료를 적용한 두 군에서 보다 큰 향상이 있었다고 하였다[33]. Christiaanse 등은 선천적 또는 후천적 연하장애를 보이는 아동들의 구강

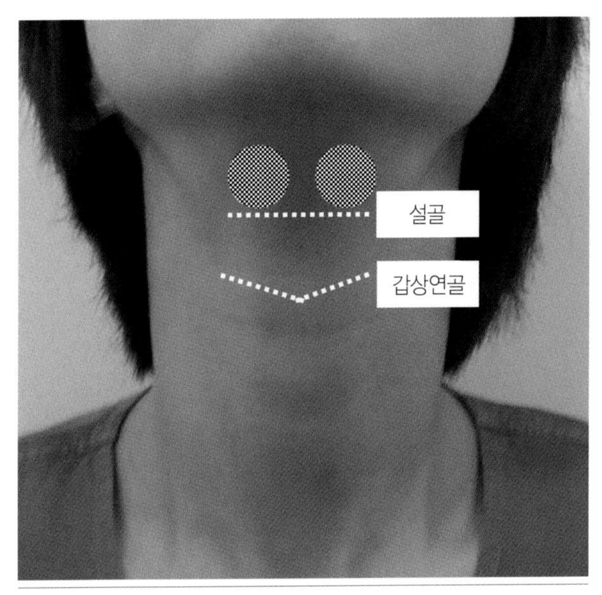

그림 23-9. 턱 끝과 설골 사이에 수평으로 부착(Attached horizontal between the tip of the jaw and hyoid bone)

표 23-11. 턱 끝과 설골 사이에 수평으로 부착한 연구(Studies on attached horizontally between the tip of the jaw and hyoid bone)

저자	질환	연구 결과
Langmore 등, 2015	두경부암	•자극군과 위자극군 모두 영양 상태나 삶의 질이 향상됨 •침투흡인 척도에서 자극군이 위자극군 보다 악화됨
Baijens 등, 2012	파킨슨병	•영상을 통한 삼킴 검사에서 향상을 보임
Christiaanse 등, 2011	선천적 또는 후천적으로 연하장애를 보이는 아동	•구강을 통한 식이 단계의 향상 •후천적 연하장애 아동의 식이 단계 향상 정도가 선천적 연하장애 아동보다 큼

을 통한 식이 단계가 향상되었다고 하였고, 후천적 연하장애 아동들의 식이 단계 향상 정도가 보다 컸다고 하였다[41].

5) 설골와 갑상연골 사이에 수평으로 부착

설골과 갑상연골 사이에 수평으로 부착하여 설골하근을 자극한다(그림 23-10, 표 23-12)[33].

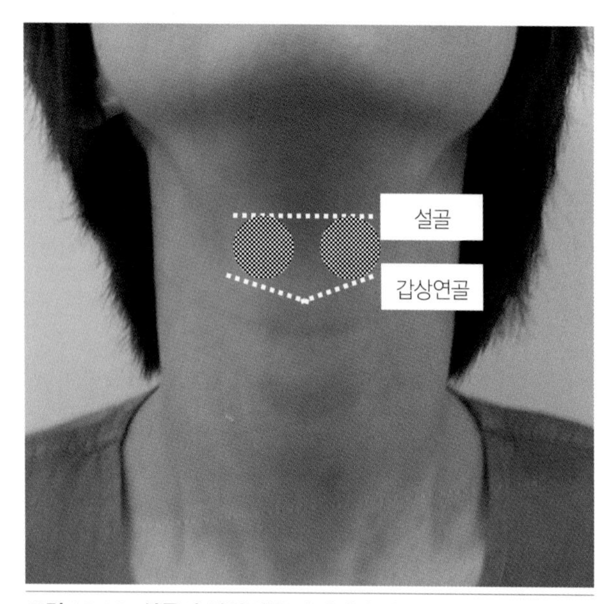

그림 23-10. 설골와 갑상연골 사이에 수평으로 부착(Horizontal attachment between hyoid bone and thyroid cartilage)

표 23-12. 설골과 갑상연골 사이에 수평으로 부착한 연구(Studies on horizontally attachment between hyoid bone and thyroid cartilage)

저자	질환	연구 결과
Baijens 등, 2012	파킨슨병	•턱 끝과 설골 사이, 설골과 갑상연골 사이에 수평으로 부착할 때보다 후두 전정 닫힘 시간 감소 •턱 끝과 설골 사이에 수평으로 부착할 때보다 설골의 앞쪽 움직임 향상
Rice, 2012	인두단계 연하장애	•침투 및 흡인의 감소 •후두 폐쇄 기능 향상 •삼킬 때 발생하던 기침 감소

Baijens 등은 파킨슨병 환자에게 신경근 전기자극치료를 적용한 결과, 설골 아래에 수평으로 부착하면 턱 끝과 설골 사이, 설골와 갑상연골 사이에 수평으로 부착할 때보다 후두 전정 닫힘 시간이 감소한다고 하였다. 그러나 턱 끝과 설골 사이에 수평으로 부착할 때보다 설골의 앞쪽 움직임이 향상된다고 하였다[71]. Rice는 인두단계 연하장애를 보이는 아동의 침투 및 흡인이 감소하였고 후두 폐쇄가 향상되었으며 삼킬 때 발생하던 기침이 감소하였다고 하였다[46].

6) 설골를 기준으로 수직방향, 양쪽 입술에 부착

채널 1을 설골의 위쪽과 아래쪽에 수직으로 부착하고(그림 23-11), 채널 2를 양쪽 입술 끝에 부착한다(그림 23-12)[37].

Baijens 등은 판개증후군 환자의 연하장애가 감소하였고, 구륜근(orbicularis oris muscle)과 교근(masseter muscles)의 강화를 통해 입을 통한 음식 섭취가 가능해졌다고 하였다[37].

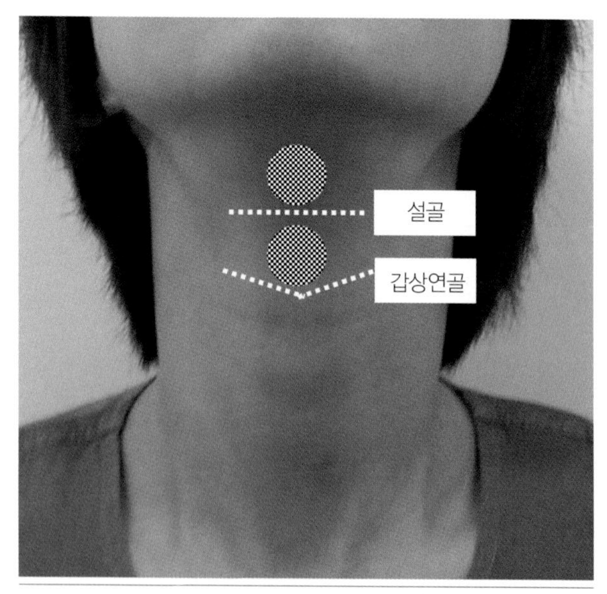

그림 23-11. 설골 기준으로 수직방향으로 부착(Attachment in the vertical dinection relative to the hyoid bone)

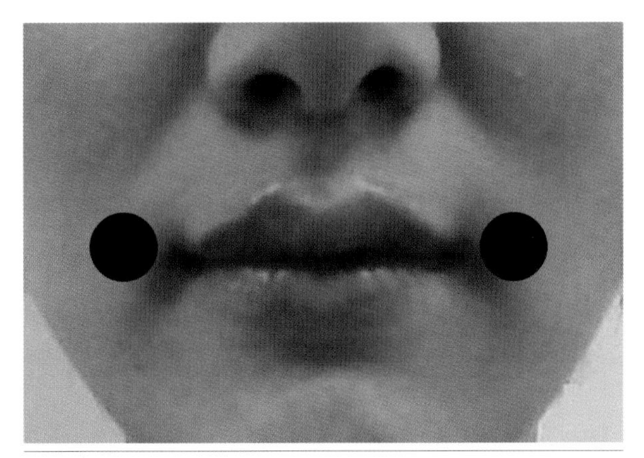

그림 23-12. 양쪽 입술에 부착(Attached to both lips)

7) 설골 위에 수평방향, 갑상연골 기준으로 수직방향으로 부착

채널 1은 설골 위쪽으로 수평으로 부착하고, 채널 2는 갑상연골 위와 아래로 수직으로 부착한다(그림 23-13, 표 23-13)[10,17].

Nam 등은 뇌손상 환자의 후두 상승에는 유의한 변화가 있었으나 설골의 움직임에는 유의한 차이가 없다고 하였다[43]. Beom 등은 뇌손상 환자의 연하기능이 향상되었고, 후두 침투와 흡인의 정도가 감소되었다고 하였다[44].

8) 갑상연골 아래에 수평방향으로 부착

갑상연골 아래에 전극을 부착하여 설골하근을 자극한다(그림 23-14, 동영상 23-4)[43].

Park 등은 정상인을 대상으로 자극이 느껴질 때 노력연하를 하도록 한 결과, 치료 직후 후두와 설골의 상승에는 유의한 효과가 있었으나 2주 후까지 유지되

표 23-13. 설골 위에 수평방향, 갑상연골 기준으로 수직방향으로 부착한 연구(Studies on horizontally attachment between hyoid bone and thyroid cartilage)

저자	질환	연구 결과
Nam 등, 2013	뇌손상	•후두 상승에 유의한 변화 있음 •설골의 움직임에는 유의한 변화 없음
Beom 등, 2015	뇌손상	•연하기능 향상 •후두 침투와 흡인의 정도 감소

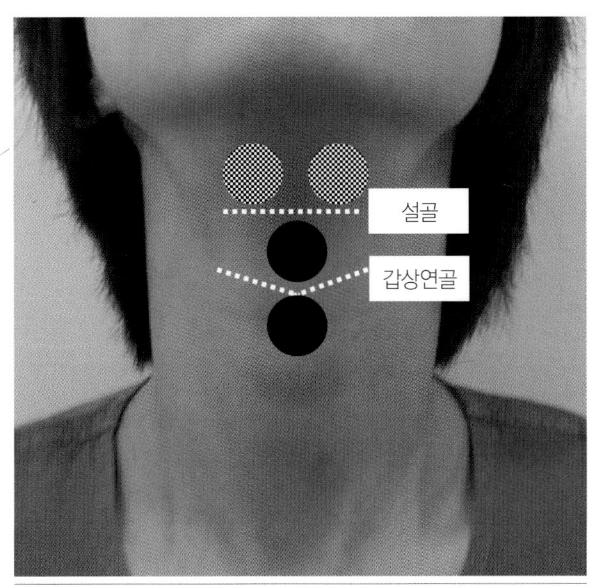

그림 23-13. 설골 위에 수평방향, 갑상연골 기준으로 수직방향으로 부착(Attach Horizontally on the hyoid bone, vertically on the thyroid cartilage)

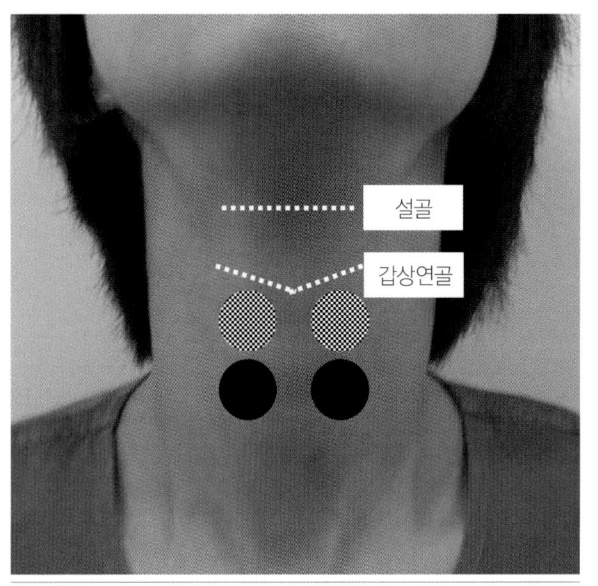

그림 23-14. 갑상연골 아래에 수평방향으로 부착(Attach Horizontally under the thyroid cartilage)

지는 않았다고 하였다[51].

Park 등은 노력연하 훈련 과정을 수행할 수 있을 정도의 인지 기능을 가지고 있는 발병 1개월 이상된 뇌졸중 환자들을 대상으로 실험군에게는 운동역치자극까지 자극을 주어 전기자극이 들어갈 때마다 노력연하를 하게 하였고, 대조군에게는 감각역치자극까지 자극을 주어 삼키게 하였다[52]. 그 결과 실험군의 인두와 설골의 수직 움직임과 상부식도괄약근의 열림 시간이 유의하게 향상되었으나 대조군에서는 변화가 없었다고 하였다.

저항 운동으로 전기자극이 들어갈 때마다 노력연하를 함께 적용하면, 후두 상승에 효과적이기는 하나 이 방법은 전기자극이 들어갈 때 설골후두 복합체를 상승시킬 수 있을 정도의 힘을 가지고 있는 환자로 대상자가 제한된다[52].

9) 아래턱 각과 턱 끝의 중간 지점, 턱 끝과 설골 가장자리의 중간 지점에 부착

아래턱 각과 턱 끝의 중간 지점에, 턱 끝과 설골 가장자리의 중간 지점에 전극을 부착한다(그림 23-15)[42-45].

Beom 등이 뇌졸중과 외상성 뇌손상 환자들을 대상으로 설골상근에 신경근 전기자극 치료를 받은 군과 전통 연하재활치료를 받은 군을 나누어 비교한 결과, 두 군 모두 비디오투시연하검사 검사 결과와 식이 섭취 단계에서 향상을 보였고, 두 군 사이의 유의한 차이는 없었다고 하였다[42]. Nam 등은 뇌손상 환자의 설골 최대 움직임과 속도가 향상되었다고 하였으나 후두 상승에는 유의한 차이가 없다고 하였다[43]. Beom 등은 뇌손상 환자의 연하기능이 향상되었고, 후두 침투과 흡인의 정도가 감소되었다고 하였다[44]. Kim 등은 뇌졸중 환자의 연하기능과 식이단계가 향상되었는데, 특히 인두부의 기능이 향상되었다고 하였다[45].

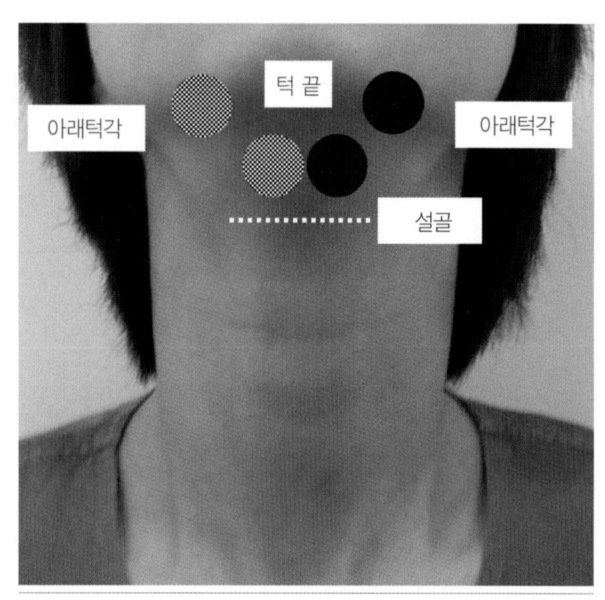

그림 23-15. 아래턱 각과 턱 끝의 중간 지점, 턱 끝과 설골 가장자리의 중간 지점에 부착(Midpoint between jaw angle and jaw tip between jaw tip and hyoid bone)

표 23-14. 아래턱 각과 턱 끝의 중간 지점, 턱 끝과 설골 가장자리의 중간 지점에 부착한 연구(Studies on midpoint between jaw angle and jaw tip between jaw tip and hyoid bone)

저자	질환	연구 결과
Beom 등, 2011	뇌손상	•신경근 전기자극치료를 받은 군과 전통 연하재활치료를 받은 군 비교 – 두 군 모두 비디오투시연하검사 검사 결과와 식이 섭취 단계에서 향상 보임 – 두 군의 유의한 차이 없음
Nam 등, 2013	뇌손상	•설골의 최대 움직임과 속도 향상 •후두 상승에 유의한 변화 없음
Beom 등, 2015	뇌손상	•연하기능 향상 •후두 침투과 흡인의 정도 감소
Kim 등, 2007	뇌졸중	•연하기능과 식이단계의 향상 •특히 인두부의 기능 향상

10) 턱 밑 부위에 부착

채널 1과 2를 턱 밑 부위에 수평으로 부착한다(그림 23-16)[50]. Lee 등은 뇌졸중, 암, 뇌손상 등으로 인해 연하장애가 발생한 환자들에게 턱 밑 부위에 신경근 전기자극치료를 적용한 결과, 설골후두 복합체의 상승 움직임이 유의하게 향상되었으나 침투-흡인 정도와 안전하게 삼키는 능력에서는 변화가 없다고 하였다[50].

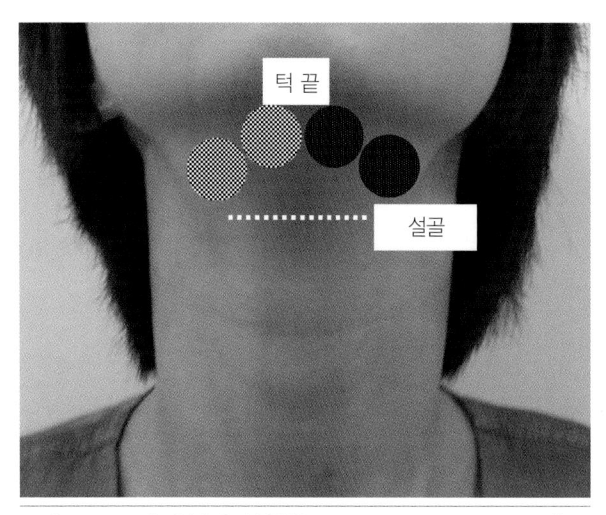

그림 23-16. 턱 밑 부위에 부착(Attached to the lower jaw)

4. 적용 강도

환자의 피드백을 받으며 전기자극의 강도를 서서히 높여 치료적 단계까지 올린다[10]. 환자는 강도가 높아짐에 따라 따끔거리며 얼얼한 느낌(tingling), 떨림(vibration), 따뜻한 느낌(warm), 목을 움켜쥐며 쥐어짜는 듯한 느낌(squeezing, holding, pulling)을 순차적으로 느끼게 된다. 얼얼한 느낌, 떨림, 따뜻한 느낌은 신경근 전기자극치료가 감각역치자극으로 적용되는 단계이고, 목을 움켜지며 쥐어짜는 듯한 느낌은 신경근 전기자극이 운동역치자극으로 적용되고 있는 단계이다(그림 23-17)[10].

의사소통이 가능한 환자의 경우 삼킴 시 들리는 삼킴 소리의 변화, 삼킴 반사의 유발, 더 잘 삼켜지는 느

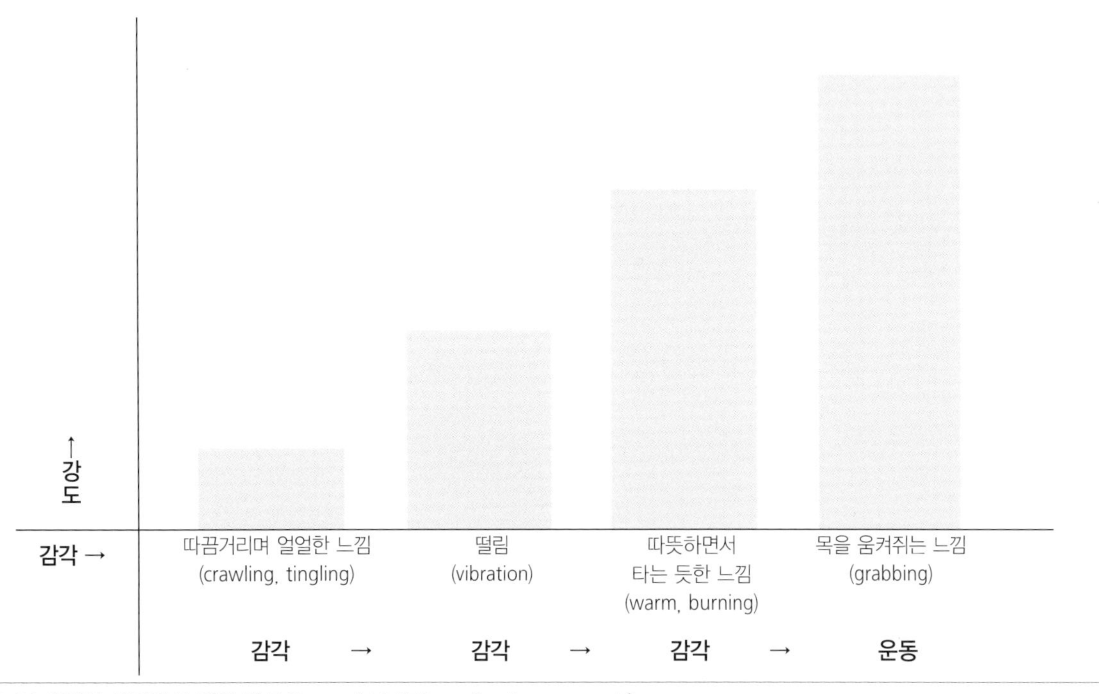

그림 23-17. 신경근 전기자극 적용 강도(Step of NMES application strength)

낌, 목소리의 변화, 목을 꽉 잡고 있는 듯한 느낌 또는 목을 쥐어 짜는 듯한 느낌과 같은 반응을 통해 확인할 수 있고, 의사소통이 불가능한 환자의 경우 갑자기 전극을 떼려 하는 행동을 보이거나 불편한 표정 또는 몸짓과 같은 신체 움직임의 변화를 통해 확인할 수 있다[10]. 운동역치자극까지 적용을 할 경우 환자가 목을 움켜쥐는 느낌이 든다고 표현하면서 근경련 없이 근수축이 눈으로 확인될 때까지 강도를 높이고, 감각역치자극까지 적용할 경우 환자가 피부에 톡톡 쏘는 듯한 느낌(tingling)이 든다고 표현할 때까지 강도를 높여 적용한다[53].

운동역치자극은 근수축을 유발하여 신체 기능을 향상시키기 위해 적용되고, 감각역치자극은 피부 자극을 통해 삼킴과 관계된 감각 신경로를 자극함으로써 대뇌 피질의 재조직화에 영향을 끼쳐 삼킴 반응의 유도와 조절을 증진시킨다[54].

대부분의 연구에서는 근수축이 일어나는 운동역치자극까지 강도를 높여 적용하고 있다. Berretin-Felix 등은 정상인을 대상으로 감각역치자극 또는 운동역치자극을 적용한 결과, 운동역치자극을 받은 대상자들의 설 기저부와 아래 인두 압력이 유의하게 향상되었다고 하였다[55]. Rofes 등은 만성 뇌졸중 환자들을 대상으로 감각역치자극과 운동역치자극으로 신경근 전기자극치료를 적용한 결과, 운동역치자극에서 인두 잔류물의 감소, 식괴가 통과하는 힘, 설골의 움직임 속도가 감각역치자극보다 유의하게 향상되었다고 하였다[57]. Park 등과 Park 등은 뇌졸중 환자들에게 감각역치자극 또는 운동역치자극을 적용하였을 때, 운동역치자극군의 설골후두 복합체의 위쪽 움직임과 상부식도괄약근의 열림 시간이 감각역치자극군보다 유의하

표 23-15. 운동역치자극과 감각역치자극(Moter threshold stimulation and sensory threshold stimulation)

역치자극 단계	저자	대상	연구 결과
운동역치자극과 감각역치자극 비교	Berretin-Felix 등, 2014	정상인	• 운동역치자극군의 설 기저부와 아래 인두 압력이 유의하게 향상
	Jungheim 등, 2015	정상인	• 운동역치자극에서 보다 효과적이었지만 두 군 모두 상부식도조임근의 압력이 감소하면서 이완 시간이 길어짐
	Rofes 등, 2013	뇌졸중	• 운동역치자극군의 인두 잔류물의 감소, 식괴가 통과하는 힘, 설골의 움직임 속도가 감각역치자극군보다 유의하게 향상됨 • 두 군 모두 불안전하게 삼키는 횟수 감소하고, 후두 전정이 닫히는 시간과 설골이 수직으로 상승하는 시간이 단축됨
	Park 등, 2014, Park 등, 2009	뇌졸중	• 운동역치자극군의 설골후두 복합체의 위쪽 움직임과 상부식도괄약근의 열림 시간이 감각역치자극군보다 유의하게 향상
	Zhang 등, 2016	뇌졸중	• 운동역치자극 또는 감각역치자극을 받은 군의 삼킴 기능, 식이 단계, 삶의 질이 무자극군 보다 향상 • 감각역치자극군의 삼킴 기능이 운동역치자극군 보다 향상됨
감각역치자극	Gallas 등, 2010	뇌졸중	• 흡인되는 정도와 후두 잔류물이 감소 • 삼킴 반응 시간 감소
	Beom 등, 2015	뇌손상	• 연하기능 향상 • 후두 침투와 흡인의 정도 감소

게 향상되었다고 하였다[15,51].

그러나 감각역치자극까지 적용해도 흡인이나 잔류물이 감소하고 식이 단계가 향상되었다는 연구들이 있고, 운동역치자극을 적용하였을 때의 효과와 유의한 차이가 없다는 연구들도 있다[32,56]. Rofes 등은 만성 뇌졸중 환자들을 대상으로 감각역치자극과 운동역치자극으로 신경근 전기자극치료를 적용한 결과, 모든 환자들이 불안전하게 삼키는 횟수가 감소하였고, 후두 전정이 닫히는 시간과 설골가 수직으로 상승하는 시간이 빨라졌다고 하였다[57]. Gallas 등은 뇌졸중 환자들에게 감각역치자극으로 신경근 전기자극치료를 적용한 결과, 흡인되는 정도와 인두 잔류물이 감소하였고, 삼킴 반응 시간도 유의하게 감소하였다고 하였다[58]. Beom 등도 뇌손상 환자들에게 감각역치자극으로 신경근 전기자극치료를 적용한 결과, 뇌손상 환자의 연하기능이 향상되었고, 후두 침투와 흡인의 정도가 감소되었다고 하였다[44]. Jungheim 등은 정상인을 대상으로 운동역치자극과 감각역치자극을 제공한 결과, 운동역치자극에서 보다 효과적이었지만 두 군 모두 상부식도괄약근의 압력이 감소하면서 이완 시간이 길어졌다고 보고하였다[59]. Zhang 등은 뇌졸중 환자들에게 감각역치자극 또는 운동역치자극을 적용하고 이를 무자극군과 비교하였다[60]. 그 결과, 무자극군보다 삼킴 기능, 식이 단계, 삶의 질이 향상되었고 감각역치자극군의 삼킴 기능이 운동역치자극군 보다 향상되었다고 하였다[60](표 23-15).

VitalStim을 통해 신경근 전기자극치료를 적용한 연구에서는, 운동역치자극까지 적용할 때 일반적으로 8.0~18.0mA까지 적용하지만 25.0mA까지 올려도 화상의 위험은 없다고 하였다[33]. 감각역치자극까지 적용할 때는 1.5~7.0mA까지 적용한다고 하였다[33]. 아동에게 VitalStim을 적용한 연구에서도 아동의 상태에 따라 최대 25.0mA까지 적용했다고 하였다[40,41].

STIMPLUS DP200을 통해 신경근 전기자극치료를 적용한 연구에서는, 환자가 불편함이나 통증없이 견딜 수 있는 최대 단계까지 서서히 올려 전기자극을 적용하였다[42]. 뇌성마비 아동을 대상으로 한 연구에서는 3.0~5.0mA(80Hz, 300ms)까지 적용되었고, 뇌졸중과 외상성 뇌손상 환자들을 대상으로 한 연구에서는 5.0~12.0mA(60Hz, 500μs)까지 적용되었다[39,42].

신경근 전기자극치료를 적용한 다수의 연구에서 운동역치자극을 제공하고 있고, 운동역치자극 뿐만 아니라 감각역치자극에서도 긍정적인 효과가 있다는 보고들도 있으나 적용 강도에 대한 근거는 아직 불충분한 상태이다.

5. 적용 기간

여러 연구들에서 신경근 전기자극치료의 적용 기간은 다양하게 적용되고 있어 이에 대한 체계적인 연구가 아직 부족한 실정이다. 보고된 다양한 적용 기간 중 2~4주간 일주일에 3~5회씩 30~60분 동안 적용한 연구가 다수였다.

VitalStim을 통해 신경근 전기자극치료를 적용한 연구들을 살펴보면, 여러 명의 환자들을 대상으로 신경근 전기자극치료의 전후 효과를 비교하는 연구들과 신경근 전기자극치료와 다른 연하장애 치료의 효과를 비교하는 연구들에서는 일주일에 1~5번씩 3~5주간 20분~1시간씩 12~20회 동안 신경근 전기자극치료를 적용하였고, 그 중 한번 제공될 때 60분씩 적용한 연구들이 가장 많았다[27]. 사례 보고로 진행된 연구에서는 일주일에 3~5번씩 하루에 1시간 동안 연하장애가 개선될 때까지 신경근 전기자극치료를 적용하였다.

뇌졸중 환자를 대상으로 한 연구에서는 일주일에 5번씩 하루에 1시간 동안 3~4주간 적용하였고, 비인두암 환자를 대상으로 한 연구에서는 일주일에 1~3번씩 하루에 1시간 동안 총 15회 적용한 연구와 일주일에 5번씩 하루에 1시간 동안 4개월간 적용한 연구가 있었다[9,25,29,30]. 쇼그렌증후군 환자를 대상으로 한 연구에서는 일주일에 3번씩 하루에 1시간 동안 46회 적용하였고, 뇌염 환자를 대상으로 한 연구에서는 연하장애가 개선될 때까지 일주일에 1번씩 하루에 1시간 동안 3달간 신경근 전기자극치료를 적용하였다[35,36]. 판개증후군 환자를 대상으로 한 연구에서는 연하장애가 개선될 때까지 일주일에 5번씩 하루에 1시간 동안 5달간 적용하였고, 특발성 파킨슨병 환자를 대상으로 한 연구에서는 일주일에 5번씩 하루에 30분 동안 3~5주간 적용하였으며, 신경성식욕부진증 환자를 대상으로 한 연구에서는 16일 동안 평균 15분 정도 9~12회 적용하였다[32]. 인두단계 연하장애를 보이는 아동을 대상으로 한 연구에서는 1시간씩 최소 11회에서 최대 63회까지 적용하였고, 다양한 연하장애 아동을 대상으로 한 연구에서는 아동의 상태와 연령에 따라 30~45분간, 평균 22회 정도 적용하였다[40,41].

STIMPLUS DP200을 통해 신경근 전기자극치료를 적용한 연구들을 살펴보면, 뇌성마비 아동을 대상으로 한 연구에서는 20분씩 주 2회로 8주간 적용하였고, 뇌졸중과 외상성 뇌손상 환자들을 대상으로 한 연구에서는 20분 또는 30분씩 주 5회로 4주간 적용하였다[39,42,43]. 뇌손상 환자를 대상으로 한 연구에서는 30분씩 2~3주간 10~15회 적용한 연구와 30분씩 2~3주간 평균 11.2회 적용한 연구가 있었다[44,45].

신경근 전기자극치료는 연구 또는 치료 목적에 따라 적용 기간을 정하여 적용하지만, 염증, 상처, 합병증 등의 문제로 중단될 수도 있다. 일반적으로는 환자의 연하장애가 개선될 때까지 적용된다[16].

6. 치료 프로토콜

신경근 전기자극치료를 적용할 때, 능동적 운동을 함께하면 치료 효과가 더 커지게 된다[10]. 신경근 전기자극치료가 적용되는 동안 전기자극이 느껴질 때마다 침이나 음식을 함께 삼키도록 한다[10,16]. 음식을 제공할 때는 환자의 연하기능에 따라 음식의 크기와 점도, 삼키는 속도, 섭취하는 총 양과 방법 등을 단계적으로 적용하고, 가능한 경우 노력연하법(effort swallow), 성문상 연하법(supraglottic swallow)과 같은 삼킴 기법도 함께 적용한다[10,16,28,37]. 신경근 전기자극치료가 적용되는 동안 단계적 저항 훈련으로 혀의 근력 운동, 후두폐쇄훈련, 노력연하법, 멘델슨법(Mendelsohn maneuver), 마사코법(Masako maneuver), 두부거상운동(Shaker exercise)을 시행하고, 감각 되먹임 치료로 온도촉각자극 치료를 적용하기도 한다[17].

아동의 경우, 다양한 구강 자극도구를 이용하여 구강 자극을 함께 적용하거나 공갈 젖꼭지를 이용해 비영양적 빨기를 함께 적용하고, 구강 감각자극치료를 함께 적용하기도 한다[39-41].

IV. 신경근 전기자극치료의 효과

신경근 전기자극치료는 약화된 근육의 운동 기능을 회복시키고, 근육을 재교육시키며, 삼킴 활동을 담당하는 대뇌 영역의 프로세스를 재생성한다[61]. 또한 근육의 표층에 있는 감각신경종말을 활성화시켜 중추신경계 시스템에 감각 되먹임을 제공한다[53].

신경근 전기자극치료의 효과를 검증한 연구에서

는 주로 비디오투시연하검사를 통한 이학적 분석, VDS(videofluoroscopic dysphagia scale), FDS(functional dysphagia scale), PAS(penetraion aspiration scale), SFS(swallow function score), FOIS(functional oral intake scale), ASHA NOMS(American Speech Language and Hearing Association: National outcomes measurements system), NIH-SSS(National Institutes of Health-Swallowing Safety Scale), 삶의 질 등의 검사도구들이 사용되었다[17,32,42-44,50,62].

운동적 측면에서 얼굴 근육과 인두 근육 등의 마비로 인해 연하장애가 발생한 경우, 신경근 전기자극을 적용하면 효과적이다[63]. 신경근 전기자극치료를 통해 삼킴관련 근육을 강화시키고, 근위축을 예방할 수 있다[64]. 또한 신경근 전기자극치료를 통한 근수축으로 설골, 갑상연골, 후두의 움직임이 강화되어 이상와 등의 잔류물이 감소되고, 기도폐쇄 기능이 향상되며, 상부식도괄약근의 개방 시간이 연장되어 식괴가 식도로 안전하게 이동하게 된다[30,34,37,59]. 삼키는 동안 설골의 움직임 범위가 향상되고 속도가 빨라지는 등 설골의 상승 기능도 향상된다[65-69]. 또한 구강 기능이 강화되어 입술 폐쇄 기능, 과도한 손실 없이 삼키는 기능도 향상된다[39]. 신경근 전기자극을 통한 감각 자극은 장기적으로 대뇌의 재조직에 긍정적인 영향을 미치고, 연하기능을 향상시킨다[70]. 인두를 통과하는 음식에 대한 감각 인식을 향상시켜 더 강하고 빠른 삼킴 반사를 유도한다[36]. 연하기능의 향상은 구강 식사와도 연결되어 경장영양 공급을 하는 환자가 구강 식사를 시작하게 되고, 식이 단계도 점진적으로 향상되게 된다[17,27,43,44,62]. 이와 같이 연하기능이 향상되면서 전반적인 삶의 만족도도 향상되게 된다[20,36].

그러나 신경근 전기자극치료만 단독으로 적용되었을 때의 효과에 대해서는 아직 연구가 부족한 실정이다. 또한 신경근 전기자극치료가 경도와 중등도 환자의 삼킴 기능 향상에는 유의한 효과가 있으나 중증 환자에게는 유의한 차이를 보이지 않는다는 연구도 보고되고 있다[67]. 그리고 부착 위치에 따라 턱 밑 부위 근육의 전위 활동에 유의한 변화가 없어 턱 밑 부위 근육의 강화를 통해 인두기능을 향상시킨다는 근거를 뒷받침할 수 없다는 연구도 있고, 설골후두 복합체의 하강 움직임이 유발된다는 연구도 있으며, 설골와 후두 상승에 유의한 차이가 없다는 연구도 있고, 침투흡인 척도에서 더 악화된 결과를 보였다는 연구도 있다[31,44,49,50]. 따라서 신경근 전기자극치료의 효과에 대한 연구는 지속적으로 필요하리라 생각된다.

V. 맺음말

신경근 전기자극치료는 연하장애 치료를 목적으로 임상에서 널리 사용되고 있는 방법으로 목적에 따라 전극을 부착하는 위치가 다양하고, 환자의 진단 및 특성에 따라 적용 강도와 기간도 다르다. 또한 치료 프로토콜을 적용할 때에도 제공되는 음식의 크기와 점도, 삼키는 속도, 섭취하는 양과 방법, 삼킬 때 함께 적용되는 삼킴 기법을 환자의 진단 및 특성에 맞게 적용해야 한다. 신경근 전기자극 치료의 효과들은 여러 연구에서 보고되고 있지만, 자극 근육을 특정할 수 없기 때문에 치료자가 원하는 방향이나 근육 움직임을 유도하는 데 어려움이 있고, 이는 치료 효과에 영향을 미칠 수 있다. 이렇게 신경근 전기자극치료의 효과에 대한 논쟁은 지속되고 있고, 이에 대한 체계적인 연구도 부족한 상태이다. 따라서 다양한 환자군을 대상으로 잘 설계된 체계적인 연구가 지속적으로 필요하리라 생각된다. 또한 임상에서 신경근 전기자극치료를 적용할 때, 지금까지 보고된 근거들을 기반으로 적절한 목표를 설정하고 그에 따른 적합한 방법으로 신경근 전기자극치료를 적용하는 것이 필요하리라 사료된다.

참고문헌

1. Randall L, Braddom M. Physical medicine and rehabilitation. 2010
2. Behrens BJ, Michlovitz SL. Physical Agents: Theory and Practice. 2nd ed. Philadelphia: F. A. Davis Company, 2005
3. Frauke MH, Sebastian HD, Maggie-Lee H. Effects of submental neuromuscular electrical stimulation on pharyngeal pressure generation. Arch Phys Med Rehabil, 2012;2000-2007
4. Maffiuletti NA, Pensini M, Martin A. Activation of human plantar flexor muscles increases after electromyostimulation training. J Appl Physiol, 2002, 92(4):1383-1392.
5. Heck FM, Doeltgen SH, Huckabee ML. Effects of submental neuromuscular electrical stimulation on pharyngeal pressure generation. Arch Phys Med Rehabil, 2012;93(11):2000-2007.
6. Leelamanit V, Limsakul C, Geater A: Synchronized electrical stimulation in treating pharyngeal dysphagia. Laryngoscope, 2002;112(12):2204-2210.
7. Korfage JA, Brugman P, Van Eijden TM: Intermuscular and intramuscular differences in myosin heavy chain composition of the human masticatory muscles. J Neurol Sci, 2000;178(2):95-106.)
8. Park CL, O'Neill PA, Martin DF. A pilot exploratory study of ral electric stimulation on swallow function following stroke: An innovative technique. Dysphagia, 1997;12:161-166
9. Lim KB, Lee HJ, Lim SS, Choi YI. Neuromuscular electrical and thermal-tactile stimulation for dysphagia caused by stroke: A randomized controlled trial. J Rehabil Med, 2009;41:174-178
10. Vasudev R, Verma, D. Training manual for the use of neuromuscular electrical stimulation in the treatment of dysphagia. VitalStim therapy certification course training manual. 2009
11. Armon C. A randomized controlled trial of resistance exercise in individuals with ALS. Neurology 2008;71(11):864-865
12. Tan C, Liu Y, Li W, Liu J, Chen L. Trancutaneous neuromuscular electrical stimulation can improve swallowing function in patients with dysphagia casued by non-stroke diseases: A meta-analysis. Journal of oral rehabilitation, 2013;40(6):472-480
13. Ludlow CL. Electrical neuromuscular stimulation in dysphagia: Current status. Otolaryngol Head Neck Surg, 2010;18:159-164
14. Park JB. Evidence based review of neuromuscular electrical stimulation for swallowing. Journal of the Korean Dysphagia Society, 2016;6:15-19
15. Park JM, Yong SY, Kim JH, Jung HS, Chang SJ, Kim KY, Kim H. Cutoff value of pharyngeal residue in prognosis prediction after neuromuscular electrical stimulation therapy for dysphagia in subacute stroke patients. Ann Rehabil Med, 2014;38(5):612-619
16. Sun SF, Hsu CW, Lin HS, Sun HP, Chang PH, Hsieh WL, Wang JL. Combined neuromuscular electrical stimulation (NMES) with fiberoptic endoscopic evaluation of swallowing (FEES) and traditional swallowing rehabilitation in the treatment of stroke-related dysphagia. Dysphagia, 2013;28:557-566
17. Kushner DS, Peters K, Eroglu ST, Perless-Carroll M, Johnson-Greene D. Neuromuscular electrical stimulation efficacy in acute stroke feeding tube-dependent dysphagia during inpatient rehabilitation. Am J Phys Med Rehabil, 2013;92:486-495

18. Terre R, Martinell M, Gonzalez B, Ejarque J, Mearin F. Treatment of oropharyngeal dysphagia with neuromuscular electrostimulaiton. Med Clin (Barc), 2013;140:157-160
19. Shaw GY, Sechtem PR, Searl J, Keller K, Rawi TA, Dowdy E. Transcutaneous neuromuscular electrical stimulation (VitalStim) curative therapy for severe dysphagia: Myth or reality? Ann Otol Rhinol Laryngo, 2007;1116;36-44
20. Lejun LI, Jiong SHI, Junxiang YIN, Benyu QIAO, Yumei LI, Rong HUANG. Study of transcutaneous neuromuscular electrical stimulation (VitalStim) therapy for post stroke dysphagia. Eur J Phys Rehabil Med, 2014;23:1-22
21. Keiichi T, Shuji M, Miho K, Haruka S, Tomokazu N, Keita T, Akina S, Megumi S, Kazumi K. Novel neuromuscular electrical stimulation system for treatment of dysphagia after brain injury. Neurol Med Chir (Tokyo), 2014;54:521-528
22. Suntrup S, Marian T, Schroder JB, Suttrup I, Muhle P, Oelenberg S, et al. Electrical pharyngeal stimulation for dysphagia treatment in tracheotomized stroke patients: A randomized controlled trial. Intensive care Med, 2015; 41: 1629-1637
23. Li L, Li Y, Huang R, Yin J, Shen Y, Shi J. The value of adding transcuaneous neuromuscular electrical stimulation (VitalStim) to tranditional therapy for post-stroke dysphagia: A randomized controlled trial. Eur J Phys Rehabil Med, 2015;51:71-78
24. Permsirivanich W, Tipchatyotin S, Wongchai M, Leelamanit V, Setthawatcharawanich S, Sathirapanya P et al. Comparing the effects of rehabilitation swallowing therapy vs. neuromuscular electrical stimulation therapy among stroke patients with persistent pharyngeal dysphagia: A randomized controlled study. J Med Assoc Thai, 2009;92(2):259-265
25. Bulow M, Speyer R, Baijens L, Woisard V, Ekberg O. Neuromuscular electrical stimulation(NMES) in stroke patients with oral and pharyngeal dysfunction. Dysphagia, 2008;23:302-309
26. Bhatt AD, Goodwin N, Cash E, Bhatt G, Silverman CL, Spanos WJ, Bumpous JM, Potts K, Redman R, Allison WA, Dunlap NE. Impact of Transcutaneous Neuromuscular Electrical Stimulation on dysphagia in head and neck cancer patients treated with definitive chemoradiation. Head Neck, 2014;doi:10.1002/hed.23708
27. Ryu JS, Kang JY, Park JY, Nam SY, Choi SH, Roh JL, et al. The effect of electrical stimulation therapy on dysphagia following treatment for head and neck cancer. Oral Oncol, 2009;45(8):665-668
28. Lin PH, Hsiao TY, Chang YC, Ting LL, Chen WH, Chen SC, et al. Effects of functional electrical stimulation on dysphagia caused by radiation therapy in patients with nasopharyngeal carcinoma. Sup Care Cancer, 2011;19:91-99
29. Long YB, Wu XP. A randomized controlled trail of combination therapy of neuromuscular electrical stimulation and balloon dilatation in the treatment of radiation-induced dysphagia in nasopharyngeal carcinoma patients. Disability & Rehabilitation, 2013;35:450-454
30. Lagorio LA, Carnaby-Mann GD, Crary MA. Cross system effects of dysphagia treatment on dysphonia: A case report. Cases Journal, 2008;1:67
31. Langmore SE, McCulloch TM, Krisciunas GP, Lazarus CL, Van Daele DJ, Pauloski BR, et al. Efficacy of electrical stimulation and exercise for dysphagia in patients with head and neck cancer: A randomized clinicla trial. Head Neck, 2015;doi 10.1002/hed.24197
32. Heijnen BJ, Speyer R, Baijens LWJ, Boggardt HCA. Neuromuscular electrical stimulation versus traditional therapy in patients with parkinson's diseases and oropharyngeal dysphagia: Effects on quality of life. Dysphagia, 2012;27:336-345
33. Baijens LWJ, Speyer R, Passos VL, Pilz W, Roodenburg N, Clave P. The effect of surface

electrical stimulation on swallowing in dysphagia Parkinson patients. Dysphagia, 2012;27(4):528-537

34. Bogaardt H, Dam DV, Wever NM, Bruggeman CE, Koops J, Fokkens WJ. Use of neuromuscular electrostimulation in the treatment of dysphagia in patients with multiple sclerosis. Annals of Otology, Rhinology & Laryngology, 2009;118(4):2241-246
35. Cheung SM, Chen CJ, Hsin YJ, Tsai YT, Leong CP. Effect of neuromuscular electrical stimulation in a patient with sjogren's syndrome with dysphagia: A real time videofluoroscopic swallowing study. Chang Gung Med J, 2010;33:338-345
36. Barikroo A, Lam PM. Comparing the effects of rehabilitation swallowing therapy vs. functional neuromuscular electrical stimulation therapy in an encephalitis patient: A case study. Dyphagia, 2011;26:DOI 10.1007/s0055-011-9329-1
37. Baijens LWJ, Speyer R, Roodenburg N, Manni JJ. The effects of neuromuscular electrical stimulation for dysphagia in opercular syndrome: A case study. Eur Arch Otorhinolaryngol, 2008;265:825-830
38. Holmes SRM, Gudridge TA, Gaudiani JL, Mehler PS. Dysphagia in severe anorexia nervosa and potential therapeutic intervention: A case series. Annals of Otology, Rhinology & Laryngology, 2012;121(7):449-456
39. Song WJ, Park JH, Lee JH, Kim MY. Effects of neuromuscular electrical stimulation on swallowing functions in children with cerebral palsy: A piolt randomized controlled trial. Hong Kong Journal of Occupational Therapy, 2015;25:1-6
40. Rice KL. Neuromuscular electrical stimulation in the early intervention population: A series of five case studies. The Internet Journal of Allied Health Sciences and Practice, 2012;10(3):1-7
41. Christiaanse ME, Mabe B, Russell G, Simeone TL, Fortunato J, Rubin B. Neuromuscular electrical stimulation is no more effective than usual care for the treatment of primary dysphagia in children. Pediatric Pulmonology, 2011;46:559-565
42. Beom JW, Kim SJ, Han TR. Electrical stimulation of the suprahyoid muscles in brain-injured Patients with dysphagia: A pilot study. Annals of Rehabilitation Medicine, 2011;35:322-327
43. Nam HS, Beom JW, Oh BM, Han TR. Kinematic effects of hyolaryngeal electrical stimulation therapy on hyoid excursion and laryngeal elevation. Dysphagia, 2013;28:548-556
44. Beom JW, Oh BM, Choi KH, Kim W, Song YH, You DS, Kim SJ, Han TR. Effect of electrical stimulation of the suprahyoid muscles in brain injured patients with dysphagia. Dysphagia, 2015;30:423-429
45. Kim JH, Lee KJ, Kim SJ. Electrical stimulation on suprahyoid muscles of the brain injury patients with dysphagia. Korean Journal of Stroke, 2007;9:1-8
46. Marziyeh P, Saeed TM, Noureddin NA, Mostafa D. Surface electrical stimulation for treating swallowing disorders after stroke: A review of the stimulation intensity levels and the electrode placements. Stroke Research and Treatment http://dx.doi.org/10.1155/2014/918057
47. Kendall KA, Leonard RJ. Hygoid movement during swallowing in older patients with dysphagia. Arch Otolaryngol Head Neck Surg, 2001;127(10):1224-1229. doi:10.1001/archotol.127.10.1224
48. Carnaby-Mann GD, Crary MA. Adjunctive neuromuscular electrical stimulation for treatment refractory dysphagia. Annals of Otology, Rhinology & Laryngology, 2008;117(4):279-287
49. Debra MS, Steven BL, Jacki LR. Effects of neuromuscular electrical stimulation on submental muscle activity. Dysphagia, 2006;56-60
50. Lee HY, Hong JS, Lee KC, Shin YK, Cho SR. Changes in hyolaryngeal movement and swallowing function after neuromuscular electrical stimulation in patient with dysphagia. Ann Rehabil Med, 2015;39:199-209
51. Park JW, Oh JC, Lee HJ, Park SJ, Yoon TS, Kwon BS. Effortful swallowing training coupled with electrical

stimulation leads to an increase in hyoid elevation during swallowing. Dysphagia, 2009;24(3):296-301

52. Park JW, Kim Y, Oh JC, Lee HJ. Effortful swallowing training combined with electrical stimulation in post stroke dysphagia: A randomized controlled study. Dysphagia, 2012;DOI 10.1007/s00455-012-9403-3
53. Heck FM, Doeltgen SH, Huckabee ML. Effects of submental neuromuscular electrical stimulation on pharyngeal pressure generation. Arch Phys Med Rehabil, 2012;93:2000-2007
54. Marziyeh P, Saeed TM, Noureddin NA, Mostafa D. Surface electrical stimulation for treating swallowing disorders after stroke: A review of the stimulation intensity levels and the electrode placements. Stroke Research and Treatment http://dx.doi.org/10.1155/2014/918057
55. Berretin-Felix G, Sia I, Barikroo A, Carnaby GD, Crary MA. Immediate effects of transcutaneous electrical stimulation on physiological swallowing effort in older versus young adults. Gerodontology, 2014;12. doi: 10.1111/ger.12166
56. Lee SJ, Jung MY, Yoo EY, Park JH. A comparison of electrical stimulation treatment effects between motor stimulation intensity and sensory stimulation intensity in dysphagia patients. Journal of Korean Society of Occupational Therapy, 2012;20(3):119-133
57. Rofes L, Arreola V, Lopze I, Martin A, Sebastian M, Ciurana A, et al. Effect of surface sensory and motor electrical stimulation on chronic poststroke oropharyngeal dysfunction. Neurogastroenterol Motil, 2013;25:888-e701
58. Gallas S, Marie JP, Leroi AM, Verin E. Sensory transcutaneous electrical stimulation improves post-stroke dysphagic patients. Dysphagia, 2010;25:291-297
59. Jungheim M, Janhsen AM, Miller S, Ptok M. Impact of neuromuscular electrical stimulation on upper esophageal. Ann Otol Rhinol Laryngol, 2015;124(1):5-12. doi: 10.1177/0003489414539132
60. Zhang M, Tao T, Zhang ZB, Zhu X, Fan WG, Pu LJ, Chu L, Yue SW. Effectiveness of neuromuscular electrical stimulation on patients with dysphagia with medullary infarction. Arch Phys Med Rehabil, 2016;97(3):355-362
61. Freed ML, Freed L, Chatburn RL, Christian M. Electrical stimulation for swallowing disorders caused by stroke. Respir Care, 2001;46(5):466-47423
62. Huan, KL, Liu TY, Huang YC, Leong CP, Lin WC, Pong YP. Functional outcome in acute stroke patients with oropharyngeal dysphagia after swallowing therapy. Journal of Stroke and Cerebrovascular Dieases, 2014;23(10):2547-2553
63. Miller S, Kuhn D, Jungheim M, Schwemmle C, Ptok M. Neuromuscular electrical stimulation therapy in otorhinolaryngology. HNO, 2014;62(2):139-140
64. Clark H, Lazarus C, Arvedson J, Schooling T, Frymark T. Evidence-based systematic review: Effects of neuromuscular electrical stimulation on swallowing and neural activation. American Journal of Speech Language Pathology, 2009;18(4):361-375
65. Nam HS, Beom JW, Oh BM, Han TR. Kinematic Effects of Hyolaryngeal Electrical Stimulation Therapy on Hyoid Excursion and Laryngeal Elevation. Dysphagia 2013;28(4):548-556
66. Ludlow CL, Humbert I, Saxon K, Poletto C, Sonies B, Crujido L. Effects of surface electrical stimulation both at rest and during swallowing in chronic pharyngeal dysphagia. Dysphagia, 2007;22(1):1-10
67. Park JW, Oh JC, Lee HJ, Park SJ, Yoon TS, Kwon BS. Effortful swallowing training coupled with electrical stimulation leads to an increase in hyoid elevation during swallowing. Dysphagia, 2009;24(3):296-301
68. Burnett TA, Mann EA, Cornell SA, Ludlow CL. Laryngeal elevation achieved by neuromuscular stimulation at rest. J Appl Physiol, 2003;94:128-134
69. Hamdy S, Rothwell JC, Aziz Q, Thompson DG. Organization and reorganization of human swallowing motor cortex: Implication for recovery

after stroke. Clinical Science, 2000;99(2):151-157

70. Kiger M, Brown CS, Watkins L. Dysphagia management: An analysis of patient outcomes using VitalStim therapy compared to traditional swallow therapy. Dysphagia, 2006;21:243-253
71. Baijens LWJ, Speyer R, Passos VL, Pilz W, Roodenburg N, Clave P. The effect of surface of electrica stimulation on swallowing in dysphagic parkinsons patients. Dysphagia, 2012;27(4):528-537

chapter

24

식이조절과 점도증진제의 사용

서한길, 오병모

연하장애 환자는 음식을 섭취하는 효율성과 안전성 두 가지 측면 모두에서 어려움을 겪게 되는데, 적절하게 도와주지 않으면 장기적으로 건강과 생존이 중대한 위험에 직면하게 된다. 연하장애 환자들이 영양학적으로 균형 잡힌 충분한 양의 음식을 적절한 시간 내에 섭취할 수 있도록 하기 위한 보상 기법으로서 가장 흔히 사용하는 것이 식이의 점도와 성상을 조정하는 것이다. 이와 같이 환자가 장애를 극복하여 충분하고 안전하게 음식을 섭취할 수 있도록 도와주기 위해 변형된 음식을 흔히 '연하장애식(食)', '연하장애식이(食餌) 또는 '연하곤란식(食)', '연하곤란식이(食餌)'라고 부른다. 그러나, 환자마다 장애의 특징이 모두 다르기 때문에, 모든 환자에게 더 안전하다고 일반화할 수 있는 연하장애식은 존재하지 않는다. 때로는 점도를 높인 음식이 오히려 환자의 안전을 위협할 수 있으므로, 정확한 평가를 통해 환자가 가진 장단점을 정확히 파악하여 이에 맞게 식이를 처방해야 한다. 본 장에서는 연하장애식을 처방할 때 잊어선 안될 수분 및 영양 공급의 일반 원칙과, 연하장애식이의 체계와 임상적 근거를 검토한 후, 마지막으로 흔히 사용하는 점도증진제의 종류와 특징을 살펴보고자 한다.

I. 수분 및 영양 공급

뒤에서 다루겠지만 연하장애식이를 처방할 때에는 주로 유동식(액체)의 점도와 고형식의 재질을 고려하게 된다. 그러나 식단을 구성할 때 다음과 같은 기본적인 영양 및 수분 섭취의 원칙을 잊어선 안된다. 또한, 적절하게 섭취를 하고 있는지를 정기적으로 평가해야 한다.

1. 탈수 및 전해질 균형의 평가와 수액 요법

적절한 양의 수분과 전해질을 섭취하지 못하면 탈수와 전해질 불균형이 초래되어서 환자의 전신 상태가 급격히 악화될 수 있다. 탈수가 되면 침의 분비량이 감소되어 구강 내 유해균이 자라기 쉬워지고, 면역 기능이 약화되어 폐렴의 위험이 더욱 높아진다. 수분 및 전해질 균형을 평가하고 수액 요법을 통해 교정해 주는 것만으로도 저하되었던 신체기능이 크게 호전되기도 한다. 따라서, 환자를 처음 만나서 진료할 때는 반드시 수분 섭취와 탈수 여부에 대해서 정확히 평가하도록 노력을 기울여야 한다. 환자의 탈수가 심할 경우에는 건조한 구강 및 피부, 소변의 진함 정도 등을 통해 육안으로도 진단할 수 있다. 입원 상태의 환자라면 보통 수분의 섭취와 배설을 기록하고 체액의 삼투압(serum osmolarity)과 전해질 농도 등을 측정한다. 충분한 물을 섭취해야 하는 것이 치료의 기본이지만, 연하장애가 심해서 안전하게 수분을 섭취하기가 어렵다면 비위관 또는 정맥을 통해 직접 수분을 공급한다. 하루에 최소한 2~3L의 수분 섭취가 권장된다[1].

2. 영양 상태 평가와 공급

연하장애가 환자의 영양 상태에 미치는 영향은 매우 크다. 영양이 부족하다면 구강내 균체 형성이 변화하고 환자의 면역기능과 객담 배출 능력도 저하되므로 폐렴의 위험이 높아질 수 있다. 또한 영양 부족으로 인해 위약, 기면 및 의식저하 등이 초래될 수 있으며 이 또한 폐렴의 위험인자가 된다. 그 밖에도 영양부족은 전반적 기능저하, 근감소, 골다공증, 빈혈, 욕창, 상처 치유의 지연을 초래할 수 있으므로, 전신의 기능이 저하되는 악순환의 시초가 될 수 있다. 따라서 중등도-중증의 연하장애가 있을 때는 반드시 조기에 영양 평가를 시행해야 한다. 실제로 개별 환자의 영양 요구량을 정확히 평가하는 것은 어렵지만, 합리적인 수준에서 칼로리 필요량을 계산할 수 있는 방법이 알려져 있다. 그 중에서 해리스 베네딕트 계산법(Harris Benedict Formula)이 널리 사용된다[2]. 열량 뿐만 아니라 단백질과 필수 지방산, 탄수화물, 전해질 및 미량원소의 보충이 필요할 수도 있다(제 10장 참조)[3].

II. 연하장애식이의 분류 체계와 근거

1. 연하장애식이의 개념

식이 변형은 연하장애에 대한 보상적 접근법의 핵심적인 요소이다. 연하장애식이는 환자에게 적합하도록 고형식의 재질을 조절하거나(texture modification) 유동식의 점도(viscosity)를 높인 식이를 말한다[4]. 고형식의 경우에는 유아의 식이 이행 과정과 유사하게, 부드럽고 덩어리가 없는 퓨레(puree) 형태의 식이에서 시작하여 다진 식이(minced food), 잘게 썬 식이(finely chopped food), 부드러운 식이를 거쳐 일반식으로 진행하는 것이 일반적이다. 하지만, 모든 연하장애 환자에게 이러한 식이 이행이 필요한 것은 아니다. 유동식의 경우에는 일반적으로 점도가 증가함에 따라 기도흡인의 위험이 감소되므로 필요에 따라 점도증진제(thickner)를 섞어 점도를 높여주게 된다. 하지만, 높은 점도는 연하장애 환자에서 삼킴 후 인두의 잔류물을 증가시키고 이는 삼킴 후 잔류물에 의한 흡인의 위험을 높일 수 있기 때문에 항상 안전한 방법은 아니다. 그러므로 비디오투시연하검사 등 객관적인 평가를 통해 환자에게 적합한 고형식 및 유동식의 단계를 결정하는 개별적인 접근이 필요하다.

2. 연하장애식이의 분류 체계

1) 국가별 연하장애식이 분류

연하장애식이의 분류는 크게 고형식과 유동식의 체계로 나뉘어진다. 여러 국가에서 개발된 연하장애식이의 분류 체계가 알려져 있으며, 기본적인 개념은 유사하나 식이 변형 단계의 수나 명칭은 차이가 있다[5]. 미국과 호주는 고형식 4단계, 유동식 4단계의 분류 체계인 반면, 일본은 고형식 6단계, 유동식 5단계로 더 세분화된 분류 체계를 사용하고 있다. 이 중, 미국영양협회(American Dietetic Association)의 National Dysphagia Diet (NDD) 체계가 가장 널리 인용된다[6].

최근 International Dysphagia Diet Standardisation Initiative (IDDSI)는 고형식 식이 변형과 유동식 점도에 대한 현재의 근거를 바탕으로 국제적으로 표준화된 용어와 정의의 틀을 제시하였다[7]. 가장 두드러진 특징은 고형식과 유동식 사이의 겹치는 단계를 두면서 연속적인 8개의 단계로 분류한 점이며, 이를 통해 고형식과 유동식 사이의 주관적인 구분을 배제하였다(그림 24-1).

2) National dysphagia diet 분류 체계: 고형식

고형식은 퓨레 단계(Dysphagia-Pureed; NDD Level 1), 기계적으로 변형된 단계(Dysphagia-Mechanically Altered; NDD Level 2), 발전된 단계(Dysphagia-Advanced; NDD Level 3), 일반식(Regular)의 4단계로 분류된다(표 24-1).

3) National dysphagia diet 분류 체계: 유동식

유동식은 점도에 따라 숟가락으로 떠야 하는 점도(Spoon-thick), 꿀 정도의 점도(Honey-like), 넥타 정도의 점도(Nectar-like), 묽은 점도(Thin)의 4단계로 분류된다(표 24-2). 점도 분류의 기준은 센티포이즈(centipoise; cP) 단위를 사용하며 점도계를 이용하여 측정한다.

3. 연하장애식이의 근거

고형식 재질의 조절은 일반적으로 식사 중 음식물에 의한 기도폐쇄(choking)의 위험을 줄이기 위해 시행되며[5], 저작 과정을 용이하게 하여 식사에 필요한 노력을 줄이고 충분한 영양섭취를 가능하게 하는 것도 그 목적이다. 최근의 체계적 고찰 연구는 고형식의 경도,

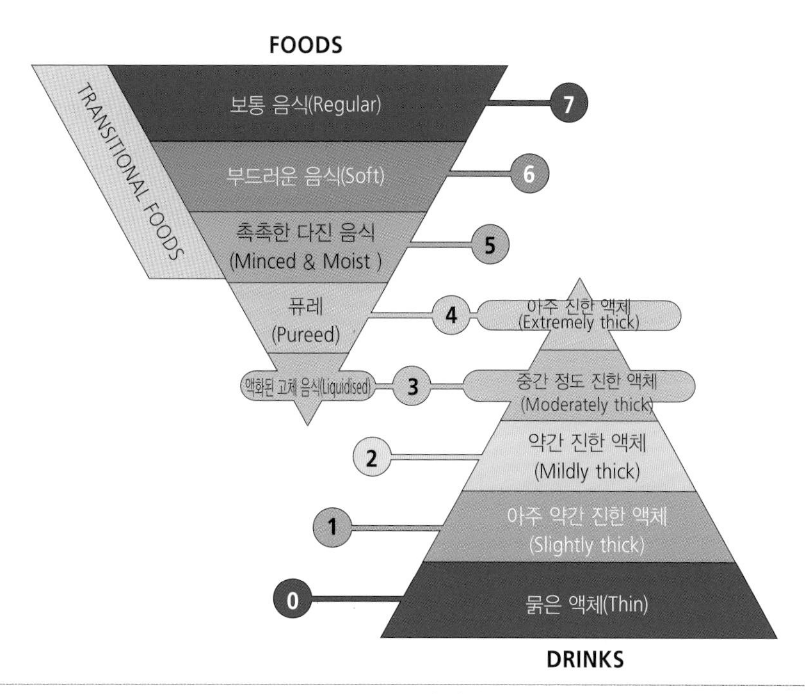

그림 24-1. International Dysphagia Diet Standardisation Initiative의 연하장애 식이 분류 체계[8]

표 24-1. National Dysphagia Diet의 고형식 분류

단계	정의	예시
퓨레 단계(NDD 1)	균일하고 매우 응집력이 있는 푸딩과 같은 성상의 식이로 거의 씹을 필요가 없음	퓨레 형태의 식이, 소스를 얹은 다진 감자, 애플소스, 푸딩
기계적으로 변형된 단계(NDD 2)	응집력이 있고 수분이 있는 반고형식으로 약간의 저작이 필요	잘게 다진 연한 고기, 바나나와 같은 부드러운 과일, 연하게 조리된 채소, 스크램블 에그, 시럽을 얹은 팬케이크
발전된 단계(NDD 3)	부드러운 음식으로 더 많은 저작 능력이 필요	대부분의 부드러운 음식이 해당되나 견과류나 생야채 등 제외
일반식(regular)	모든 음식이 허용	

표 24-2. National Dysphagia Diet의 유동식 분류

단계	점도 (cP)
숟가락으로 떠야 하는 점도	〉1,750
꿀 정도의 점도	351~1,750
넥타 정도의 점도	51~350
묽은 점도	1~50

응집력, 미끄러움의 성질이 연하 생리 및 식괴 이동 양상에 연관되어 있으나, 연하장애 환자에서 고형식의 적절한 조절에 대한 근거는 거의 없다고 보고하였다[9]. 또한, 노인에서 재질이 조절된 식이를 하는 경우 일반 식이보다 열량과 단백질 섭취 수준이 낮았음이 보고된 바 있다[10]. 실제 임상현장에서 고형식의 조절은 의료진의 경험과 주관에 의존하는 부분이 크기 때문에, 연하 자체의 위험 외에도 환자의 영양상태와 순응도를 고려하여 판단할 필요가 있다.

유동식에 대해서는 점도 증가가 기도 침투 및 흡인을 감소시키는 효과가 있으나 삼킴 후 인두 잔류물의 위험은 증가시킨다는 근거가 있다[9]. 그러나, 점도가 높은 유동식이 연하장애 환자에서 폐렴 발생을 감소시킨다는 직접적인 근거는 부족하다. 파킨슨병 및 치매 환자를 대상으로 한 무작위 배정 대조군 연구에서 유동식의 점도 조절과 고개 숙이기 자세 사이에 3개월간의 폐렴 발생률의 차이가 없었다[11]. 반면, 비디오투시연하검사에 따른 권고에 순응하지 않은 환자가 흉부 감염이나 흡인성 폐렴에 의한 입원이 더 많았음이 보고된 바 있다[12]. 식이 변형이 환자의 먹는 즐거움을 제한하고 삶의 질을 저하시키는 측면이 있음을 고려할 때, 최상의 임상진료를 위한 근거 확보가 절실하다 할 것이다.

III. 점도증진제의 사용

식품의 물리적 성질은 크게 고체적 성질(탄성)과 액체적 성질(점성)로 구분할 수 있는데, 실제 우리가 섭취하는 식품은 대부분 고체와 액체의 특성 두 가지 모두를 갖는다. 액체의 점도를 높여주는 것은 고체적 성질을 강화시키는 것으로 볼 수 있는데, 그렇게 함으로써 인두 안으로 들어간 음식이 변형되거나 흐르는 속도가 늦어지기 때문에 흡인의 위험이 감소하기를 기대하는 것이다. 다양한 방식으로 유동식의 점도를 증가시킬 수 있는데, 시판하는 점도증진제 또는 증점제(增粘劑, thickener)를 사용하는 것이 가장 손쉬운 방법 중 하나이다.

1. 점도의 정의

물체의 표면에 접선 방향 즉, 표면과 평행한 방향의 힘을 전단력(shear force)이라고 하고, 이를 면적으로 나누어 단위면적당 힘을 계산한 것을 전단응력(shear stress)이라고 일컬으며 단위는 파스칼(Pa=N/m^2)을 사용한다. 액체에 전단력이 가해지면 모양이 바뀌거나 흐르게 된다. 점도(viscosity)는 전단속도(shear rate)에 대한 전단응력(shear stress)의 크기로 정의하는 데, 다시 말해서 어떤 액체를 특정 속도로 흐르게 하기 위해서 큰 힘이 필요할 때 점도가 높다고 할 수 있다. 점도의 단위는 파스칼-초(Pascal second, Pa s)를 사용하며, 1 밀리파스칼-초(mPa s)가 흔히 사용하는 1센티포이즈(cP)와 같다. 상온에서 물의 점도가 대략 1cP이기 때문에, 센티포이즈 단위를 사용하면 점도를 직관적으로 판단하기 쉽다는 장점이 있다.

맑은 물이나 꿀, 우유 등은 전단속도와 전단응력이 일정한 비율을 유지하기 때문에 전단속도가 증가해도 일정한 점도를 유지하는 뉴톤 유체(Newtonian fluid)의 성질을 지니고 있으나, 대부분의 음식은 전단속도에 따라서 전단응력이 변하는 비뉴톤 유체(Non-Newtonian fluid)의 성질을 지닌다[13]. 과일 퓨레(purée), 마요네즈, 야채수프 등의 음식은 전단속도가 증가하면 점도가 낮아지는 성질을 보이므로 전단박화(shear-thinning) 유체에 해당하고, 전분을 물에 섞어 만든 60% 농도의 현탁액(suspension)은 전단속도가 증가할수록 점도가 높아지는 전단후화(shear-thickening) 유체의 특징을 보인다(그림 24-2). 이론적으로는 전단박화 유체가 연하장애 환자에게 유리할 가능성이 있는데, 전단력이 약한 구강기 또는 인두기 초기에는 점도가 높아서 흡인의 위험이 적고 전단력이 강한 인두기 중후반에는 점도가 낮아서 식도로 잘 흘러가며 잔

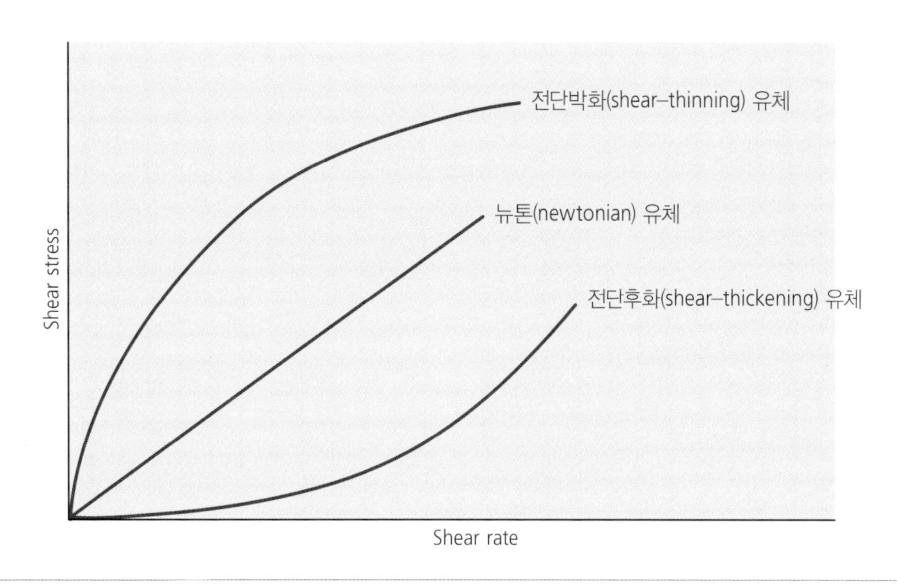

그림 24-2. 전단속도와 전단응력의 관계

뉴톤 유체에서는 전단속도와 전단응력의 비 즉, 점도가 일정하지만, 비뉴톤유체는 전단속도에 따라서 달라진다. 전단박화(shear-thinning) 유체는 전단속도가 증가하면서 점도(그림에서 곡선의 기울기)가 점차 감소하지만, 전단후화(shear-thickening) 유체는 점도가 점차 증가한다.

류물이 적게 남을 수 있기 때문이다. 시판하는 증점제로 점도를 높인 액체는 대체로 전단박화 성질을 보인다.

2. 점도의 측정

식품의 물성을 측정하는 방법으로는 모세관 점도계나 회전 점도계와 같이 물리적 성상을 평가하는 기초적(basic) 방법이 널리 쓰인다. 그러나 측정 시간이 오래 걸리고 실제 사람이 삼키는 조건과 다를 수 있기 때문에 식품을 먹는 사람이 실제로 느끼는 특징과 차이를 보일 수 있다. 이러한 단점을 보완하기 위해 신속하게 사용할 수 있는 경험적(empirical) 방법이나, 실제 음식을 삼킬 때와 유사한 조건에서 식품 물성을 측정하고자 하는 모방적(imitational) 방법 등이 소개되어 있다. 대표적으로 선상전개(line spread) 검사는 음식물을 동심원이 그려진 유리판 위에 흘러가게 하여 퍼진 정도를 측정하는 것으로, 간편하게 사용할 수 있으나 전단박화 성질이 강한 액체가 실제 인두기 연하 과정에서와 같이 전단력이 높은 상황에서 지니는 점도를 추정하기에는 부적합하다. 사람이 육안으로 점도의 차이를 구분할 수 있는 영역은 100cP에서 10,000cP 사이의 액체이며, 10,000cP가 넘어가는 물질은 사람의 눈에는 고체로 보인다[15].

3. 점도증진제의 구성 성분과 특징

시판 중인 점도증진제는 주로 변형 전분(modified starch)과 검(gum), 기타 식품 첨가제 성분으로 구성된다. 제품마다 사용하는 전분, 검, 식품 첨가제의 종류 및 비율이 조금씩 다르다.

1) 전분(澱粉) 또는 녹말(綠末, Starch)

전분(녹말)은 대부분의 녹색 식물에 편만하게 존재하는 다당류로서 포도당을 기반으로 합성되며, 식물의 주요 에너지 저장소라고 할 수 있다. 전분은 아밀로팩틴(amylopectin)과 아밀로스(amylose)로 구성되며 두 성분의 구성비는 조금씩 다르지만, 한 종류의 식물에서 이 두 성분의 비는 비교적 일정하다. 예를 들어, 찹쌀이나 찰옥수수(waxy corn) 전분은 거의 대부분 아밀로팩틴으로만 구성되어 있는 반면, 사탕의 원료로 사용되는 옥수수 전분에는 아밀로스가 55~70%를 차지한다[16].

전분은 물에 섞어서 가열하면 부풀어 오르면서 점도가 강한 액체로 바뀌는데 이를 호화(糊化, gelatinization)라고 한다. 자연 상태 그대로의 전분이 요리에 사용되는 경우도 많으나 식품공학적으로는 원재료가 생산과정에서 안정성이 떨어진다. 이 때문에 다양한 화학적 또는 물리적 방법으로 전분을 변형시켜서 사용한다. 변형되지 않은 전분 원재료는 호화에 필요한 온도가 높기 때문에 음식을 가온해야 하는데, 이 때문에 찬 물이나 음료수의 점도도 높여야 하는 연하장애식이에 사용하기에는 대단히 불편하다. 따라서, 다양한 화학적 또는 물리적 방법으로 전분를 변형시킴으로써 호화 온도를 낮추고 투명도를 개선하여 점도증진제로 시판하고 있다[17].

2) 검(gum)

전분만으로는 점도 증진의 효과가 부족할 수 있기 때문에 액체의 점도를 높여줄 수 있는 식품 첨가제를 추가하는 경우가 많다. 이중에서도 '검(gum)'이라고 부르는 식품 첨가제가 많은데, 서로 상승작용(synergy)을 가지도록 적절하게 전분과 검을 혼합할 수 있다[18].

아래에 기술한 것 외에도 액체의 점도를 높이기 위해서 매우 다양한 식품 첨가제가 소개되어 있다.

(1) 구아 검(guar gum)

구아 식물(guar plant)로 불리는 *Cyamopsis tetragonolobus*의 씨앗의 배젖을 갈아서 얻기 때문에 '구아 검'으로 불린다. 분자량이 1000kDa을 넘어서는 거대분자이지만, 탈중합 과정을 통해 증점력을 낮춘 제품도 시판되고 있다. 식물의 씨앗에서 얻기 때문에 원재료에는 '콩맛'이 날 수도 있는데, 생산 과정에서 이러한 풍미를 상당부분 제거한다. 찬물에서도 거의 완전히 용해되어 점도를 높이며, 전단력이 증가할수록 점도가 감소하는 전단박화(shear-thinning) 성질을 보인다. 또한 잔탄 검이나 로커스트콩(locust bean) 검과 혼합하면 상승작용(synergy)을 기대할 수 있다[19].

(2) 잔탄 검(또는 크산탄 검, xanthan gum)

잔탄 검은 *Xanthamonas campestris*라는 박테리아에 의해 설탕이 발효될 때 생성되는 다당류이며, 박테리아의 이름을 따서 '잔탄(Xanthan)' 검이라고 부른다. 소스나 드레싱의 점도를 높이는 목적으로 자주 사용하며, pH의 변화나 열, 효소 활동에 대해서 비교적 안정적이기 때문에 식품 공업에 흔히 사용된다. 전형적인 전단박화(shear-thinning) 성질을 지니기 때문에 정지상태에서는 겔과 유사한 성질을 지니지만 전단력을 가하면 점도가 낮아진다. 수화(水化, hydration)되는 속도가 매우 빠르기 때문에 가루를 한꺼번에 물에 넣으면 덩어리를 형성하는 단점이 있다[19].

(3) 캐러기넌(carrageenan)

캐러기넌은 홍조류 강(綱, *Rhodophyceae* class)에 속하는 해조류에서 추출한 다당류이며, 겔화제나 점도증진제로 사용된다. 우유에 포함된 카제인과 상호작용하여 우수한 점도 증진 효과를 보이기 때문에, 다른 검(gum)들에 비해서 적은 양으로 유제품의 점도를 높일 수 있다. 투명도가 아주 뛰어나서 물을 젤리로 만들 때 적합하다. 그러나 열 및 낮은 pH에 약해서 산성의 액체나 뜨거운 요리에는 사용하기 어렵다. 전형적으로는 유제품으로 만든 디저트, 우유, 크림, 또는 아이스크림 등에 사용된다[19].

3) 젤라틴(gelatin)

젤라틴은 콜라겐(collagen) 단백질의 가수분해로 만들어진 단백질 및 펩티드의 중합체이며 대표적인 겔화제(gelling agent)이다. 동물의 피부, 뼈, 힘줄(건, 腱), 결합조직 등을 산성 또는 알칼리성 용액에서 40℃ 이상으로 가열하면 콜라겐 단백질이 분해되면서 추출되는 데, 이것을 여과하고 원심분리하여 젤라틴을 얻는다. 판 또는 가루 형태로 판매되는 젤라틴을 찬물에 불린 후 가열하거나 뜨거운 물을 부은 후 저으면 녹아서 졸(sol) 형태로 바뀌는 데, 다시 식으면 겔(gel)이 된다. 겔의 굳기는 주로 농도에 의해 결정된다[20]. 디저트에 가장 흔히 사용되며 그 외에도 파이나 케이크 재료로도 흔히 사용된다. 전분과 상호 작용하여 최종 점도를 예측하기 어려운 점이 있어서 보통은 전분과 혼합하지 않는데, 젤라틴 젤리는 경관 급식을 하던 환자가 경구 섭식을 다시 시작할 때 사용하는 개시식(開始食)으로 적합하다[21].

4. 점도 증진제 처방시 고려점

1) 낮은 순응도(compliance)

음식의 질감과 점도에 변화를 주어 보다 안전하게 식사를 할 수 있도록 하겠다는 취지는 이해하지만, 실제로 추천받은 대로 연하장애식을 먹지 않는 환자들이 대단히 많다. 입원한 상태에서는 90%의 환자들이 연하장애식 처방에 따르지만, 퇴원한 이후에는 순응도가 40%에 불과하다[22]. 다양한 원인이 있겠지만, 순응하지 않는 이유로는 연하장애식의 맛과 질감에 대한 불평이 가장 많았고, 음식을 준비하는 것이 번거롭다는 것이 그 다음을 이었다[22]. 더 편하게 준비할 수 있으면서 음식의 맛을 살려주는 증점제 개발이 시급한 이유다.

2) 인두 잔류물의 증가

점도를 높이면 같은 전단속도에 대해 전단응력이 증가한다. 그만큼 근육의 위약이 있는 환자들은 쉽게 피로에 빠질 우려가 있다. 또한 점도증진제를 사용할 경우에 점도가 증가하는 것은 물론, 입천장과 입 안에 음식이 붙는 정도(부착도, adhesiveness)도 증가한다. 이 때문에 후두침투와 흡인은 감소하지만 인두 잔류물은 증가하여 오히려 질식의 위험이 증가할 수도 있다[9]. 따라서 모든 환자에게 일반적으로 증점제를 추천할 수는 없고 비디오투시연하검사 등을 통해서 증점제의 효과를 확인하여 처방해야 한다.

3) 타액과의 혼입

점도 증진제를 사용하여 점도를 높인 액체를 섭취할 때는 타액과 섞이게 된다. 또한 식사 중에는 숟가락에 묻은 타액이 컵이나 그릇에 담긴 액체와 접촉하게 되는데, 이 때 타액 속의 아밀라제가 점도 증진제의 주성분인 전분을 분해하기 때문에 식사 후반으로 갈수록 액체의 점도가 낮아질 수 있다. 실제 연구를 통해서 검사를 해 보면 점도를 높인 10mL의 물과 1mL의 타액을 10초간 섞은 뒤 효소 활동을 중단시키고 점도를 측정해 보면 옥수수 전분은 대부분(90%)의 점도를 상실했다. 변형 검(gum)이 포함된 점도증진제를 혼합한 경우에도 70%의 점도가 소실되는 것으로 나타났다[23]. 아쉽게도 타액과 섞은 후 20분이 지나면 점도증진제의 종류와 상관없이 대부분의 점도가 사라졌다. 따라서 구강기가 지연되거나 식사 시간이 오래 걸리는 환자에 있어서는 이와 같은 타액의 효과를 고려해서 전략을 세워야 한다. 예를 들어, 식사 시간이 30분 이상으로 오래 걸리는 경우에는 숟가락에 묻은 타액 때문에 점도가 낮아지는 일을 예방하기 위해 국이나 물을 소량씩 미리 나누어 두는 것이 좋다.

4) 액체의 종류, 온도, 염분에 따른 변화

대부분의 연구는 증점제를 물에 혼합한 후 점도를 측정한 결과를 제시하고 있으며, 시판하는 점도증진제마다 권장하는 증점제와 물의 비율을 표시하고 있다. 그러나, 국의 종류[24], 음료의 종류[25], 온도와 저장시간[7], 염분에 따라 증점제의 효과는 달라진다[26]. 따라서, 포크 검사법(fork test)[27]과 같이 환자 및 가족들에게 집에서 간편히 사용할 수 있는 점도 측정 방법과 요령을 교육하는 것이 크게 도움이 될 것이다.

IV. 맺음말

식이 변형은 연하장애 환자에서 효율을 높이고 흡인의 위험을 감소시키기 위해 아주 흔히 사용하는 보상적 방법이다. 병원에서는 환자의 연하장애 수준에 맞추어 단계별로 연하장애식을 제공하는 경우가 많다(그림 24-3). 연하장애식의 장기적 효과에 대해서는 연구가 필요한 부분이 아직 많지만, 현재로서는 정확한 평가를 통해서 환자에게 적합하도록 식이의 점도와 재질을 조절하여 주는 것이 최선이다. 유동식에는 시판하는 점도증진제를 손쉽게 사용할 수 있지만, 여

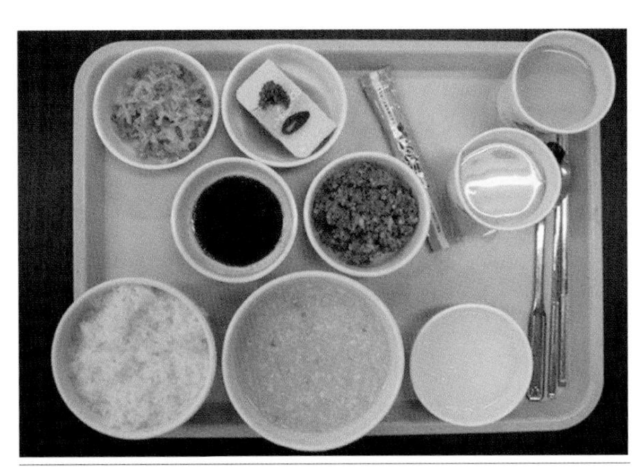

그림 24-3. 연하 곤란 식이의 예

고기와 채소는 다져서 제공하고 밥은 죽식으로 제공하였으며 유동식은 증점제를 사용하여 점도를 높였다. 우상단 컵에 제공된 것은 젤라틴 젤리이다. 포장된 증점제를 추가하여 필요에 따라 점도를 조절할 수 있다.

러 요소에 의해서 점도가 영향을 받을 수 있다는 것을 명심하고 환자와 보호자를 교육해야 한다. 우리에게 음식은 단순히 단백질, 탄수화물, 지방으로 이루어진 열량만으로 환원될 수 없는 문화적 사회적 가치를 지닌다. 연하장애식은 환자들에게 이러한 가치를 돌려주고자 하는 노력의 하나로서, 여러 직종이 관심을 가지고 지속적으로 향상시켜가야 할 것이다.

참고문헌

1. Dwyer J. Nutrient Requirements and Dietary Assessment. In: Kasper D, Fauci A, Hauser S, Longo D, Jameson JL, Loscalzo J, eds. Harrison's Principles of Internal Medicine, 19e. New York, NY: McGraw-Hill Education; 2015.
2. Reeds D. Nutrition Support. In: Cooper DH, Krainik AJ, Lubner SJ, Reno HEL, eds. The Washington Manual of Medical Therapeutics. 32nd ed: Lippincott Williams & Wilkins; 2007:37-53.
3. Williams FH, Hopkins B. Nutrition in Physical Medicine and Rehabilitation. In: DeLisa JA, Gans BM, Walsh NE, eds. Physical medicine and rehabilitation : principles and practice. 4th ed. Philadelphia: Lippincott Williams & Wilkins; 2005.
4. Cichero JAY, Murdoch BE. Dysphagia: Foundation, Theory and Practice. Chichester, UK: John Wiley & Sons Ltd; 2006.
5. Cichero JA, Steele C, Duivestein J, et al. The Need for International Terminology and Definitions for Texture-Modified Foods and Thickened Liquids Used in Dysphagia Management: Foundations of a Global Initiative. Curr Phys Med Rehabil Rep 2013;1:280-91.
6. National Dysphagia Diet Task Force. National dysphagia diet: standardization for optimal care. Chicago: American Dietetic Association; 2002.
7. Hanson B. A review of diet standardization and bolus rheology in the management of dysphagia. Curr Opin Otolaryngol Head Neck Surg 2016;24:183-90.
8. International Dysphagia Diet Standardisation Initiative. Global standardised terminology and definitions for texture modified foods and thickened drinks. 2015. at http://iddsi.org/resources/framework/).
9. Steele CM, Alsanei WA, Ayanikalath S, et al. The influence of food texture and liquid consistency modification on swallowing physiology and function: a systematic review. Dysphagia 2015;30:2-26.
10. Wright L, Cotter D, Hickson M, Frost G. Comparison of energy and protein intakes of older people consuming a texture modified diet with a normal hospital diet. J Hum Nutr Diet 2005;18:213-9.
11. Robbins J, Gensler G, Hind J, et al. Comparison of 2 interventions for liquid aspiration on pneumonia incidence: a randomized trial. Ann Intern Med 2008;148:509-18.
12. Low J, Wyles C, Wilkinson T, Sainsbury R. The effect of compliance on clinical outcomes for patients

with dysphagia on videofluoroscopy. Dysphagia 2001;16:123-7.

13. Singh RP, Heldman DR. Chapter 2 - Fluid Flow in Food Processing. Introduction to Food Engineering (Fifth Edition). San Diego: Academic Press; 2014:65-209.
14. Seo CW, Yoo B. Steady and dynamic shear rheological properties of gum-based food thickeners used for diet modification of patients with dysphagia: effect of concentration. Dysphagia 2013;28:205-11.
15. Van Wazer JR. Viscosity and Flow Measurement. New York: Interscience Publishers; 1963.
16. Schwartz D, Whistler RL. Chapter 1 - History and Future of Starch. Starch (Third Edition). San Diego: Academic Press; 2009:1-10.
17. Chiu C-w, Solarek D. Chapter 17 - Modification of Starches. Starch (Third Edition). San Diego: Academic Press; 2009:629-55.
18. Mason WR. Chapter 20 - Starch Use in Foods. Starch (Third Edition). San Diego: Academic Press; 2009:745-95.
19. Barlow S, Saltmarsh M. Essential Guide to Food Additives. Cambridge: Royal Society of Chemistry; 2013.
20. Djagny VB, Wang Z, Xu S. Gelatin: a valuable protein for food and pharmaceutical industries: review. Crit Rev Food Sci Nutr 2001;41:481-92.
21. 쯔바하라 아키오 (오병모 역). 알기쉬운 연하장애. 서울: 군자출판사; 2009.
22. Shim JS, Oh BM, Han TR. Factors associated with compliance with viscosity-modified diet among dysphagic patients. Annals of rehabilitation medicine 2013;37:628-32.
23. Hanson B, O'Leary MT, Smith CH. The effect of saliva on the viscosity of thickened drinks. Dysphagia 2012;27:10-9.
24. Kim SG, Yoo W, Yoo B. Effect of thickener type on the rheological properties of hot thickened soups suitable for elderly people with swallowing difficulty. Preventive nutrition and food science 2014;19:358-62.
25. Garin N, De Pourcq JT, Martin-Venegas R, Cardona D, Gich I, Mangues MA. Viscosity differences between thickened beverages suitable for elderly patients with dysphagia. Dysphagia 2014;29:483-8.
26. Cho HM, Yoo W, Yoo B. Effect of NaCl Addition on Rheological Behaviors of Commercial Gum-Based Food Thickener Used for Dysphagia Diets. Preventive nutrition and food science 2015;20:137-42.
27. Park JW, Kim IJ, Lee HJ. Fork test: A new simple and reliable consistency measurement for the dysphagia diet. Geriatr Nurs 2016;37:292-5.

chapter

25

연하장애의 수술적 치료

김광현, 최승호

연하장애는 음식이 넘어가는 통로인 구강, 인두, 후두 및 식도의 구조적 또는 기능적 이상에 의해 발생하며 중추신경계를 포함한 신경근육계통의 이상으로 인한 경우가 많다. 수술적 치료는 연하장애의 주된 치료 수단은 아니지만 연하장애를 일으키는 구조적 이상이 있을 경우 이를 직접적으로 교정할 수 있고 연하장애에 수반된 흡인(aspiration)이나 침흘림(drooling)을 개선하는 데 도움을 줄 수 있다. 넓은 의미에서는 인두, 식도의 악성 종양을 절제하는 수술이나 위루술(gastrostomy)도 연하장애를 개선시키는 수술이라고 볼 수 있겠으나 본 장에서는 윤상인두 연하장애(cricopharyngeal dysphagia), 흡인 및 침흘림에 대한 치료에 국한하여 다루기로 한다.

I. 윤상인두연하장애에 대한 수술적 치료

음식물이 인두에서 식도로 넘어가는 과정은 짧은 시간 안에 일련의 작업이 착오 없이 순서대로 이루어져야 하는 매우 복잡한 과정이다. 상부식도괄약근(upper esophageal sphincter, UES)의 주요 성분인 윤상인두근(cricopharyngeal muscle)은 평상 시 지속적인 수축 상태를 유지하고 있다가 연하 시 이완되어 음식물이 인두로부터 식도로 넘어갈 수 있도록 하는 중요한 역할을 한다. 능동적인 윤상인두근 이완과 함께 후두 거상에 따른 수동적 신장, 그리고 식괴의 부피에 의한 확장이 합쳐져 상부식도괄약근을 개방시킨다. 상부식도괄약근이 개방되어도 인두 근육의 적절한 수축이 없으면 식괴가 식도로 진행하지 못하며 식괴의 흐름은 식괴 상부 인두 수축의 강도와 상부식도괄약근 개방에 따른 저항 감소의 정도에 따라 결정된다. 신경학적 이상에 의해 윤상인두근의 이완이 되지 않거나 인두근 약화, 후두 거상 감소, 또한 방사선치료 후 섬유화 등으로 인한 윤상인두근의 신전성 감소 등 다양한 원인에 의해 윤상인두 연하장애가 발생할 수 있다(표 25-1).

윤상인두연하장애는 정확한 진단이 무엇보다 중요한데 기본적으로 비디오투시연하검사(video fluoroscopic swallowing study, VFSS)가 널리 사용되며 식도내압검사(esophageal manometry)나 압력투시검

표 25-1. 윤상인두 연하장애의 원인

Central nervous system
Cerebellar infarct
Brainstem infarct
Parkinsonism
Amyotrophic lateral sclerosis
Base of skull neoplasm
Peripheral nervous system
Peripheral neuropathy
Diabetic neuropathy
Bulbar poliomyelitis
Myasthenia gravis
Neoplasm
Cricopharyngeal muscle
Polymyositis
Oculopharyngeal muscular dystrophy
Hyperthyroidism
Hypothyroidism
Cricopharyngeal disruption
Laryngectomy
Oropharyngectomy or hypopharyngectomy
Pulmonary resections
Cricopharyngeal spasm
Hiatal hernia
Gastroesophageal reflux
Idiopathic cricopharyngeal achalasia

사(manofluroscopy), 근전도 등도 진단에 도움을 줄 수 있다. 비디오투시연하검사 시에는 상부식도괄약근의 이완 불능으로 인하여 나타나는 cricopharyngeal bar가 특징적이지만 후두의 거상, 인두근의 수축, 흡인 여부 등을 관찰하는 것도 매우 중요하다(그림 25-1).

윤상인두연하장애의 치료는 확장술, 보툴리눔독소 주사, 근육절개술 등의 방법이 사용된다. 근육 조직이 섬유화되었다면 이론적으로 보툴리눔독소 주사보다는 확장술이 효과적이며 섬유화가 전혀 되지 않은 근육의 수축이 문제라면 확장술보다는 보툴리눔독소 주사가 효과적일 것이다. 또한 근육절개술은 섬유조직이든 근육이든 절개하는 것이기 때문에 두 경우에 모두 효과적일 가능성이 많다. 그러나 임상적으로는 섬유화와 근육의 강직을 구분하기 어려우며 두 가지가 혼재되어 있을 수 있고 윤상인두근 뿐만 아니라 인두근육의 수축 부전, 후두 폐쇄 또는 거상의 문제, 신경근육계 부조화 등 다른 문제가 병합되어 있어 한 가지 특정 치료법만으로 극적인 호전을 보이지 않을 가능성이 높다.

1. 윤상인두 확장술(cricopharyngeal dilatation)

확장술은 협착부위에 큰 부피를 가지는 도구를 넣어 협착을 확장하는 방법으로 가이드와이어 이용 여부 및 고정된 크기의 도구를 밀어 넣는 방식인 부지(bougie)를 사용하는가 또는 확장 가능한 풍선확장기(balloon dilator)를 사용하는가에 따라 다양한 도구가 사용된다. 부지는 끝이 좁고 점차 굵어지는 형태의 기구로서 상부로부터 밀어 넣기 때문에 횡적 확장 뿐만

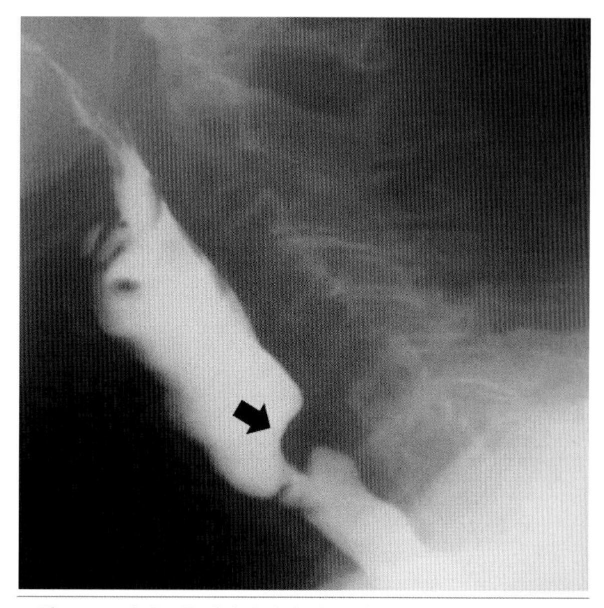

그림 25-1. 비디오투시연하검사 시 보이는 cricopharyngeal bar (화살표)

아니라 종적 전단력(shearing force)이 작용하므로 불필요한 조직 손상이 생길 수 있으나 사용이 간편하고 재사용이 가능하여 비용이 저렴한 장점이 있다. 반면 풍선확장기는 전단력이 없이 횡적으로만 힘이 작용하는 장점이 있으나 일회용이므로 비용이 비싼 단점이 있다.

확장술은 내시경 또는 투시 하에 시행하며 정확한 위치 및 적절한 직경의 기구 선정이 식도 천공 등의 합병증을 예방하고 성공적인 결과를 얻는 데 매우 중요하다. 윤상인두 확장술에는 대개 식도확장술에 사용되는 다양한 기구를 사용할 수 있는 데 대부분 최대 직경이 20mm이다. 부지 또는 풍선확장기의 선택, 전신마취 여부, 가이드와이어 사용여부, 내시경 또는 투시 유도 등 술자의 선호도에 따라 시술 방법을 선택하되 점진적으로 확장하여 천공을 예방하되 충분한 확장이 되도록 하는 것이 중요하다. 윤상인두 부위는 식도에 비해 훨씬 직경이 크므로 최대크기인 20mm까지 기구를 사용하는 것이 바람직하며 윤상인두 확장술의 성공률은 54~100%로 보고되었다. 사용 가능한 부지 및 풍선확장기의 스펙, 가격 등 구체적 사항은 American Society for Gastrointestinal Endoscopy에서 보고한 문서를 참조하면 도움이 될 것이다.

2. 보툴리눔독소 주입술(Botulinum toxin injection)

윤상인두근에 대한 보툴리눔독소 주입술은 전통적으로 시행되던 경부 접근에 의한 윤상인두근 절개술에 비해 비침투적이라는 장점이 있어 1997년 Blitzer 등이 보고한 이래 널리 시술되고 있다. 전신마취 하에 현수후두내시경을 통하여 육안적으로 확인하며 주사하는 방법과 국소마취 하에 근전도 유도를 통해 주사하는 방법이 있다(그림 25-2). 전신마취 하에 현수후두경을 윤상연골 후방에 삽입한 후 전방으로 들어올리면 인두 후벽에 돌출되는 윤상인두근 부위를 관찰할 수 있고 쉽게 주입이 가능하다. 국소마취 하에는 한 손으로 후두를 잡아 반대편으로 회전시켜 후두 후방이 노출되도록 한 후 침전극을 윤상연골의 후측방에 삽입하고 근전도 상 삼킬 때 이완되는 현상을 관찰하면 이론적으로 윤상인두근 확인이 가능하다. 그러나 윤상인두근 기능부전 환자에서는 근육의 수축 및 이완 활동 자체가 활발하지 않으므로 근전도 상의 변화가 뚜렷하지 않을 수 있음을 고려하여야 한다. 주입

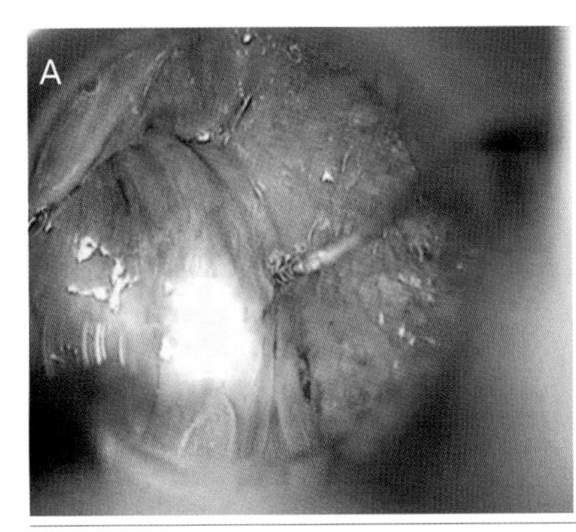

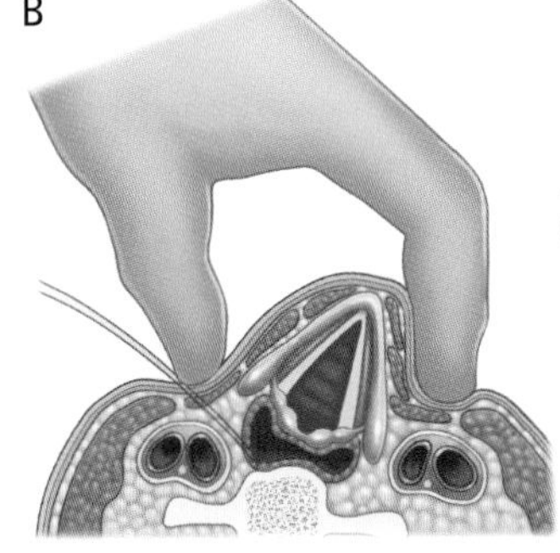

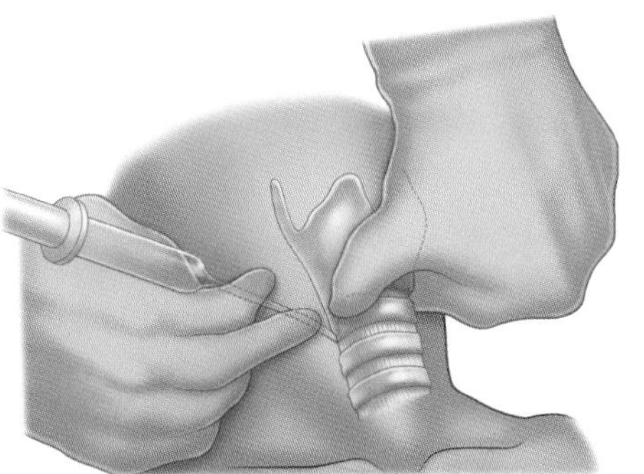

그림 25-2. 윤상인두근에 대한 보툴리눔독소 주입술
경구접근법(A) 및 근전도 유도 하 경부접근법(B)

하는 보툴리눔독소의 양은 10~100unit으로 다양하며 다른 인두 근육이나 후두 근육의 마비를 일으킬 수 있으므로 윤상인두근에 정확히 주입하도록 주의하여야 한다. 보툴리눔독소 주입술은 효과 지속 시간이 6개월 이내로서 제한적이므로 반복 투여가 필요하며 추후 윤상인두근 절개술의 효과를 예측하기 위한 진단적 목적으로 사용하기도 한다. 보툴리눔독소 주입술의 성공률은 윤상인두근 기능부전이 연하장애의 원인인 대상 환자를 얼마나 적절히 선정했는가에 따라 크게 달라지겠으나 43~100% 정도로 보고되고 있다.

3. 윤상인두근 절개술(cricopharyngeal myotomy)

윤상인두근 절개술은 윤상인두근의 강직 또는 섬유화 반흔에 의한 연하장애가 있을 때 윤상인두근을 절개함으로써 상부식도괄약근의 지속적 이완 상태를 만드는 술식이다. 일반적으로 윤상인두근 보툴리눔독소 주입술이 성공적인 경우 윤상인두근 절개술 역시 성공적일 가능성이 높으므로 반복적인 보툴리눔독소 주사를 피하기 위해 시행한다. 그러나 보툴리눔독소 주입술의 효과가 없었더라도 70% 정도에서는 윤상인두근 절개술이 성공적이었다는 보고도 있다. 윤상인두근 절개술은 전통적으로 경부 절개를 통하여 시행하여 왔지만 최근 시행되는 경구 레이저 수술은 수술 후 통증 감소나 미용적인 면에서 유리하다. 윤상인두근을 절개할 때는 근육 섬유를 완전히 절단하여야 하며 경부 접근법의 경우 인두 내에 기관삽관 튜브를 삽입하고 풍선을 확장시켜 놓으면 근육을 절단하면서 남은 조직의 두께를 판단하기에 용이하다. 절단된 근육이 다시 유착되는 것을 방지하기 위하여 술자에 따라서는 근육의 단면을 봉합하기도 한다. 경구 레이저 수술 시에는 현미경을 사용하므로 근육 섬유를 자세히 관찰하는 것이 가능하고 레이저를 사용하기 때문에 보다 정밀한 수술이 가능하다(그림 25-3).

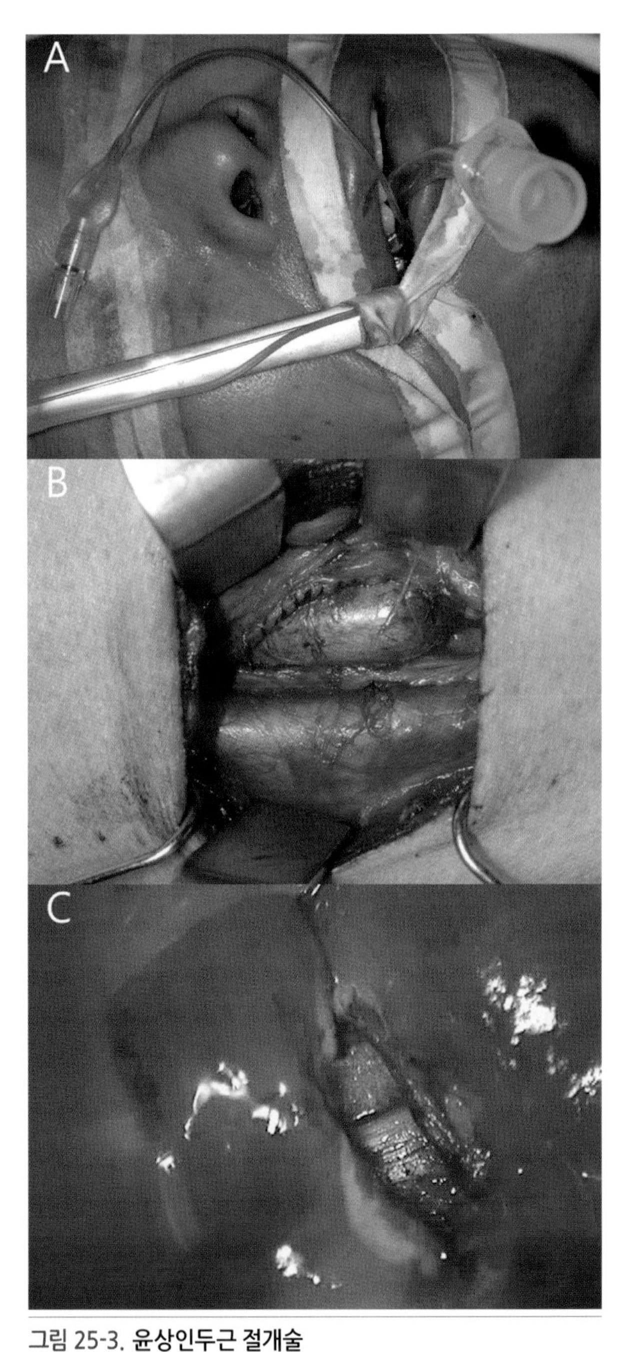

그림 25-3. 윤상인두근 절개술

경부접근법 시 기관삽관튜브와 함께 인두에 삽관(A) 및 윤상인두근 절개면을 봉합(B), 경구레이저수술 시 레이저로 윤상인두근 횡섬유를 절단(C)

II. 흡인에 대한 수술적 치료

후두는 발성과 호흡기관의 기능을 수행하는 동시에 기도를 보호하는 기능을 갖는다. 흡인(aspiration), 특히 만성적인 흡인은 반복적인 흡인성 폐렴을 유발시키게 되어 재원 기간의 증가, 의료비 부담은 물론 전신 상태가 좋지 않은 환자에게 치명적일 수 있다. 만성 흡인이 보존적 치료로 조절이 되지 않는 경우 여러 가지 수술적 치료가 적용된다. 한쪽 성대마비가 있는 경우 성대 주입술, 갑상성형술, 또는 피열연골내전술 등의 성대내전술을 시행할 수 있고, 심각한 흡인으로 인하여 발성 기능을 희생시키더라도 생명을 구하기 위하여 음식물과 공기의 통로를 분리하는 후두 봉합법(laryngeal closure), 후두-기관 분리법(laryngotracheal separation), 후두전적출술(total laryngectomy)이 시행될 수 있다(표 25-2).

1. 성대 주입술(injection laryngoplasty)

성대 주입술은 마비된 성대에 이물질을 주입하여 성대 자유변연을 내측으로 이동시킴으로써 성대 간극을 줄이는 방법으로, 흡인의 원인이 일측성 성대마비일 경우 흡인을 방지하는 데 매우 유용한 술식이다. 일측성 성대마비는 여러 신경학적 원인은 물론이고 갑상선 수술을 비롯한 폐, 식도, 뇌기저부 수술 등에 의한 원인에 의하여 발생하는데 마비된 성대의 위치가 정중부에 위치한다면 환자는 별다른 증상이 없으나, 마비의 위치가 외측으로 벌어진 경우 후두를 보호하는 중요한 기능이 약해짐으로 인하여 흡인이 발생하게 된다. 이러한 경우 고식적인 갑상성형술(thyroplasty)가 주된 치료로 시행되었으나, 성대 주입술이 보편화 된 후 현재 대부분의 경우에서 성대 주입술로 충분한 효과를 기대할 수 있게 되었다. 성대 주입술은 대부분 국소 마취 하에 굴곡성 내시경을 삽입한 상태에서 시행하므로 성대내전의 정도를 술 중 정확히 판단할 수 있는 장점이 있다. 이상적인 주입 물질은 쉽게 구할 수 있고, 저렴하며, 다루기 쉽고, 생체 적합성이 높아야 하며 동시에 성대의 주위 성분과 viscoelasticity가 비슷하여 성대의 진동에 방해되지 않아야 한다. 과거에는 자가 지방(autologous fat)이 널리 사용되었으나 준비 과정이 번거롭고 흡수가 불규칙하여 결과를 예측하기 어려운 단점이 있어 근래에는 hyaluronic acid, calcium hydroxyapatite 및 콜라겐 제제로 상품화된 제품이 많이 사용된다. 국소마취 하에 굴곡성 후두경을 삽입한 상태에서 경피적으로 윤상갑상막을 통과하거나 갑상설골막을 통과하여 성대에 접근하는 방법이 흔히 사용되며 전신마취 하에 구강을 통하여 주입하기도 한다(그림 25-4). Hyaluronic acid는 입자의 크기 및 cross-link 여부에 따라 흡수 정도가 다르긴 하나 일반적으로 일시적 목적으로 사용하고, 영구적 마비로 판정되어 장기간의 효과를 기대할 때에는 콜라겐이나 calcium hydroxyapatite를 사용한다.

표 25-2. 만성흡인의 수술적 치료법

만성흡인의 수술적 치료법
Reversible procedures
Laryngotracheal separation
Tracheoesophageal diversion
Epiglottic flap laryngeal closure
Endolaryngeal stent
Double barrel tracheostomy
Partial cricoidectomy
Vertical laryngoplasty
Irreversible procedures
Subperichondrial cricoidectomy
Narrow field laryngectomyh
Glottic closure

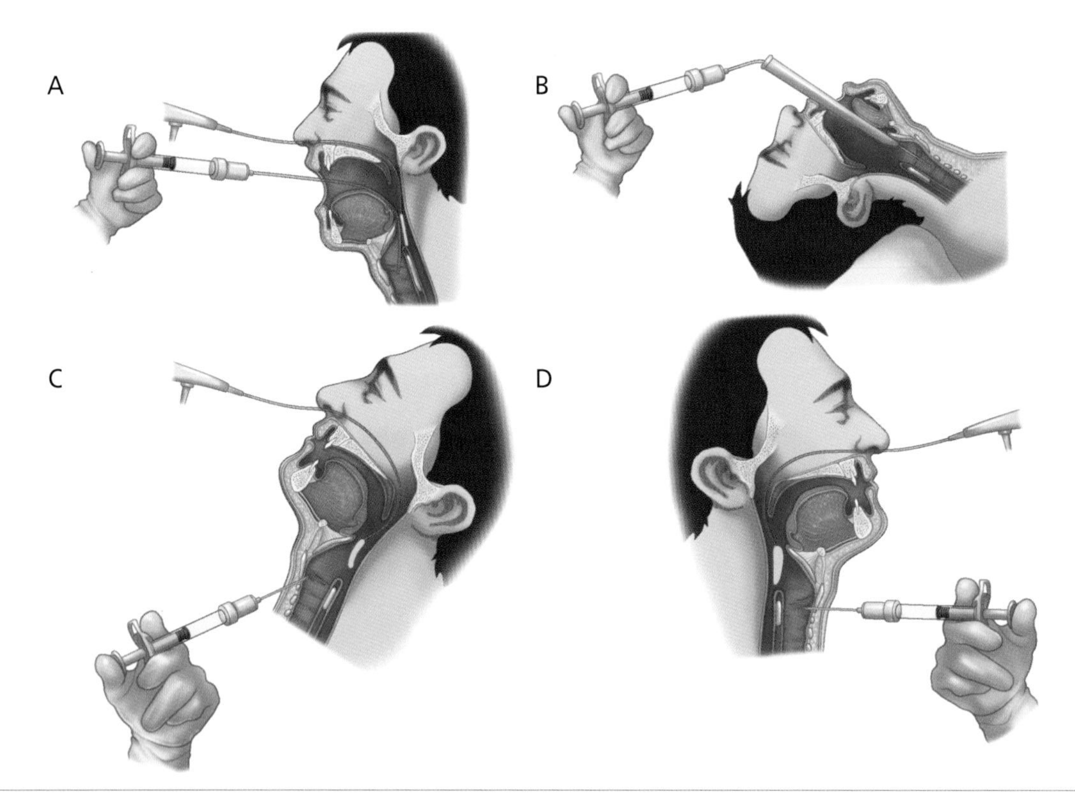

그림 25-4. 성대 주입술
국소마취 하 경구접근법(A), 전신마취 하 경구접근법(B), 윤상갑상막 접근법(C) 및 갑상연골접근법(D)

2. 제1형 갑상성형술(type I thyroplasty)

성대 주입술과 마찬가지로 일측성 성대마비 환자에서 성대를 내측으로 전위시킴으로써 발성 기능을 호전시키고 흡인을 방지하는 술식이다. 국소마취 하에서는 환자의 음성 개선 정도를 실시간으로 피드백 받을 수 있는 장점이 있으나, 제1형 갑상성형술 단독으로 시행하는 경우보다는 피열연골내전술(arytenoids adduction) 등과 동시에 시행하는 경우가 많아 전신마취가 선호된다.

갑상연골 중간 부위 경부에 4~5cm 길이의 수평 피부절개를 가한 후 갑상연골이 노출되도록 박리한 후 성대 높이에 해당하는 갑상연골에 창(window)을 만들고 실리콘 쐐기(silastic shim), goretex strip 또는 제품화된 삽입물을 삽입하여 성대를 내측으로 전위시킨다.

3. 피열연골내전술(arytenoid adduction)

피열연골내전술은 1948년 Morrison 등에 의해 처음 소개되었으며 피열연골의 근돌기(muscular process)를 봉합사로 당겨 외측윤상피열근(lateral cricoarytenoid muscle)의 기능을 모사하는 것이 주요 작용 기전이다. 성문 후방의 간격이 넓고 높낮이의 차가 있는 일측성 성대마비의 경우에는 제1형 갑상성형술만으로는 만족할 만한 결과를 얻기 어려워 함께 시행하는 경우가 많다. 피열연골내전술은 기술적인 어려움이 있으나 생리적인 방식으로 피열연골의 성대돌기를 내전 및 회전시켜 줌으로써 성문 후부의 간격을 좁이고 높아진 마비측 성대를 낮추어 양측 성대의 높이를 맞추는 데 효과적이다.

4. 기관절개술

기관절개술은 비교적 간단히 시행할 수 있는 술식으로, 만성 흡인 환자에서 기도를 유지하고 폐분비물의 배출을 용이하게 하며, 풍선이 있는 기관절개 튜브를 삽입하면 흡인의 양을 어느 정도 줄일 수 있다. 그러나 기관절개술을 하게 되면 연하 시 후두 거상과 효과적인 기침이 방해 받고 경부 식도가 압박되며 기관절개 부위의 공기 유출로 인하여 인후의 적당한 압력이 형성되지 않아 오히려 연하장애를 악화시킴으로써 흡인이 조장될 우려가 있다. 따라서 흡인에 대한 치료법으로서 기관절개술을 선택하는 것은 신중할 필요가 있다.

5. 후두 거상법(laryngeal suspension)

설골이나 갑상연골을 하악골에 거상하는 술식으로 후두를 앞쪽 및 위쪽으로 위치시켜 상부식도괄약근 개방을 돕는 술식이다(그림 25-5).

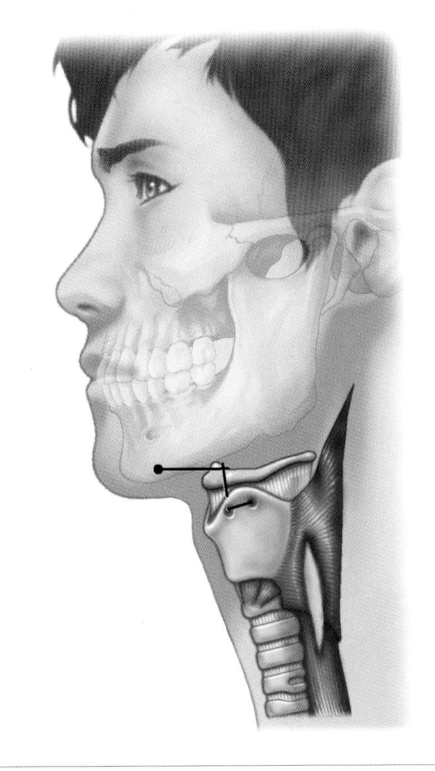

그림 25-5. 후두 거상법
갑상연골과 설골을 조이고 하악골에 설골을 견인

6. 성대 봉합술(glottis closure)

후두를 진성대(true vocal fold) 및 가성대(false vocal fold) 레벨에서 봉합함으로써 기도로의 흡인을 방지하는 술식이며 당연히 호흡을 위해서 기관절개술이 필요하다(그림 25-6). 이론적으로는 만성적 흡인의 문제가 소실된 후 다시 개방하여 후두의 기능을 원상복구 할 수 있다고 하나, 성대의 발성기능이 불완전하고 후두 협착이 발생할 우려가 있다.

7. 후두개피판 후두폐쇄술(epiglottic flap laryngeal closure)

후두개, 피열후두개주름, 피열연골의 끝을 박리하여 접합하는 술식으로 진성대를 보호할 수 있어 추후 복원하였을 때 좋은 음성을 기대할 수 있다(그림 25-7). 그러나 수술 후에 접합한 부위가 벌어지는 경우가 많고 성문상부 협착 등의 합병증이 올 수 있는 것이 단점이다.

8. 수직 후두성형술(vertical laryngoplasty)

설 전절제술 후 흡인을 막기 위하여 Biller가 소개한 술식으로, 외측 구인두 절개술 후 후두개의 외측연을 따라 절개를 가하고 피열후두개주름, 피열간극까지

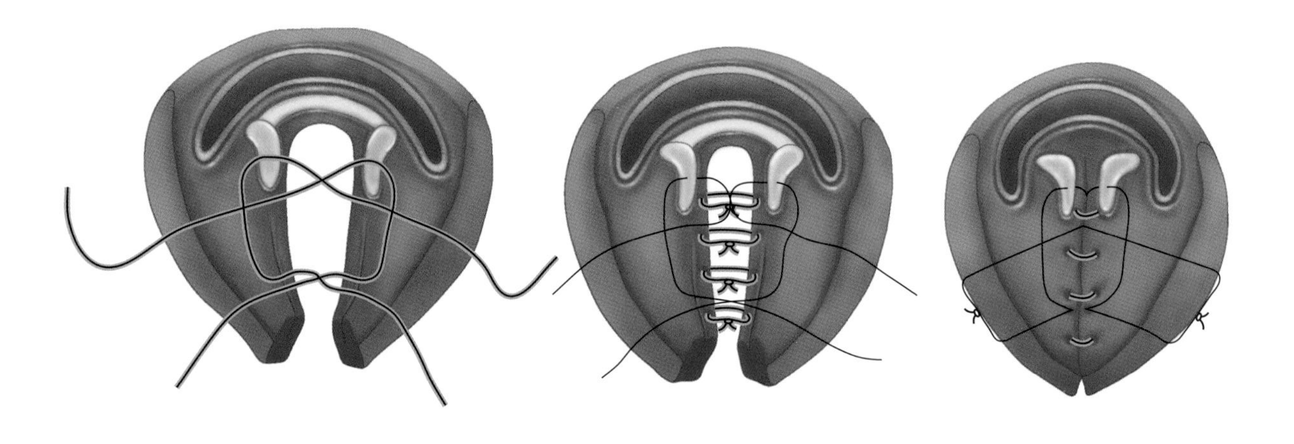

그림 25-6. 성대봉합술

절개선을 연장하여 윗부분은 열린 상태로 두고 두 층으로 관 형태를 만들어 봉합하는 방법이다(그림 25-8). 후두개피판 후두폐쇄술의 발전된 형태로서 one-way valve를 통하여 발성이 가능하나 valve의 기능이 불완전하면 흡인이 완전히 해결되지 않을 가능성이 있다.

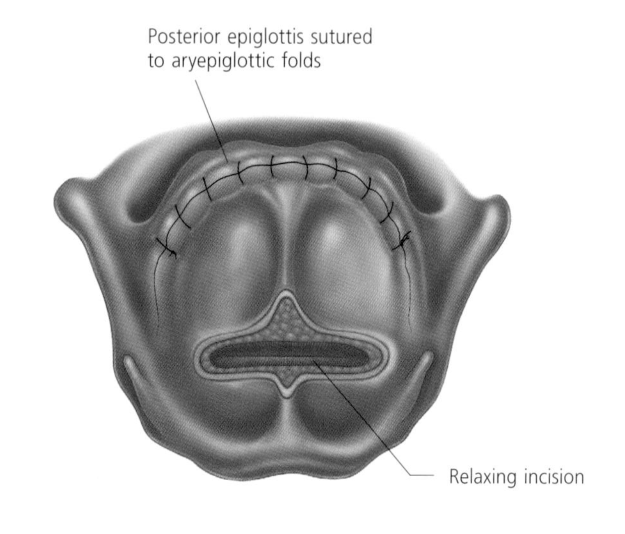

그림 25-7. 후두개피판 후두 폐쇄술

9. 부분 윤상연골절제술(partial cricoid resection)

윤상연골의 후방부위를 점막 아래로 박리하고 후방의 윤상연골을 제거하여 하인두를 넓히고 기도부위를 좁게 만들어 연하작용을 돕고 흡인되는 것을 방지하는 술식이다. 기도가 좁아지므로 기관절개술이 필요하며 성대의 움직임을 보존하면서 발성이 가능하다.

10. 연골막하 윤상연골절제술(subperichondrial cricoidectomy)

윤상연골의 안팎에서 연골막을 분리하고 윤상연골을 제거한 후 횡절단하여 위아래를 각각 봉합함으로써 상부 기도를 폐쇄하는 술식이다. 인두를 봉합할 필요가 없으므로 후두전절제술보다 간단하고 합병증도 적다.

11. 협영역 후두전절제술(narrow-field total laryngectomy)

협영역 후두전절제술은 이미 음성을 소실한 환자에

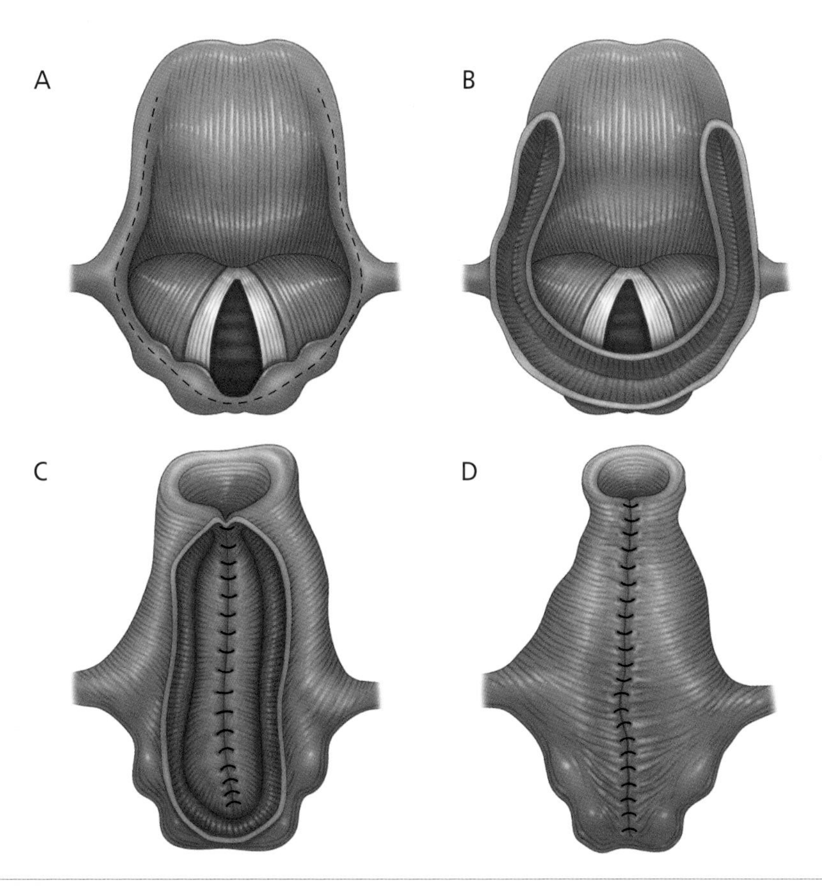

그림 25-8. 수직 후두성형술
절개(A), 점막 박리(B), 내측 봉합(C) 및 최종 봉합상태(D)

서 진행하거나, 지속적으로 생명을 위협하는 만성흡인이 있을 때 가장 효과적인 수술법이다. 후두암 수술에서 통상 시행되는 후두전절제술과 달리 설골, 피대근, 그리고 가능한 많은 하인두 점막을 보존하여 점막의 긴장이 없는 상태에서 접합하므로 인두피부누공 등의 술 후 합병증이 적고 두경부외과의에게 친숙한 것이 장점이다(그림 25-9).

12. 기관식도 전환술(tracheoesophageal diversion) 및 후두기관 분리술(laryngotracheal seperation)

기도와 식도를 분리하고 기관을 피부에 봉합하여 영구적인 기공을 만드는 점에서는 동일하나 기관 절단 근위부를 식도 측벽에 접합하면 기관식도 전환술, 맹관으로 봉합하면 후두기관 분리술이라고 부른다(그림 25-10). 남아있는 후두의 분비물이 식도로 내려갈 수 있는 기관식도전환술이 보다 바람직하나 이미 기관절개술이 되어 있는 환자에서서는 식도와의 문합이 어렵기 때문에 후두기관 분리술을 시행하는 것이 일반적이다. 발성의 회복이 이론적으로 가능하며 환자가 신경학적으로 회복하였을 때 다시 이전상태로 복구가 가능한 가역적인 방법이다.

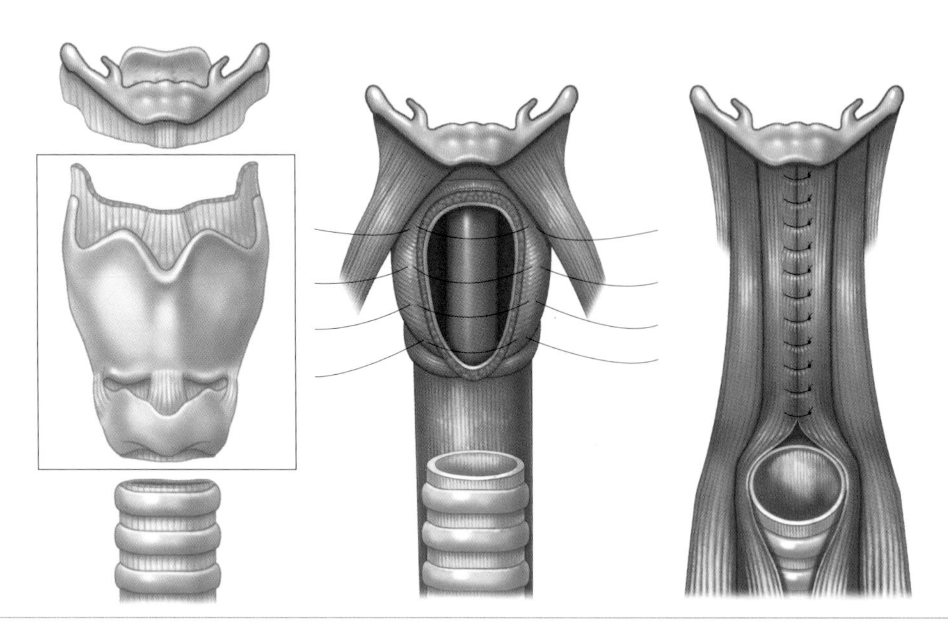

그림 25-9. 협영역 후두전절제술

III. 침흘림에 대한 수술적 치료

침흘림(drooling)은 연하기능은 정상이지만 침 분비가 과잉하거나 침 분비 자체는 정상적이지만 연하기능에 장애가 있을 경우 또는 둘 다 문제가 있을 경우 발생할 수 있다. 뇌성마비를 가진 소아나 파킨슨병, 뇌졸중 등 신경 질환을 가진 성인에서 흔히 발생한다. 침흘림에 대한 치료는 우선적으로 침 분비를 감소시키는 약물이나 침샘에 대한 보툴리눔독소 주사를 시도하지만 신경차단술, 침샘관 재배치술(salivary

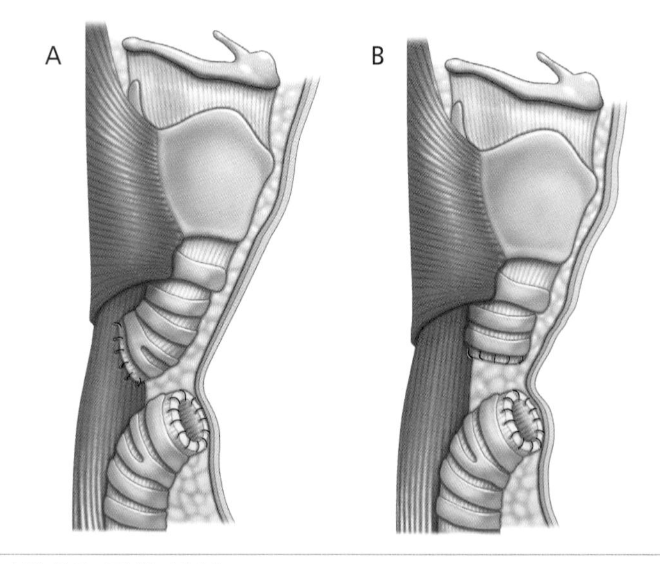

그림 25-10. 기관식도 전환술(A) 및 후두기관 분리술(B)

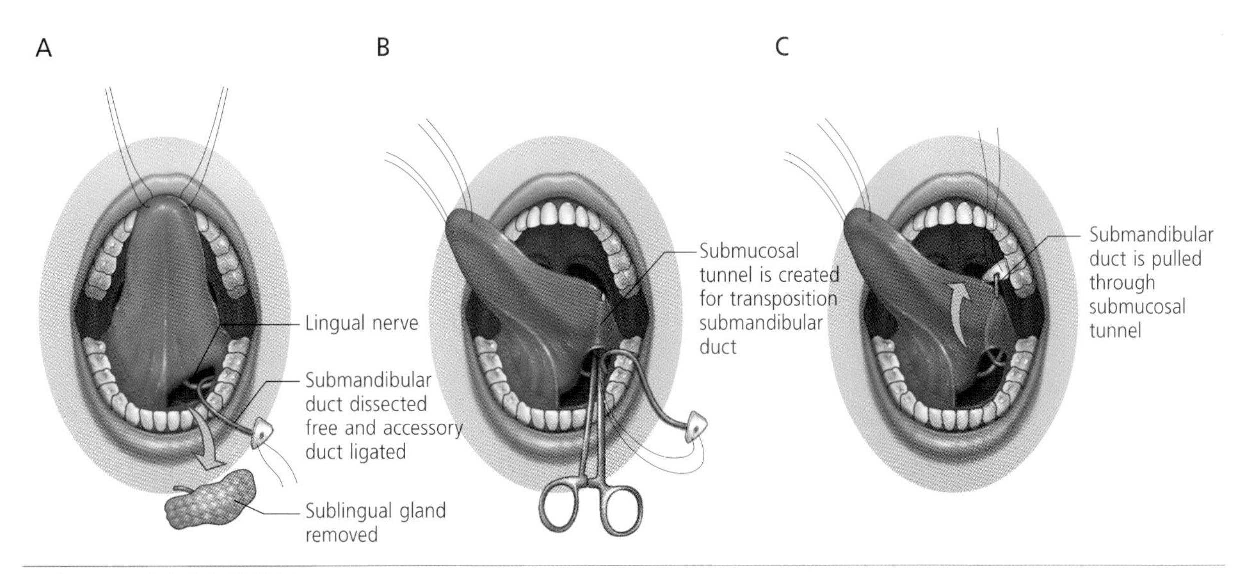

그림 25-11. 악하선관 재배치술
악하선관 박리 및 설하선 절제(A), 접막하 터널박리(B) 및 설기저부에 악하선관 입구 재배치(C)

duct relocation), 침샘 제거술 등 다양한 수술적 치료도 시도해볼 수 있다. 신경차단술은 중이를 통과하는 침분비 기능 신경을 절단하는 매우 간단한 술식이나 신경 기능이 재생되면서 침분비 과잉이 재발하는 경향이 많다. 침샘관 재배치술 특히 악하선관 재배치술은 연하기능은 정상이지만 침분비 과잉으로 인한 침흘림 환자에서 침샘관 입구의 위치를 구강에서 인두쪽으로 바꾸어 줌으로써 침흘림을 방지하는데 효과적인 술식이다(그림 25-11).

참고문헌

1. Shama L, Connor NP, Ciucci MR, McCulloch TM. Surgical treatment of dysphagia. Phys Med Rehabil Clin N Am 2008;19(4):817-35.
2. Kocdor P, Siegel ER, Tulunay-Ugur OE. Cricopharyngeal dysfunction: A systematic review comparing outcomes of dilatation, botulinum toxin injection, and myotomy. Laryngoscope 2016;126(1):135-41.
3. Siddiqui UD, Banerjee S, Barth B, et al. Tools for endoscopic stricture dilation. Gastrointest Endosc 2013;78(3):391-404.
4. Zaninotto G, Marchese Ragona R, Briani C, et al. The role of botulinum toxin injection andupper esophageal sphincter myotomy in treating oropharyngeal dysphagia. J Gastrointest Surg 2004;8:997-1006.
5. Moerman MB. Cricopharyngeal Botox injection: indications and technique. Curr Opin Otolaryngol Head Neck Surg 2006;14(6):431-6.
6. Pitman M, Weissbrod P. Endoscopic CO2 laser cricopharyngeal myotomy. Laryngoscope 2009;119(1):45-53.
7. O'Leary MA, Grillone GA. Injection laryngoplasty. Otolaryngol Clin North Am 2006;39(1):43-54.
8. Isshiki N. Phonosurgery. Tokyo: Springer-Verlag;1989.
9. Hricko P, Storck C, Schmid S, Stoeckli SJ. Partial cricotracheal resection for successful reversal of laryngotracheal separation in patients with chronic

aspiration. Laryngoscope 2006;116(5):786-90.
10. Eibling DE, Snyderman CH, Eibling C. Laryngotracheal separation for intractable aspiration: a retrospective review of 34 patients. Laryngoscope 1995;105(1):83-5.
11. Frederick FJ, Stewart IF. Effectiveness of transtympanic neurectomy in management of sialorrhea occurring in mentally retarded patients. J Otolaryngol 1982;11:289-92.
12. Greensmith AL, Johnstone BR, Reid SM, et al. Prospective analysis of the outcome of surgical management of drooling in the pediatric population: a 10-year experience. Plast Reconstr Surg 2005;116:1233-42.

chapter

26

연하장애 치료를 위한 치과 보철

안강민, 이종호

치과 보철은 치아 1개를 피개하는 크라운(crown)에서부터 여러 개 치아를 연결하는 브릿지(bridge), 치아가 결손된 부분에 심을 수 있는 치과용 임플란트 그리고 안면골이나 연조직의 결손부를 재건하는 악안면보철(maxillofacial prosthesis)까지 아주 다양한 종류를 포함한다[1,2]. 연하장애와 관련이 있는 치과 보철은 상악골 절제 후 발생한 구강-비강 누공(oro-nasal fistula) 혹은 구강-상악동(oro-antral fistula)의 누공의 치료에 사용되는 누공폐쇄용 치과보철물(obturator)이 주로 해당된다[3]. 구비강 혹은 구상악동의 누공이 발행하게 되면 입으로 섭취한 음식이 비강으로 나오게 되며 코 뒤로 역류하게 되는 현상이 발생하게 된다[4]. 이 경우 연하의 첫 단계인 구강기(oral phase)와 두번째 단계인 인두기(pharyngeal phase)에서 문제가 되어 연하장애가 발생하게 된다. 이러한 구강-비강-상악동의 누공의 치료는 크기에 따라서 다양하며, 원병소의 병태생리학적 상태와 주위조직의 침범 정도에 따라서 다양하게 적용 될 수 있다.[5] 본 절에서는 구강-비강-상악동 누공의 치료를 단계별로 알아보고 누공폐쇄용 치과보철물의 적응증과 사용법을 알아보고자 한다.

I. 국소 피판을 이용한 구강-비강-상악동 누공의 치료

구비강 혹은 구상악동의 누공은 다양한 원인에 의하여 발생하며 크기도 다양하다[6-8]. 단순하게는 상악 구치부의 발치 후에도 상악동 하방의 골에 결손이 발생하여 누공이 발생하기도 하며 최근에는 치과 임플란트 수술 후에 감염이 되어 누공이 발생하기도 한다. 대체적으로 1cm 이하 크기의 누공은 아래 그림과 같이 국소피판이나 이완절개를 통하여 간단히 폐쇄할 수 있다(그림 26-1). 국소피판은 협측 혹은 구개측에서 조직을 가져와서 봉합을 하게 되며 조직을 충분히 가져오기 위해서는 이완절개(releasing incision)을 충분히 하여야 한다. 아래 그림과 같이 구개측의 피판(palatal flap)을 사용하기 위해서는 회전 해서 봉합할 부위를 충분히 앞으로 연장하여 조직이 수축해서 긴장(tension)이 생기는 것을 방지하여야 한다. 슬라이딩 피판은 구치부에 치아가 없는 경우에 가능하나 피판의 혈류 공급이 끊어지지 않게 주의하여야 하며 반드시 전층피판(full-thickness)을 거상하여야 하며 피판

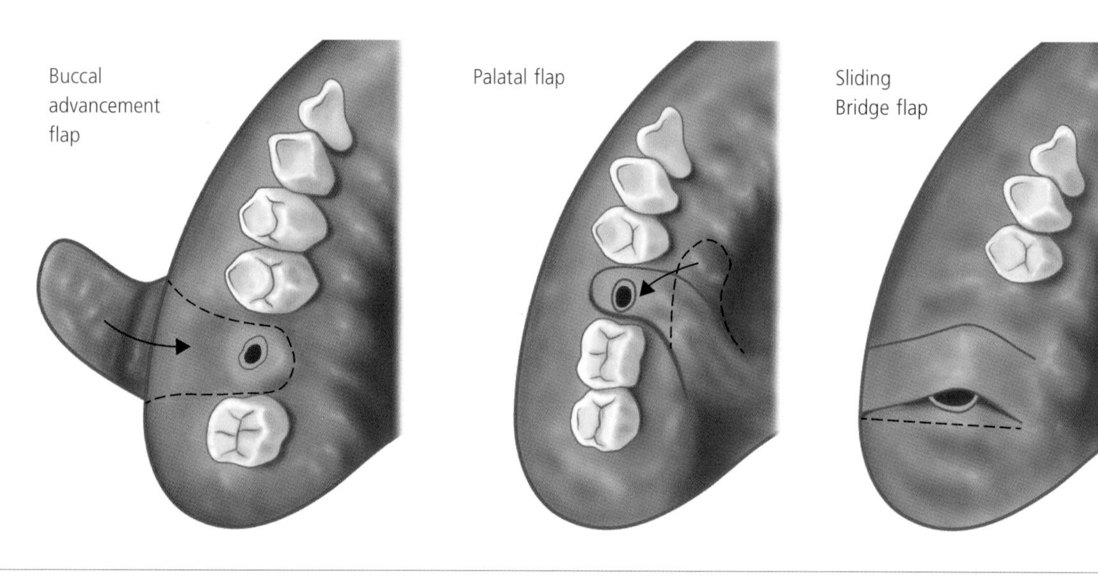

그림 26-1. 국소피판을 이용한 구강-상악동 누공의 폐쇄

하방의 골막(periosteum)을 잘 보존하여야 한다. 점막의 봉합 시에는 층별 봉합을 하여 2중의 봉합을 하는 것이 수술 후 창상의 열개(dehiscence)를 막을 수 있다. 점막하 봉합은 반드시 흡수사로 봉합하여야 한다.

크기가 5~10mm 정도 되는 누공의 경우는 단순한 점막의 봉합만 하게 되면 다시 누공이 재발하는 경우가 많으므로 2~3겹의 층별 폐쇄를 하는 것이 좋다. 그림과 같이 발치 후에 발생한 구강-상악동 누공의 경우는 환자들이 음료를 마시거나 양치를 하게 되면 상악동을 통하여 코로 혹은 목 뒤로 이물질이 넘어가는 증상이 있으며 만성 상악동염이 발생하게 된다(그림 26-2).

수술은 양측에 수직 절개를 하고 누공을 포함하는 치조정 절개를 한 뒤 피판을 거상한다. 상악동 점막은 조심스럽게 구강내 점막과 분리를 해야 한다. 통상 구강내로 점막이 노출되어 있는 경우에는 점막의 천공이 일어나는 경우가 많기 때문에 점막을 거상 한 뒤에는 콜라겐 흡수성 막을 이용하여 상악동내와 치조정 부위를 덮는 것이 안전하다. 그리고 협부지방을 이용하여 막의 상방을 추가로 피개하여 다시 누공이 재발하지 않도록 하는 것이 중요하다(그림 26-3, 4, 5).

1. 구강 상악동 누공(그림 26-2, 3, 4, 5)

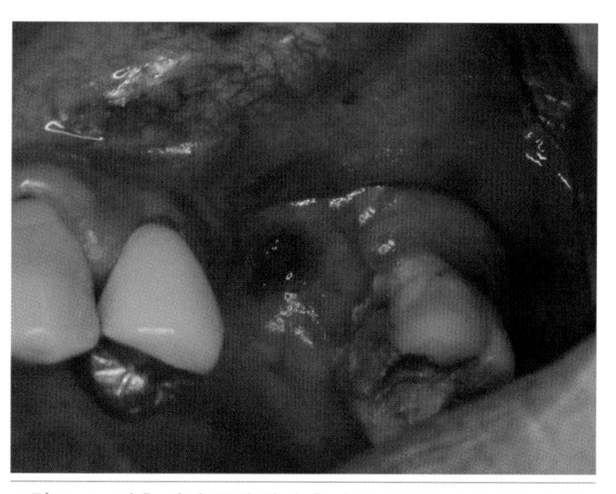

그림 26-2. 좌측 상악 구치 발치 후에 발생한 구강-상악동 누공
구강내로 상악동 점막이 돌출되어 있는 것이 관찰된다.

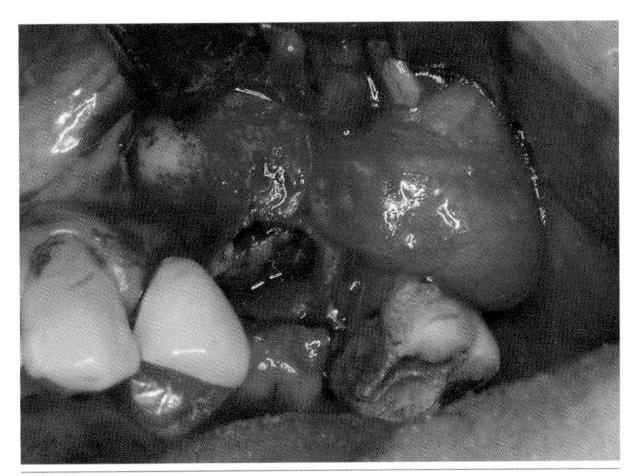

그림 26-3. 피판을 거상한 뒤에 상악동의 점막을 거상하여 상방으로 위치시키고 협측의 지방을 이용하여 층별 봉합을 하는 사진

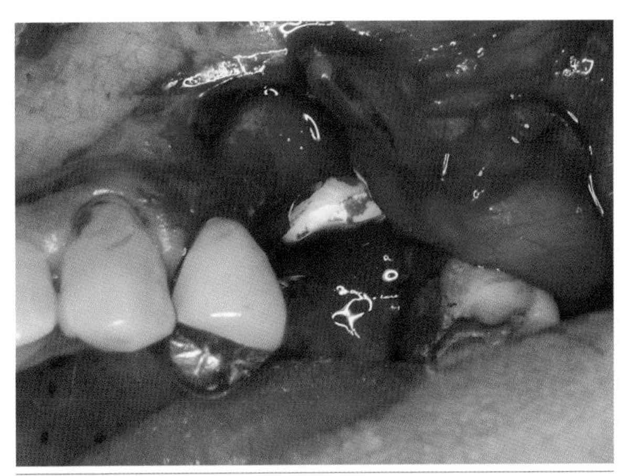

그림 26-4. 상악동 점막을 상방 위치시킨 뒤 콜라겐 흡수성 막을 이용하여 누공을 막는 사진

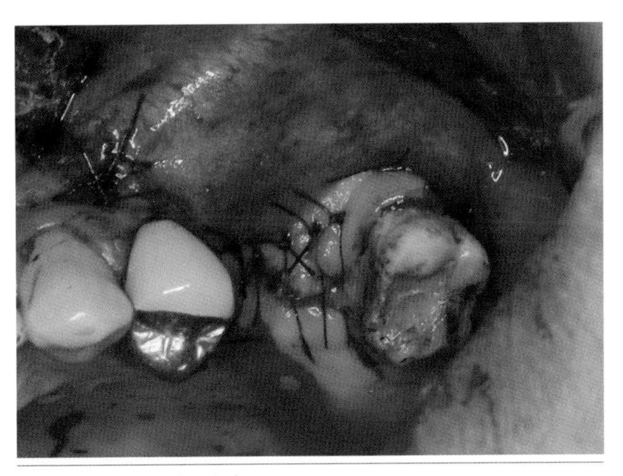

그림 26-5. 봉합 후 사진

II. 누공폐쇄용 치과보철물을 이용한 치료

상악이나 구개 혹은 상악동에 발생한 암의 절제 후에는 비교적 큰 구-비강-상악동 개통이 발생하며 이의 폐쇄는 다양한 방법으로 해결할 수 있다. 유리피판을 이용하여 폐쇄하는 것이 가장 좋은 방법이지만 상악동 후방에 재발 발생 가능성이 높은 암종의 경우에는 유리피판을 사용하게 되면 초기 재발 관찰이 어려우므로 재건은 2차로 시행한 것이 추천된다[9].

누공치료 중 가장 간단한 방법은 누공폐쇄용 치과보철물(obturator)을 이용하는 것으로 수술 전에 상악의 치아모델을 제작 한 뒤에 치과용 레진을 이용하여 삭제할 부분을 미리 표시 한 뒤에 제작할 수 있다[10]. 누공폐쇄용 치과보철물의 제작은 구강악안면외과의사와 치과기공사가 수술 전에 반드시 상의하여서 수술범위를 치과모델에 반드시 표시하여야 한다[11](그림 26-6).

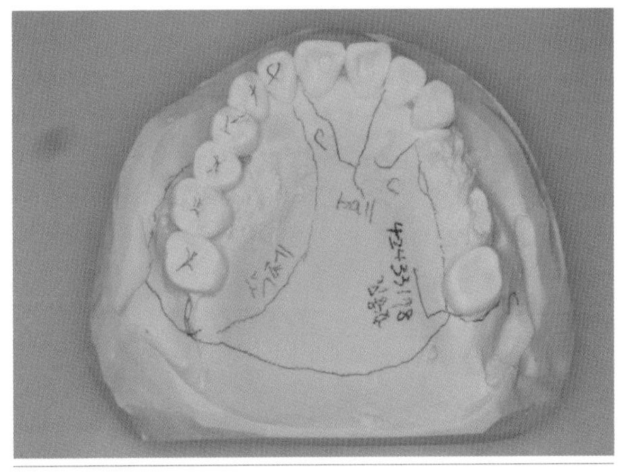

그림 26-6. 상악의 치과모델

수술 중에 제거한 부분과 누공폐쇄용 치과보철물의 디자인을 수술전에 협의하여 수술 직후에 환자가 누공폐쇄용 치과보철물을 착용할 수 있도록 하여야 한다.

1. 구개에 발생한 선암종의 제거 뒤 발생한 구강-비강 누공 치료(그림 26-7~11)

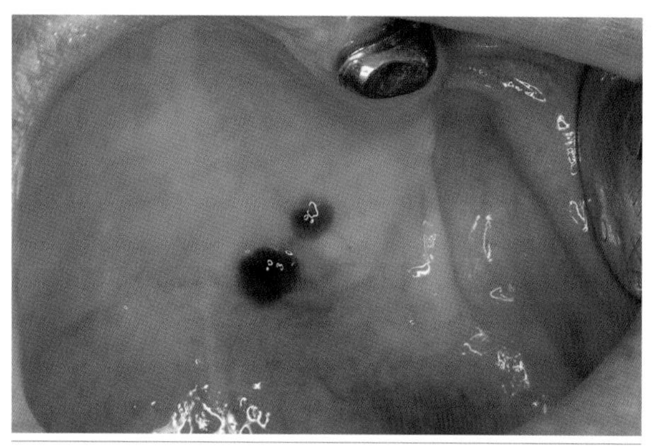

그림 26-7. 좌측 구개 및 상악골에 발생한 선암종(adenocarcinoma)

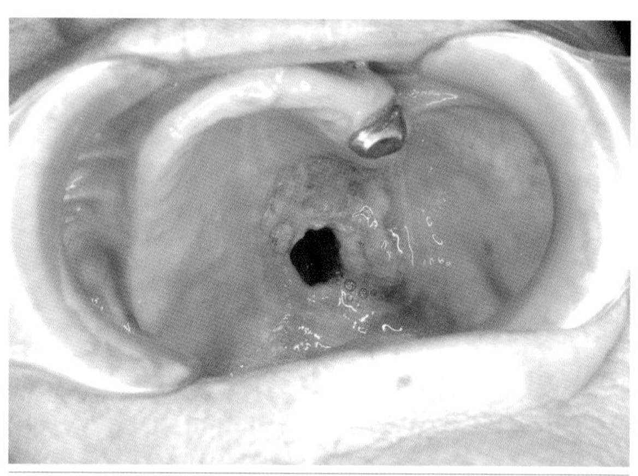

그림 26-8. 상악골 부분 절제술 후 발생한 구강-비강 누공
입으로 음식을 섭취하면 비강으로 음식이 나온다.

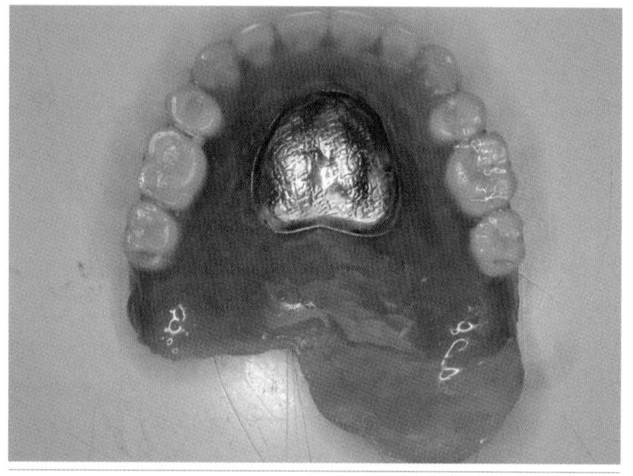

그림 26-9. 기존에 사용하고 있는 완전틀니의 후방에 치과용 레진을 이용하여 구-비강을 임시로 밀폐한다.

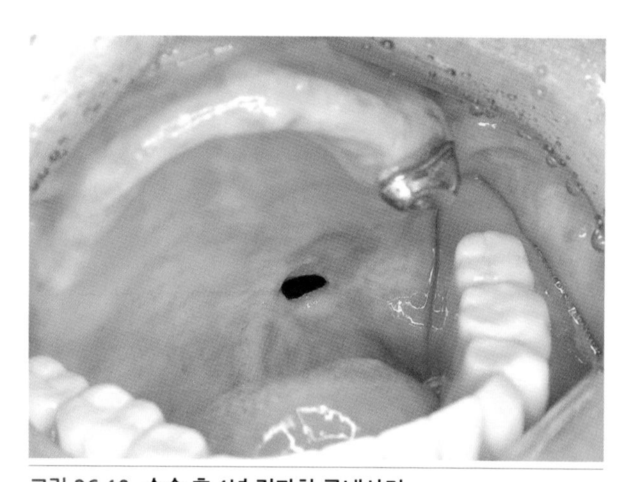

그림 26-10. 수술 후 1년 경과한 구내사진
구-비강 누공의 크기가 많이 줄어 들었으나 누공이 남아 있음.

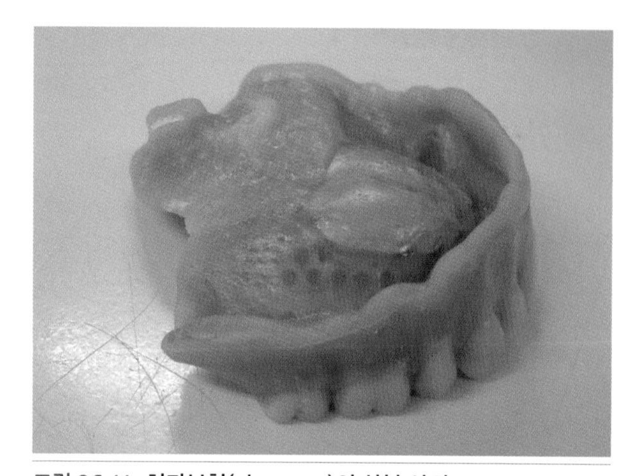

그림 26-11. 치과보철(obturator)의 상부 사진
점막에 닿는 부분은 연한(soft)한 재료를 추가해서 점막에 닿았을 때 통증을 예방한다.

2. 부분 상악골 절제술 후 발생한 구강-상악동의 치료(그림 26-12~15)

좀더 확대된 부분적인 상악골의 절제는 비강과 상악동의 동시 노출이 되는 경우가 많으며 이 경우에는 치아가 남아 있는가 없는 가에 따라서 치과보철의 디자인이 많이 다르게 된다.

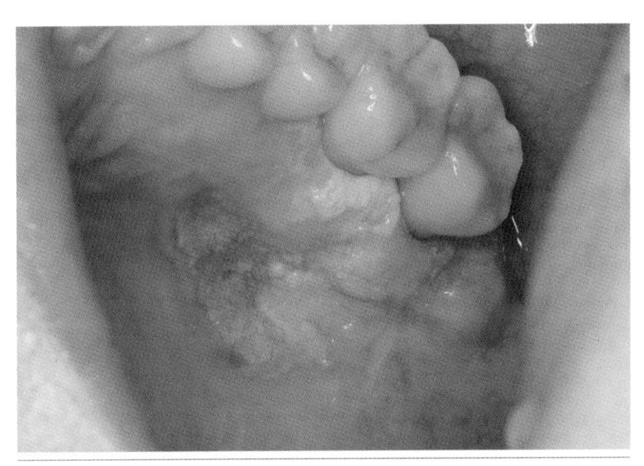

그림 26-12. **좌측 상악에 발생한 구강편평세포암종(oral squamous cell carcinoma).**

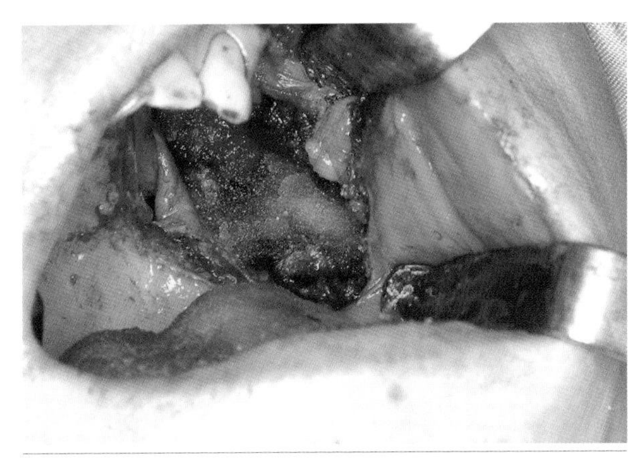

그림 26-13. **좌측 상악 부분 절제술 후 구내사진**
구강-비강 및 구강-상악동의 개통이 관찰된다.

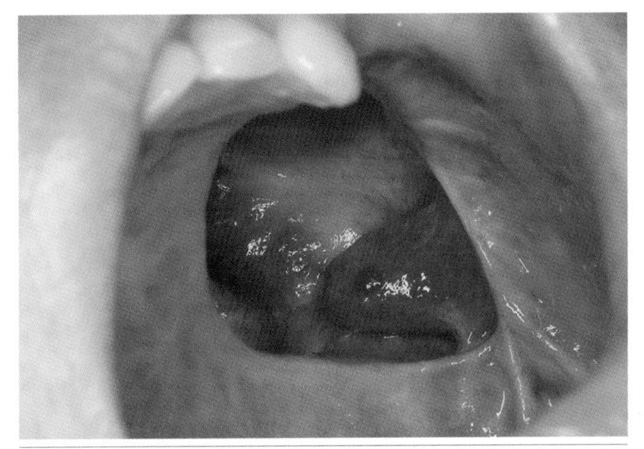

그림 26-14. **수술 후 1년 경과한 구내사진**
조직의 치유가 잘 되었으나 4cm 이상의 개통이 관찰된다.

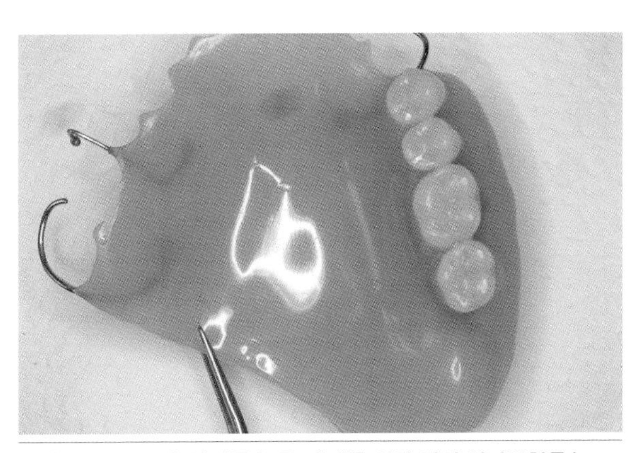

그림 26-15. **구강-상악동 누공 폐쇄를 위한 임시 치과보철물(temporary obturator).** 잔존 치아가 남아 있는 경우에는 0.9mm 교정용 와이어를 이용하여 치아의 형태에 맞게 제작하여 치과 보철물을 유지 할 수 있다.

3. 부분 상악골 절제술과 치과 보철을 이용한 구강-비강-상악동 누공의 처치(그림 26-16~20)

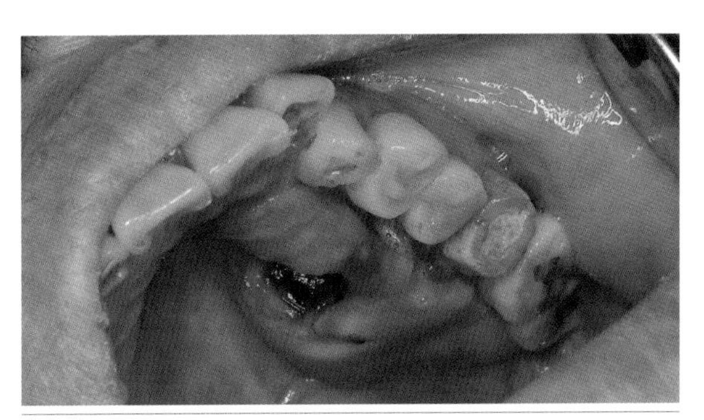

그림 26-16. **좌측 상악 점막에 발생한 유선양암종(adenocystic carcinoma).**

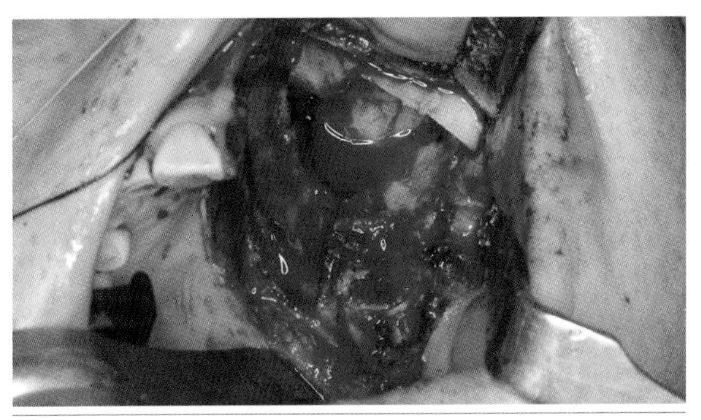

그림 26-17. **상악골 절제술 후 구내사진.**
상악골 후방의 외내측 익돌판(pterygoid plate)가 노출되어 있다.

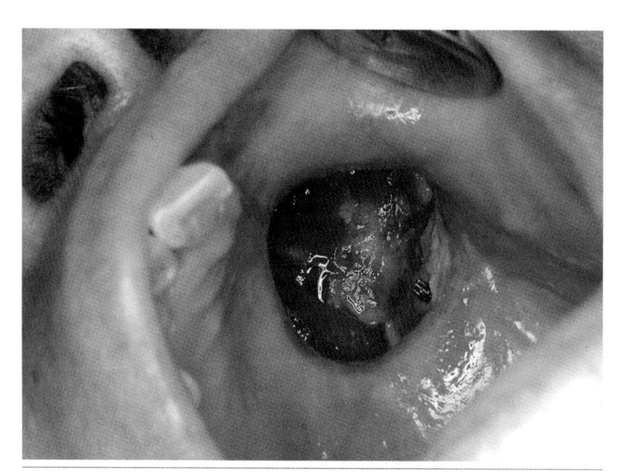

그림 26-18. **수술 후 6개월 경과한 사진.**
구강 내 점막의 치유가 잘 되어 있으나 구-비강-상악동 개통이 되어 있다.

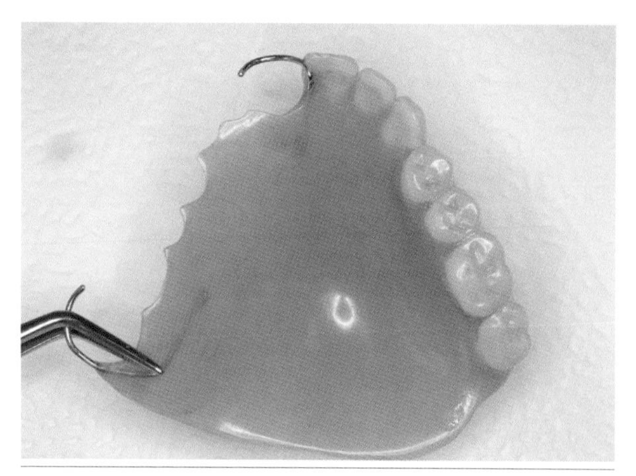

그림 26-19. **치과보철물(obturator)의 구내측 사진.**
2개의 C자형 클래스프(C-clasp)가 치아를 감싸 장치의 유지가 될 수 있게 한다.

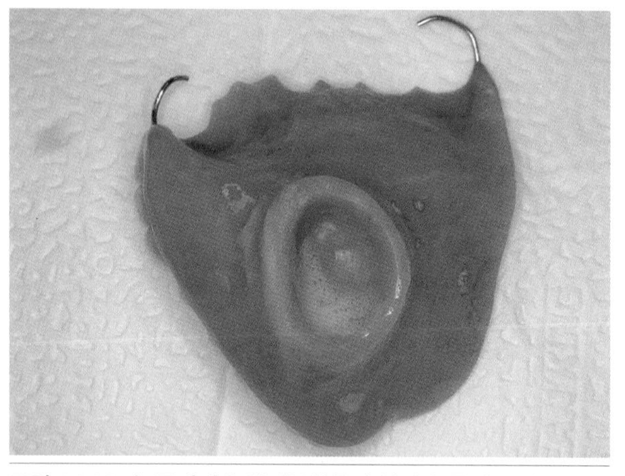

그림 26-20. **누공폐쇄용 치과보철물의 상방은 무겁지 않게 가운데 부분은 비워 두어 저작이나 기능 시 장치가 탈락하지 않도록 디자인 한다.**

III. 유리피판과 치과보철물을 이용한 누공폐쇄 치료

상악골에 발생한 암의 범위가 크기 않고 재발의 위험성이 적은 경우거나 양성종양 혹은 골수염에 의한 상악골의 절제술 후에는 비록 상악동이나 비강이 노출 되더라도 유리 피판을 이용하여 재건하게 되면 환자의 수술 후에 환자의 삶의 질이 확연히 좋아지게 된다[12–14]. 상악골의 부분 절제를 하고 난 뒤에는 상악동의 함기화(pneumatization)의 정도에 따라서 상악골의 노출정도가 결정되는데 상악동 점막을 보존할 수 있는 경우에는 연조직 피판으로 구강내만 재건하면 된다. 하지만 상악동 점막이 상악골과 같이 절제되고 나서 비교적 큰 개통이 발생한 경우에는 완전한 폐쇄를 위해서는 유리피판의 양측면이 필요하게 된다. 상악동의 노출이 된 부분은 협부 지방이 충분한 경우에는 혈류공급이 끊어지지 않게 박리하여 구개측의 점막에 봉합을 하면 된다. 상악점막의 재건에 가장 유용한 유리피판은 전완요피판이다. 전완요피판은 피판이 얇고 동양인의 경우는 모근이 거의 없고 혈관이 일정하여 구강내 점막이나 혀의 결손 재건에 가장 많이 사용된다. 단점으로는 손목에 피부결손이 발생하게 되어 심미적으로 좋지 않고 엄지손가락의 감각이상이 자주 관찰된다.

1. 전완요피판과 협부지방을 이용한 구강-상악동 누공의 치료(그림 26-21~25)

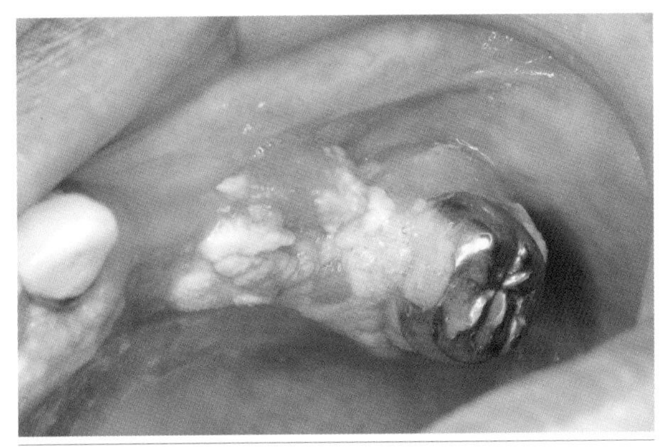

그림 26-21. **좌측 상악에 발생한 구강편평세포암종(oral squamous cell carcinoma)**

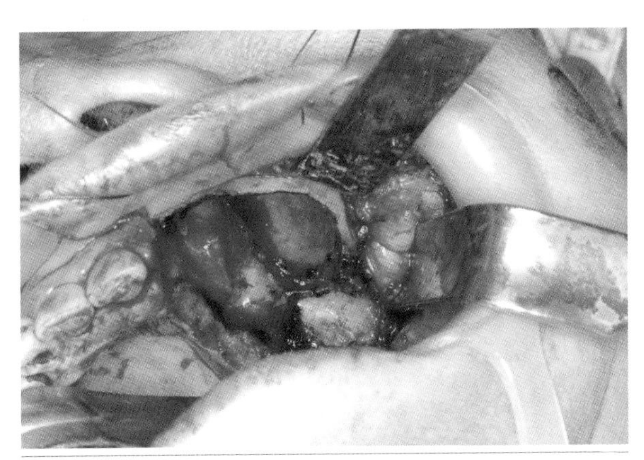

그림 26-22. **좌측 상악골 부분 절제 후에 노출된 비강 및 상악동.**

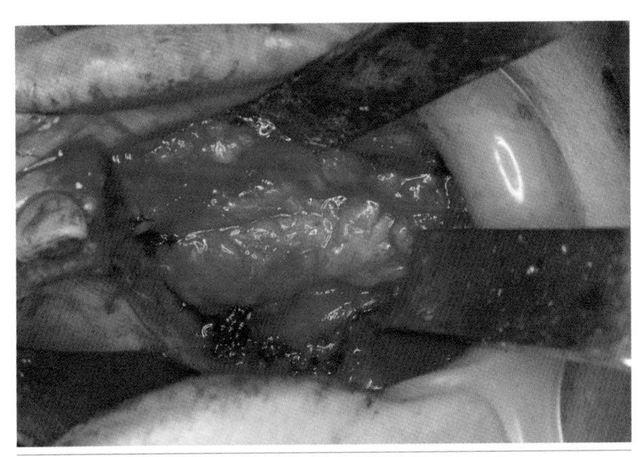

그림 26-23. **협측 지방을 이용하여 상악동-비강 노출 부위를 폐쇄한 사진.**
유리피판의 피부 반대측 부분이 상악동에 노출되는 것을 방지한다.

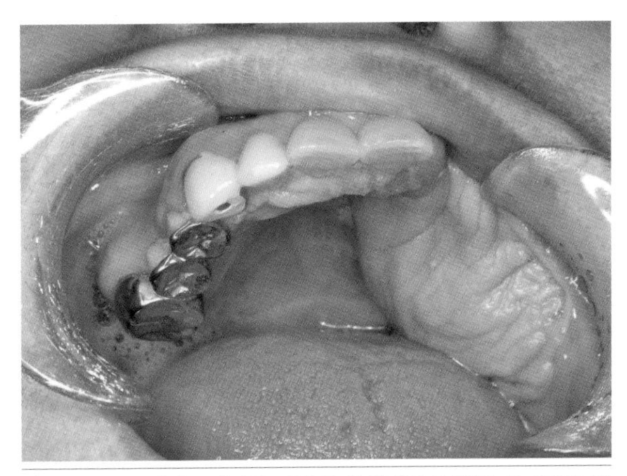

그림 26-24. **전완요피판을 이용한 상악점막의 재건 후 8개월 경과한 사진.**

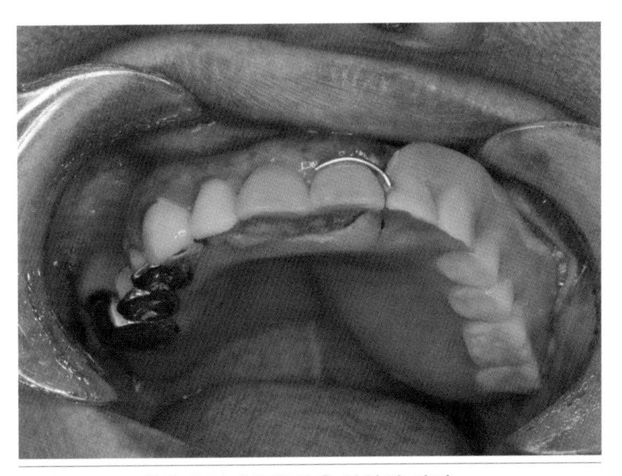

그림 26-25. **상악에 치과 보철물을 장착한 사진**
환자는 누공이 없어서 음식물과 음료를 마셔도 코로 새는 것이 없다.

IV. 맺음말

음식을 저작하고 연하할 때 구강이 완전히 폐쇄가 되는 것은 정상적인 연하에 있어서 아주 중요하다. 구강–비강–상악동 누공이 발생한 경우에는 연하장애가 발생할 수 있고 치료는 크기에 따라서 접근을 달리 하여야 한다. 치료법은 간단한 봉합에부터, 흡수성 콜라겐막의 적용, 협지방대의 사용, 유리피판의 사용 혹은 누공폐쇄용 치과보철물을 사용까지 다양하다. 가장 이상적인 치료법은 유리피판으로 구강-비강-상악동 누공을 완전히 폐쇄하고 난 뒤에 치과 임플란트를 이용한 치과보철의 수복이지만 원발부의 상태와 재발의 유무확인 등을 고려하여 신중하게 선택하여야 한다.

참고문헌

1. Ortorp, A., *Three tumor patients with total maxillectomy rehabilitated with implant-supported frameworks and maxillary obturators: a follow-up report*. Clin Implant Dent Relat Res, 2010. 12(4): p. 315-23.
2. Wang, F., et al., *Functional outcome and quality of life after a maxillectomy: a comparison between an implant supported obturator and implant supported fixed prostheses in a free vascularized flap*. Clin Oral Implants Res, 2016.
3. Chen, C., et al., *Function of obturator prosthesis after maxillectomy and prosthetic obturator rehabilitation*. Braz J Otorhinolaryngol, 2016. 82(2): p. 177-83.
4. Matsuyama, M., Y. Tsukiyama, and K. Koyano, Objective *clinical assessment of change in swallowing ability of maxillectomy patients when wearing obturator prostheses*. Int J Prosthodont, 2005. 18(6): p. 475-9.
5. Davison, S.P., D.A. Sherris, and N.B. Meland, *An algorithm for maxillectomy defect reconstruction*. Laryngoscope, 1998. 108(2): p. 215-9.
6. Dergin, G., G. Gurler, and B. Gursoy, *Modified connective tissue flap: a new approach to closure of an oroantral fistula*. Br J Oral Maxillofac Surg, 2007. 45(3): p. 251-2.
7. Daif, E.T., *Long-Term Effectiveness of the Pedicled Buccal Fat Pad in the Closure of a Large Oroantral Fistula*. J Oral Maxillofac Surg, 2016.
8. Anavi, Y., et al., *Palatal rotation-advancement flap for delayed repair of oroantral fistula: a retrospective evaluation of 63 cases*. Oral Surg Oral Med Oral Pathol Oral Radiol Endod, 2003. 96(5): p. 527-34.
9. Breeze, J., et al., *Health-related quality of life after maxillectomy: obturator rehabilitation compared with flap reconstruction*. Br J Oral Maxillofac Surg, 2016.
10. Radcliffe, G.J., et al., *A new immediate temporary lightweight obturator for maxillectomy cavities*. Br J Oral Maxillofac Surg, 1984. 22(1): p. 50-3.
11. Cunningham, R., *A laboratory technique for the production of immediate surgical appliances and 'one stage' obturators for the hemi-maxillectomy patient*. Br J Oral Maxillofac Surg, 1990. 28(1): p. 59-61.
12. Moreno, M.A., et al., *Microvascular free flap reconstruction versus palatal obturation for maxillectomy defects*. Head Neck, 2010. 32(7): p. 860-8.
13. Rogers, S.N., et al., *Health-related quality of life after maxillectomy: a comparison between prosthetic obturation and free flap*. J Oral Maxillofac Surg, 2003. 61(2): p. 174-81.
14. Hashikawa, K., et al., *Simple reconstruction with titanium mesh and radial forearm flap after globe-sparing total maxillectomy: a 5-year follow-up study*. Plast Reconstr Surg, 2006. 117(3): p. 963-7.

chapter

27

비경구 식이의 선택, 시술 및 관리

편성범, 김은선

연하장애를 가진 환자에서 원활한 수분과 영양을 공급하고 흡인성 폐렴 등 이차적인 합병증을 예방하기 위해서 경관식이법(tube feeding)은 매우 중요하다. 경관식이법은 내과 질환이나 수술에 따른 영양공급 방법으로 오랜 기간 임상에서 사용되어 왔지만, 최근 뇌졸중, 외상성 뇌손상, 중증의 치매, 파킨슨병 등 다양한 뇌질환에 동반된 연하장애 환자에서도 많이 사용하고 있다. 연하장애의 가장 흔한 원인 중 하나인 뇌졸중의 경우 약 27~64%의 환자에서 연하장애가 발생하는 것으로 알려져 있다[1,2]. 이 중 50%의 환자는 대체로 2주 이내에 연하장애가 회복되지만, 약 15% 정도의 환자는 1개월까지 연하장애를 호소하게 된다[3-5]. 이전 연구에서 뇌졸중 환자가 입원할 당시 영양공급이 부족한 경우가 8~28% 정도로 높게 보고하고 있으며[6,7], 특히 경장 식이(enteral feeding)에 비해 입으로 음식을 섭취한 경우 수분 공급이 더 부족한 것으로 알려져 있다[8]. 뇌졸중 환자에서 입원기간 동안 경관식이법을 실시하는 빈도는 입원 환자의 중증도와 각 병원의 고유한 의사결정방법에 따라 차이가 있겠지만, 약 10~15% 정도의 뇌졸중 환자에서 경관식이가 필요한 것으로 보고되었다[9].

충분한 영양을 경구로 섭취할 수 없는 환자에게는 내원 후 24~48시간 내에 영양공급이 시작되어야 한다. 비위관(nasogastric feeding) 혹은 구강위관(orogastric feeding) 방법으로 경장영양을 시작하고 흡인의 위험이 높은 경우 카테터를 공장(jejunum) 내에 위치시키는 방법이 필요하다. 일반적으로 4주 이상의 경장영양이 필요한 환자에게는 경피적 내시경위조루술(percutaneous gastrostomy) 혹은 공장조루술(jejunostomy) 시행이 필요하다. 경장 영양을 시행하는 환자는 영양공급의 적절함(칼로리와 단백질 공급 목표량), 폐 흡인여부, 경장영양에 내인성이 있는지에 대하여 지속적인 감시가 필요하다. 효과적인 경장영양공급을 위해서는 각 병원마다 프로토콜이 필요하며 입원한지 첫 1주 이후에도 충분한 경장영양 시행이 어려운 환자에게는 정맥 영양의 보충이 중요하다.

본 글에서는 주로 뇌졸중 환자를 대상으로 시행하고 있는 경관식이의 종류, 시점의 선택과 시술 후 관리에 대해서 알아보고자 하였다. 그 중에서도 흔히 사용하고 있는 경관식이법인 비위관, 경피적 내시경위조루술, 구강식도관삽입에 대해 주로 기술하고자 한다.

I. 경관식이법의 종류

경장영양을 처음 시작할 때에는 비위관 혹은 구강위관을 삽입한다. 비교적 비침투적인 방법이며 코 또는 입을 통해 튜브를 삽입하여 튜브의 끝이 위 내에 위치하도록 하고, 흡인의 위험이 큰 환자 및 위장관 기능저하가 동반된 심한 중환자에게는(APACH II score 〉 20) 소장(deep jejunum)에 위치시키는 카테터를 삽입한다. 4주 이상 경장영양이 필요한 환자에게는 경피적 내시경위조루술 혹은 경피적 공장루술을 시행해야 한다. 경피적 내시경위조루술은 상부위장관 내시경이 가능한 환자에서 시행히 가능하며 기도, 구강 내의 문제로 내시경을 시행할 수 없는 환자에게는 영상투시하위조루술을 시행하며 위내용물에 의한 흡인의 위험이 높은 환자에게는 영상투시하공장조루술을 시행한다.

비위관 경장영양은 좀더 생리적인 방법이며 숙련된 전문가가 아니어도 시행할 수 있고 X-ray 촬영으로 위장내 카테터 삽입 성공 여부를 알 수 있으므로 경장영양을 빠르게 시작할 수 있도록 도움이 된다(그림 27-1). 그러나 소장 내 카테터 삽입은 매우 숙련된 전문가가 필요하므로 비위관을 우선으로 시행하는 것이 좋다. 구강위관 경장 영양 방법은 비위관 카테터로 인하여 부비동염이 심하게 발생한 기계환기 유지중인 환자에서 사용할 수 있다. 비위관 삽입은 임상에서 가장 흔히 사용하고 있는 방법으로 비위관을 삽입한 후

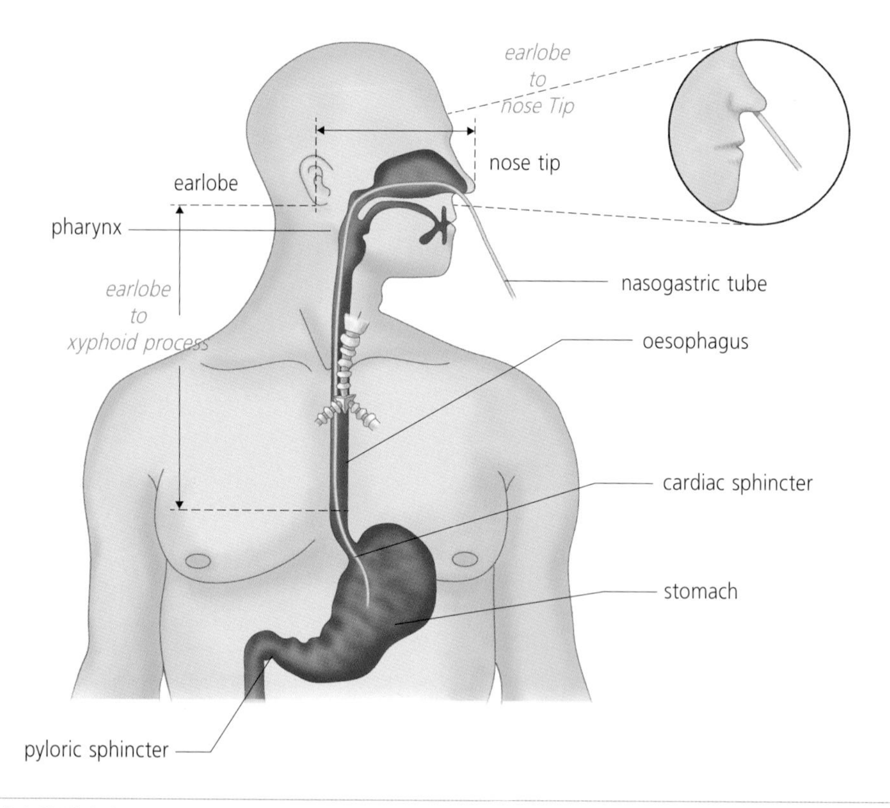

그림 27-1. 비위관 삽입방법

테이프로 코에 고정하게 되는데 고정 부위가 자주 떨어질 수도 있으며, 협조가 떨어지는 환자의 경우 쉽게 제거할 수 있어 재삽입을 하는 경우가 흔히 발생한다. 이를 보완하기 위해 비위관이 잘 빠지지 않도록 코에 고리형(nasal loop)으로 고정하는 비위관이 개발되기도 하였다(그림 27-2)[10]. 그러나 기존의 방법과 비교할 때 고리형 비위관의 임상적인 효과의 차이는 크지 않았고, 식이의 공급(feed delivery)에는 도움이 되는 것으로 보고되었다[2].

4주 이상 경장영양이 필요한 환자에서 비위관을 계속 유지하게 되면 식도의 궤양, 협착, 흡인성 폐렴, 부비동염 등의 합병증이 증가한다[11]. 특히 뇌졸중 환자에게는 조기에 경피적 내시경위조루술을 시행하는 것이 빠른 재활을 위하여 더 바람직하다. 뇌혈관 질환이 발생한 환자에게 경피적 내시경위조루술을 시행하면 경구식이를 위한 재활에도 도움이 되며 급성뇌졸중환자에서 4개월째에 연하장애의 발생이 29~45%에서 20%로 약 절반 가량이 감소된다[12,13]. 근위축성측삭경화증(amyotrophic lateral sclerosis) 환자에서도 폐의 운동능력(forced vital capacity)이 50% 이하로 떨어지기 전에 위조루술을 시행하는 것이 생존기간을 증가시키므로 타이밍을 놓치지 않는 것이 매우 중요하다[14]. 위조루술은 위 전정부에 위치하도록 삽입 시술하는 것을 추천하며(환자 배꼽 높이에 가까운 우측 지점), 기존에 시행하던 환자 정중앙선 좌측에 삽입하는 방법보다 우수한 것으로 보고되어 있다[15]. 기존 방법보다 위 전벽과 닿는 면이 넓고 위조루술 시행 후 위마비가 심하게 발생하는 환자에게 소장내 카테터(gastrojejunal tube)로 전환하기에도 수월하다. 환자가 섬망, 치매, 통증 등으로 위조루 카테터를 억지로 제거해 버릴 위험이 있으므로 이를 예방할 수 있도록 노력이 필요하다.

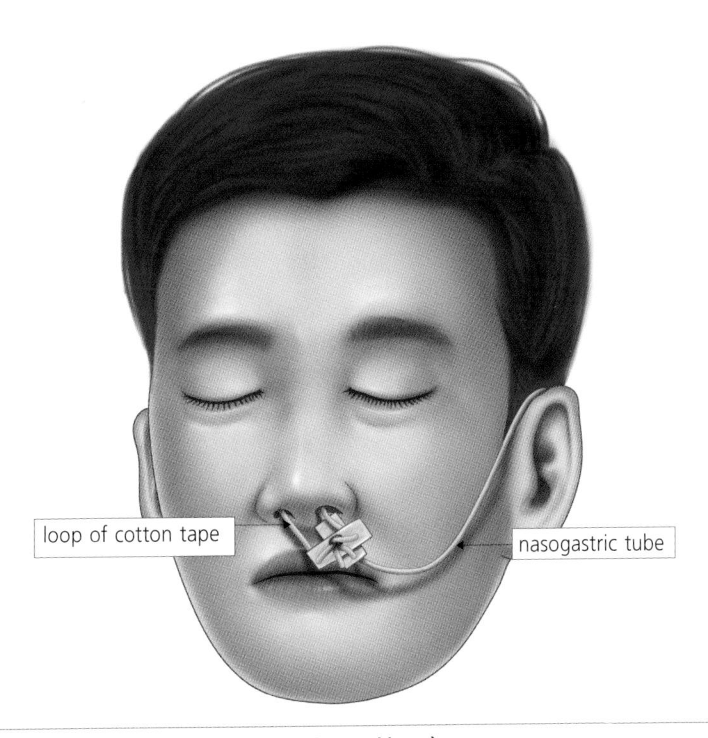

그림 27-2. 코의 고리를 이용한 비위관(Nasogastric tube with nasal loop)

앞서 기술한 것처럼 경장영양은 경구 섭취가 불가능한 입원환자에서 24~48시간 이내에 시작되어야 한다. 48~72시간 후부터 경장영양을 증가시키기 시작하고 5~7일 이내에 환자에게 필요한 영양 목표량을 공급하여야 하는 것이 좋다. 그렇지만 급성호흡부전, BMI 30 이상의 비만환자인 경우에는 목표량보다 적은 양의 영양공급이 허용된다.

위조루술(gastrostomy)은 내시경(endoscopic gastrostomy), 복강경(laparoscopic gastrostomy) 또는 개복술(open surgery)을 통해 시술할 수 있다(그림 27-3). 최근에는 비교적 간단하게 내시경을 이용해 시술하는 경피적 내시경위조루술(percutaneous endoscopic gastrostomy, PEG)이 많이 시행되는 데, 당김형(Ponsky-Gauderer 술기), 삽입기형(Russel 술기), 밀기형(Sacks-Vine 술기) 등이 세트로 개발되어 시판되고 있고 주로 밀기형이 많이 이용되고 있다[11]. 비위관의 경우 대부분의 환자에서 손쉽게 시행할 수 있지만, 위조루술은 시술 후 합병증을 최소화하기 위해 환자의 내과적인 상태나 감염 등이 안정화되었을 때 시행하는 것이 좋다. 경피적 내시경위조루술을 시행하기 전에는 반드시 아스피린 등의 항혈소판제제는 1주일전에 중지하고, 항응고제인 와파린(warfarin)은 3~5일전에 중단한 후 시술하도록 한다. 그리고 경피적 내시경위조루술 시술 당일에는 경험적 항생제를 투약한다. 경피적 내시경위조루술 후 영양공급의 시기는 병원마다 조금씩 다른 데 대개 24시간 후 공급하나 최근 더 단시간 경과 후 식이를 투여해도 안전하다는 보고가 있어, 오후에 시술한 경우 다음날 먼저 물을 투여해 문제가 없는지 확인 후 특별한 문제가 없으면 식이를 시작하도록 한다[11]. 일반적으로 식이를 투여하는 동안 상체를 세워서 공급하고 식이투여가 끝나면 30분 이상 앉은 자세를 유지하도록 보호자를 교육시킨다. 식이를 주입하는 속도는 120mL/시간을 넘기지 않는 것이 좋고 식사 후 물로 세척해서 관이 막히지 않도록

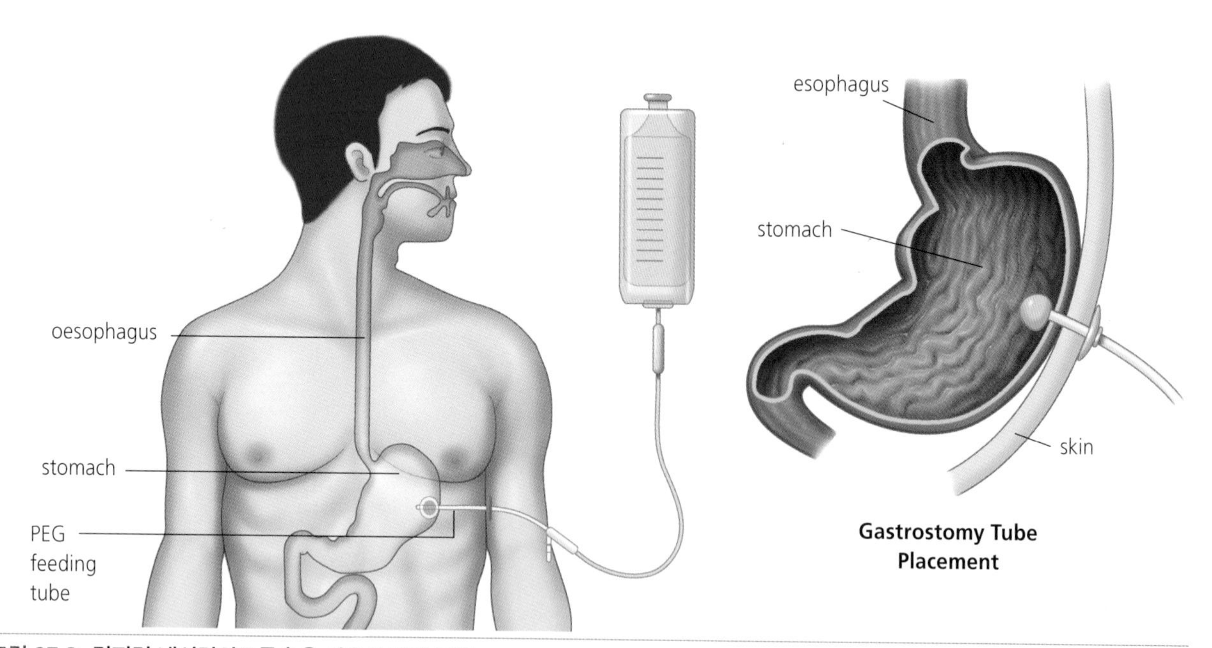

그림 27-3. 경피적 내시경위조루술을 이용한 영양 공급

해야 한다. 경피적 내시경위조루술의 튜브교환은 일반적으로 6개월 주기마다 교체하도록 권하고 있다.

내과적인 문제 외에 PEG를 시행할 때 추가로 고려해야 할 사항은 환자와 보호자, 가족의 윤리적 · 정서적인 측면이다[12,13]. 동양적 사고에서는 배에 튜브를 삽입하는 PEG를 환자나 보호자가 쉽게 납득하기 어려운 경우가 많다. 그러므로 시술을 시행했을 때의 장단점, 시술 방법과 합병증, 사후 관리 등에 대해 충분히 설명하고 진행하는 것이 매우 중요하다.

II. 경관식이법의 적응증과 금기

경관식이를 하는 일차적인 목적은 흡인을 방지하고, 영양실조를 예방하여 삶을 연장하는 것이다. 경피적 내시경위조루술은 주로 연하장애가 있으면서 인두(pharynx)나 식도의 종양, 안면손상 등으로 비위관을 삽입하기 어려운 경우 고려할 수 있다[11]. 그러나 응고병(coagulopathy)이 조절이 안될 때, 복막염(peritonitis), 장 폐색(intestinal obstruction)이 있는 경우는 절대 금기에 해당한다. 그 외에도 복수(ascites)가 많이 차거나, 복부수술의 병력, 심한 비만, 위암 등은 상대적 금기에 해당한다(표 27-1).

표 27-1. 위조루술의 일반적인 적응증과 금기

구분	항목
적응증	연하장애
	인두와 식도의 종양
	뇌졸중을 포함한 신경학적인 질환
	안면 손상
절대적 금기	교정이 안된 혈액응고장애
	복막염
	장폐색
상대적 금기	다량의 복수(ascites)
	큰 위의 정맥류(varix)
	광범위한 개복술
	매우 심한 비만
	위종양

III. 경관식이법의 합병증

경관식이법의 주된 합병증은 표 27-2와 같다. 경관식이법을 시행하더라도 흡인성 폐렴이 발생할 수 있으며, 특히 소화기계의 출혈 빈도는 비위관 2.8/1,000명, 위조루술 0.9명/1,000명, 경구 식이 0.5/1,000명 정도로 비위관에서 높게 보고되었다. 또한 경피적 내시경위조루술의 경우 상처와 관련된 농양(abscess), 패혈증(sepsis), 괴사성 근막염(necrotizing fasciitis) 등의 합병증이 전체 합병증의 약 1/3 정도를 차지하는 것으로 알려져 있다[16].

IV. 경관식이법의 선택

외국 연구에서 연하장애 관련 임상전문가들이 경관식이법을 선택하게 될 때 의사결정에 주로 영향을 미치는 인자에 대해 알아본 연구에서는 흡인의 양, 흡인

표 27-2. 튜브를 이용한 비경구 식이의 잠재적인 합병증

합병증
흡인성 폐렴(aspiration pneumonia)
상처 감염(wound infection)
위조루술 부위 누출(stomal leakage)
튜브의 이행 또는 폐색(tube migration or tube blockage)
복벽의 패혈증(abdominal wall sepsis)
복막오염(peritoneal contamination)
위장관 출혈(gastrointestinal bleeding)
위점막의 궤양 또는 괴사(ulceration or necrosis of the gastric mucosa)
설사(diarrhea)

의 빈도, 의식수준, 진단의 종류, 폐렴의 기왕력, 환자의 의사 등이 주된 요인으로 보고되었다[17,18]. 또한 뇌졸중 환자의 경우 입원 당시 뇌졸중이 심한 경우, 입원 중 흡인성 폐렴이 발생한 경우, 그리고 첫 연하검사를 제대로 수행하지 못한 환자에서 PEG를 시행할 가능성이 높은 반면, 뇌졸중으로 인한 신경학적 손상이 적은 경우 경구식이의 가능성이 높은 것으로 보고되었다[17,9].

뇌졸중 환자에서 비위관과 경피적 내시경위조루술 중 어떤 방법이 환자의 영양상태를 개선시키고 뇌졸중의 회복에 긍정적인 영향을 미치는 지에 대한 연구가 이루어졌다. Norton 등[18]은 30명의 연하장애가 있는 뇌졸중 환자를 대상으로 비위관과 위조루술군으로 나누어 무작위 대조연구를 시행한 결과 위조루술을 시행한 군에서 비위관군보다 사망률, 영양상태, 퇴원까지의 기간, 재삽입율 등에서 의미있게 좋은 결과를 보였지만 연구대상에 포함된 환자의 수가 너무 적은 문제점이 있었다. 2005년도에 발표된 대규모 다기관 무작위 대조연구인 FOOD trial[15,21-23]에서는 321명의 뇌졸중 후 연하장애 환자에서 비위관군과 경피적내시경위조루술군 사이에 사망률, 뇌졸중의 회복 정도, 입원기간 등에서 두 방법 사이에 의미있는 차이를 보이지 않았다. 다만 합병증으로 소화기계 출혈이 비위관군에서 2~3배 정도 더 높았으며, 욕창의 발생은 위조루술군에서 더 많이 발생하였다. 저자들은 뇌졸중 후 연하장애가 발생한 경우 경관식이를 발병 1주일 이내에 시행하고, 위조루술을 시행해야 하는 강한 적응증이 없으면 비위관을 먼저 삽입해서 치료하는 것을 추천하였다. 앞선 연구를 포함하여 뇌졸중 환자를 대상으로 한 33개 연구의 6,779명을 분석한 메타분석연구에서는 비위관과 경피적 내시경위조루술군 사이의 사망률, 뇌졸중 회복 정도, 입원기간, 폐렴의 발생률 등에서 차이를 보이지 않았고, 비위관 식이가 위조루술보다 치료 실패율이 높았으며 소화기계 출혈도 의미있게 높았다는 점은 의미있는 차이가 있었다[2].

연하장애로 비위관을 지속적으로 사용하는 경우 앞서 기술한 다양한 합병증이 발생할 수 있으며, 이와 함께 미용상의 문제 등으로 사회생활과 대인관계에 어려움이 생길 수 있다. 간헐적 구강식도관 식이법(intermittent oroesophageal tube feeding)은 1988년 Campbell-Taylor 등이 처음 고안한 방법이다(그림 27-4). 합병증으로 설사, 구역, 구토, 복부팽만, 복부경련 등이 올 수 있지만 그 발생율은 5~6.5% 정도로 낮게 보고되었다[20,21]. 또한 관을 삽입하면서 구강과 인두에 자극을 주기 때문에 연하기능을 호전시킬 가능성도 제시되었다[24,26-28]. 이 방법은 연하장애가 있지만 의식이 명료하고, 지시에 협조가 가능한 정도의 인지기능이 유지되어 있으면서 구역반사(gag reflex)가 저하되거나 없는 환자가 주된 대상이다. 그렇지만 심한 인지장애, 인두나 식도의 폐색이 있는 경우, 식도의 열공 탈장(hiatal hernia), 식도의 연동(peristalsis)이 저하된 경우에는 사용하지 않는다[22]. 구강식도관으로는 주로 10~14F의 도뇨관을 사용하며, 환자는 앉은 상태에서 도뇨관을 입을 통해 구역반사가 떨어진 인두쪽으로 삽입하면서 관이 인두 뒷벽에 도달하면 관을 삼키도록 한다. 관이 식도의 중간 또는 원위부 1/3 정도에 위치하게 하며 식이는 50mL 이하로 천천히 주입하게 된다. 이 방법은 주로 뇌간 손상으로 연하장애가 생긴 환자에서 비위관을 효과적으로 대체하고 연하기능을 호전시키는 데에도 도움을 줄 수 있을 것으로 생각된다[23].

최근 평균 수명의 증가로 노인 인구가 늘면서 치매

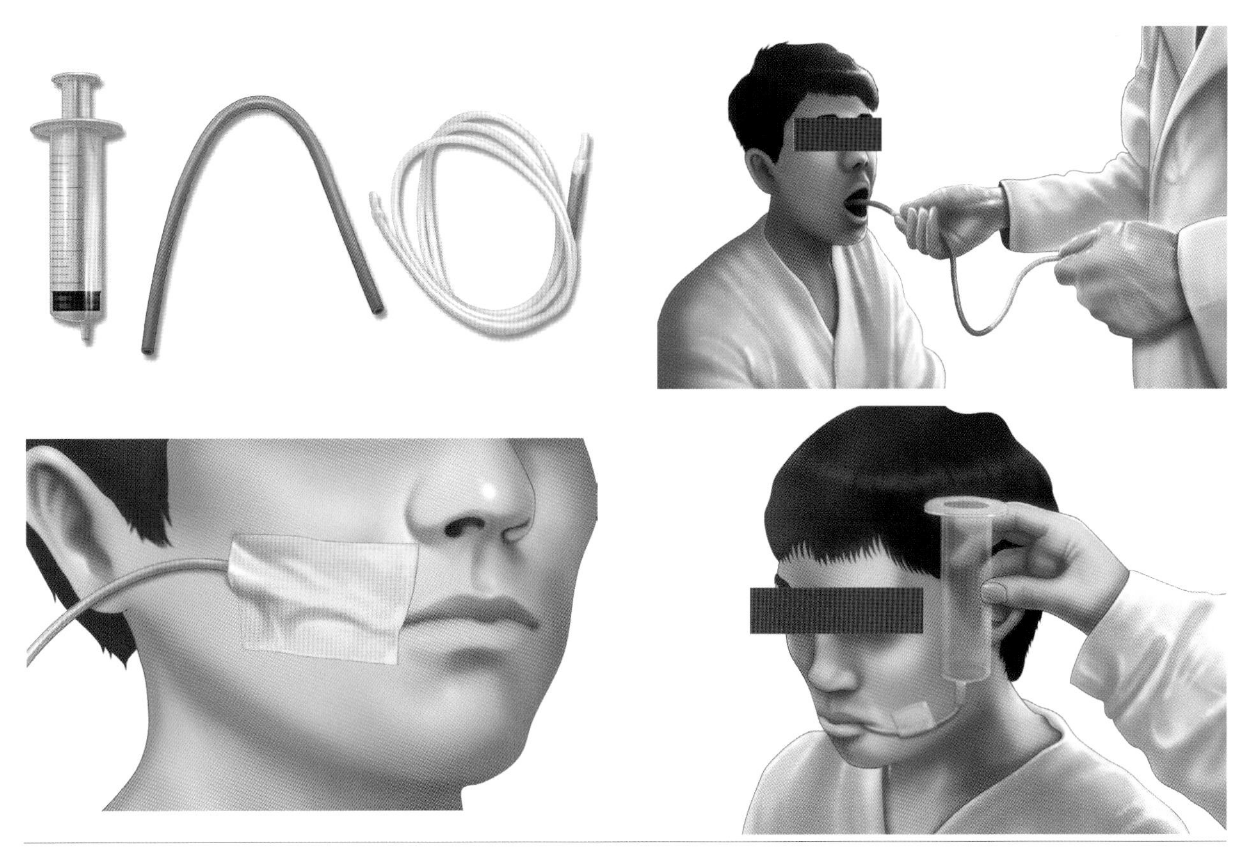

그림 27-4. 구강식도관 삽입을 위한 준비물(50mL 주사기, 10 F 넬라톤 카테터, 연장선), 삽입과정과 삽입 후 상태

환자도 함께 증가하고 있다. 치매의 유병율은 65세 이후에는 매 5년마다 2배씩 증가하는 것으로 보고되고 있으며, 85세가 넘는 노인에서는 약 50%에서 치매에 이환되는 것으로 보고되고 있다. 치매 환자에서는 병이 진행될수록 연하장애가 증가하게 되는 데 이때 어떤 방식으로 식이를 공급할지에 대해서는 다른 환자군에 비해 좀더 복잡한 의사결정 과정이 필요하다. 일반적으로 위조루술을 시행하면 투약, 수분과 영양의 공급, 간병의 수월성 등 여러 가지 장점이 있는 것이 분명하지만, 최근 체계적 문헌고찰연구에서도 위조루술을 시행한 군이 그렇지 않은 군에 비해 치매환자의 수명을 의미있게 연장시킨다는 근거는 명확하지 않아 향후 더 많은 연구가 필요하다. 그러므로 치매환자에서는 삶의 질, 수분과 영양공급의 필요성, 윤리적인 면 등 다양한 측면을 고려하여 식이방법을 결정하는 것이 좋다.

V. 임상진료지침의 권고 사항

외국 임상진료지침에서도 뇌졸중 환자가 안전하게 먹을 수 없거나, 먹지 않으려고 할 때 원활한 영양과 수분의 공급을 위해 경관식이법을 고려하도록 하고 있다. 특히 경관식이법의 결정은 의사를 포함하여 연하장애에 관여하는 다양한 전문가, 환자와 보호자가 함께 논의하여 결정하도록 권고하고 있다[29-31]. 뇌졸중 후 연하장애가 있는 환자에서 발병 후 1주일 이내에 조기에 경관식이를 시작하도록 권고하고 있으며[24,25], 발병 후 1개월까지는 비위관을 우선적으로 삽입하는 것을 추천하고 있다[26]. 그리고 4주 이상의 장기간 장관식이(enteral feeding)가 필요한 경우에는 경피적내시경위조루술을 고려하도록 하고 있다[26].

국내에서도 2012년에 대한뇌신경재활학회에서 개발한 '뇌졸중재활 임상진료지침'에서 뇌졸중 환자가 충분한 양의 영양과 수분 섭취가 불가능하거나 안전하지 못하다고 판단될 경우 장관 급식을 고려하도록 하고 있다(권고수준 B, 근거수준 2+). 또한 4주 미만의 장관 식이가 필요한 환자는 비위관 식이를 권장하고, 4주 이상 장관 급식이 필요한 뇌졸중 환자에서는 경피적내시경위조루술을 고려하도록 권고하였다(권고수준 B, 근거수준 1+)[27].

VI. 결론

경관식이는 구강으로 충분한 영양과 수분을 섭취할 수 없거나, 흡인을 예방하기 위해서 시행한다. 그렇지만, 아직 어느 시점에 어떤 종류의 경관식이가 가장 적절한지에 대해서는 명확하지 않다. 현재까지의 연구결과를 종합해 보면, 비위관 식이와 경피적 내시경위조루술은 서로 장단점이 있으며 뇌졸중 환자에서 사망률과 회복 정도에 미치는 영향은 비슷한 반면 소화기계 출혈과 재삽입율은 비위관 식이환자에서 더 높은 것으로 보고되었다. 연하장애가 의심되는 경우 비디오투시연하검사(videofluoroscopic swallowing study) 등을 실시해 연하장애의 심한 정도를 확인한 후 경구식이가 어려운 경우 우선 비위관을 삽입하고 연하재활 프로그램을 실시하면서 주기적으로 경과를 관찰하는 것이 필요할 것으로 생각된다. 만약 4주 이상 장기간 비위관을 삽입해야 하는 경우 연하장애의 호전 정도, 의식 수준, 인지기능, 질환의 회복가능성, 흡인성 폐렴의 발생, 비위관 삽입 후 합병증의 유무, 윤리정서적 측면, 환자와 보호자의 요구도 등 다양한 요인을 고려하여 경피적 내시경위조루술 등 다른 대체 방법을 결정하는 것이 중요하다. 그 외에도 협조가 잘 되고 구역반사가 떨어지는 연하장애 환자에서는 구강식도관의 사용도 고려해 볼 수 있을 것이다.

참고문헌

1. Finestone HM. Safe feeding methods in stroke patients. Lancet 2000; 355: 1662-1663.
2. Geeganage C, Beavan J, Ellender S, Bath PM. Interventions for dysphagia and nutritional support in acute and subacute stroke. Cochrane Database Syst Rev 2012; 10: CD000323.
3. Barer DH. The natural history and functional consequences of dysphagia after hemispheric stroke. J Neurol Neurosurg Psychiatry 1989; 52: 236-241.
4. Smithard DG, O'Neill PA, England RE, Park CL, Wyatt R, Martin DF, Morris J. The natural history of dysphagia following a stroke. Dysphagia 1997; 12: 188-193.
5. Mann G, Hankey GJ, Cameron D. Swallowing function after stroke: prognosis and prognostic factors at 6 months. Stroke 1999; 30: 744-748.
6. Gariballa SE, Parker SG, Taub N, Castleden CM. A randomized, controlled, a single-blind trial of nutritional supplementation after acute stroke. JPEN J Parenter Enteral Nutr 1998; 22: 315-319.
7]. Axelsson K, Asplund K, Norberg A, Eriksson S. Eating problems and nutritional status during hospital stay of patients with severe stroke. J Am Diet Assoc

1989; 89: 1092-1096.

8. Finestone HM, Foley NC, Woodbury MG, Greene-Finestone L. Quantifying fluid intake in dysphagic stroke patients: a preliminary comparison of oral and nonoral strategies. Arch Phys Med Rehabil 2001; 82: 1744-1746.
9. Nakajima M, Inatomi Y, Yonehara T, Hashimoto Y, Hirano T, Uchino M. Oral intake 6 months after acute ischemic stroke. Intern Med 2012; 51: 45-50.
10. Anderson MR, O'Connor M, Mayer P, O'Mahony D, Woodward J, Kane K. The nasal loop provides an alternative to percutaneous endoscopic gastrostomy in high-risk dysphagic stroke patients. Clin Nutr 2004; 23: 501-506.
11. McClave SA, Chang WK. Complications of enteral access. Gastro Endosc 2003; 58: 739-51 .
12. Geeganage C, Beavan J, Ellender S et al. Interventions for dysphagia and nutritional support in acute and subacute stroke. Cochrane Database Syst Rev 2012 ; 10 : CD000323 .
13. Borum ML , Lynn J , Zhong Z et al. Th e eff ect of nutritional supplementation on survival in seriously ill hospitalized adults: an evaluation of the SUPPORT data . J Am Geriatr Soc 2000 ; 48 (5 Suppl): 533-8 .
14. Miller RG, Jackson CE, Kasarskis EJ et al. Quality Standards Subcommittee of the American Academy of Neurology. Practice parameter update: the care of the patient with amyotrophic lateral sclerosis: drug, nutritional, and respiratory therapies (an evidence-based review): report of the Quality Standards Subcommittee of the American Academy of Neurology . Neurology 2009 ; 73 : 1218-26 .
15. McClave SA, Chang WK. Techniques in enteral access. In: Clinical Gastrointestinal Endoscopy, Ginsberg G, Kocheman ML, Norton I, Gostout CJ (eds) 2nd edn Elsevier : Saunders, Co. Philadelphia, PA , 2012 , pp 279-96 .
16. Lim YJ YC. Technique, Management and Complications of Percutaneous Endoscopic Gastrostomy. Korean J Gastrointest Endosc 2009; 39: 119-124.
17. Mackay K. Percutaneous endoscopic gastrostomy feeding after acute dysphagic stroke. Staff find it harder to stop feeding patients with a gastrostomy. BMJ 1996; 312: 972; author reply 973-974.
18. Akner G. PEG treatment: an increasing dilemma. Age Ageing 2005; 34: 320-321.
19. Blackmer J. Tube feeding in stroke patients: a medical and ethical perspective. Can J Neurol Sci 2001; 28: 101-106.
20. Dennis M, Lewis S, Cranswick G, Forbes J. FOOD: a multicentre randomised trial evaluating feeding policies in patients admitted to hospital with a recent stroke. Health Technol Assess 2006; 10: iii-iv, ix-x, 1-120.
21. Dennis M. Nutrition after stroke. Br Med Bull 2000; 56: 466-475.
22. San Luis CO, Staff I, Ollenschleger MD, Fortunato GJ, McCullough LD. Percutaneous endoscopic gastrostomy tube placement in left versus right middle cerebral artery stroke: effects of laterality. NeuroRehabilitation 2013; 33: 201-208.
23. Norton B, Homer-Ward M, Donnelly MT, Long RG, Holmes GK. A randomised prospective comparison of percutaneous endoscopic gastrostomy and nasogastric tube feeding after acute dysphagic stroke. BMJ 1996; 312: 13-16.
24. Campbell-Taylor I, Nadon GW, Sclater AL, Fisher R, Harris-Kwan J, Rosen I. Oro-esophageal tube feeding: an alternative to nasogastric or gastrostomy tubes. Dysphagia 1988; 2: 220-221.
25. Han TR, Paik, NJ, Park, JW The Follow-up of Oro-Esophageal (OE) Tube Feeding. J of Korean Acad of Rehab Med 2001; 25: 58-61.
26. Song Y, Park, EJ, Yoon, IJ, Park, SJ. Tube Feeding of Dysphagia: The Effect of Oroesophageal Tube Feeding. The Journal of Korean Society of Occupational Therapy 2010; 18: 31-41.

27. Nakajima M, Kimura K, Inatomi Y, Terasaki Y, Nagano K, Yonehara T, Uchino M, Minematsu K. Intermittent oro-esophageal tube feeding in acute stroke patients -- a pilot study. Acta Neurol Scand 2006; 113: 36-39.
28. You DS, Chun, M.H., Kim, H.J., Ryu, J.S., Song, Y.J., Park, E.J., Choi, K.H. . The Effectiveness of Oro-Esophageal Tube Feeding with Dysphagia after Brainstem Stroke. J Korean Acad Rehab Med 2011; 35: 27-33.
29. Goldberg LS, Altman KW. The role of gastrostomy tube placement in advanced dementia with dysphagia: a critical review. Clin Interv Aging 2014;14:1733-9
30. Canadian stroke network. Canadian best practice recommendations for stroke care. 2010.
31. Scottish intercollegiate guidelines network. Management of patients with stroke: rehabilitation, prevention and management of complication, and discharge planning. 2010.
32. Austrailian national stroke foundation. Clinical guidelines for stroke management. 2010.
33. Rah EW, Kim, Y.H., Ohn, S.H., Chunc M.H., Kim, M.W., You, W.K., et al. Clinical Practice Guideline for Stroke Rehabilitation in Korea 2012. Seoul: Korean Society for Neurorehabilitation, 2012.

D I F F I C U L T Y O F S W A L L O W I N G

5부 소아에서 연하장애의 평가와 치료

chapter

28

소아의 정상 삼킴 기능의 발달

김성우

발달 장애(developmental disability)의 임상 증상은 월령, 연령에 따라 다르게 표현된다. 태어나 돌까지는 운동 발달의 지연이 주 호소가 되고 이후 2~3세까지는 언어 발달의 지연이 주 호소가 된다. 그러나 고개를 가누기도 전인 신생아, 영아 시기에는 빠는 힘이 약하고 잘 삼키지 못하는 문제가 발달 장애를 의심하게 되는 주 호소일 수 있다.

소아기는 적절한 성장을 위한 영양 공급과 수분 섭취가 필수적인 시기이다. 이 시기의 연하장애(dysphagia, swallowing disability)와 섭식장애(feeding disorder)는 단지 구강 움직임이나 삼킴과 관련된 감각운동 신경 기능만의 문제가 아니다. 잘 삼키거나 먹지 못하는 소아를 진료하거나 치료할 때는 성인기와 달리 환경, 부모 자녀 간 상호작용, 부모의 염려, 아동의 건강 상태 등 고려해야 할 점이 더욱 많다[1]. 섭식 장애는 음식물을 삼키는 과정의 어려움 동반 여부와 상관없이 넓은 의미에서 먹는 활동의 문제를 일컬으며, 연하장애는 삼키는 과정 중 1개 이상의 기능에 문제가 있을 때를 말한다[2].

구강 섭식과 삼킴 기능은 혀와 입술, 식도 근육 등의 여러 근육과 치아, 턱 관절 등의 골격 그리고 연구개, 경구개 등의 연부조직 등이 복합적으로 작용하는 복잡한 과정이다. 소아에서 삼킴 기능은 음식의 섭취를 통한 신체적 성장 및 발달 뿐 아니라, 의사소통능력, 심리적인 면, 사회성 발달에서도 중요한 역할을 한다.

정상적인 삼킴 기능의 발달은 태어나기 전부터 시작하여 보통 3세까지 진행하며, 4세경부터 다양한 종류와 질감의 음식물을 안전하게 섭취할 수 있다.

삼킴 발달은 환경, 감각, 행동, 위장관 기능, 구강구조, 인지, 호흡, 자세, 운동 능력 등의 복합적인 상호 작용에 의해 일어난다. 소아에서 연하장애를 보일 수 있는 질환들은 뇌성마비, 지적장애, 구개열, 기관-식도루, 유전질환(Pierre Robinson sequence, Crouzon syndrome, DiGeorge syndrome, CHARGE syndrome 등), 근육질환, 대사질환, 자폐증 등과 같은 경우이다.

본 장에서는 소아기의 정상적인 삼킴 기능의 발달에 대하여 기술하고자 한다.

I. 소아기의 특징

삼킴 기능에 대하여 소아기와 성인기를 구별하는 연령이나 시기가 확고하게 있을 수 없으나, 본 장에서는 삼킴 기능의 성숙과 발달이 완성되지 않은 단계를 소아기라고 편의상 기술하겠다.

1. 소아기의 삼킴 단계

소아기의 정상적인 삼킴 작용의 단계는 어른과 마찬가지로 구강준비기, 구강기, 인두기, 식도기 4단계로 이루어져 있으나 그 내용과 과정에 다소 다른 점이 있다.

1) 구강준비기

구강준비기는 음식물이 구강에 들어가는 시기부터 음식물을 삼키기 좋게 만들어 구강 뒤쪽으로 운반하기 시작하는 시점까지를 말한다. 젖꼭지나 우유병을 빨기, 숟가락에서 음식물을 입안으로 옮기는 과정, 부드러운 고형 음식이나 으깬 음식의 저작, 음식을 작은 덩어리 형태로 만들기, 혀의 가운데 부위에 음식물을 유지하기, 숟가락, 포크, 컵 등의 기구 사용 등이 이 단계에 해당한다. 구강 준비기 동안 인두와 후두는 이완된 상태이며 기도는 열려 있다. 젖꼭지나 우유병을 빠는 동작이 성인과 다른 점이다.

2) 구강기

구강기는 음식물이 구강 뒤쪽으로 이동하는 시점에서부터 전구개궁(anterior faucial pillar)에 닿아 연하 반사가 일어나는 순간까지이다. 이 시기에는 작은 덩어리 형태의 음식물을 뒤쪽으로 이동시키기, 혀의 연동운동, 경구개 및 연구개와 혀의 접촉, 삼킴 작용의 유발과 함께 연구개의 상승 등의 작용이 일어난다.

3) 인두기

인두기는 구강기가 끝나는 시점부터 음식물이 상부식도 괄약근을 완전히 통과하는 순간까지로, 이 시기에는 불수의적 삼키기가 나타나며, 후두의 상승과 앞쪽으로의 이동이 일어나 후두가 닫히게 된다.

4) 식도기

식도기는 음식물이 식도로 들어간 후 일어나게 되는 과정으로, 중력의 작용과 더불어 식도 근육의 연동운동으로 음식물은 식도를 통과하게 되고, 상승되었던 후두가 다시 제자리로 돌아오며 인두기에 중지되었던 호흡이 재개되고, 상부식도 괄약근이 수축하여 음식물이 인두 및 호흡기계로 역류 되는 것을 막아준다.

2. 성인과 다른 점

1) 신경계 발달

소아에서 성인처럼 어떤 형태나 재질의 음식물에 상관없이 안전하게 섭취할 수 있게 되기까지는 신경계 발달이 이루어져야 한다. 신경계는 발달이 마무리된 상태로 출생하는 것이 아니므로 출생 후 알려진 단계를 지나면서 신경계의 성숙이 이루어진다. 이는 대근육, 소근육, 말과 언어 등 모든 발달 영역에 공통되는 단계다. 이 시기는 신경계의 성숙과 더불어 많은 시간 동안의 정상적인 구강 자극과 함께 감각-운동 발달의 단계가 완성되어야 한다. 특히 구강준비기의 빨기 작용은 소아의 향후 발달에 중요한 영향을 미칠 수 있는 예민한 시기로 보고되어 있어, 미숙아와 같은 고위험인자가 있는 신생아에서 빨기 작용이 적거나 없는 경우 이에 대한 자극이나 치료가 반드시 시행되어야 한다.

2) 수의성

성인의 경우 저작(mastication)은 입 안으로 들어온 음식물의 적절한 감각 등록과 이에 대한 운동 협응 반응의 수의적 활동으로 인지적 과정에 영향을 받는다[3]. 삼킴 반사는 수의적으로 조절될 수는 있으나 대체적으로 불수의적 반사 활동이며, 인두기와 식도기는 불수의적 활동이다. 그러나 신생아나 영아기는 삼킴의 모든 단계가 불수의적으로 이루어지며, 유아 후기에 들어가야 구강기의 수의적 조절이 시작된다.

3. 섭식 기능의 발달 과정

1) 출생 전

출생 전 태아기에서 삼킴 기능은 양수의 양과 구성을 조절하여 태내 환경의 재순환과 위장관 성숙에 중요한 역할을 한다. 인두를 통한 삼킴은 재태기간 10~14주 때 관찰되며 만삭에 가까워지면 하루 500~1000mL의 양수를 삼킨다[4].

2) 출생 후

출생 후 구강 섭식은 신생아기에 가장 복잡한 운동신경 활동으로, 빨기(suckling), 삼키기와 호흡의 세 과정의 협응으로 구성된다.

(1) 빨기 발달

젖꼭지로부터 액체를 나오게 하기 위해서 혀와 경구개 사이에 젖꼭지를 압박하여 짜내는 동작이 필요하다. 신생아의 경구개는 수평 능선(horizontal ridges)이 있어 이 동작을 용이하게 하도록 한다[5]. 또한 구강 내 음압을 형성해야 액체가 입안으로 들어오는 데, 이는 젖꼭지 주위를 입술로 봉인(lip seal)해서 이루어질 때 가능하다. 이 때 혀와 하악이 아래로 내려가 구강 크기가 증가하는 데 이로써 젖병 내의 양압과 구강의 음압 차이가 더 커져서 구강으로 액체가 쉽게 빨려나오게 하는 작용을 한다. 그러므로 성공적인 빨기를 위하여는 충분한 압박과 압력차가 가장 중요하다고 하겠다[6].

소아에서 음식물 섭취를 위한 빠는 동작은 한글로는 '빨기' 한 가지이나 정확하게는 suckling과 sucking으로 구분한다. Suckling은 sucking의 보다 원시적인 형태로 신생아에서 관찰되며 영아가 점점 발달하면서 suckling은 sucking으로 진행된다.

Suckling은 출생 직후 구강 공간이 좁고 혀 움직임이 감소된 상태에서 젖꼭지를 빨 때 관찰되는 움직임이다. 이때는 입술 봉인이 헐거우며 대신 혀가 젖꼭지 주변을 봉인하는 역할을 한다. 하악의 움직임은 폭이 넓으며 빨 때 혀의 움직임은 앞뒤로 움직이게 된다. 주로 반사에 의한 움직임이다.

생후 6개월이 지나면 아기의 안면부 크기 성장과 함께, 생리학적 굴곡 상태로 유지하던 자세에서 머리, 목, 몸통의 신전 유지가 보다 안정적인 상태로 발달하면서 구강 크기가 커지고 혀의 움직임이 증가한다. 그래서 9개월까지 suckling보다 성숙된 형태의 sucking이 출현한다. Sucking의 특징은 suckling과 달리 혀의 봉인이 감소하고 입술 봉인 힘이 좋아지고 하악의 움직임도 감소하여, 혀가 앞뒤가 아닌 위아래로 움직이게 된다[7]. 반사에 의한 움직임이 아니라 자발적인 운동 형태이다.

(2) 빨기와 삼킴의 협응 발달

미숙아와 만삭아에서 빨기와 삼킴(suck and swallow) 발달은 차이를 보인다. 삼키는 리듬은 재태기간 32주에 이미 발달되어서 40주까지 변화가 없다. 그러나 빠는 리듬은 32주부터 40주까지 지속적으로 증가한다. 32주에 빨기는 진폭이 작고 빈도가 빠르며 삼킴 반응과 연결되어 나타나지 않는다. 33주에는 빨기가 불규칙하고 1초에 2~3회 출현한다. 35~40주에는 1초에 1회의 빨기가 나타나고 빨기와 삼키기가 1회씩 연결된다[8]. 이런 식으로 발달하여 만삭아는 한번 빨고 한번 삼키는 1:1 섭식 형태가 뚜렷해진다. 이후 월령이 증가하면 이 비율이 차차 감소하여 여러 번 빨고 한 번에 삼키는 2:1, 3:1의 형태로 발달하게 된다[4].

(3) 삼킴과 호흡의 협응 발달

삼킴과 호흡의 협응은 34주에서 42주까지 현저하게 발달하게 된다. 미숙아건 만삭아건 출생 후 첫 주에는 구강 섭식때 분당 환기량, 호흡회수, 일회호흡량의 감소를 보일 수 있다가 주수가 증가함에 따라 차차 호전을 보이게 된다[9].

4. 소아기 해부학적 변화

출생 후 월령이 증가함에 따라 삼킴 기능과 관련 있는 해부학적 구조물의 변화를 살펴보면 다음과 같다.

1) 두개골

신생아에서 두개골의 안면부는 전체 두개골의 1/8 정도가 된다. 두개골의 성장은 다른 주요한 골격의 성장에 비해 천천히 일어나며, 머리뼈의 성장은 영유아기 동안에 3배가 되며, 이후 성장속도가 느려지고, 10세경 뇌의 용적은 90%에 이르게 된다. 안면부의 성장은 1세 이후 머리뼈 성장보다 빨라지며, 안면부 아래쪽의 성장은 경구개의 외측 확장과 상악동의 발달에 의해 야기된다. 안면부위는 점차 길어지게 되며, 구강/구강인두도 점차 커지게 된다. 2세경이 되면 안와가 출생후 2배까지 커지게 된다.

2) 구강과 혀

신생아기에 혀는 구강을 가득 채우고 있으며, 단독으로 구강 내에 위치하게 된다. 혀는 잇몸과 양측으로 닿아 있으며, 위로는 입의 천장과 닿아 있다. 영아의 구강은 성인과 비교하였을 때 두개골에 비례하여 작다. 2세에서 4세 사이에 혀의 뒤 1/3 부분이 인두 쪽으로 하강하기 시작하며, 혀는 뒤아래로 움직이게 된다. 이것은 9세경까지 일어난다. 태어날 때 경구개는 짧고 넓으며 약간의 아치 모양으로 되어 있다. 입천장은 5~6개 주름이 있으며, 이것은 젖꼭지를 붙들고 있는 동안 suckling을 도와준다. 연구개는 18개월부터 24개월경에 길이와 두께가 뚜렷하게 커지며 입천장의 두께는 14~16세경이 되면 안정된다.

3) 지방패드

지방세포는 저작근에 위치하게 된다. 이 세포는 외측구를 채우고 있으며, 빨기의 안정성(sucking stability)를 제공한다. 지방 세포의 비율은 시간이 지날수록 감소하게 된다.

4) 아래턱

신생아기에 아래턱은 아직 유합되어 있지 않다. 태어났을 때 턱뼈 가지들은 짧고 폭이 넓으며, 몸체와 140도의 각도를 이룬다. 몸체는 가지들보다 길다. 태어났을 때 아래턱은 상대적으로 작아서 구강 크기도 작아지는 것이다. 1세 말에서 2세 초 경에 반 정도가 융합하게 되며, 성년이 되면 턱뼈 가지는 110~120도를 이루고, 아래턱의 몸체와 가지의 길이가 동일하게 된다.

5) 후두

신생아의 후두는 짧고(약 2cm), 성인 후두의 약 1/3 정도이다. 후두개는 크며 연구개와 직접적으로 닿아 있다. 이상와(pyriform sinus)는 영아에서 작고 올라가 있다. 출생 시 설골과 갑상연골 사이의 공간은 작고, 후두와 설골은 수유시 비호흡을 촉진하기 위해 올라가 있다. 2~4세 경 혀가 하강하는데, 이때 후두도 하강하게 된다. 후두는 5세경 경추 3, 4~경추 6번 정도까지 내려가며, 성인이 되면 경추 7번 위치까지 내려가게 된다.

6) 인두

출생 시 인두의 비부는 좁은 관 형태로, 점차 아래쪽으로 꺾여 내려가 인두의 경구 부분과 만나게 된다. 5세경 인두 비부의 뒷면과 인두의 경구 부분이 비스듬한 각도로 교차하게 되고, 사춘기가 되면 90도를 이루게 된다.

7) 기관

출생 시 기관은 제6경추 위치에 있으며, 성인기까지 유지된다. 영아기에 기관은 뒤쪽으로 사선으로 기울어져 있고, 유아기가 되면 좀 더 수직이 된다.

8) 식도

출생 시 식도는 제4~6경추 정도에서 시작하여 제 9 흉추에서 끝난다. 성인이 되면 식도의 시작은 제6 경추, 끝은 제11흉추에 위치한다.

9) 척추

출생 시 제1경추에서 제5요추까지의 길이는 평균 19~20cm 정도이고, 만곡은 고정되어 있지 않다. 경추 만곡은 영아가 고개를 가눌 때 나타나며, 요추 만곡은 걷기 시작하는 1~2세 사이에 나타난다. 제2경추(축추, axis)는 4개의 골화점으로 이루어져 있으며, 이것은 3세에서 6세 사이에 하나의 뼈로 융합되게 된다.

II. 소아기 삼킴 기능의 발달

1. 삼킴 발달과 원시 반사

원시 반사(primitive reflex)는 특정 감각 자극에 의하여 나타나는 정형적인 운동 반응을 말하는 것으로 반사의 중추는 주로 뇌간이나 척수다. 출생 이후 여러 가지 원시 반사가 관찰되지만 중추신경계의 발달에 따라 점차 사라지게 된다. 소아의 신경학적 진찰에서 원시 반사의 유무와 반사의 비정상적인 반응은 진단에 매우 중요한 역할을 한다.

소아의 운동 발달단계에서는 모로반사(moro reflex), 파악반사(grasp reflex), 긴장성경반사(tonic neck reflex) 등과 같은 원시 반사가 나타났다가 월령이 높아지면서 사라지고 자발적이고 정확한 운동 기능이 발달하는 것이 정상적이다. 이와 마찬가지로, 삼킴과 관련된 원시 반사가 존재하며 이러한 삼킴 기능과 관련된 원시 반사는 성공적인 수유와 생존에 필수적인 요소이다[10]. 섭식에 있어 원시 반사의 역할은 아기가 구강 영양을 정확하고 안전하게 취할 수 있도록 하고, 삼킬 때 기도로 음식물이 넘어가지 않도록 보호하는 역할을 한다. 또한 원시 반사를 일으키게 하는 자극은 대부분 촉각 자극이다. 얼굴과 구강내의 촉각 자극을 허용하고 받아들이는 과정은 성공적인 섭식에 매우 중요한 과정이며 이는 생존과 직결된다.

신생아기에 여러 가지 이유로 중환자실 치료를 받

으면서 정상 아동처럼 원활한 촉각 자극을 받지 못하고 통증이나 불쾌감이 수반되는 구강 내 자극을 주는 경우 이후에 심한 감각 예민(hypersensitivity)이나 구강 회피(oral aversion) 등의 문제가 나타나 섭식에 많은 지장을 주기도 한다.

여러 가지 원시 반사가 존재하나 그 중 임상적으로 중요한 반사를 살펴보겠다.

1) 구역반사(gag reflex)

혀의 뒤쪽과 후두에 촉각 자극이 들어가면 입을 벌리고 고개를 신전하는 반응이 나타난다. 재태기간 26~27주에 출현하며 일생동안 지속된다. 이상이 있을 때 과반응 혹은 반응 저하로 나타날 수 있다.

2) 물기 반사(phasic bite reflex)

잇몸을 촉각 자극하면 턱관절이 위 아래로 움직이게 되는 반응이 나타난다. 재태기간 28주에 출현하며 출생 후 9~12개월에 소실된다. 저작 반응의 전구 단계로 볼 수 있다.

3) 횡행 혀 반사(transverse tongue reflex)

혀의 바깥쪽을 자극하면 자극하는 쪽으로 혀가 움직이는 반응으로 재태기간 28주에 출현하고 출생 후 6개월에 소실된다. 저작시 혀의 외측 운동(lateral movement)의 전구 단계이다.

4) 혀 내밀기 반사(tongue protrusion reflex)

혀의 앞쪽을 자극하면 혀를 앞으로 내미는 반응으로 재태기간 38~40주에 출현하고 출생 후 6개월에 소실된다. 이유식을 시작하여 숟가락으로 섭식을 유도할 때가 되면 사라져야 한다.

5) 젖 찾기 반사(rooting reflex)

뺨이나 입 주변을 건드리면 자극 방향으로 고개를 돌리는 반응이다. 재태기간 32주에 출현하며 출생 후 3개월에 소실되나 모유 수유 시에 오래 지속될 수 있다.

6) Suckling 반사(suckling reflex)

젖꼭지가 입안으로 들어오거나 혀를 건드릴 때, 혹은 경구개를 촉각 자극할 때 나타나며 혀는 앞 뒤로 움직이고 턱관절은 위 아래로 움직인다. 재태기간 18주에 출현하며 생후 6~12개월에 소실한다. 영양 섭취를 위한(nutritive) 빨기이지만 영양 섭취가 아닌(nonnutritive) 빨기로도 나타난다.

7) 빨기 반사(sucking reflex)

Suckling 반사와 같은 자극이 주어질 때 다른 반응으로 나타나는데 혀는 위 아래로 움직이고 턱관절은 독립적으로 움직인다. 출생 후 6~9개월에 출현하며 24개월 이상에서 소실된다.

2. 구강 운동 발달

태어나서 모유나 분유 수유를 시작하고 이후 이유식을 먹고 점차 연식과 고형식을 먹기 시작하는 연하의 발달 과정에서 반드시 필요한 것은 구강 운동 발달이다. 삼킴 과정에서 기능적으로 중요하게 작용하는 턱관절, 혀, 입술과 볼 기능의 운동 발달이 정상적으로 일어나지 못하면 삼킴 과정의 발달이 이루어질 수 없다. 이들의 발달에 대해서 월령 별로 살펴보면 다음과 같다[9].

1) 신생아 시기

턱관절은 물기 반사의 영향을 받으며 혀의 움직임은 제한적이다. 입술과 뺨은 suckling을 위하여 오므릴 수 있다.

2) 1~2개월

턱관절은 물기 반사의 영향을 받으며 혀는 앞뒤로 움직일 수 있다. 입술은 안면부와 함께 움직인다.

3) 3~5개월

턱관절은 물기 반사의 영향이 감소하는 단계이고 혀는 삼킬 때 앞으로 내민다. 입술은 위 아래가 따로 움직일 수 있다.

4) 6~9개월

턱관절은 옆으로 움직일 수 있고 혀의 움직임이 다양해지며 으깨기(munching) 시 위 아래로 움직인다. 입 안에 든 액체를 흘리지 않으며 어금니 위치에 음식물을 잡고 있을 수 있다.

5) 10~12개월

턱 관절의 움직임이 자연스러워지며 혀는 모든 가동범위에서 움직일 수 있다. 고형물을 먹을 때 입술과 뺨을 적극적으로 사용하며 아랫입술에 묻은 음식을 치아나 잇몸으로 닦을 수 있다.

6) 13~24개월

턱관절의 회전 움직임이 나타나고 혀는 중심을 지나서 움직이고 혀로 입술을 닦을 수 있다. 입술의 움직임이 정교해진다.

7) 24개월 이후

턱관절의 움직임은 다양해지고 복잡하며 혀 끝의 움직임이 정교하고 혀로 음식물을 빠르게 나를 수 있다. 침이나 음식물을 흘리지 않고 삼킬 수 있으며 씹을 때 입술을 잘 다물고 있다.

3. 전체 운동 기능 발달에 따른 섭식 운동의 변화

삼킴 기능의 발달을 위해서는 위에서 언급한 원시 반사나 턱, 혀, 입술, 볼 기능의 조화가 중요하다. 하지만 이와 더불어 손과 신체의 기능, 즉 전체적인 신체의 운동 기능의 발달이 섭식 발달에 함께 작용하게 되고 이를 통해 음식 섭취의 기술이 점차 발달하게 된다.

1) 신생아 시기

신생아 시기에는 머리와 몸의 자세 조절이 어려우며, 아래턱은 물기 반사의 영향을 받아 위 아래로 움직이고, 혀의 움직임은 매우 제한적이며 아래턱과 함께 움직인다. 입술과 뺨을 젖 찾기, 빨기(suckling) 시에 오므릴 수 있는 정도로 움직인다.

2) 1~2개월

이 시기에는 아래턱은 여전히 물기 반사의 영향을 받고 혀는 suckling이 나타나면서 앞뒤로 움직인다. 젖찾기 반사는 강하게 나타나고 입술과 안면 근육이 함께 움직인다.

3) 3~5개월

3개월이 지나면 차차 근육 긴장도가 발달되면서 자세 조절이 용이하고 손을 입으로 가져갈 수 있을 정도로 발달한다. 아래턱은 물기 반사의 영향을 덜 받게 되며 혀도 이완이 되고 삼킬 때 앞으로 내밀 수 있다. 젖 찾기 반사는 약해지고 윗입술과 아랫입술을 따로 움직일 수 있다. Suckling 시 입술과 뺨의 움직임이 증가한다.

4) 6~9개월

6개월이 되면 보조 하에 앉은 자세를 유지할 수 있고 손바닥으로 물건을 쥐게 되며 숟가락을 인지하게 된다. 이 시기에는 퓌레 형태의 이유식을 시작할 수 있다. 아래턱은 내외측으로 움직일 수 있고 혀는 다양한 움직임이 나타나서 8~9개월이 되면 입 안에서 음식물을 어금니 쪽으로 움직일 수 있게 된다. 입술의 힘이 강해져서 액체를 입안에 머금고 흘리지 않을 수 있다. 혼자 앉기 가능하고 손으로 음식물을 쥘 수 있고 한 손에서 다른 손으로 음식물을 옮길 수 있게 되면 으깬 음식을 먹게 된다. 숟가락에서 음식물을 받아먹기가 쉬워지고 좀 흘리지만 컵으로 음료를 마실 수 있다.

5) 8~11개월

8~11개월 사이가 되면 음식물을 손으로 들고 입으로 가져갈 수 있고 엄지와 인지를 사용하게 된다. 이 때는 잘게 다진 음식이나 부드러운 음식물을 먹을 수 있다. 아래턱은 부드럽게 움직일 수 있고 혀의 움직임은 보다 다양해진다. 고형물을 먹을 때 입술과 뺨을 보다 적극적으로 사용한다.

6) 12~24개월

돌이 되면 혼자 음식을 먹을 수 있고 숟가락을 사용하기 시작하며 두 손으로 컵을 잡을 수 있고 빨대도 사용 가능하다. 다진 고형물이나 부드러운 음식을 먹을 수 있고, 음식을 깨물 수도 있다. 아래턱은 회전운동이 가능해지며 혀는 중심을 지나서 다른 쪽으로 이동할 수 있다. 입술과 혀, 아래턱의 움직임은 분리해서 조절할 수 있다.

7) 24개월 이후

이 시기는 아래턱의 움직임은 매우 다양하고 복잡하게 움직일 수 있게 되며 혀의 끝부분을 자유롭게 사용한다. 음식물을 입 안에서 빠르고 정교하게 이동시킬 수 있다. 모든 음식물을 밖으로 흘리지 않고 삼킬 수 있으며 음식물을 씹으면서 입술을 분리해서 움직일 수 있다.

4. 호흡 기능 발달

삼킴 발달에 있어서 또 하나 매우 중요한 요소는 호흡 기능으로, 삼킴 기능과 호흡 기능의 상호 의존적인 작용이 섭식에 필수 불가결한 요소이다[12,13].

소아의 정상 호흡 패턴을 살펴보면 다음과 같다.

먼저 생후 5개월까지 흉곽의 움직임이 거의 없고 복부의 움직임이 두드러지는 복식 호흡을 하게 되고, 분당 57~80회 정도 일어난다. 바렐 흉곽(barrel-chested) 모양을 보이며, 울음 소리는 짧고 과비음(hypernasal voice)을 낸다.

3개월에서 5개월 경에는 목 가누기가 되며 머리와 목의 정렬이 좋아지고, 후두의 안정성으로 발성 시간이 길어진다. 흉부 근력이 강화되고 중력에 저항하는 힘이 생기며, 2개월 이후에는 과비음 소리도 감소하게 된다.

6개월에서 12개월까지는 흉곽 확장과 함께 흉곽 진폭이 최소화되며, 흉부와 내장이 아래로 내려가며, 발성이 더 길어지고 음 높이의 변화도 더 커지며 소리의 세기 조절도 가능해진다.

12개월 이후에는 문단읽기에서의 호흡이 발달하고, 일관된 성문하 공기압이 몸통 지지를 통해 이루어지며, 분당 41회의 호흡을 하게 된다.

영아에서는 빨기-삼키기-숨쉬기의 패턴을 보이게 되며, 건강한 만삭 아이의 경우 출생 이후 수유를 시작하면 빨기-삼키기-숨쉬기의 조화로운 작용을 보이게 된다. 그러나 이 패턴에 어려움을 보이는 경우 정상적인 삼킴 기능의 발달이 어려울 수 있게 된다.

삼킴 작용과 호흡 작용은 여러 가지 근육 구성 요소(genioglossus, styloglossus, stylopharyngeus, cricopharyngeus muscles 등)와 해부학적 구조물(nasal cavity, pharyngeal cavity, velopharyngeal port, tongue 등)을 공유하며, 인두에서 연결되어 통하게 된다[14].

삼킴 작용은 날숨 동안에 일어나게 되며(내쉬기-삼킴-내쉬기), 삼킴 작용 시 흡인을 막기 위해 일어나는 기전(삼키는 중 잠시 숨을 멈춤, 설골과 후두가 위앞쪽으로 당겨짐, 성대주름이 닫혀 성문을 막음 등)들이 삼킴 작용과 호흡 작용의 상호 의존적인 작용의 중요성을 설명해준다.

참고 문헌

1. Ramasamy M, Jay AP. Pediatric feeding disorders. J Clin Gastroenterol 2000; 30(1): 34-46
2. Arvedson JC. Assessment of pediatric dysphagia and feeding disorders: clinical and instrumental approaches. Dev Disabil Res Rev 2008; 14: 118-127
3. Stiles J, Jernigan T. The basics of brain development. Neuropsychol Rev 2010; 20(4): 327
4. Rogers B, Arvedson J. Assessment of infant oral sensorimotor and swallowing function. Ment Retard Dev Disabil Res Rev 2005; 11: 74-82
5. Logan W, Bosma J. Oral and pharyngeal dysphagia in infancy. Pediatric Clinics of North America 1967; 14: 47-61
6. Mattew O. The science of bottle feeding. The Journal of Pediatrics 1991; 119: 511-519
7. Wolf L, Glass R. Feeding and swallowing disorders in infancy. Tucson, AZ: Therapy Skill Builders
8. Delaney AL, Arvedson JC. Development of swallowing and feeding: prenatal through first year of life. Dev Disabil Res Rev 2008; 14: 105-117
9. Kelly Dailey Hall. Pediatric Dysphagia Resource Guide. Singular; 2001. p.8-17
10. Groher ME, Crary MA. Dysphagia. Clinical management in adults and children. 2nd ed.. Elsevier; 2010
11. Betty RC, Paula JZ, Anne G, et al. Developmental milestones and self-feeding behaviors in infants and toddlers. J Am Diet Assoc 2004; Jan: 51-56
12. Audrey van der M, Gunhild H, Ruud van der M. Coordination of sucking, swallowing, and breathing in healthy newborns. J Ped Neonatol 2005; 2(2): NT69-72
13. Lau C, Smith EO, Schanle RJ. Coordination of suck-swallow and swallow respiration in preterm infants. Acta Paediatr 2003; 92: 721-727
14. Bonnie Martin-Harris. Coordination of Respiration and Swallowing. GI Motility online (2006)

chapter

29

소아 연하장애의 임상적 평가

박주현, 장대현, 박은영

영유아 및 아동에서는 여러 가지 문제로 인해 연하장애가 발생하기 때문에 포괄적인 평가가 필요하다. 이러한 포괄적인 평가는 아동이 식사에 참여할 때 관련된 다양한 신체적, 사회적 환경들에 관한 정보가 고려되어야 하며, 주 양육자와 아동의 관계, 아동의 신체적, 발달적 상태 및 아동이 가지고 있는 질병 상태들에 관한 내용을 포함한다[1]. 연하장애 임상평가의 목표는 아동의 치료적 잠재력을 부각시키면서 이러한 섭식과 성장 문제를 일으키는 요소들을 알아내는 것이다[2]. 평가를 통해 알게 되는 정보는 흡인의 위험성을 최소화하고 가장 적절한 영양을 공급하며, 구강 섭식의 양적 및 질적 개선을 위한 치료 계획을 세우는 데 중요한 자료가 된다[2]. 부정확한 평가와 진단은 아동의 영양 부족은 물론 장기적으로는 인지, 의사소통, 감각운동발달 저하 등의 영향을 미치게 된다. 따라서 연하장애 아동의 평가는 아동과 관련된 여러 분야(multidisciplinary team)의 전문적 평가가 요구되며 조기 중재의 개념에 입각한 중요한 과정이다.

평가과정에 있어 아동의 병력 또는 보호자의 면담에서 얻어지는 정보도 중요하지만 섭식에 대한 직접적인 관찰의 가치는 분명하다[3]. 그러나 임상에서는 대부분 연하장애 아동의 섭식 평가 시 기술식 평가를 실시하고 있어, 연하치료의 결과를 보다 객관적으로 증명하기 어려운 단점이 있다. 따라서 본 단락에서는 연하장애 아동의 직접적 관찰에 의한 임상적 평가와 정량화된 평가도구를 소개 위주로 기술하고자 한다.

I. 연하장애 임상 평가의 목적

아동에서 연하장애의 임상적인 평가의 목적은 연하장애의 근본적인 원인을 확인하고, 그 중증도와 특성에 관해 가설을 설정하기 위해서이다. 또한 섭식과 관련된 감각-운동 기술, 호흡 기능 등의 기초선을 설정하여 적절한 치료적 방법을 찾기 위해서이다. 더불어 아동이 비디오투시연하검사 또는 내시경적연하검사에 참여할 수 있는 능력이 되는지 알아볼 수 있고 이러한 검사의 근거가 될 수 있다.

II. 포괄적 임상 평가의 구성

아동을 위한 포괄적 임상 연하 평가는
- 병력
- 섭식에 관한 과거력
- 현재 식이에 관한 정보
- 발달 및 성장에 관한 정보
- 섭식과 관련된 해부학적 구조 및 생리학적 상태 평가
- 정서적 및 심리적 상태 평가
- 부모 또는 주 양육자 인터뷰
- 직접적인 섭식 및 섭식 기술 평가

을 포함하는 과정으로 아래와 같이 크게 4가지로 구분된다[4].

① 가족력, 병력, 발달력, 섭식 상태의 검토(family, medical, developmental, feeding history)
② 신체적 검사(physical examination) 및 섭식 전 평가(pre-feeding assessment)
③ 임상적 섭식 및 연하 평가(feeding and swallowing evaluation)
④ 성장에 대한 평가, 신경발달 평가, 심폐기능 평가 및 다른 소화기관 평가

1. 가족력, 병력, 발달력, 섭식 과거력의 검토

아동의 연하장애의 문제를 정확하게 평가하기 위해서는 과거력의 검토가 선행되어야 한다[1]. 과거력에 대한 정보는 의무기록 차트, 의료 및 교육 전문가, 부모 및 기타 보호자를 통해서 얻을 수 있으며, 병력, 가족력, 발달력, 태내 및 출생 시 과거력 등 섭식과 관련된 이력을 모두 검토해야 한다[1]. 특히 발달력은 섭식과 관련된 운동발달, 인지 및 언어 수준, 구강 운동기능 등을 중점적으로 다루어야 하며, 섭식에 관한 과거력은 부모 인터뷰 또는 아동의 섭식 문제점을 지각하고 있는 양육자/교사를 통하여 정보를 얻을 수 있다[4]. 대부분의 경우 부모는 아동의 전반적인 식사자세, 적합한 환경, 선호하는 음식, 일반적인 도구 사용을 가장 잘 알고 있는 사람이므로 부모의 참여가 중요하다[5]. 평가자는 첫 평가를 위하여 아동을 대면하기 전 설문지를 부모에게 제공하거나, 부모와 대면 시 인터뷰를 통하여 직접 내용을 기록할 수 있다. 이러한 과거력 및 부모 설문지를 통해 평가자는 연하장애의 원인에 대한 단서를 포착할 수 있으며 대략적으로 다음과 같이 분류할 수 있다.

(1) 배고픔, 식욕, 음식을 탐색하는 행동 및 음식물 섭취와 관련된 장애
(2) 구강-인두계, 후두 및 기도와 관련된 해부학적 및 생리학적 이상과 관련된 장애
(3) 식도의 해부학적/생리학적 이상과 관련된 장애
(4) 빨기-삼키기-숨쉬기(suck-swallow-breathe)에 영향을 주는 호흡기계와 관련된 장애
(5) 중추신경계 및 신경근육질환과 관련된 장애
(6) 심혈관계 질환과 관련된 장애(선천성 심장질환 등)
(7) 염증성 질환이나 점막 내 감염으로 인한 연하장애
(8) 그 밖에 다양한 원인으로 인한 연하장애(염색체 질환들, 갑상선 기능저하, 안면부 기형, 구강건조증, 알러지, 대사장애 등)

2. 신체 검진 및 섭식 전 평가(pre-feeding assessment)

1) 구강의 해부학적 구조와 기능의 평가(examining oral structure and function)

아동에게 실제 음식을 주기 전 구강의 해부학적 구조 및 기능은 반드시 평가되어야 한다. 섭식과 관련된 얼굴 근육, 입술, 혀, 턱, 연구개의 모양과 높이 등이 평가되어야 하며 움직임의 패턴과 속도, 대칭, 협응, 리듬, 범위, 근력, 감각 등을 평가한다. 어린 아동에서는 섭식과 관련된 반사와 비영양적 빨기를 관찰해야 한다. 음성의 확인을 통해 후두의 기능을 간접적으로 파악하며 섭식과 관련된 뇌신경계를 평가해야 한다.

유아의 비영양적 빨기(nonnutritive sucking)를 평가하기 위해 개발된 표준화된 도구는 현재까지는 없는 상태이다[7]. 일반적으로 비영양적 빨기의 검사 방법은 검사자의 다섯째 손가락을 유아의 입 속 혀 중간 부분에 두고 천천히 움직이는 데, 이때 구역반사(gag reflex)의 발생을 최소화하기 위해서 연구개(soft palate)의 상부 경계보다 뒤로 움직이지 않아야 된다[8]. 유아의 비영양적 빨기의 비율은 약 초당 2회 빨기로 나타나며 일반적으로 비영양적 빨기는 구강 섭식의 준비를 위한 잠재적 표시라고 여겨지나 구강섭식을 시작하는데 있어서 반드시 선행되어야 하는 필수적인 조건은 되지 않는다고 보고되기도 한다[9].

2) 구강 감각 평가(oral sensory assessment)

후각, 촉각, 미각에 대한 반응 뿐만 아니라 시각과 청각 자극에 대한 반응의 관찰도 포함된다. 아동의 구강자극에 대한 반응은 주변 밝기의 정도, 소음, 접촉 등에 의해 다르게 반응할 수 있으므로 주의해야 한다[1]. 일반적으로 감각자극에 대해 비정상적 반응을 보이는 아동의 경우 과민반응(hyperreaction), 저반응(hyporeaction), 감각방어(sensory defensiveness), 감각 과부하(sensory overload) 로 구분할 수 있다[1]. 이러한 아동의 경우, 환경으로부터 감각 자극을 조절하여 받아들이는 능력에 있어 문제를 겪게 되며, 따라서 구강 내 감각 자극을 구별하는 능력이 어렵게 되어 구강 운동 기능에도 영향을 주게 된다[1,10].

아동의 구강 감각에 대해 특화되어 개발된 평가도구는 없으나 다음과 같은 감각 평가도구를 임상에서 이용할 수 있다. 감각 프로필(Sensory Profile)은 일상생활에서의 작업 수행과 관련된 감각처리 능력을 평가하는 도구이며, 보호자를 대상으로 간단하게 평가 가능한 것으로 구강 감각처리 부분을 참고로 할 수 있으며[11], 다분야 섭식 프로필(Multidisciplinary Feeding Profile)[12]의 구강-안면의 감각 평가 부분을 참고로 할 수 있다.

3) 섭식 전 평가(pre-feeding assessment)

섭식 전 평가는 얼굴, 입 등 어느 한 부분에 초점을 맞추기보다 먼저 아동의 전체적인 관찰로부터 시작하며 주된 관찰 내용으로는 다음과 같다[7,13,14].

(1) 아동과 부모의 상호작용
(2) 얼굴, 목, 체간의 자세, 긴장도 및 움직임의 패턴
(3) 호흡기관의 관찰(호흡수, 호흡 양상, 코와 입의 호흡패턴)
(4) 전체적인 반응 및 체온
(5) 각성상태 및 과제에 집중을 유지하는 능력
(6) 촉각, 시각, 청각, 후각 등의 감각자극에 대한 반응

(7) 자기조절과 진정 능력

유아가 구강 섭식을 위한 기본 상태가 되었는지를 판단하는 것은 유아의 행동 상태(infant behavioral states)의 관찰을 통해서이다. 유아의 행동 상태는 1단계 깊은 수면, 2단계 얕은 수면, 3단계 졸린 상태, 4단계 조용한 각성 상태, 5단계 활발한 각성 상태, 6단계 매우 높은 각성 상태, 격양, 울음 등으로 분류할 수 있고, 이 중 2~5단계까지가 적합한 구강 섭식 상태(oral feeding potential)라고 할 수 있다[12].

3. 섭식 관찰(feeding observation)

구강과 전체적인 신체 검진 후에는 가능한 주 양육자에 의한 전형적인 섭식을 관찰한다. 섭식 관찰 과정에서, 섭식과 관련된 뇌신경의 기능을 평가하며, 아동이 안전한 삼킴의 모습을 하는지 면밀히 파악하여 치료적으로 다뤄야 할 점을 고려해야 한다[1]. 평가자는 아동의 섭식 관찰 시 흡인(aspiration), 기도의 안정성, 위식도역류(gastroesophageal reflux/extraesophageal reflux) 등의 위험이 관찰되면 추가적인 검사를 의뢰해야 한다. 유아의 경우, 섭식관찰 시간은 전체 섭식 시간 동안 피로해지거나 비효율적인 섭식을 하는지 관찰해야 하므로 최소한 15~20분 동안 관찰해야만 한다[1,15].

4. 연하장애 아동을 위한 연하장애 임상 평가 도구

아동을 위한 연하장애 임상 평가 도구는 성인에 비해 표준화가 되어 있지 못하고 한가지 평가 도구로 다양한 아동의 임상양상을 평가하기에 한계가 있다. 이에 따라 각각의 임상현장에서는 몇몇 임상 평가도구를 혼합하여 사용하기도 하며 자체적으로 개발하여 사용하기도 한다. 아래는 비교적 임상에서 자주 사용되는 소아 연하장애의 임상 평가도구를 소개한다.

1) 신생아 구강 운동 평가표(The Neonatal Oral-Motor Assessment Scales, NOMAS)

이 척도는 모유나 우유병으로 먹는 신생아의 구강 감각운동 유형 중 주로 혀와 턱 운동에 초점을 맞추어 정상과 정상에서 벗어난 정도를 확인한다. 출생 후 약 8주 정도까지 영아의 영양적 빨기와 비영양적 빨기를 관찰에 의해 측정하는 평가도구이다[2]. 평가 내용은 빨기, 삼키기, 호흡하기의 비율이 조화로운지, 주로 혀와 턱 움직임에 기초한 빨기를 관찰하여 정상 영아, 부조화, 기능적 곤란의 섭식장애 영아로 분류한다[2].

NOMAS의 개정된 버전(Case-Smith, Cooper & Scala, 1989)은 고위험 조산아에 기초하여 구강 운동 기능이 효과적 또는 비효과적 행동인지 차이를 확인하고자 한다. 비효과적 행동을 보이는 영아들의 경우는 주로 비정상적 호흡 유형과 밀접하게 관련성을 보이는 문제점을 지닌 영아들로써, 턱과 혀 움직임의 리듬이 분열되고, sucking bursts 사이에 6초 이상 정지됨을 보이는 영아들이다.

2) 구강 운동 평가표(Schedule for Oral-Motor Assessment, SOMA)

SOMA는 8~24개월 아동을 대상으로 구강 운동 기능에 대한 객관적 평가와 섭식을 어렵게 하는 기능장애 영역을 알아내기 위하여 개발되었다. 아동의 평가 시 자세는 최적의 섭식자세를 유지할 수 있도록 지지해 줄 수 있다. 이 때 평가지에 머리와 신체의 자세를 기록하고, 머리가 지지된 단계를 기록하게 되어 있다. 시행 상황을 비디오 카메라로 촬영하고 녹화된 영상을 보고 구조화된 방법으로 평가를 시행하며, 평균 20분 정도 소요된다. 아동의 일반적인 구강 운동 기술을 평가하기 위해서 다양한 질감의 음식과 액체를 제공하는데 제공하는 음식물의 유형은 퓌레, 반 고형식, 고형식, 크래커 또는 말린 과일, 젖병이나 꼭지 달린 컵, 일반 컵, 빨대 등을 사용한 유동식이 포함된다[16]. 그러나 아동의 연령과 음식에 대한 선호도 등에 따라 어떤 유형의 식이는 먹이기 적합하지 못하면 그 외 유형의 식이만을 평가할 수 있다[8]. 평가 항목은 각 음식물에 대한 반응성, 받아들이는 정도, 먹기 시작하기, 입술, 혀, 턱의 운동, 음식물 흘리는 정도, 음식을 먹는 과정, 삼키기에 대한 75~90개의 항목을 성공 또는 실패로 채점한다[16]. 결과는 각각 식이에 해당하는 구강 운동 기능이 정상인지 비정상인지 판별 점수로 평가하며, 점수 해석 및 간략한 심사표가 개발되어 있다. 평가자간 신뢰도는 69%, 검사 재검사 신뢰도는 85%이다[16]. 연하장애 아동의 치료 중재 후 각 식이의 항목별로 세밀히 파악하여 특히 어떤 식이단계에서 어떤 부분이 향상되었는지 파악하는 데 도움이 될 것이라고 생각한다.

3) 섭식 전 발달 평가표(Developmental Pre-feeding Checklist)

섭식 전 발달 평가표는 두가지 유형으로 되어 있다. 먼저 총제적 접근 방법(global approach)은 아동의 연령별 획득되는 식사 자세나 식이 종류, 음식의 량, 빨고 삼키는 기술, 빨고 숨쉬고 삼킴의 협응, 침 조절, 턱, 혀, 입술의 움직임, 씹기 기술에 대해 구체적으로 기술되어 있다. 두 번째는 순차적 접근법(sequential approach)으로 섭식에 문제점으로 기인될 수 있는 요인들은 발달 순서에 따라 구체적으로 기술되어 있는 표이다. 항목에 대한 점수는 없지만 수의적 발현, 자극에 의한 발현, 발현하지 않음으로 기록한다. 이 평가표는 발달 단계별로 요구되고, 획득되는 섭식 전 기술이 자세하게 순차적으로 기술되어 있어 발달지연 아동들에게 현재 어느 시점까지 섭식에 필요한 기능이 도달해 있고, 다음 단계에 필요한 기능이 무엇인지 알 수 있도록 도움을 준다.

4) 다분야 섭식 프로필(Multidisciplinary Feeding Profile)

심한 기능장애아동의 섭식 기능을 정량적으로 평가하기 위해 마련된 표준화된 평가도구이다. 신체적/신경학적 평가, 구강-안면의 구조, 구강-안면의 감각, 구강-안면의 운동 기능, 환기/발성, 기능적 섭식평가 등 6개의 부분으로 나뉘어 총 198개의 항목으로 이루어져 있다. 각 평가항목에는 기능의 범위를 나타내기 위해 1~5점까지의 점수를 포함하고 있다. 5점은 정상 기능, 1점은 수행할 수 없거나 수행할 수 있지만 평가가 불가한 상태를 나타낸다. 평가 도구는 6~18세를 대상으로 개발되었으며, 총점에 대한 평가자 간 신뢰도는 0.86~0.90이다[12].

어느 특정 환자의 섭식 기능 변화를 전후 평가를 통해 점수를 비교해 볼 수 있고 섭식에 필요한 모든 기능을 포괄적으로 평가할 수 있는 장점이 있다. 하지만 각 항목 점수에 대한 해석이 없으며 전 과정을 평가시 많은 시간이 소요된다. 따라서 6개의 부분 중 특히 알고자 하는 부분을 선택적으로 평가하면 좋을 것이라 생각한다.

5) 구강기능의 행동적 평가(Behavioral Assessment Scale of Oral functions in feeding)

연하장애와 관련하여 주로 구강 기능을 객관적인 방법으로 확인하기 위해 등급화 하는 방법으로 고안되었다. 아동의 실제 일상적인 식사 시간동안 평가하거나, 실제 식사 상황과 가장 유사한 상태에서 평가한다. 평가동안 구강조절을 위한 외부적 지지나 기술 등은 영향을 줄 수 있으므로 배제한다. 섭식에 관련된 각각의 구강 기능이 6단계로 점수화 되어 있다. 0단계는 섭식과정에 전적으로 의존하는 경우, 1~3단계는 주로 비정상적 반사와 근긴장도와 관련된 일련의 심한 섭식 문제점들을 보이는 경우, 4단계는 기능적 섭식 기술을 보이며, 5단계는 정상 연하기능인 경우이다[18].

섭식 평가 전 전체적인 자세와 반사패턴, 구강구조와 반사, 식이유형, 식사도구, 평균 식사시간 등을 간략히 기록하게 되어있지만, Kenny 등은 섭식을 위해 중요한 비구강 운동기능을 구체적으로 다루지 않은 것을 지적하였다[12].

6) 구강 운동 평가 척도(Oral Motor Assessment Scale)

구강 운동 평가 척도는 중추신경계에 신경학적 손상을 입은 사람들에게 구강 운동 능력을 평가하기 위해 개발되었다[19]. 따라서 중재 후 연구에서 변화에 민감하게 사용될 수 있다[20]. 총 7개의 항목으로 입 다물기, 식사도구 위에서 입술 다물기, 삼킴 동안 입술 다물기, 고형음식과 액체의 조절, 빨대 빨기, 저작으로 구성되며, 각 항목은 수행 시간은 30초이며, 수행을 비디오 카메라로 촬영 후 녹화된 영상을 보며 평가한다.

각 항목의 점수 체계는 0~3점까지의 점수를 포함하고 있다. 0점은 수동적이고 수행할 수 없는 상태이며 1점은 하위기능으로 수행하는 상태, 2점은 부분적으로 기능적인 상태, 3점은 기능적인 상태를 나타낸다. 평가자간 신뢰도는 Kappa 〉 0.85, 평가자 내 신뢰도는 Kappa 〉 0.90이다.

III. 맺음말

아동에서 섭식은 해부학적 통합성, 신경근육의 조절 및 조화, 감각 기능, 적절한 위장기능, 심폐 기능, 자율신경계의 통합 등 여러 계통의 복합적 기술과 더불어 행동적 반응과도 밀접한 관계가 있다. 따라서 아동의 포괄적 임상 연하평가는 섭식 과정 상의 많은 구성 요소들의 평가가 포함된다. 평가자는 구강운동 기능, 근 긴장도, 자세, 감각에 대한 반응, 섭식 행동, 스스로 먹는 능력, 부모와 아동 간의 상호작용, 사회적, 환경적 요소들과 전체적인 신체적, 발달적 능력 등을 면밀히 평가해야 한다. 직접적 섭식 관찰 평가에 앞서 가족력, 병력, 발달력, 섭식 과거력에 대한 정보를 파악하는 것도 중요한 가치가 있다.

아동에서 정확한 임상 연하평가는 치료의 가능성을 찾고 연하장애를 일으키는 요소들을 알아내어 적절한 치료 계획을 세우는 데 중요한 자료가 되기 때문에, 이를 숙지하고 임상현장에서 올바르게 사용하는 것이 반드시 필요하다고 생각한다.

참고문헌

1. Arvedson JC, Brodsky L. Pediatric swallowing and feeding: Assessment and Management, 2nd ed, New York, Delmar Cengage Learning, 2002, 283-340.

2. Sullivan PB, Rosenbloom L. Feeding the Disabled Child, London, Cambridge University press, 1996.
3. Kramer SS, Eicher PM. The evaluation of pediatric feeding abnormalities. Dysphagia 1993; 8: 215-24.
4. Arvedson JC. Evaluation of Children with Feeding and Swallowing Problems. Language, speech, and hearing services in schools, 2000;1(3): 28-41.
5. Morris SE, Klein MD. Pre-feeding skills: a comprehensive resource for feeding development, 2nd ed, San Antonio, Therapy Skill Buillders, 2000, 99-114.
6. Michael E. Groher, Michael A. Crary. Clinical management in adults and children, Mosby, 2010, 225-6.
7. Rogers B, Arvedson J. Assessment of infant oral sensorimotor and swallowing function. Ment Retard Dev Disabil Res 2005;11:74-82.
8. McBride ME, Danner SC. Sucking disorders in neurologically impaired infants: Assessment and facilitation of breastfeeding. Clin Perinatol 1987;14:109-30.
9. Lau C, Schanler RJ. Oral motor function in the neonate. Clin Perinatol 1996;23:162-78.
10. Palmar MM, Heyman MB. Assessment and treatment of sensory motor-based feeding problems in very young children. Infant and young children, 1993;6:67-73.
11. Dunn W. Sensory Profile, San Antonio, Pearson, 2001, 31-57.
12. Kenny DJ, Koheil RM, Greenberg J, Reid D, Milner M, Moran R, Judd PL. Development of a Multidisciplinary Feeding Profile for children who are dependent feeders. Dysphagia 1989;4(1):16-28.
13. Arvedson JC. Assessment of pediatric dysphagia and feeding disorders: Clinical and instrumental approaches. Dev Disabil Res Rev 2008;14(2):118-27.
14. Brazelton TB, Nugent JK. Neonatal Behavioral Assessment Scale,3rd Ed, London, MacKeith Press, 1995.
15. Qureshi MA, Vice FL, Taciak VL, Bosma JF, Gewolb IH. Changes in rhythmic suckle feeding patterns in term infants in the first month of life. Dev Med Child Neurol 2002;44(1):34-9.
16. Reilly S, Skuse D, Mathisen B, Wolke D. The objective rating of oral motor functions during feeding. Dysphagia 1995;10(3):177-91.
17. Morris SE, Klein MD. Pre-feeding skills: a comprehensive resource for feeding development, 2nd ed, San Antonio, Therapy Skill Buillders, 2000, 61-82.
18. Stratton M. Behavioral Assessment Scale of Oral functions in feeding. Am J Occup Ther 1981;35(11):719-21.
19. Ortega Ade O, Ciamponi AL, Mendes FM, Santos MT. Assessment scale of the oral motor performance of children and adolescents with neurological damages. J Oral Rehabil. 2009;36:653-659.
20. Kaviyani Baghbadorani M, Soleymani Z, Dadgar H, et al. The effect of Oral sensorimotor stimulations on feeding performance in children with spastic cerebral palsy. Acta Med Iran. 2014;52(12):899-904.

chapter

30

소아 비디오투시연하검사

권정이

비디오투시연하검사(videofluoroscopic swallowing study, VFSS)는 연하의 전 과정을 역동적으로 관찰할 수 있는 중요한 검사로 연하장애의 감별진단, 흡인의 위험도 평가, 연하장애의 병태생리학적 기전을 파악하는 목적으로 주로 시행된다. 비디오투시연하검사는 다양한 성상의 식이를 직접 시도하여 실제 식사의 모방이 가능하며, 검사를 시행하면서 여러 가지 치료법을 적용시켜 볼 수 있다는 장점이 있다. 또한 기록으로 남겨 향후 호전, 악화의 여부를 판정할 수 있으며, 이는 치료 계획의 수립에 중요하다. 그러나 소아에서 '연령에 따른 정상 연하 소견과 정상 해부학적 구조'에 대한 참고 자료가 부족하고, 구조들이 작고 오밀조밀하게 모여있어 구분하기가 어려우며, 사용되는 식이의 양이 적어서 판독에 어려움을 느끼기 때문에 성인에 비해 널리 시행되고 있지 않다. 인간은 태어나자마자 모유나 우유를 먹지만 만 2세경이 되면 대부분의 식이를 소화할 수 있게 되며, 연하의 기술도 빨기, 쩝쩝거리기, 씹기에 이르기까지 순차적으로 발달한다. 이를 위해 연하에 관여하는 관련 구조물들도 빠른 시간 내에 변화하게 되므로 비디오투시연하검사를 시행하고 판독하는 임상가는 이러한 정상적인 연하 기술의 연령별 변화, 연하와 관련된 해부학적 구조들의 발달에 대한 정보를 숙지하고 있어야 한다. 한편 영유아에서는 검사를 위한 적절한 자세를 잡기가 힘들고, 협조를 유도하기 어려우며, 수 분의 제한된 투시 시간 내 연하의 전 과정을 다 관찰하기가 어려운 문제가 있다. 한편, 각성 상태가 연하에 많은 영향을 미치는 데, 검사 시간에 많이 졸려하거나, 자고 있는 경우, 반대로 심하게 보채거나 우는 경우에 검사가 어렵다. 투시연하검사실의 낯선 환경, 검사자의 움직임, 익숙하지 않는 목소리 등이 소아를 어리둥절하게 만들고, 때로는 공포를 느끼게 하며, 결과적으로 울게 되면서 검사에 참여하는 것을 방해한다. 어떤 소아들은 맛이나 향에 매우 민감하여 바륨이 섞인 식이를 거부하는 양상을 보여, 협조를 유도하는데 어려움이 있다. 실제로 소아를 대상으로 비디오투시연하검사를 시행할 때 비디오를 판독하는 과정보다 몇 배나 더 어려운 것이 검사를 준비하고 시행하는 과정이라고 볼 수 있다. 그러므로 검사자가 단독으로 검사를 수행하기 전에 경험이 많은 임상가의 지도 하에 검사를 시행하는 숙련 기간을 거쳐야만 신뢰성 있는 검사 결과를 얻을 수 있다.

비디오투시연하검사는 연하장애의 표준 검사로 생각되지만, 이는 비디오투시연하검사의 임상적 유용성을 과대 해석한 것으로, 실제로 비디오투시연하검사는 부자연스런 환경에서 제한된 몇 번의 연하 과정을 관찰하는 것이다[1]. 그러므로 검사 시행 전에 반드시 환자의 병력에 대한 충분한 파악, 임상 평가가 선행되어야 한다. 연하장애에 대한 전반적인 평가와 이해가 없이 시행된 비디오투시연하검사는 단지 연하장애의 한 부분만을 조명할 뿐이며, 환아가 가지고 있는 연하의 문제를 총체적으로 파악하거나 치료 계획 수립하는 데 도움이 될 수 없다.

I. 소아에서 비디오투시연하검사를 시행하는 주요 질환

소아에서 연하장애의 원인은 성인과 매우 다르며 복잡한 선행질환의 한 양상인 경우가 대부분이므로, 기저 질환에 대한 지식이 필요하다. 성인의 경우 통상적으로 검사 전에 기저 질환에 대한 정확한 정보를 얻을 수 있으나, 소아 특히 영유아의 경우에는 '연하장애'를 주소로 내원하여 원인 질환을 감별하기 위한 검사의 하나로 비디오투시연하검사가 의뢰되는 경우가 많다. 검사가 의뢰되는 주요한 선행 질환에 대해 표 30-1에서 정리하였다[2]. 저자가 근무하는 서울 소재 3차 대학병원에서 1세 미만 환아들에서 가장 많은 연하장애의 선행질환은 만삭아에서는 '선천심장병', 미숙아에서는 '기관지 폐이형성증'이었다[3]. 만삭아에서는 '빨기 이상'을 주소로 비디오투시연하검사가 주로 의뢰되었고, 미숙아에서는 '산소포화도의 감소'를 호소하는 경우가 많았다. 비디오투시연하검사는 연하의 전 과정을 다 관찰할 수 있지만, 특히 인두기에 초점을 둔 검사로 구강기의 이상을 잘 발견하지 못할 수 있으므로 구강기의 이상을 더 잘 관찰할 수 있는 임상 평가를 동시에 시행하는 것이 추천된다[4]. 소아연하장애의 원인은 단순히 운동장애만이 아니며 감각적인 문제를 많이 동반하고 있는데, 비디오투시연하검사는 이러한 감각이상에 대한 평가를 하기에는 제한적이므로 이에 대한 임상 평가가 필요하다[5].

표 30-1. 소아에서 연하장애를 유발하여 비디오투시연하검사가 의뢰되는 주요 원인들

해부학적 이상
소악증(Pierre Robin 증후군 등)
구순구개열
선천성식도폐쇄
신경학적 질환
뇌성마비
저산소성허혈성뇌손상
뇌출혈
뇌염
대사성 뇌병증
간질
뇌기형
뇌종양
유전자 이상을 동반한 증후군: Down, CHARGE, DiGeorge 증후군, 레트 병 등
신경근육질환: 근긴장디스트로피, 척수근위축증, 근육병 등
심폐질환
선천심장병
기관지 폐이형성증
상부기도의 구조이상
위장관계 질환
위식도역류
식도염
위궤양 등
심리적 요인

II. 소아에서 비디오투시연하검사를 시행하기 전 필요한 정보수집과 임상평가

검사자는 병력의 검토와 문진을 통해 선행 질환에 대한 충분한 정보를 수집하는데, "선행질환은 무엇인지?", "언제부터 연하장애가 시작되었는지?", "식이 방법은 무엇이며, 식이 제한은 없는지?", "영양 상태는 어떤지?", "수술을 받았는지?", "연령에 맞는 식이를 섭취하고 있는지?", "연령에 맞는 연하 기술을 획득하였는지?", "연하와 연관된 행동 이상은 없는지?", "영유아라면 맥박, 호흡, 산소포화도 등은 안정적인지?" 에 대한 정보를 수집한다. 경구 섭취가 가능한 환자라면 직접 연하를 관찰하는 데, 연하장애의 증상, 구강운동 기능의 이상 및 구조 이상을 동시에 관찰하여 어떻게 비디오투시연하검사를 시행할 것인지 계획을 세운다. 젖병을 사용하는 영유아라면 빨기–삼키기–숨쉬기 리듬의 규칙성을 파악하는 것이 중요한데, 정상적인 호흡은 안전한 삼킴을 수행하기 위한 필수조건이기 때문이다.[6] 한편 소아를 직접 돌보는 사람의 미숙함이 종종 발견되는데, 자주 하는 실수는 연하에 적절한 환경과 자세를 제공하지 못하거나, 배가 고프지 않거나 부적절한 상태에서 억지로 음식을 먹이거나, 부적합한 젖병과 젖꼭지를 사용하는 경우이다. 연하의 각 시기에 장애를 시사하는 임상증상에 대해 표 30-2에서 정리하였다.

표 30-2. 소아에서 연하장애를 시사하는 임상 증상

구강준비기와 구강기
입술 닫힘 부족
혀의 움직임 제한, 혀 내밀기
턱의 움직임 제한
침흘림, 음식의 흘림, 식괴의 구강 내 고임.
빨기, 쩝쩝거리기, 씹기, 컵으로 마시기, 빨대 사용 등의 적절한 연하 기술의 획득 부재
삼킴의 유도
삼킴 반사가 느리거나, 전혀 진행되지 않음
인두기
비인두 역류
느린 삼킴
구토
기도폐색
기침
무호흡
산소포화도 감소
젖은 목소리 등

III. 소아에서 비디오투시연하검사 준비 사항[1,7-10]

방사능의 피폭을 최소화하기 위해서는 가능한 한 환아의 협조를 유도한 상태에서 빠른 시간에 검사를 끝내야 하므로 치밀한 사전 준비가 필요하다. 검사자는 자신과 환아를 보호하기 위해 방사선 방호 원칙(ALARA, As Low As Reasonably Achievable)을 숙지하고 있어야 한다. 검사 대상 환아는 적절한 각성 상태를 유지하고 있어야 하며, 생체활력징후가 안정적이어야 하며, 검사에 참여할 만큼 배가 고파야 한다. 그리고 가능하면 주 양육자가 먹이는 것이 검사 시 협조를 최대한 유도하는 방법이므로 사전에 검사 방법에 대해 교육해야 한다. 양육자는 환아가 평소에 먹는 식이의 종류와 성상, 식괴의 크기 등에 대해 검사자와 토의 하고, 목에 걸리거나 사래가 걸리는 식이에 대한 정보를 제공하여 검사의 위험을 최소화한다. 감각적으로 민감한 환아라면 양육자가 집에서 식이를 준비해 오는 것이 좋다. 식사 시 사용하는 젖꼭지, 숟가락, 컵 등도 평소에 사용하던 것을 사용하면 환아가 느끼는 두려움을 최소화 할 수 있다. 검사 시 준비되어야 하는 물품 중 가장 중요한 것 중 하나는 적절한 자세 유지를 위한 의자로 연령에 따른 적절한 자세 유지기구가 구비되어 있어야 한다. 검사자는 검사 중 당황하지 않도록 사전에 검사 방법을 숙지하고 있어야 하며, 방사선사와의 긴밀한 협조가 필요하다.

IV. 소아에서 비디오투시연하검사의 시행

현재 경관식이를 하고 있는 영유아라면 일단 비영양 빨기를 유도하고, 이후 젖꼭지를 삽입하여 바륨이 혼합된 우유를 제공한다. 빨기-삼키기의 연속된 패턴이 보이지 않는다면 주사기나 숟가락을 사용하여 2mL 정도의 액체를 제공한다. 젖병을 사용하지 않는 아동에서는 바로 숟가락을 이용하여 액체를 제공하며, 점점 더 다양한 양(컵 또는 빨대)과 다양한 성상의 음식으로 평가한다. 점도가 높은 액체에서 잔유물이 있는 경우에 나중에 점도가 낮은 액체에서 흡인의 여부를 판정하기가 어려우므로, 저자의 병원에서는 먼저 점도가 낮은 액체를 소량 제공하며, 점점 더 점도가 높은 식이를 다량 제공하는 순서로 검사를 진행한다. 검사 시 침투나 흡인이 관찰되었다면, 여러 보상법을 시도하여 침투와 흡인의 정도가 감소되는지 시도한다. 검사 전후, 검사 시 생체활력징후를 관찰하여 위험에 대비한다.

V. 소아에서 비디오투시연하검사 상 이상소견

소아를 대상으로 비디오투시연하검사를 처음 시작하는 검사자라면 성인에서와 같은 자세한 판독이 매우 어렵다는 것을 알게 된다. 연하의 전 과정을 잘 판독할 수 있으면 좋겠지만, 처음부터 그런 분석적인 눈을 갖기란 쉽지 않으므로, 초보자들은 임상적으로 중요한 몇 가지 소견을 꼭 보도록 노력한다. 성인에서와 마찬가지로 연하준비기, 구강기, 인두기, 식도기를 관찰하여 정상과 비정상을 판정한다. 소아에서 비디오투시연하검사 시 관찰하여야 하는 주요 사항을 표 30-3에 정리하였다. 구강통과시간 혹은 인두통과시간 등의 연령별 정상치에 대한 정보가 부족하기 때문에 정량분석에는 어려움이 있을 수 있으며, 검사자의 주관적인 판단에 따르는 경우가 대부분이다. 소아에서는 구강안면기형, 구개열, 기관식도류 등 선천성 기형이 종종 동반되어 있기 때문에 이러한 해부학적 이상을 놓치지 않는 것이 매우 중요하다, 또 비인두역류나 위식도역류 등이 흔하므로 역류가 의심되는 경우 투시 시간을 조금 길게 하거나 연하 후 지연 영상을 확인하는 과정을 추가하면 도움이 된다. 신생아 폐질환이 있거나 선천심장병이 있는 환아들은 빨기-삼키기-숨쉬기의 과정이 규칙적으로 부드럽게 잘 이루어지는지, 생체활력징후는 안정적인지 관찰한다. 성인에서와 마찬가지로 임상의가 비디오투시연하검사를 의뢰할 때 가장 궁금해하는 것은 흡인의 유무이다. 소아에서 무증상 흡인 즉 흡인이 일어나도 기침반응이 없는 경우가 대부분이므로[11], VFSS를 통해 이러한 무증상흡인을 발견하는 것은 폐렴을 예방하고 더 나아가 만성 폐질환을 예방하는 데 중요하다. 그러나 검사 시 흡인이나 침투가 보이지 않는다고 해서 연하에 문제가 없다고 말할 수는 없다. 한편 성인에서 사용되는 침투흡인 척도(penetration-aspiration scale)는 소아에서 타당도와 신뢰도가 보고되어 있지 않으므로, 흡인

표 30-3. 소아에서 비디오투시조영검사 시 주요 관찰 사항

젖꼭지 찾기, 빨기(latching, sucking)
전방누출(anterior spillage)
식괴의 조절(bolus control)
혀와 턱의 움직임
인두로의 조기 누출(premature spillage onto pharynx)
연하반사의 지연(delayed swallowing reflex)
구개인두기능(velopharyngeal function)
비인두 역류(nasopharyngeal reflux)
후두덮개의 전도(epiglottic inversion)
인두통과시간(pharyngeal transit time)
침투(penetration)
흡인(aspiration)
잔유류물(residue in valleculae and pyriform sinuses)
윤상인두 이완(cricopharyngeal dilation)
위식도역류(gastroesophageal reflux)
기타 해부학적 이상

의 정도를 평가하는 데 사용될 수는 있으나, 연하장애의 중증도를 반영한다고 보기는 어렵다.

VI. 보고서의 작성

검사 전 임상평가 소견, 검사시의 자세, 검사자(주양육자, 의사, 치료사), 검사의 진행 순서 등을 기록한다. 검사 식이의 종류에 따라 구강기, 인구기, 식도기의 관찰 사항을 기록한다. 검사시 다양한 보상법으로 연하장애의 호전이 관찰되었다면 이를 자세히 기술하여 의뢰한 임상의나 치료사가 시도할 수 있도록 한다. 검사가 예정보다 조기에 종료되었다면 그 이유를 기록한다. 제언란에는 환아에게 필요한 적절한 보상법, 자세의 변경, 성상의 변경(점증제의 사용), 허용되는 식이의 종류와 양, 경관식이의 필요나 지속 여부에 대해 기술한다. 경관식이가 필요한 경우라도 소량의 식이를 이용한 치료나 구강자극의 중요성에 대해 언급하고 그 방법을 기술한다. 아직 젖병을 사용하는 환아라면, 비영양빨기의 방법, 수유 시 환경의 조절, 각성상태 및 스트레스 조절, 수유자세, 젖꼭지의 종류나 유량, 농축유의 사용, 적절한 페이싱을 등에 대해 제언한다. 해부학적 이상, 구강운동 이상, 감각 이상 등이 검사 시 관찰되었다면 추가적인 평가의 필요성에 대해 언급한다. 보호자 교육의 필요성, 연하치료의 필요성, 추적 관찰의 필요성을 구체적으로 기록한다.

참고문헌

1. Arvedson J, Brodsky L. Instrumental evaluation of swallowing. In: Arvedson J, Brodsky L.. Pediatric Swallowing and Feeding: assessment and management. 2nd ed. Albany, USA: Singular Publishing Group, 2002:355-83
2. DodrilL P. Disorders affecting feeding and swallowing in infants and children. In Groher ME, Crary MA. Dysphagia: clinical management in adults and children. 2nd ed. St. Louis. USA: Elsevier. 2016: 247-304.
3. Uhm KE, Yi SH, Chang HJ et al. Videofluoroscopic swallowing study findings in full-term and preterm infants with Dysphagia. Ann Rehabil Med. 2013 Apr;37(2):175-82
4. Ko MJ, Kang MJ, Ko KJ et al. Clinical Usefulness of Schedule for Oral-Motor Assessment (SOMA) in Children with Dysphagia. Ann Rehabil Med. 2011 Aug;35(4):477-84
5. Yi SH, Joung YS, Choe YH et al. Sensory Processing Difficulties in Toddlers With Nonorganic Failure-to-Thrive and Feeding Problems. J Pediatr Gastroenterol Nutr. 2015 Jun;60(6):819-24
6. 정진엽, 왕규창, 방문석 외. 뇌성마비. In 권정이. 연하장애. 1판. 서울. 한국: 군자출판사, 2013;209-19
7. Hiorns MP, Ryan MM. Current practice in paediatric

videofluoroscopy. Pediatric radiology. Sep 2006;36(9):911-919.

8. The American College of Radiology:. ACR practice guideline for the performance of the modified barium swallow www.acr.org. 2011

9. Willis CE, Slovis TL.. The ALARA concept in pediatric CR and DR: dose reduction in pediatric radiographic exams--a white paper conference executive summary. Pediatr Radiol. 2004 Oct;34 Suppl 3:S162-4.

10. DodrilL P. Evaluating feeding and swallowing in infants and children. In Groher ME, Crary MA. Dysphagia: clinical management in adults and children. 2nd ed. St. Louis. USA: Elsevier. 2016: 247-304.

11. Arvedson J, Rogers B, Buck G, Smart P, Msall M. Silent aspiration prominent in children with dysphagia. Int J Pediatr Otorhinolaryngol 1994; 28: 173-181

chapter

31

소아 연하장애와 관련된 임상질환

정한영, 정세희

영유아 및 소아의 연하장애는 여러 선천적 혹은 후천적 질환에서 동반된다. 이러한 질환에는 중추 및 말초신경계 질환, 조산 혹은 저체중 출산, 심폐 질환, 선천성 기형, 유전질환 및 대사이상 질환, 소화기계 질환, 정신 지체 등이 있으며, 기타 발달 지연에서도 연하장애는 드물지 않다. 본 장에서는 소아 연하장애와 관련된 임상질환과 각 임상질환에서 나타나는 연하장애의 특징을 살펴보고자 한다.

I. 뇌성마비

뇌성마비 아동에서 연하장애는 매우 흔하다. 약 80%의 뇌성마비 아동이 구강 운동 장애를 보이는 것으로 알려져 있다[1]. 연하장애로 인하여 식사 시간이 길어지고 식사가 아동이나 가족에게 스트레스 요인이 되기도 한다. 영양 섭취에 문제가 생겨 성장이나 체중 증가를 저해하거나, 흡인에 따른 다양한 건강 문제도 발생한다. 따라서 뇌성마비 아동의 연하장애에 관하여 재활의학과 의사 외에도 부모, 영양사, 작업치료사, 언어치료사, 소아과 의사, 이비인후과 의사, 치과의사 등이 조기부터 종합적으로 면밀히 평가하고, 아동별로 개개인에 맞는 치료 계획을 수립해야 한다.

뇌성마비 아동에서 관찰되는 연하장애는 구강기 혹은 인두기의 연하가 주로 문제가 되는 구강인두기 연하장애(oropharyngeal dysphagia)의 형태로 주로 나타나는데, 뇌성마비 아동의 43~85%에서 구강인두기 연하장애를 보인다[2-4]. 구강인두기 연하장애를 가진 아동은 자발적인 구강 운동 뿐 아니라 반사적인 인두기 운동에 문제를 보이며, 식도기 역시 문제를 보일 수 있다[4]. 부적절한 입 다물기(lip closure), 혀 운동 저하(poor tongue function), 혀 내밀기(tongue thrust), 과도한 깨물기(exaggerated bite), 연하 반사의 지연, 인두기 운동성 저하, 침흘림 등이 흔한 증상, 징후이다. 또한 연하 무호흡(deglutition apnea)의 기간이 일정하지 않거나 호흡 주기 내에 비정상적인 시점에서 삼키기가 일어나는 등 호흡과 연하의 조절에 문제를 보이기도 한다[4]. 삼키기-숨쉬기 간 조절 부전(swallow - breathe incoordination)이 있는 경우에도 역시 흡인의 위험이 증가하여, 실제로 뇌성마비 아동에서 흡인에 의한 폐렴도 자주 발생한다.

연하장애를 포함한 구강 운동 장애는 대운동기능이 나쁠수록 더 심하여, 대근육 운동 기능 분류 시스템(Gross Motor Function Classification System, GMFCS) 1등급의 경우 약 55~70%에서, 5등급의 경우 100%에서 구강 운동 장애가 있다. GMFCS 1등급에 비해 GMFCS 5등급의 아동이 연하장애를 가질 위험은 약 17.9배에 달하는 것으로 알려져 있으며, GMFCS 1등급 역시 정상 발달 아동에 비하면 구강기 연하장애의 위험이 2배에 달한다[5]. 따라서 일부 GMFCS 1등급 아동을 제외하고는 거의 모든 뇌성마비 아동이 구강기 연하장애를 지닌다고 간주하여야 한다.

연하장애가 있는 경우 의사소통 장애도 더 흔한 것으로 알려져 있다. 소화기계 장애도 흔하여 식도 운동성의 저하, 위식도 역류, 구토, 만성 변비 등도 자주 관찰된다. 위식도역류는 편도 비대를 유발할 수 있어 아동이 숨쉬기 어렵게 만들고 삼키기-숨쉬기 간 조절 부전(swallow-breathe incoordination)을 심화시키거나 반복적인 폐렴의 원인이 되기도 한다.

한 연구에서는 뇌성마비 아동의 50%가 삼키는 빈도가 감소되어 있었고, 2/3 이상에서 빨기-삼키기 조절 부전(suck-swallow incoordination)이 관찰된다고 보고하였다. 구강 감각(oral sensitivity)은 25%에서만 정상이었으며, 75%가 구강감각의 이상을 보였는데 이 중 감각 과민이나 감각 저하의 빈도는 비슷하였고, 75%에서 과도한 침흘림이 관찰되었다[6]. 침흘림은 전면 및 후면으로 모두 발생하는 데, 전방 침흘림(anterior drooling)은 입 밖으로 침을 흘리는 것을 일컬으며 뇌성마비 아동의 심리적, 사회적, 신체적 측면 등 일상생활에 상당한 영향을 끼친다. 후방 침흘림(posterior drooling)은 침이 구개협부(faucial isthmus)를 넘어 인후두부로 넘어가는 것을 일컬으며 침 흡인(saliva aspiration) 및 이에 따른 폐질환의 위험을 증가시킨다.

연하장애가 의심되는 뇌성마비 아동은 비디오투시연하검사(VFSS)나 내시경연하검사(FEES)와 같은 검사를 통해 연하기능을 평가해야 한다. 이들에서 흔히 관찰되는 이상 소견은, 부적절한 입 다물기, 부적절한 식괴 형성, 구강 잔여물 증가, 나눠 삼키기(piecemeal deglutition), 인두기 개시 지연(delayed triggering of pharyngeal swallow), 후두 거상 감소, 인두벽 코팅(coating on the pharyngeal wall), 인두기 지연(delayed pharyngeal transit time), 여러 번 삼키기, 흡인 등이다[7]. 대운동기능이 나쁠수록 연하 기능 검사 상 흡인은 흔히 관찰되며, 60~97%가 무증상 흡인의 형태로 발생한다[7].

구강인두기 연하장애에 의해 섭식 장애가 심한 경우, 흡인이나 이로 인한 폐렴이 반복되는 경우, 영양 섭취가 충분하지 않은 경우 등에서, 위루술(gastrostomy) 등의 추가적인 조치가 필요할 수도 있다. 심한 위식도역류가 동반된 경우에는 위바닥주름술(Nissen fundoplication)을 함께 시행하기도 한다. 아직까지 이러한 수술적 치료의 효과에 대한 근거는 충분히 밝혀져 있지 않으나, 체중 증가나 성장에는 긍정적인 영향을 주는 것으로 알려져 있다[8].

아동은 연령이 증가함에 따라 연하 기능도 점차 발달하는데, 대운동기능 저하가 심한 뇌성마비 아동의 경우 연하기능 발달이 조기에 정체기에 도달할 가능성이 높아 GMFCS 5등급 아동은 18~24개월 이후에 연하 기능이 더 이상 호전되지 않는 경우가 많다[9]. 따라서 GMFCS 5등급 아동의 경우는 연하 기능에 대한 치료 자체 보다는 안전한 식이 공급 및 영양 측면에 더 중점을 두는 것이 더 바람직할 수 있다[9]. 반면에 이

보다 좋은 대운동기능을 보이는 아동은 당연히 연하 치료의 효과를 기대할 수 있다[9].

II. 조산 및 저체중출생아

출생 체중이 2500g 미만, 1500g 미만인 신생아를 각각 저체중출생아, 극소저체중출생아라 하며, 재태 기간 37주 미만에 태어난 신생아를 조산아라고 정의한다. 저체중출생아 및 조산아의 경우 심폐계통, 중추신경계통, 빨기-삼키기-숨쉬기 간 조절(suck-swallow-breathe coordination)을 담당하는 구강 조직의 발달 미숙으로 인하여 연하장애가 동반되기 쉽다[10]. 또한 저체중출생아 및 조산아는 동반질환의 유무, 신경학적 상태, 호흡기계 질환의 유무 등에 연관하여 다양한 정도의 연하장애를 보인다.

신생아 호흡곤란 증후군(respiratory distress syndrome)이나 기관지폐이형성이상(bronchopulmonary dysplasia)이 있는 경우 빨기-삼키기-숨쉬기 간 조절 부전이나 빨기 압력의 저하가 흔히 관찰된다. 빨기 압력이 저하된 경우 연하 무호흡이 길어지는데, 삼키는 횟수를 줄임으로써 긴 연하 무호흡을 보상하려 한다. 산소를 장기간 흡인하는 신생아의 경우, 비영양 빨기(nonnutritive sucking)를 잘 수행하지 못하고 연하장애가 발생할 가능성이 높다. 비침습적 인공 호흡(non-invasive ventilation)을 하는 경우, 복부 팽만이나 장관 혈류 저하를 유발할 수 있어 식이 진행을 더욱 조심스럽게 할 필요가 있다.

연하장애를 보이는 조산아 혹은 저체중출생아는 한동안 경관 식이에 의존할 수 있는데, 이 경우 구강 식이 경험의 결여로 인하여 연하 기능 발달이 지연될 수 있다. 또한 경관 식이를 하는 동안, 배고픔 및 식욕과 음식 섭취 및 포만감에 대한 일련의 경험을 하지 못하게 됨에 따라, 먹는 것에 대하여 적절하게 학습하지 못하게 되고 이 역시 연하기능 발달을 지연시킬 수 있다. 석션 등 구강 내 불쾌한 감각 자극에 반복적으로 노출되는 경우에도, 구강 감각 과민 등의 연하장애로 이어질 수 있으므로 유의해야 한다.

신생아가 비영양 빨기를 조화롭게 수행할 수 있으면 구강 섭취를 시도해 볼 수 있으므로, 공갈 젖꼭지 등을 이용한 비영양 빨기 훈련이 유용하다.

III. 유전질환 및 대사이상질환

연하장애를 비교적 흔히 유발하는 유전질환에는 다운 증후군, 프래더윌리 증후군, 윌리엄스 증후군, 레트 증후군 등이 있으며, 그 외의 다양한 유전질환이나 대사이상 질환에서도 초기 신경학적 이상 징후로서 연하장애가 나타날 수 있다. 따라서 원인 불명의 연하장애를 보이는 신생아, 영유아의 경우 유전질환이나 대사이상 질환의 여부를 확인해야 한다.

이러한 유전질환에서는 신생아기에 저긴장증 및 이에 따른 대운동발달 지연이 두드러지는 특징이 있으며, 저긴장증 및 대운동발달 지연을 보이는 다운 증후군이나 프래더윌리 증후군의 경우 영유아기에 연하장애가 흔하여 다운 증후군에서는 연하장애가 50~80%까지 보고되기도 한다[13]. 잘 빨지 못하거나 침흘림, 부조화된 삼킴 등이 흔한 증상이다. 저긴장증 등이 호전되면서 연하장애가 호전되어 일반적으로 아동기가 되면 독립적으로 먹을 수 있게 되지만, 동반된 구강 감각운동 기능 저하, 인지기능 저하 등에 따라 연하장애가 지속되는 경우도 드물지 않다[14].

다운 증후군 아동을 대상으로 한 코호트 연구에서

비디오투시연하검사 상 약 58%의 아동이 인두기 연하장애를 보였다[14]. 이 중 연하장애가 해결된 경우는 10% 미만에 불과하였으며, 기관지 절개를 가지거나 유의한 신경학적 발달 지연을 보인 아동의 경우 연하장애가 지속 혹은 악화되는 경우가 더 흔하였다[14]. 다운 증후군에서 흔히 동반되는 심장 기형, 위장관계 문제 외에도 편도선 비대, 후두연화증, 기타 상기도 폐색(upper airway obstruction) 역시 연하장애의 위험을 증가시킬 수 있다. 그러나 상기도 폐색에 대한 수술적 치료가 다운 증후군의 연하장애를 개선하지 못하는 것으로 알려져, 다양한 원인이 다운 증후군 아동의 인두기 연하장애에 기여할 것으로 추정할 수 있다[14].

프래더윌리 증후군의 경우 영유아기 때에는 저긴장증, 연하장애, 체중 증가 부진 등을 보이다가 만 2~3세부터는 과잉 식욕을 보이기 시작해 오히려 과체중이나 비만으로 진행하는 경우가 흔하다.

일반적으로 이러한 유전질환에서는 저긴장증 및 대운동발달 지연을 보이는 시기에는 식이 조절, 적절한 자세 지지, 구강운동발달 촉진 등의 치료적 접근이 필요하다. 식이 조절로서는 구강 운동의 발달 수준, 흡인 위험 등을 고려하여 식이의 물성을 조절해야 하고, 우유가 잘 나오는 젖꼭지를 사용할 때에는 분출되는 우유의 속도가 영유아가 잘 삼킬 수 있는 수준인지를 잘 확인하여 되려 흡인이나 질식이 유발되지 않도록 한다. 적절한 자세 지지에는 빨기와 같은 구강기 기능을 돕기 위해 턱이나 뺨을 잡아주거나, 안정적인 두경부 정렬을 제공하고, 고개를 잘 가누지 못하는 경우에는 옆으로 기울여 먹이기 등도 시도해 볼 수 있으므로 아동의 상태에 맞는 방법을 적용한다. 젖꼭지 물기를 잘 하지 못하거나 혀의 근 긴장도가 저하된 경우에는 구강 내압의 형성에 제한이 되어 빨기를 효율적으로 수행하지 못하므로, 비영양 빨기를 치료적으로 사용해 볼 수 있다.

IV. 기타 뇌질환

외상성 뇌손상, 뇌종양, 뇌전증, 소뇌증, 수두증 등에서 연하장애가 발생할 수 있다. 여기에서는 연하장애를 동반하는 대표적인 뇌질환인 외상성 뇌손상과 뇌종양에 대하여 기술하고자 한다.

1. 외상성 뇌손상

외상성 뇌손상은 운동, 언어, 인지, 감각, 행동, 정서적 측면에 걸쳐 다양한 문제를 초래하는 데, 다양하고 복잡한 요인이 연하기능에 영향을 미쳐 연하장애가 비교적 흔히 동반되며 연하장애의 중증도는 뇌손상의 중증도와 연관된다. 외상성 뇌손상 소아의 연하장애는 성인에서만큼 많이 연구되지는 않았으나, 최근에 발표된 대규모 후향적 연구에서 외상성 뇌손상으로 수술 받은 소아 중 12.3%가 심한 연하장애를 가지는 것으로 보고한 바 있다[15]. 외상성 뇌손상 소아는 급성기에 부적절한 혀 운동 조절, 식괴의 조기 소실(premature bolus loss), 무증상 흡인을 포함한 기도 내 흡인, 연하 반사의 지연, 후두 거상 감소, 불완전한 후두 폐쇄 등 구강기 및 인두기 연하장애의 소견을 흔히 보인다[16]. 성인에서는 외상성 뇌손상 이후 구강 식이를 재개하는 데 인지 기능이 가장 중요하며 그 외에도 운동 기능, 감각 기능, 행동 및 언어 기능 역시 연관된다고 알려져 있으나, 소아에서는 연령, 사고 전 발달 상태, 사고의 기전, 인공호흡 기간, 사고 이후 임상 경과가 관련되는 것으로 알려져 있다. 외상성 뇌손상에서의 연하장애는 신경학적 손상에 대한 치료 이외에도 인지, 언어, 행동, 감각, 정서 등 여러 측면을 고려한 다각적인 치료적 접근을 요한다[17].

2. 뇌종양

연하장애는 뇌종양의 초기 증상으로 나타날 수도 있으며, 수술이나 방사선 치료와 같은 국소 치료 후의 후유증으로 나타날 수도 있다. 특히 후두와(posterior fossa)에 발생하는 뇌종양에서 연하장애가 흔하며, 이 경우 뇌종양 자체 혹은 수술 등에 따른 뇌신경손상에 의해 유발될 수도 있다[18]. 후두와 뇌종양 수술을 받은 소아 중 약 15%가 급성기에, 약 6%가 수술 후 1년 후에도 연하장애를 보이며, 뇌종양이 뇌간을 침범한 경우 및 수술 후에 시행한 비디오투시연하검사 상 연하반사의 지연이나 인두 벽 코팅(pharyngeal wall coating)이 보이는 경우에 경구 식이로의 회복이 지연되는 것으로 알려져 있다[17]. 연하장애는 뇌종양 치료 후 삶의 질에 영향을 주는 중요한 인자이기도 하다.

V. 신경근육질환

연하장애가 동반되는 신경근육질환에는 근디스트로피(muscular dystrophy), 척수성 근위축(spinal muscular atrophy), 선천성 근육병증(congenital myopathy), 근긴장디스트로피(myotonic dystrophy), 대사성 근질환(metabolic myopathy), 길랑바레 증후군 등이 있다. 중추신경계질환의 연하장애가 조절 이상으로 유발되는 것과는 달리, 신경근육질환에서 관찰되는 연하장애는 진행성의 위약이 주 원인이다[19,20]. 따라서 질환이 진행할수록 보통 연하장애도 악화되며 선택적으로 구근위약(bulbar weakness)을 초래하는 신경근육질환의 경우에는 초기부터 연하장애가 관찰될 수 있다. 구강기 및 인두기의 연하장애가 흔하기 때문에, 과도한 인후 잔여물이 특징이고 고형 식이 섭취에 어려움을 겪을 수 있다. 기도 내 흡인 위험이 증가하는데, 침 및 식이의 반복적 흡인은 신경근육질환 자체로 저하되어 있는 호흡기계 문제를 더욱 악화시킬 수 있다[20]. 따라서 호흡기계 분비물 관리 및 호흡기능에 대한 적극적 개입이 다른 질환에 비해 특히 중요하다.

VI. 기타 발달지연 및 정신지체

발달지연 아동에서의 식이 문제는 연하 기능 자체의 문제보다는 발달학적, 생리학적, 행동학적 문제의 조합으로 다양한 양상의 식이 장애의 형태로 나타날 수 있다[22]. 구강 감각과민, 구강 감각저하 등이 동반되어 있을 수 있으며, 음식 거부, 편식, 되새김질, 이식증, 식사 시간의 공격성 등 다양한 행동학적 문제가 있을 수 있으므로 식이 장애에 대한 평가가 반드시 필요하며 치료도 흔히 요구된다[23].

자폐성 장애(autism spectrum disorder)에서도 식이 장애가 흔히 관찰된다. 자폐성 장애 아동에서는 특정 질감이나 냄새에 대한 선호 혹은 몇 가지 음식만 먹는 양상으로 편식이 흔하며, 과식, 이식증, 급히 먹기, 과체중 등 섭식과 관련한 다양한 문제로 인하여 건강 문제가 유발될 수도 있다[14]. 따라서 발달지연 및 정신지체 아동에서는 식이 장애에 대한 조기 진단 및 주기적인 평가와 개입이 아동기 내내 지속적으로 필요하다.

참고문헌

1. Edvinsson SE, Lundqvist LO. Prevalence of orofacial dysfunction in cerebral palsy and its association with gross motor function and manual ability. Developmental Medicine & Child Neurology 2015.
2. Benfer KA, Weir KA, Bell KL, Ware RS, Davies PS, Boyd RN. Oropharyngeal dysphagia and gross motor skills in children with cerebral palsy. Pediatrics 2013;131:e1553-e62.
3. Benfer KA, Weir KA, Bell KL, Ware RS, Davies PS, Boyd RN. Validity and reproducibility of measures of oropharyngeal dysphagia in preschool children with cerebral palsy. Developmental Medicine & Child Neurology 2015;57:358-65.
4. Parkes J, Hill N, Platt MJ, Donnelly C. Oromotor dysfunction and communication impairments in children with cerebral palsy: a register study. Developmental Medicine & Child Neurology 2010;52:1113-9.
5. Benfer KA, Weir KA, Bell KL, Ware RS, Davies PS, Boyd RN. Oropharyngeal dysphagia in preschool children with cerebral palsy: Oral phase impairments. Research in developmental disabilities 2014;35:3469-81.
6. Santoro A, Lang MBD, Moretti E, et al. A proposed multidisciplinary approach for identifying feeding abnormalities in children with cerebral palsy. Journal of child neurology 2012;27:708-12.
7. Kim J-S, Han Z-A, Song DH, Oh H-M, Chung ME. Characteristics of dysphagia in children with cerebral palsy, related to gross motor function. American Journal of Physical Medicine & Rehabilitation 2013;92:912-9.
8. Ferluga ED, Sathe NA, Krishnaswami S, Mcpheeters ML. Surgical intervention for feeding and nutrition difficulties in cerebral palsy: a systematic review. Developmental Medicine & Child Neurology 2014;56:31-43.
9. Benfer KA, Weir KA, Bell KL, Ware RS, Davies PS, Boyd RN. Longitudinal Study of Oropharyngeal Dysphagia in Preschool Children With Cerebral Palsy. Archives of physical medicine and rehabilitation 2016;97:552-60. e9.
10. Tian X, Yi L-J, Zhang L, et al. Oral motor intervention improved the oral feeding in preterm infants: evidence based on a meta-analysis with trial sequential analysis. Medicine 2015;94.
11. Stumm SL, Barlow SM, Estep M, et al. Respiratory distress syndrome degrades the fine structure of the non-nutritive suck in preterm infants. Journal of Neonatal Nursing 2008;14:9-16.
12. Miller CK. Updates on pediatric feeding and swallowing problems. Current opinion in otolaryngology & head and neck surgery 2009;17:194-9.
13. Cooper-Brown L, Copeland S, Dailey S, et al. Feeding and swallowing dysfunction in genetic syndromes. Developmental disabilities research reviews 2008;14:147-57.
14. Matson JL, Fodstad JC, Dempsey T. The relationship of children's feeding problems to core symptoms of autism and PDD-NOS. Research in Autism Spectrum Disorders 2009;3:759-66.
15. Huang C-T, Lin W-C, Ho C-H, et al. Incidence of severe dysphagia after brain surgery in pediatric traumatic brain injury: a nationwide population-based retrospective study. The Journal of head trauma rehabilitation 2014;29:E31-E6.
16. Morgan A, Ward E, Murdoch B, Bilbie K. Acute characteristics of pediatric dysphagia subsequent to traumatic brain injury: videofluoroscopic assessment. The Journal of head trauma rehabilitation 2002;17:220-41.
17. Howle AA, Baguley IJ, Brown L. Management of dysphagia following traumatic brain injury. Current Physical Medicine and Rehabilitation Reports

2014;2:219-30.

18. Tomita T, Grahovac G. Cerebellopontine angle tumors in infants and children. Child's Nervous System 2015;31:1739-50.
19. Toussaint M, Davidson Z, Bouvoie V, Evenepoel N, Haan J, Soudon P. Dysphagia in Duchenne muscular dystrophy: practical recommendations to guide management. Disability and rehabilitation 2015:1-11.
20. van den Engel-Hoek L, Erasmus CE, van Hulst KC, Arvedson JC, de Groot IJ, de Swart BJ. Children with central and peripheral neurologic disorders have distinguishable patterns of dysphagia on videofluoroscopic swallow study. Journal of child neurology 2013:0883073813501871.
21. Khatwa UA, Dy FJ. Pulmonary manifestations of neuromuscular diseases. The Indian Journal of Pediatrics 2015;82:841-51.
22. Sheppard JJ, Hochman R, Baer C. The dysphagia disorder survey: validation of an assessment for swallowing and feeding function in developmental disability. Research in developmental disabilities 2014;35:929-42.
23. Kuhn DE, Matson JL. Assessment of feeding and mealtime behavior problems in persons with mental retardation. Behavior Modification 2004;28:638-48.

chapter

32

소아에서 해부학적 구조 이상에 따른 연하장애

김한수

일반적으로 연하장애란 음식물을 섭취한 후 위로 내용물이 넘어가기 전까지 발생하는 모든 이상을 일컫는 것으로 식사 시간의 지연, 불편감, 기침과 같은 가벼운 증상부터 영양장애, 탈수, 흡인성 폐렴과 같은 심각한 증상까지 다양한 형태로 나타내게 된다[1]. 연하의 단계는 구강 준비기(oral preparatory phase), 구강기(oral phase), 인두기(pharyngeal phase) 및 식도기(esophageal phase)의 네 단계로 이루어지는데[2], 각 과정은 구강, 인두, 후두, 식도에 존재하는 25쌍의 근육의 연속적이고 조화된 수축과 이완을 통해 이루어 지며 각 과정은 중추신경계에 의해 조절된다. 따라서 연하장애는 네 단계에 관여하는 근육 및 근육이 부착되어 있는 골격에 구조적 이상이 있거나 이를 조절하는 신경 계통에 문제가 있으면 발생하게 된다.

소아의 연하장애는 성장 및 발달에 지대한 영향을 미치고 환아가 자신의 증상을 제대로 표현하지 못하는 경우가 많아 제 때 치료가 이루어지지 않을 경우 심각한 합병증을 남기는 경우가 많다. 소아의 연하장애의 원인은 매우 다양하며 특히 미숙아, 선천성기형과 같은 해부학적 문제와 연관된 연하장애도 다수 발생한다. 해부학적인 구조이상에 의해 발생하는 연하장애는 병인을 정확히 이해하고 수술적 치료와 적절한 재활치료를 병행하면 좋은 치료 결과를 얻을 수 있다. 본 장에서는 소아의 해부학적 구조적 이상과 관계된 연하장애를 각 연하단계에 따라서 알아보고자 한다.

I. 구강 준비기 및 구강기

구순열/구개열, 후비공폐쇄증과 같은 구조적 이상 및 뇌성마비, 외상성 뇌손상과 같은 신경학적 손상에 의한 뇌신경병변이 있는 경우 구강 준비기 및 구강기에 큰 영향을 미치게 된다(그림 32-1).

1. 구순열/구개열(cleft lip and palate)

얼굴에서 가장 흔한 선천성 기형의 하나로, 우리나라의 경우 약 650~1,000명당 한 명꼴로 나타나며 남자가 여자보다 발생률이 약 2배 정도 높다. 태아의 얼굴은 임신 5주에서 12주 사이에 형성되는데 이 과정이 불완전하게 되면 발생한다. 태생 6주에 양쪽의 상악돌

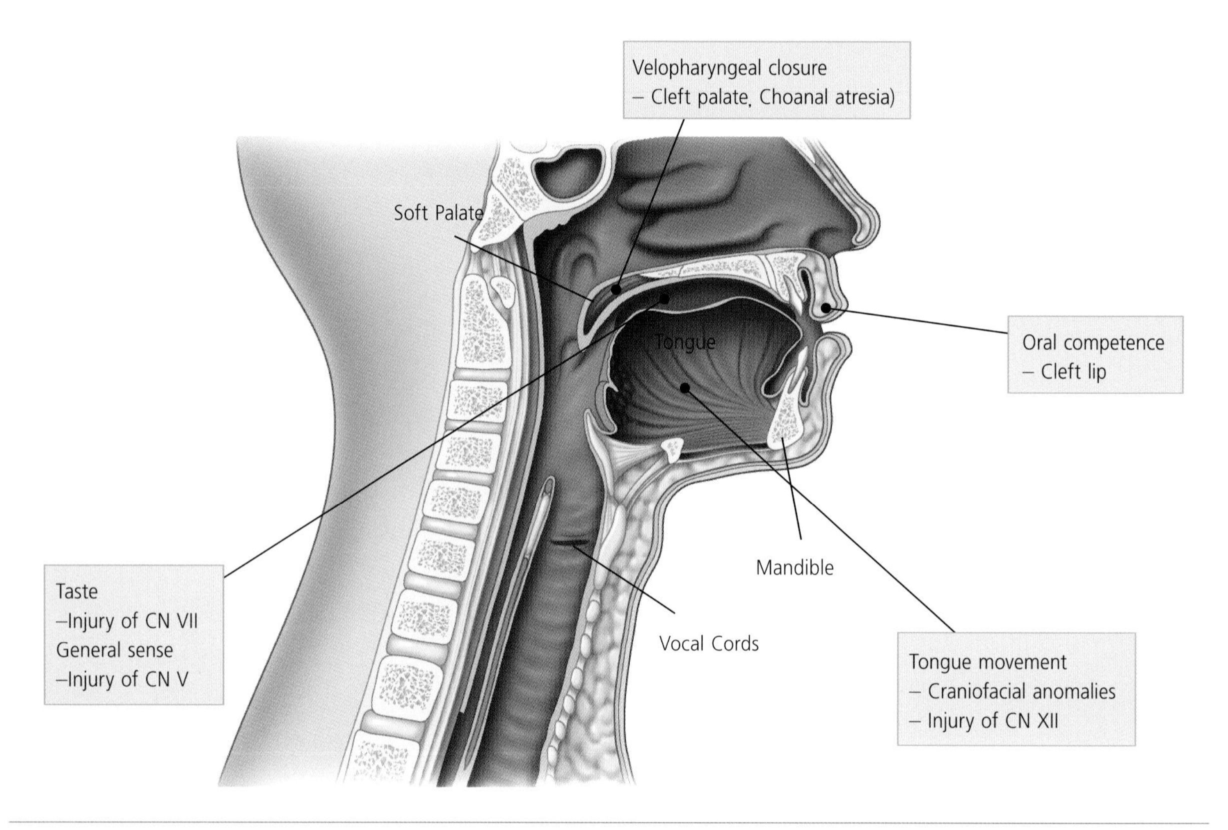

그림 32-1. 구강전기 및 구강기의 연하장애

기에서 구개돌기가 하나씩 자라나와 서로 유합하여 2차 구개를 형성하고, 안쪽 코돌기에서 발생한 1차 구개와 유착하여 9~12주에 완전한 구개가 형성되어 구강과 비강이 분리가 된다. 그러나 이 과정이 원할 하지 않아 완전한 유합이 일어 나지 않으면 파열(틈)이 발생하는데 그 부위에 따라 구순열(입술갈림증), 구개열(입천장갈림증)이 나타나게 된다(그림 32-2)[3].

출생 후 구개열 환아가 가지는 가장 큰 문제는 입천장이 뚫려있어 구강 내 음압을 형성하기가 어려워 젖꼭지를 빠는 힘이 약해져 수유 문제가 발생하는 것이다. 수유 장애가 지속되면 성장 및 발육 저하를 초래하므로 적절한 영양 공급이 필수적이다. 구개열 환아의 수유는 젖병을 이용하는 것이 좋다. 구개열 환아용 특수 젖꼭지를 사용하거나 일반 고무 젖꼭지의 끝을 조금 잘라내어 빨기 쉽도록 해준다. 아니면 모유나 우유를 주사기에 담아 입에 조금씩 넣어주는 것도 대안이 될 수 있다. 수유 시 환아의 자세는 누이지 말고, 45도 정도로 앉는 자세를 취하는 것이 좋다. 아이를 무릎에 앉혀서 우유가 비강으로 역류하지 않도록 천천히 조금씩 수유를 하며, 수유 후에는 반드시 트림을 하도록 해서 수유한 우유가 다시 흘러나오지 않도록 해야 한다(그림 32-3). 비강과 구강 사이의 틈을 막아주는 구강내장치(palatal obturator)를 착용시킨 후 수유를 할 수도 있다[3].

수술적 치료는 환아가 가지고 있는 구순구개열의 형태와 정도에 따라서 시기별 단계별로 나누어서 시행

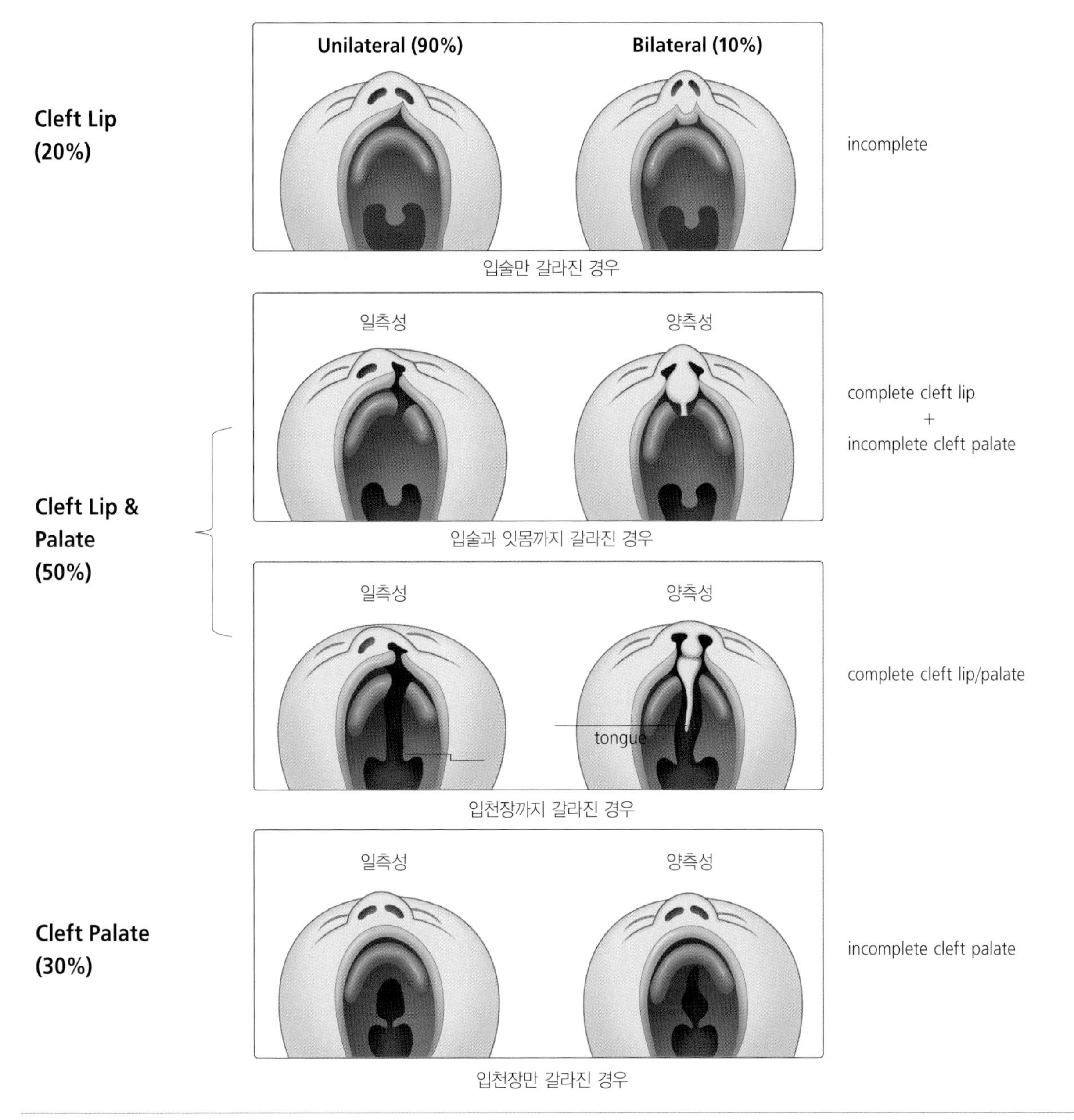

그림 32-2. **구순열 및 구개열 분류**

한다(그림 32-4). 일반적으로 구순성형술은 생후 3개월에 주로 시행하고 구개성형술은 생후 12개월에서 18개월 전후에 시행한다. 대부분의 경우 두 세 차례의 수술을 받게 되는 것이 일반적이다. 또한 수술 후에도 치열교정, 언어훈련과 같은 추가 치료가 필요한 경우가 많다[4].

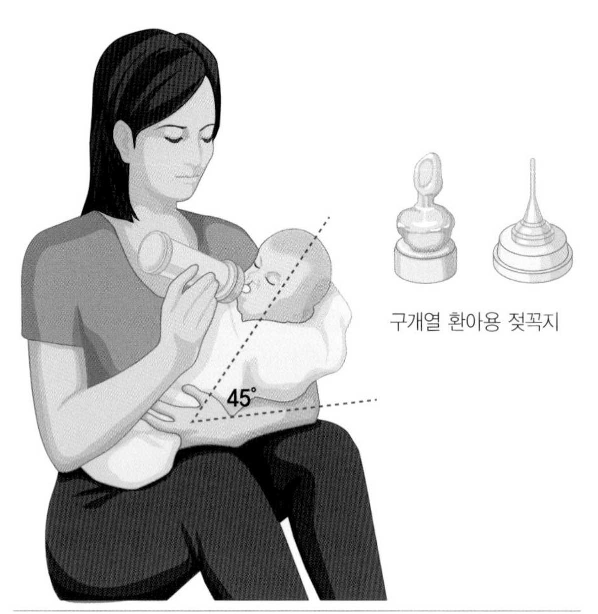

그림 32-3. 구개열 유아의 수유자세

환아가 45도 정도로 앉은 자세가 되도록 무릎과 손으로 받친다. 젖꼭지의 넓은 면이 혀 쪽으로 오게 위치하여 우유가 코 쪽으로 역류하지 않도록 하면서 천천히 조금씩 수유를 한다.

2. 후비공폐쇄증(choanal atresia)

한쪽 또는 양쪽의 후비공이 격막에 의해 막혀 있는 선천성 기형이다. 인구 10만명당 약 8명이 발생하는 드문 질환으로 여자에게서 흔하며 한쪽 후비공 폐쇄가 양쪽 후비공 폐쇄에 비해 2배 정도 호발하며 일측 폐쇄의 경우 우측에 더 잘 생기는 것으로 되어 있다. 증상의 심한 정도는 한쪽인지 양쪽인지에 따라 다르다. 양측 폐쇄가 있는 경우 수유 시 숨을 쉴 수 없기 때문에 청색증을 보이면서 오랜 시간 수유를 하지 못한다. 코로 숨을 쉴 수 없기 때문에 항상 입을 벌리고 있고 콧물이 뒤로 넘어갈 수 없어서 코로 콧물이 많이 나오면 의심할 수 있다[5]. 폐쇄를 유발하는 격막이 점막 만으로 구성되어 있는 경우와 점막과 골에 의해 구성되어 있는 경우에 따라서 두 종류로 분류할 수 있다(그림 32-5)[5].

비강 내시경을 통해 후비공폐쇄여부를 쉽게 진단할 수 있으며 전산화단층촬영을 통해 점막성인지 골성 격막인지 감별이 가능하다. 일측성의 경우 증상이 심하지 않아 진단이 늦어질 수 있다. 신생아에서 한쪽 코에서만 콧물이 지속적으로 나오면 의심해 볼 수 있다. 양측성의 경우 수유 시 증상이 바로 나타나기 때문에 비교적 조기에 진단이 되며 수술 전까지는 기도

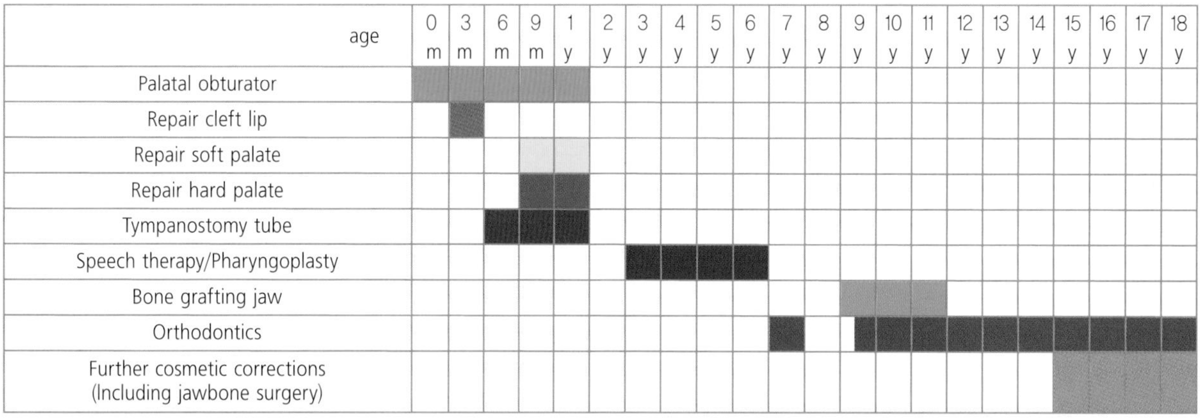

age	0 m	3 m	6 m	9 m	1 y	2 y	3 y	4 y	5 y	6 y	7 y	8 y	9 y	10 y	11 y	12 y	13 y	14 y	15 y	16 y	17 y	18 y
Palatal obturator	■	■	■	■	■																	
Repair cleft lip		■																				
Repair soft palate				■	■																	
Repair hard palate				■	■																	
Tympanostomy tube			■	■	■																	
Speech therapy/Pharyngoplasty							■	■	■	■												
Bone grafting jaw													■	■	■							
Orthodontics											■		■	■	■	■	■	■	■	■	■	■
Further cosmetic corrections (Including jawbone surgery)																			■	■	■	■

그림 32-4. 구개열/구술열의 수술적 치료시기.

출생 직후 원활한 수유를 위하여 구강 내 보조 장치를 바로 사용할 수 있다. 구순열의 수술은 환아와 보호자의 애착관계가 형성되는 3개월 전후에 가장 먼저 시행한다. 이후 12개월 전후에 걸쳐 구개열 수술을 시행한다.

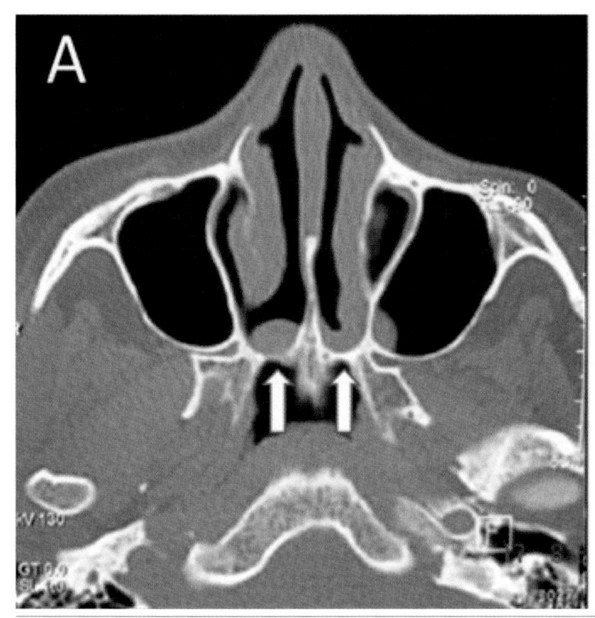

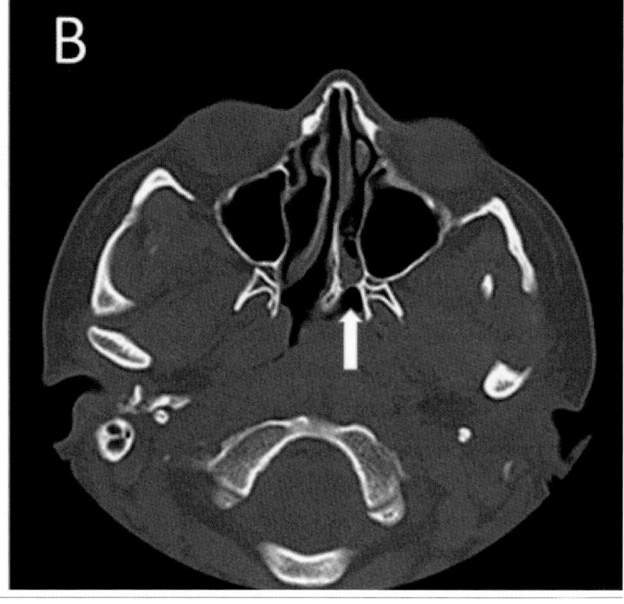

그림 32-5. 후비공폐쇄증의 예

A) 양측성 골성후비공폐쇄증의 CT 소견. 양측 후비공이 얇은 골성 격막으로 막혀있는 것이 관찰된다.[6] B) 일측성 막성후비공폐쇄증의 CT 소견. 좌측 후비공이 점막으로 막혀있는 것이 관찰된다.[7]

확보를 위하여 구강에 젖꼭지 형태의 기구(McGovern Nipple)을 위치시켜 놓는다[8]. 치료는 수술적으로 격막을 제거하는 것이다[9]. 내시경을 이용해 비강과 구강을 통하여 제거가 가능하다[10]. 간혹 재협착이 발생하여 재수술이 필요하기도 하다. 재협착을 방지하기 위하여 스텐트를 삽입하여 둘 수도 있으며 최근에는 mitomycin-C을 도포하여 재협착을 방지하는 방법을 사용하기도 한다[11].

3. 기타 안면형성기형증

선천성 증후군 중에 몇몇 질환은 안면형성기형을 유발하며 섭식장애를 동반하게 된다. Pierre Robin 증후군은 염색체 2번, 11번, 17번의 이상에 의해 발생하는 증후군으로 구개열, 하악후퇴(retrognathia), 설하수(glossoptosis)의 3대 증상을 특징으로 한다[12]. Treacher Collins 증후군은 상염색체 우성으로 유전되는 질환으로 소악증(micrognathia)과 관골(zygoma)의 미성숙 발달을 특징으로 하는 질환으로 mandibulofacial dystosis 라고 하기도 한다[13]. Apert 증후군 또한 상염색체 우성으로 유전되는 매우 드문 질환으로 두개골조기유합증(craniosynostosis)과 이에 따른 얼굴중간 부위의 저형성증(midface hypoplasia) 및 매우 심한 합지증(syndactyly)을 나타내는 증후군이다[14]. 각 증후군의 연하장애 정도는 구강 및 안면부의 해부학적 구조의 이상 정도에 따라 다르며 증상의 정도에 따라서 수술 및 대증 치료를 시행한다.

II. 인두기

인두기는 구강전기에서 만들어진 식괴가 인두에서 식도로 이동하는 과정으로 음식물이 후두부로 흡인이 되지 않도록 방지하는 기도폐쇄의 과정이 매우 중요하다. 기도흡인 방지기전은 크게 후두 거상(laryngeal elevation)과 성문폐쇄로 구성된다. 후두는 평상 시에는 경추 6번 높이에 위치하는데 인두기에는 경추 2~3번 높이까지 상승한다. 이 상승운동을 통하여 구강 바로 뒤에 식도의 입구인 상부식도괄약근이 위치하도록 함으로써 소위 기류와 음식물이 교차하는 후인두(laryngopharynx) 부위의 길이를 감소시켜 흡인이 될 수 있는 가능성을 줄이는 것이다. 또한 이 상승운동을 통해 설기저부(base of tongue)가 후두개를 누름으로써 후두개가 마치 뚜껑처럼 성문을 폐쇄하는 효과까지 기대할 수 있다. 영아 및 소아에서 인두기에 발생하는 구조 관련 연하장애는 대부분 후두부의 이상에 의해 흡인인 발생하는 것으로 대표적인 질환으로는 후두연화증(laryngomalacia)과 성대마비가 있다(그림 32-6).

1. 후두연화증

가장 흔한 선천성 후두질환으로 원인은 후두 연골의 발육이 완전하지 않아서 흡기 시 후두에 발생하는 음압에 의해 후두개 및 성문 상부의 점막이 내측으로 함몰 되면서 발생하는 질환이다. 가장 특징적인 증상은 출생 후 몇 일 또는 몇 주 뒤부터 나타나는 흡기성 천명(stridor)이다. 천명은 엎드린 자세 또는 고개가 젖혀져 있는 상태에서 완화되고 바로 눕거나 고개가 굽혀져 있는 자세에서는 커지는 양상을 보인다. 또한 심하게 울거나, 먹을 때, 또는 운동량이 많을 때 증가한다. 천명에 비해 울음 소리는 대부분 정상이고 청색증(cyanosis)도 거의 발생하지 않는다. 수유시간이 길어지고 천명이 심해질 수는 있으나 연하장애가 심하지는 않다. 만약 흡인을 비롯한 연하장애가 있고 청색증이 심하면 다른 질환의 동반 여부를 꼭 확인해야 한다[15].

굴곡형 내시경으로 특징적인 오메가 형태의 후두개와 성문 상부의 점막이 흡인 시 성문쪽으로 함입되는 것을 확인하면 쉽게 진단할 수 있다.

대부분의 후두연화증 환아는 정상적인 체중증가와 성장을 보인다. 또한 시간이 지나면서 후두연골의 탄

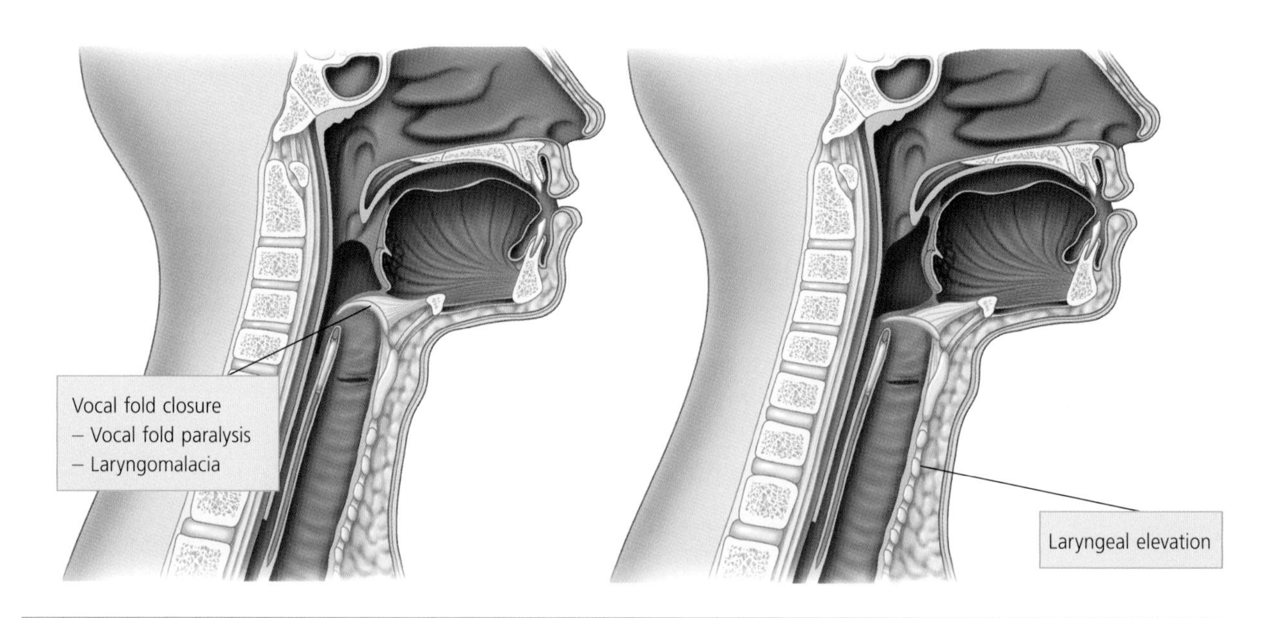

그림 32-6. 인두기의 연하장애

성이 증가함에 따라 증상이 서서히 완화되고 생후 18개월 이전에 자연 치유되므로 특별한 치료는 필요없다. 그러나 성장장애/체중감소, 폐쇄성 무호흡, 청색증, 폐동맥고혈압 등의 증상이 동반되는 일부의 경우는 수술적 치료가 필요하다. 레이저로 과도한 점막을 절제해 주는 내시경 수술로 대부분 치료가 가능하다[16].

2. 성대마비

소아의 성대마비는 후두연화증 다음으로 선천성 천명을 유발하는 두 번째 흔한 질환으로 출생 시 손상, 신경계기형, 심장기형 등의 원인에 의해 발생한다. 양측성대마비의 경우 호흡곤란이 동반되는 경우가 흔하므로 초기에 진단되는 경우가 많으나 일측성대마비의 경우 증상이 심하지 않은 경우 진단이 늦어 질 수 있다. 약 50%에서 양측 성대마비이며 증상은 마비된 성대의 위치에 따라 다르게 나타난다. 마비된 양측 성대의 위치가 정중위에서 가까울수록 호흡곤란이 심하게 동반되므로 섭식 자체가 곤란할 수 있다. 반면 외측 마비인 경우 당장의 증상은 없을 수 있으나 불완전한 성문폐쇄에 의한 흡인으로 인해 수유 도중 반복적으로 기침을 할 수 있으며 흡인이 과도하게 된 경우 흡인성 폐렴이 발생할 수 있다. 치료방법의 선택은 호흡곤란 증상의 정도에 따라 결정한다. 즉 연하장애의 해결 보다는 기도확보가 우선시 되어야 한다. 많은 경우에서 자연회복 되는 경우가 있으므로 증상이 심하지 않은 경우에는 보존적 치료를 하면서 추적관찰을 할 수 있다. 대부분의 일측 성대마비는 증상이 심하지 않으므로 추적관찰을 일차적으로 고려할 수 있으며 흡인이 심하거나 음성의 질이 나빠 일상생활에 장애가 심하면 성대 주입술과 같은 가역적 치료방법을 우선적으로 시행한다[17].

III. 식도기

1. 식도폐쇄증(esophageal atresia) 및 기관식도누공(tracheoesophageal fistula)

식도와 기관은 원시전장(primitive foregut)에서 함께 기원하는 장기로 태생 4~6주에 걸쳐 서로 분리가 된다. 이 시기에 두 장기의 분리가 제대로 일어나지 못하게 되면 발생하는 질환이 식도폐쇄증으로 약 90%에서 기관식도누공이 동반된다. 가장 흔한 형태는 식도가 맹관으로 끝나고 식도의 하부의 상단이 기간과 누공을 형성하고 있는 형태로 전체 기형의 85% 이상을 차지한다(그림 32-7)[18]. 발생원인은 미상이며 3,000~4,500명당 한 명 정도의 신생아에서 발생하는데 최근 들어 발생률은 감소하는 추세이다[19].

임신 기간 중 양수과다증(polyhydramnios)가 있으면 의심해 볼 수 있다. Type C의 경우 약 33%에서 양수과다증이 보고 되며 Type A의 경우 100%에서 증상이 나타난다. 출생 직후 신생아가 구강 및 비강으로 맑은 색의 거품 형태의 분비물을 많이 분비하고 석션 후에도 금방 차는 것을 보면 의심할 수 있다. 비위관을 삽입해 보면 약 10cm 길이를 전후해서 비위관이 더 이상 삽입이 되지 않고 흉복부 사진촬영에서 비위관이 식도의 맹관 부위에서 굽혀 있는 것을 확인하면 확진할 수 있다(그림 32-8). 약 1/5의 환아에서 심장기형, 타 위장관 기형을 동반하므로 중복 기형 여부를 꼭 확인해야 한다.

진단이 되면 곧 바로 치료를 시작해야 한다. 만약 진단이 늦어져 수유를 하는 경우 흡인성 폐렴을 유발하여 심각하면 사망에 이를 수 있다[21]. 수술적 치료 전까지는 비위관을 삽입하여 지속적으로 식도 맹관에

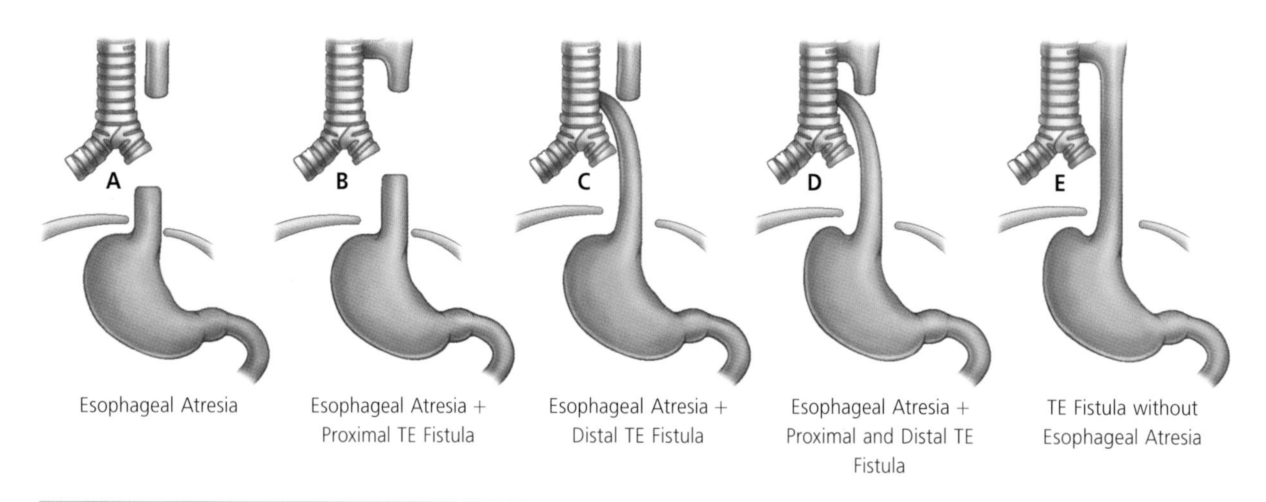

그림 32-7. 식도폐쇄증의 Gross classification.
식도 하부가 맹관으로 형성되고 하부 식도가 기도와 누공을 형성한 형태인 Type C가 약 85% 이상으로 가장 흔하다.

있는 침이나 점액을 제거해서 기도로 흡인이 되는 것을 방지해 주어야 한다. 45도 정도 앉은 자세가 도움이 되며 예방적 광범위 항생제를 투여한다. 또한 전비경구영양 공급(total parenteral nutrition)을 시작한다.

수술적 치료의 시행여부 및 시기는 식도폐쇄증의 형태 및 환아의 상태에 따라 개별적으로 결정해야 한다. 예후를 예측하기 위한 다양한 분류가 있으며(표 32-1) 일반적으로 상태가 좋은 경우에는 가급적 조기에(생후 24~48시간 이내)에 수술 치료를 시행하며 그렇지 않은 경우에는 환아의 상태를 관찰하면서 수술치료 시기를 결정하거나 단계수술(staged operation)을 계획한다[18,22].

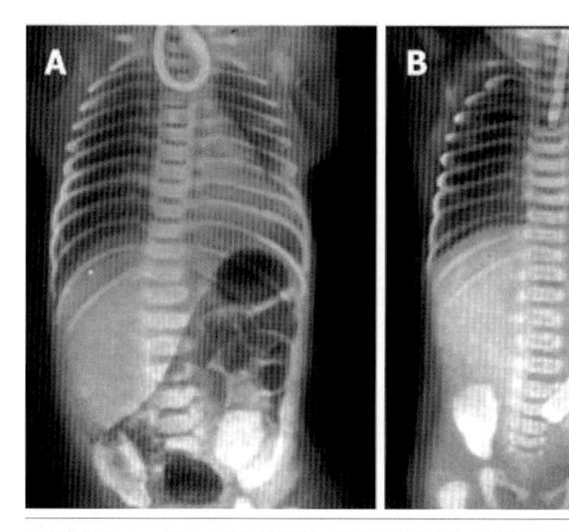

그림 32-8. 식도폐쇄증을 가진 2명의 신생아의 plain X-ray의 소견
A) 비위관이 더 이상 삽입되지 못하고 굽혀져 있고 위(stomach)에 공기가 차있는 것으로 보아 Type C의 식도폐쇄증이 의심된다. B) 비위관이 삽입되지 못하고 식도의 맹관 부위에 위치하고 위에 공기가 없으므로 기관식도누공이 없는 식도폐쇄증에 해당한다.[20]

표 32-1. 식도폐쇄증의 예후 분류표

Waterson classificaition (1962)	
Category A	Birth weight > 2.5kg, well condition
Category B	Birth weight 1.8~2.5kg, well condition Birth weight 〉 2.5kg, moderate pneumonia Birth weight 〉 2.5kg, congenital anomalies
Category C	Birth weight < 1.8kg, well condition Birth weight 〉 1.8kg, severe pneumonia Birth weight 〉 1.8kg, severe congenital anomalies
Spitz classification (1994)	
Group I	Birth weight > 1.5kg and no major cardiac disease
Group II	Birth weight < 1.5kg or major cardiac disease
Group III	Birth weight < 1.5kg and major cardiac disease

수술 후 조기 합병증으로는 단단문합부위의 누출, 기관식도누공의 재발, 문합부위의 협착이 있으며 후기 합병증으로는 위식도역류증, 식도연동운동장애 등이 발생할 수 있는데 모두 연하장애를 초래하는 문제이므로 잘 이해하고 대처해야 한다[23].

IV. 맺음말

영유아 및 소아에서 해부학적 구조이상에 의한 연하장애는 조기에 진단하여 적절한 치료를 시행하면 좋은 결과를 얻을 수 있다. 다만 영유아의 경우 본인의 증상을 호소하기가 어려운 경우가 많으므로 섭식에 지속적인 문제를 보이거나 성장장애 등 이상 소견이 있으면 적극적으로 진찰 및 검사를 시행하여 정확한 원인 질환을 파악하고 치료를 시작하는 것이 중요하겠다.

참고문헌

1. Leonard R, Kendall K. Dysphagia assessment and treatment planning. A team approach., 2nd edition ed. San Diego: Plural Publishing, 2008
2. Dodds WJ, Stewart ET, Logemann JA. Physiology and radiology of the normal oral and pharyngeal phases of swallowing. AJR Am J Roentgenol 1990; 154: 953-963
3. Ciminello FS, Morin RJ, Nguyen TJ, Wolfe SA. Cleft lip and palate: review. Compr Ther. Spring 2009;35(1):37-43.
4. Habel A, Sell D, Mars M. Management of cleft lip and palate. Arch Dis Child. Apr 1996;74(4):360-6.
5. Brown OE, Pownell P, Manning SC. Choanal atresia: a new anatomic classification and clinical management applications. Laryngoscope. Jan 1996;106(1 Pt 1):97-101.
6. Frota AE, Paes V, Esquenazi D et al. Bilateral Congenital Choanal Atresia: 35 Years Old Patient. Int Arch Otorhinolaryngology. 2008;12(3):454-8
7. Sinha V, Gurnani D, Modi NR, Barot DA, Maniyar HR, Pandey A. Choanal Atresia: Surgical Management by Hegar's Dilators. Indian J Otolaryngol Head Neck Surg. 2014;66(3):272-5.
8. Assanasen P, Metheetrairut C. Choanal atresia. J Med Assoc Thai. May 2009;92(5):699-706.
9. Friedman NR, Mitchell RB, Bailey CM, Albert DM, Leighton SE. Management and outcome of choanal atresia correction. Int J Pediatr Otorhinolaryngol. Jan 30 2000;52(1):45-51.
10. Hassan M, AboEl-Ezz T, Youssef T. Combined transoral-transnasal approach in the repair of congenital posterior choanal atresia: clinical experience. J Otolaryngol Head Neck Surg. 2011; 40:271-6.
11. Carter JM, Lawlor C, Guarisco JL. The efficacy of mitomycin and stenting in choanal atresia repair: a 20 year experience. Int J Pediatr Otorhinolaryngol. 2014;78(2):307-11.
12. Jakobsen LP, Knudsen MA, Lespinasse J, et al. The genetic basis of the Pierre Robin Sequence. Cleft Palate Craniofac J. 2006;43(2):155-9.
13. Trainor PA, Andrews BT. Facial dysostoses: Etiology, pathogenesis and management. Am J Med Genet C Semin Med Genet. 2013;163C(4):283-94.
14. Cohen MM Jr, Kreiborg S. An updated pediatric perspective on the Apert syndrome. Am J Dis Child. 1993;147(9):989-93.
15. Edmondson NE, Bent JP 3rd, Chan C. Laryngomalacia: the role of gender and ethnicity. Int J Pediatr Otorhinolaryngol. Dec 2011;75(12):1562-4.
16. Richter GT, Thompson DM. The surgical management of laryngomalacia. Otolaryngol Clin

North Am. Oct 2008;41(5):837-64.
17. King EF, Blumin JH. Vocal cord paralysis in children. Curr Opin Otolaryngol Head Neck Surg. 2009;17(6):483-7.
18. Spitz L. Esophageal atresia: past, present, and future. J Pediatr Surg. 1996;31:19-25.
19. Ashcraft KW, Holder TM. Pediatric Esophageal Surgery. Orlando, FL: Grune and Stratton; 1996.
20. Pinheiro PFM, Simões e Silva AC, Pereira RM. Current knowledge on esophageal atresia. World J Gastroenterol 2012; 18(28): 3662-72.
21. Sillen U, Hagberg S, Rubenson A, Werkmaster K. Management of esophageal atresia: review of 16 years' experience. J Pediatr Surg. 1988;23:805-9.
22. Dunn JC, Fonkalsrud EW, Atkinson JB. Simplifying the Waterston's stratification of infants with tracheoesophageal fistula. Am Surg. 1999;65(10):908-10.
23. Chittmittrapap S, Spitz L, Kiely EM, Brereton RJ. Anastomotic leakage following surgery for esophageal atresia. J Pediatr Surg. 1992;27(1):29-32.

chapter

33

침흘림의 관리

이지인

침은 각각 한 쌍의 이하선(parotid gland), 악하선(submandibular gland), 및 설하선(sublingual gland)과 수백 개의 상부 소화기관 주변 작은 침샘들에서 성인은 하루에 약 0.5~1.5L, 소아는 약 0.5~0.6L 정도 생성되며 소화액과 항균 역할, 윤활 작용, 수분 균형 유지, 구강 내 청결 및 치아 건강 유지 등의 역할을 한다(그림 33-1).

과도한 침흘림은 불쾌한 냄새, 의복이나 가구의 오염과 반복적 자극에 의한 피부손상 및 감염 등 위생상의 문제를 초래 할뿐만 아니라, 사회적 상호작용과 자

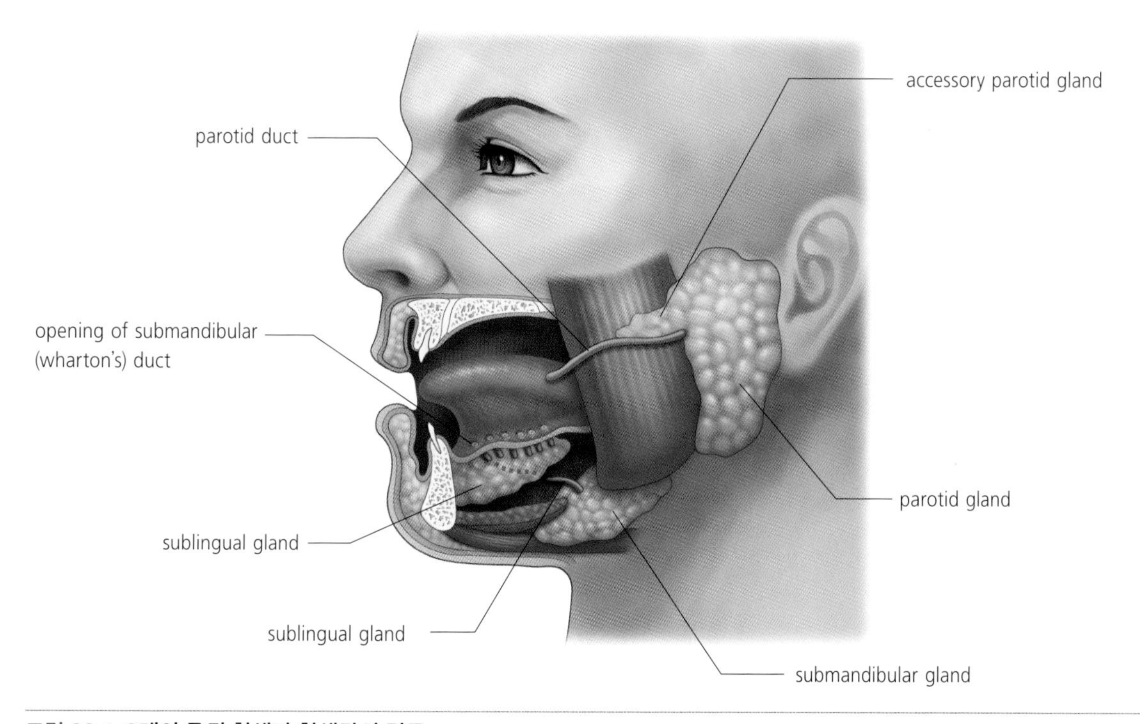

그림 33-1. 3개의 주된 침샘과 침샘관의 경로

존심에 문제를 일으키는 등의 여러 가지 부작용을 초래하게 되며 특히 연하장애가 있는 환자들에서는 기침, 구역, 구토 혹은 때때로 기도 흡인 등이 일어나게 되거나 심한 경우 흡인성 폐렴과 같은 심각한 문제를 야기할 수도 있다[5-8].

그러므로 이러한 침흘림에 대하여 구강운동치료, 행동요법, 약물치료, 보툴리눔독소 주사요법, 방사선 치료 및 수술 등의 여러 가지 치료 방법들이 사용되고 있으나 현재까지 이 중 어떤 방법이 가장 효과적인지에 대한 확실한 근거가 제시되지는 못하고 있다. 최근 수십 년간 파킨슨병과 뇌성마비와 같은 신경계 질환에서 보툴리눔독소의 침샘 내 주사 방법이 침 흘림을 개선시키는데 유용한 방법으로 알려지기 시작하였고 그 효과와 안정성에 대한 과학적 근거들이 제시되고 있다.

I. 침흘림의 정의

영유아의 경우 침흘림은 정상 발달 과정에서 구강운동기능 미성숙으로 인하여 나타나는 자연적인 현상으로 침조절은 일반적으로 생후 15~18개월 사이에 가능하게 되고 4세 이후에도 지속된다면 비정상적인 침흘림으로 고려하게 된다. 신경학적 손상이 있는 환자들에서는 과도한 침의 생성보다는 연하 혹은 저작기능의 미성숙 혹은 손상으로 인해 침흘림이 더 흔히 그리고 더 심하게 일어나는 것으로 알려져 있다. 연구자에 따라 차이는 있으나 운동 신경원성 질환 환자들의 약 50%, 파킨슨병 환자들에서는 30% 이상, 뇌성마비 환자들에서는 약 58%에서 침흘림을 보인다는 보고들이 있다[2-4].

침흘림의 정의는 1978년 Poling이 많은 양의 침이 시각적으로 명백히 존재하는 것이라고 단순히 정의한 것에서부터 2009년 Van der Burg가 아랫입술선 아래에 존재하는 침 혹은 얼굴을 기울이지 않고 2초 이상 입에서 떨어지는 침 줄기(sling)라고 정의한 것까지 다양한 의견들이 제시되어왔다. 1992년 Blasco와 Allaire 그리고 2010년 Reddihough 등의 연구에서는 침흘림이란 입 밖으로 침의 의도하지 않은 소실이 명백히 보이는 현상을 말하고 이를 전방 침흘림(anterior drooling)이라고 정의하며, 한편 침이 구개협부(faucial isthmus)를 통해 뒤쪽으로 넘어가는 것을 후방 침흘림(posterior drooling)이라고 정의하였다. 또한 침흘림의 원인과 침흘림으로 인해 야기되는 문제들에 대한 이해 및 치료의 목적에서 이들을 구분할 것을 권유하였다[1-3].

II. 침분비 기전

침분비는 자율 신경계에 의해 조절되고 특히 부교감 신경이 이하선, 악하선 및 설하선과 같은 침샘을 직접 자극하게 되며 교감 신경은 침 분비관의 수축을 자극하여 침 분비를 돕거나 침의 조성을 조절하게 된다. 자극이 없는 휴지기에는 하루에 1.5L 정도의 침이 생성되고 이 중 약 65%는 악하선, 약 23%는 이하선, 약 4%는 설하선으로부터 생성되게 된다. 음식물과 같은 자극이 있을 때는 5배까지 침생성이 증가할 수 있고 약 69%는 이하선, 약 26%는 악하선, 약 5%는 설하선으로부터 생성된다. 이하선은 장액 세포(serous cell)로 이루어져 있고 악하선과 설하선은 장액 세포와 점액 세포(mucous cell)가 섞여있으나 악하선은 장액 세포가 더 많은 반면 설하선은 점액 세포가 더 많다. 침이 끈적거리며 점도가 높은 것은 점액 세포의 분비 때문이다(그림 33-2).

III. 침흘림의 원인

침흘림은 다양한 원인에 의해 일어날 수 있고 침흘림을 분류하는 방법도 여러 가지가 있다. 침분비 자체의 증가에 의한 일차적 침흘림과 침삼킴의 장애로 인한 이차적 침흘림으로 분류하기도 하고 급성 침흘림과 만성 침흘림으로 분류하기도 한다(표 33-1). 급성 침흘림은 구강이나 인두의 염증성 질환에 의해 발생하는 반면 만성 침흘림은 대설증(macroglossia)과 같은 해부학적 구조의 이상, 약물이나 감염으로 인한 침 분비의 과다, 뇌성마비, 뇌졸중, 파킨슨병, 지능저하, 근위축성 측삭 경화증과 같은 신경학적 손상 환자 등 다양한 질환에서 발생할 수 있다[10].

IV. 침흘림의 평가

침흘림에 대한 적절한 치료를 위하여 침흘림에 대한 평가는 정확히 이루어질 필요가 있다. 먼저 침흘림의 원인, 정도 및 빈도, 기여하는 요인들에 대한 병력 조사와 함께 자세한 신체 검사가 이루어져야 하며 혀와 구강 구조물 뿐만 아니라 삼킴과 관련된 전반적인 구조물들의 해부학적 및 기능적 평가, 목가누기 및 몸통 가누기 등의 운동발달평가, 그리고 뇌신경검사와 같은 신경학적 평가 등도 필요하다. 침흘림을 평가하는 방법으로는 환자나 보호자에 의해 보고되는 주관적 척도로서 Drooling rating scale, Drooling frequency and severity scale, Visual analogue scale, Drooling impact scale, Global impression of change, Teacher drooling scale 등이 있고(표 33-2), 객관적 척도로서 치과 솜을 일정 시간 입안에 두었다가 무게를 측정하는 것과 같은 침 분비량을 측정하는 방법, 떨어지는 침 방울수를 세는 것과 같은 직접 침 흘림을 관찰하는 방법, 혹은 사용된 휴지나 턱받이의 수를 세는 방법, dooling quotient 등 다양한 방법이 있으며 삶의 질을 평가하

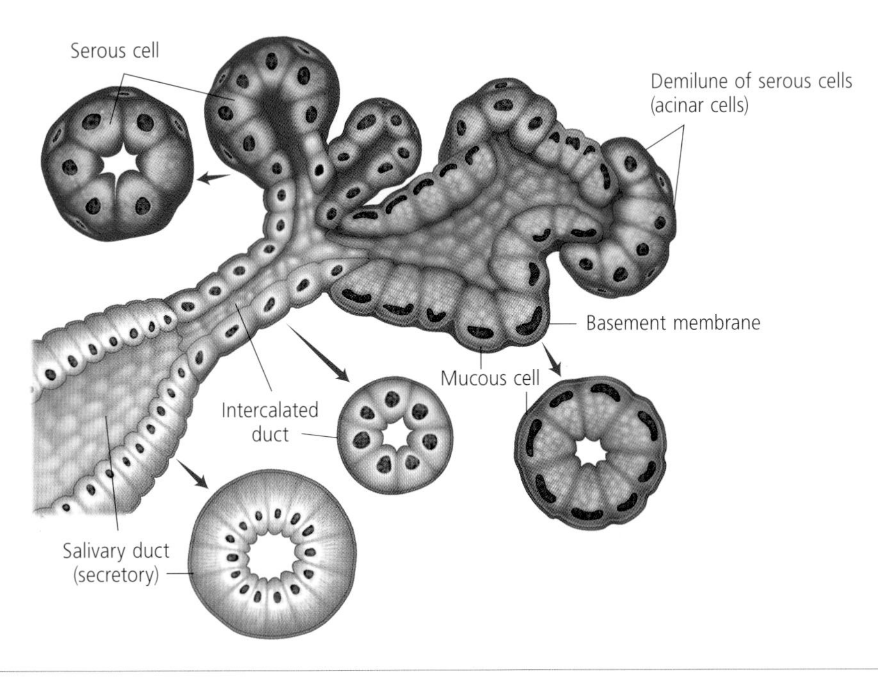

그림 33-2. 악하선의 미세구조

표 33-1. 영양불량의 진단 기준

Acute
(1) Odynophagia/ dysphagia from inflammatory conditions of mouth and pharynx
Severe tonsillitis
Quinsy
Retropharyngeal abscess
Epiglottitis
Chronic
(1) Impaired neuromuscular control
Cerebral palsy
Parkinson's disease
Mental retardation
Stroke
Pseudobulbar palsy (e.g. multiple sclerosis)
Bulbar palsy (e.g. amyotrosphic lateral sclerosis)
(2) Hypersecretion
Inflammatory conditions of oral cavity (e.g. dental caries and teething)
Medications with cholinergic effects (e.g. tranquillisers and anticonvulsants)
Gastrooesophageal reflux
(3) Anatomical abnormalities
Macroglossia
Oral incompetence due to orthognathic problems
Oesophageal obstruction
'Andy gump' deformity

는 방법도 있다. 또한 만성적인 침흡인을 진단하기 위한 검사로 후두 감각 검사를 포함한 내시경연하검사 혹은 방사핵종 침조영술(radionuclide salivagram) (그림 33-3) 등도 있으나 현재까지 표준화된 검사는 없는

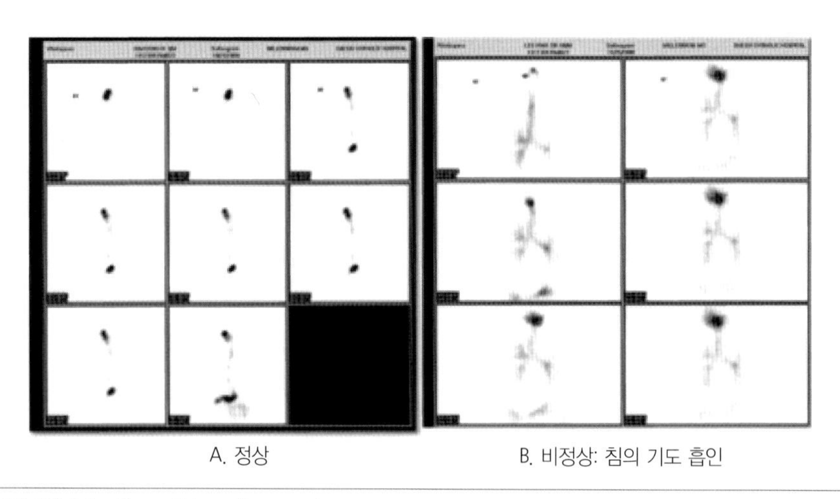

A. 정상　　B. 비정상: 침의 기도 흡인

그림 33-3. 방사핵종 침조영술(radionuclide salivagram)

표 33-2. OVER THE PAST WEEK

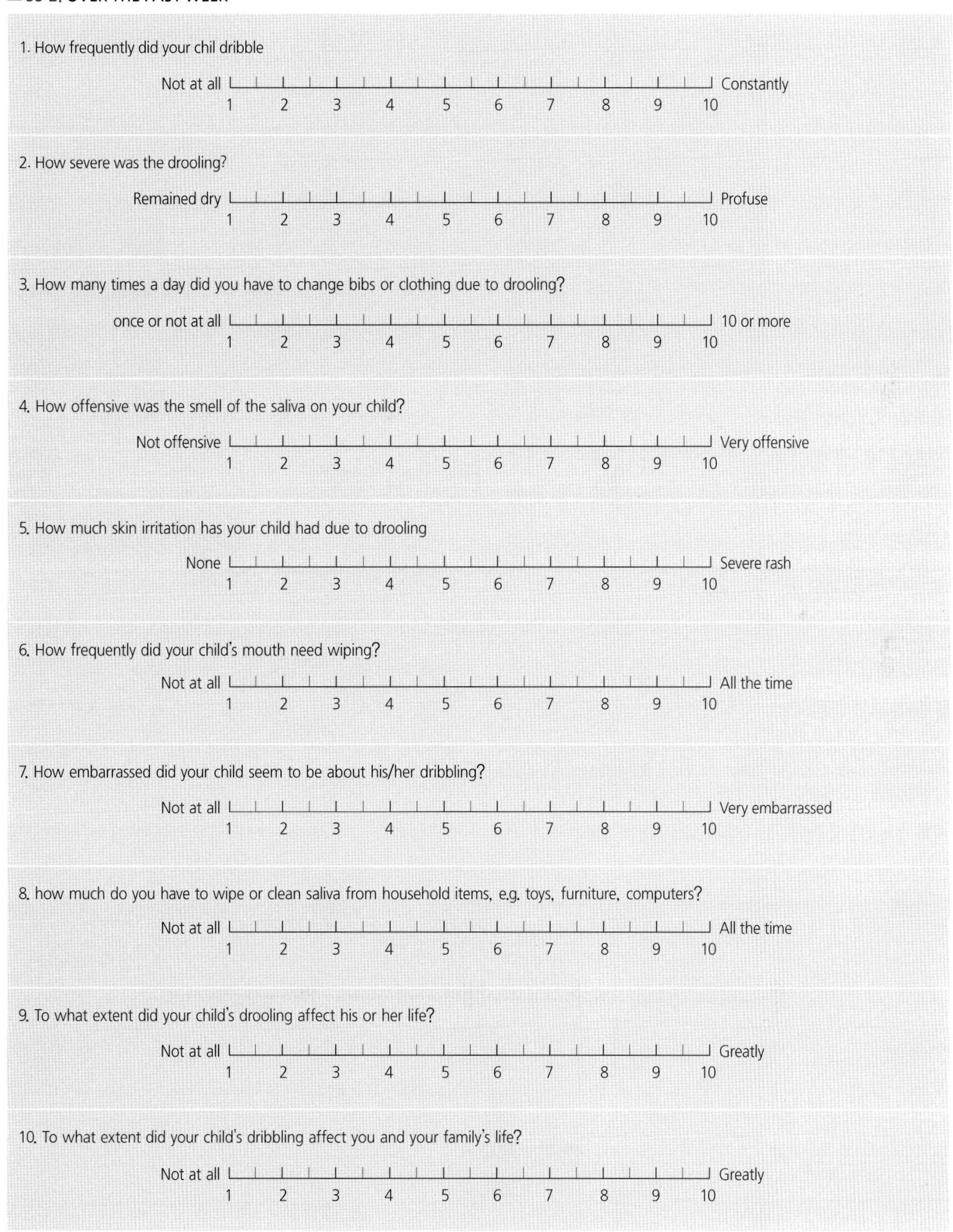

1. How frequently did your chil dribble

Not at all 1 2 3 4 5 6 7 8 9 10 Constantly

2. How severe was the drooling?

Remained dry 1 2 3 4 5 6 7 8 9 10 Profuse

3. How many times a day did you have to change bibs or clothing due to drooling?

once or not at all 1 2 3 4 5 6 7 8 9 10 10 or more

4. How offensive was the smell of the saliva on your child?

Not offensive 1 2 3 4 5 6 7 8 9 10 Very offensive

5. How much skin irritation has your child had due to drooling

None 1 2 3 4 5 6 7 8 9 10 Severe rash

6. How frequently did your child's mouth need wiping?

Not at all 1 2 3 4 5 6 7 8 9 10 All the time

7. How embarrassed did your child seem to be about his/her dribbling?

Not at all 1 2 3 4 5 6 7 8 9 10 Very embarrassed

8. how much do you have to wipe or clean saliva from household items, e.g. toys, furniture, computers?

Not at all 1 2 3 4 5 6 7 8 9 10 All the time

9. To what extent did your child's drooling affect his or her life?

Not at all 1 2 3 4 5 6 7 8 9 10 Greatly

10. To what extent did your child's dribbling affect you and your family's life?

Not at all 1 2 3 4 5 6 7 8 9 10 Greatly

상태이다.

V. 침흘림의 치료

침흘림을 치료하기 위하여 자세 교정, 구강 감각 및 운동치료, 행동수정기법 등의 보존적 치료, 약물치료, 보툴리눔독소 주사요법, 방사선치료, 침술 및 수술 등의 다양한 처치들이 시도되고 있고 이에 대한 많은 연구들이 진행되고 있으나 현재까지는 어떤 치료 방법이 가장 적절한 치료법인지 혹은 상대적으로 더 우수한 치료법인지에 대한 근거도 미약하고 또한 각 치료 방법의 정확한 적응증 및 치료 지침 등의 확립도 이루어지지 않은 상태이다. 그러나 효과적인 치료를 위해서는 팀 접근이 중요하다는 점에서는 공통적으로 인정되고 강조되고 있다.

1. 보존적 치료

1) 자세 교정

침 흘림을 조절하는 선행 조건으로는 머리 및 몸통의 적절한 자세 유지와 턱의 안정성이 중요하므로 머리와 전반적 자세 교정이 필요하다.

2) 구강 감각 자극

구강과 얼굴의 긴장도를 정상화시키고 감각 인지를 강화하고 삼킴반응을 자극하기 위해 icing, brushing, vibration, manipulation, oral awareness 등의 방법을 사용할 수 있다.

3) 구강 근육 운동

침흘림을 조절하기 위해서는 적절한 구강의 닫힘 및 연하 능력 등이 필요하므로 입술, 턱, 혀, 연구개, 후두 및 호흡근의 조절 훈련이 필요하고 이를 위해 얼굴 표정 훈련이나 입술 닫기 등의 방법을 사용한다.

4) 행동수정기법

행동수정기법은 침흘림의 정도가 가볍거나 드문 환자에서 사용할 수 있고 침삼킴, 침닦기, 목가누기, 입술닫기 등의 행동 중 목표 행동의 강화에 목적을 두는 것으로 (1) instruction, prompting and positive reinforcement (2) negative social reinforcement and declarative procedure, (3) cueing techniques, (4) self-management procedures 등의 방법이 있다.

2. 약물치료

약물치료로는 항콜린제가 주로 사용되고 대표적인 항콜린제는 atropine, benztropine, glycopyrrolate bromide, benzhexol hydrochloride(trihexyphenidyl) 및 scopolamine 등이 있고 anti-reflux medication이 사용되기도 한다. 이러한 약물들은 투여방법, 용량, 투여 횟수 및 치료 기간 등이 다양하다. 투여방법으로는 경구, 근주, 정주, 피부 첩포 및 분무 등이 있다. 그러나 약물이 침샘 자극만을 선택적으로 차단하지 못하므로 전신적 부작용의 발생 가능성이 높을 뿐만 아니라 신체가 쉽게 약에 적응하게 되어 사용에 제한이 있다. 부작용으로는 구강건조, 진득한 침분비, 탈수, 소변저류, 요로감염, 변비, 얼굴홍조, 발열, 어지럼증, 두통, 흐린 시력, 경련 및 과잉행동과 충동조절이상 등과 같은 행동변화 등이 보고되고 있다. 경피적 스코폴아민 첩포는 피부로 방출되는 약물 공급 속도를 조절하여 지속적으로 흡수되어 혈중 농도를 낮고 일정하게 유지할 수 있어 부작용이 다소 적은 것으로 알려져 있으나 약물의 흡수율이 부착하는 위치에 따라 차이가 많이 날 수 있어 주로 귀의 뒤쪽에 부착하는 경우에 가장 흡수율이 좋다고 한다. 소아 환자의 경우 현재 미국에서는 2010년 CUVPOSA라는 glycophyrrolate oral solution이 신경학적 이상이 있는 만성적으로 심한 침흘림을 보이는 3~16세 소아환자에서 사용할 수 있도록 FDA에서 허가 받고 사용되고 있으나 국내에서는 8세 이하의 침흘림을 호소하는 소아에게 사용이 허가된 약은 현재까지는 없는 실정이다.

3. 침샘 내 보툴리눔독소 주사요법

보툴리눔독소는 *Clostridium botulinum*에 의해 만들어지는 신경 독소로 중쇄(heavy chain)와 경쇄(light chain)로 구성되어 있고 신경-샘 접합부에 도달하게 되면 신경 말단에서 신경 세포 안쪽으로 내재화된 후 경쇄가 아세틸콜린의 유리에 관여하는 SNARE (Soluble N-ethylmaleimide-sensitive factor attachment protein receptor) 단백질 복합체에 결합하면서 단백 분해를 일으켜서 아세틸콜린 소포가 세포막 안쪽 표면에 결합하지 못해 연접 틈새(synaptic cleft)로 유리되는 것이 방해됨으로써 부교감 신경의 침샘에서의 분비작용을 억제하게 된다(그림 33-4)[11,12].

1997년 근위축성 측삭 경화증 환자들에서 A형 보툴리눔독소의 침샘 내 주사가 침 흘림 증상을 개선시켰다는 연구가 보고된 이후 근위축성 측삭 경화증, 뇌성마비, 파킨슨병 등의 신경학적 손상 환자들을 대상으로 보툴리눔독소 주사를 시행한 많은 연구들이 보고되고 있고 항 콜린성 약물이나 수술 등 기존의 방법들에 비해 큰 부작용 없이 효과적으로 침 흘림 증상을 개선시킬 수 있는 좋은 치료방법으로 인정되고 있다. 그러나 현재까지는 시술 방법, 보툴리눔독소의 적절한 용량, 작용기간, 효과의 평가 방법 및 부작용 등에 대한 특별한 지침이 없는 상태이다. 주사 부위는 해부학적 표지만을 이용하거나 초음파를 이용하여 확인할 수 있고 초음파 유도 하에 침샘 내 보툴리눔독소 주사를 시행하는 것에 대하여 일부 연구들에서는 특별한 도움이 되는 것이 없다고 하였으나[9] 또 다른 연구들에서는 이 방법이 더욱 정확하고 부작용도 적다고 보고하였다[13]. 또한 이하선에만 주사한 경우, 악하선에만 주사한 경우, 이하선과 악하선에 주사한 경우에 대한 연구들도 있고 이들의 효과를 비교한 연구들도 시행되었으며 이러한 연구들은 다양한 결과들을 보고하였다[14,15]. 최근 침흘림에 대한 보툴리눔독소 주사에 대한 국제적 합의를 만들고자 한 Reddihough 등에 의하면 초음파 유도 하에 이하선과 악하선에 함께 주사할 것을 권장하고 있다(사진 33-4)[4]. 보툴리눔독소의 적절한 용량에 대하여 여러가지 연구들이 시행되어 왔

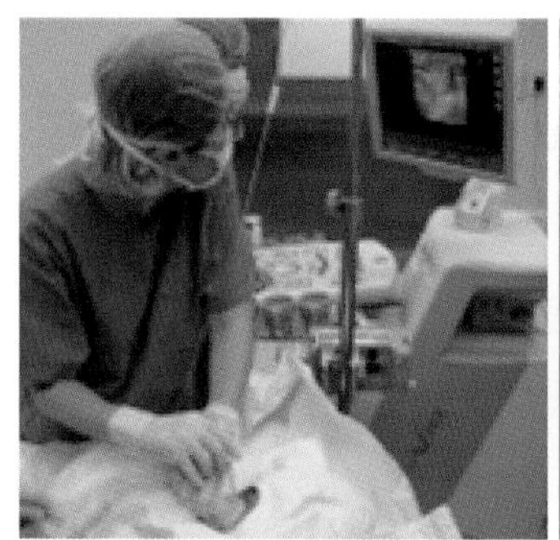

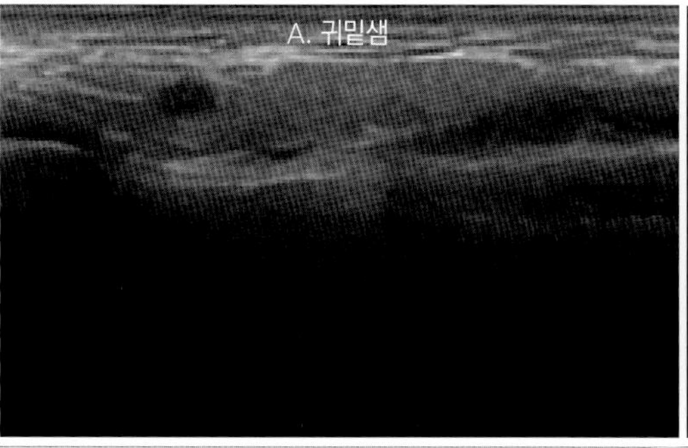

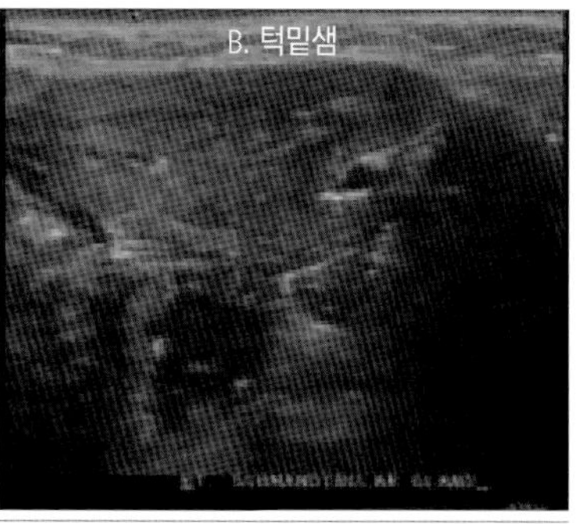

그림 33-4. 초음파 유도하 침샘에 보툴리눔독소 주사

고 최소 10단위에서 100단위까지 다양한 용량이 사용되었으며 Rodwell 등의 연구에 의하면 여러 연구자들이 침샘 당 사용한 평균 용량은 25단위 혹은 몸무게 당 2단위이었다고 한다[16]. 일반적으로 보툴리눔독소의 침 흘림 감소에 대한 효과는 약의 용량에 비례하는 것으로 알려지고 있다. 보툴리눔독소 A와 B의 효과에 대한 비교 연구들에 의하면 보툴리눔독소 A가 더 효과적이라는 결과도 있고 반대로 보툴리눔독소 B의 효과가 더 크다는 연구도 있으며 또 다른 연구에 의하면 효과가 나타날 때까지의 시간은 보툴리눔독소 B가 더 짧으나 효과의 지속시간은 비슷하다고 하였다[17]. Lim 등의 연구에 의하면 두 종류의 보툴리눔독소의 효과에 차이가 있다는 과학적 근거는 현재까지 없는 것으로 보고하고 있다. Reddihough 등은 한 가지 형태의 보툴리눔독소가 효과가 없을 때 다른 형태의 보툴리눔독소를 사용해 볼 것을 권하기도 한다. 보툴리눔독소의 침샘 내 주사 이후 심각한 부작용이 보고된 적은 없으나 국소적 부종, 일시적 씹기의 어려움, 구강 건조 및 침의 끈적거림이 심해지는 등의 경미한 부작용이 생길 수 있다.

4. 방사선 치료

방사선 치료는 침흘림 치료로 일반적으로 사용되지는 않고 완화 치료(palliative treatment)로 고려되며 통계적으로 유의한 결과를 보이지는 않으나 편측 악하선에 대한 저용량 방사선이 큰 부작용 없이 침흘림을 줄일 수 있다. 흔한 부작용으로는 구강건조, 악하선 부근 통증, 침의 점도 증가 등이 있다.

5. 수술적 처치

수술적 처치는 64.1~87.8%까지 높은 성공률을 보여 침흘림에 대한 효과적인 치료 방법 중의 하나로 알려져 있으나 어떤 수술적 처치가 가장 좋은 방법인가에 대해서는 공통된 의견이 부족한 상태이다. 부교감신경 경로 절단으로 침샘에 대한 신경학적 자극을 줄이는 방법, 악하선관 혹은 이하선관의 우회, 또는 악하선관 혹은 이하선관 결찰을 통한 침샘의 위축 야기, 악하선 혹은 설하선 제거 등의 다양한 방법이 시도되어왔다. 이 중 양측 악하선 제거와 이하선관 우회를 동시에 하는 것이 높은 성공률을 보이는 것으로 알려져 있다. 부작용으로는 혈종 및 감염, 구강 건조, 치석, 두꺼비종(ranula), 및 침샘 위축 혹은 종창 등이 보고되고 있다.

VI. 맺음말

침 흘림의 관리에 대한 많은 연구들이 시행되어 왔으나 현재까지는 각 치료 방법의 효과 및 안정성에 대한 과학적 근거가 미약하고 또한 실제 임상에서 사용하는데 있어 정확한 적응증 및 치료 지침 등의 확립은 이루어지지 않은 상태이다. 그러나 침 흘림은 환자의 개인위생 뿐만 아니라 대인관계와 사회활동에 대한 제약을 주고 보호자에게도 큰 부담으로 작용하므로 먼저 침 흘림의 존재와 정도에 대한 정확한 진단 하에 팀 접근법에 의한 침 흘림에 대한 적극적인 치료가 필요하다.

최근 신경학적 손상 환자들에서는 보툴리눔독소 주사가 효과적이고 안전한 치료 방법으로 인정되고 있으나 현재까지는 주사부위, 주사 방법, 주사 용량 및 주사 후 관리 등에 관한 명확한 지침이 없는 상태로 향후 이에 대한 연구들이 지속되어야 할 것이다.

참고문헌

1. Blasco PA, Allaire JH. Drooling in the developmentally disabled: management practices and recommendations. Consortium on Drooling. Dev Med Child Neurol 1992; 34:849-62.
2. Harriman M, Morrison M, Hay J, et al. Use of radiotherapy for control of sialorrhea in patients with amyotrophic lateral sclerosis. J otolaryngol 2001; 30:242-245.
3. Tahmassebi JF, Curzon ME. Prevalence of drooling in children with cerebral palsy attending special schools. Dev Med Child Neurol 2003; 45:613-617.
4. Kalf J, Smith A, Bloem B, et al. Botulinum toxin A for drooling in Parkinson's disease:a pilot study to compare submandibular to parotid gland injections. Parkinsonism Relat disord 2007;13:532-534.
5. Blasco PA. Surgical management of drooling. Dev Med Child Neurol 1992; 34:368-369.
6. Jongerius PH, van Hulst K, Frank JA. van den Hoogen, Rotteveel JJ. The treatment of posterior drooling by botulinum toxin in a child with cerebral palsy. J Pediatr Gastroenterol Nutr 2005 41: 351-353.
7. Reddihough D. Erasmus CE, Johnson H. McKeller GM. Jongerius PH. Botulinum toxin assessment, intervention and aftercare for paediatric and adult drooling:International consensus statement. Eur J Neurol 2010; 17 Suppl 2: 109-121.
8. Harris SR, Purdy AH. Drooling and its management in cerebral palsy. Dev Med Child Neurol 1987; 29: 807-811.
9. Lim M, Mace A, Reza Nouraei, Sandhu G. Botulinum toxin in the management of sialorrhea: a systemic review. Clinical Otolaryngol 2006; 31:267-272.
10. Dand P, Sakel M. The management of drooling in motor neuron disease. Int J Palliat Nurs 2010; 16:560-564.
11. Dressler D, Adib Saberi F. Botulinum toxin:mechanisms of action. Eur Neurol 2005; 53:3-9.
12. Bhatia KP, Munchau A, Brown P. Botulinum toxin is a useful treatment in excessive drooling in saliva. J Neurol Neurosurg Psychiatry 1999; 67: 697.
13. Sriskandan N, Moody A, Howlett D. Ultrasound-guided submandibular gland injection of botulinum tosin for hypersalivation in cerebral palsy. Br J Oral Maxillofac Surg 2010; 48:58-60.
14. Savarese R, Diamond M, Elovic E, Millis SR. Intraparotid injection of botulinum toxin A as a treatment to control sialorrhea in children with cerebral palsy. Am J Phys Med Rehabil. 2004;83(4):304-311.
15. Suskind DL, Tilton A. Clinical study of botulinum-A toxin in the treatment of sialorrhea in children with cerebral palsy. Laryngoscope 2002;112(1):73-81.
16. Rodwell K, Edwards P, Ware RS, Boyd R. Salivary gland botulinum toxin injections for drooling in children with cerebral palsy and neurodevelopmental disability: a systematic review. Dev Med Child Neurol 2012; 54(11): 977-987
17. Guidubaldi A, Fasano A, Lalongo T, et al. Botulinum toxin A versus B in sialorrhea: aprospective, randomized, double-blind, crossover pilot study in patients with amyotrophic lateral sclerosis or Parkinson's disease. Mov Disord 2011; 26:313-319.

chapter

34

신생아 중환자실과 영유아기 섭식관리

유미

I. 신생아 중환자실 섭식관리

1. 신생아 중환자실 환아 특성

신생아 중환자실에 입실하는 경우는 출생 후 28일까지의 기간 동안 신생아가 자궁 외 적응이 어렵거나 출생관련 문제로 인해 사망률과 이환률이 높은 고위험신생아(high risk newborn)이다.

재태기간에 따라서 조산아(preterm infant) 혹은 미숙아(premature infant), 출생체중에 따라 저출생체중아의 입실빈도가 많으며 조산으로 인해 호흡기, 심장, 신경계, 위장관계, 대사이상, 면역계, 안과적 문제를 동반하는 경우가 많다. 이로 인해 신생아기 뿐만 아니라 영유아기 섭식에 영향을 주거나 문제를 일으킬 수 있는 상황이 야기될 수 있다.

질환으로는 호흡기계질환(신생아 호흡곤란 증후군, 기관지폐이형성이상), 심혈관계질환(신생아지속성폐고혈압), 신경계질환(저산소허혈성뇌손상, 뇌실내출혈), 위장관계질환(괴사성장염,위식도역류), 선천성기형아(구순구개열, 기관식도누공), 대사이상, 유전질환, 패혈증 등이 이에 해당된다[2]. 다음은 신생아 분류기준 이다.

1) 재태기간에 따른 분류

- 미숙아(preterm) : 마지막 월경주기의 시작 날로부터 37주가 시작되기 전주의 말 또는 그 이전에 출생한 신생아(37주 미만)
- 만삭아(term) : 37주가 시작되는 첫날~41주가 끝나는 마지막 날까지 태어난 신생아(37~41 + 6주)
- 과숙아(post term) : 42주가 시작되는 첫 번째 날부터 태어난 신생아(42주 이상)

2) 출생체중에 따른 분류

- 저출생체중아(low birth weight infant) : 출생체중 1500~2500gm 미만
- 극소저출생체중아(very low birth weight infant) : 출생체중 1000~1500gm 미만
- 초극소저출생체중아(extremely low birth weight infant) : 출생체중 1000gm 미만

2. 미숙아의 위장관계 특성 및 영양관리

신생아 중환자 의료기술이 발달함에 따라 전문적 집중치료가 필요한 미숙아의 생존률이 증가되고 있다. 그러나 미숙아는 태반을 통해 영양소를 저장하지 못하고 자궁 외 성장이 빠르기 때문에 영양관리가 매우 중요하다.

1) 위장관계 기능적 발달 특성

미숙아는 장관의 소화효소와 성장인자생산이 제한되어있다. 재태기간 28주가 되어 소화와 흡수를 위한 생화학적, 생리적 능력이 생기며, 장관-조절 폴리펩타이드(gastrin, motilin, cholecystokinin, pancreatic polypeptide, somatostatin)도 임신 1기말에 소량 나타나기 시작하여 임신말기에 성인분포를 보인다. 유당분해효소 활동은 임신 9주에 나타나 24주에는 만삭아의 1/4수준이 되며 임신 32~34주 사이에 만삭아 수준까지 증가한다.

위선분비활동은 임신 20주에 나타나 만삭아가 될 때까지도 성인보다 낮으며 장관수유 시작으로 활성화된다. 담즙산 분비는 재태기간 22주에 발견되며 혀와 위의 지방분해효소인 리파아제는 재태기간 26주에 나타난다.

비영양적 흡철조절은 임신 28주경에 나타나고 엄마의 젖꼭지에서 젖이 분비되도록 빨고 삼키기 능력은 재태기간 30~32주 후에 향상되어 34~36주 가까이 되어야 발달한다.

식도-위-장의 연동운동은 미숙하여 장내 소화에 제약이 된다.

하부 식도괄약근 조절 미숙으로 발생하는 위식도역류도 임신말기가 되어야 서서히 감소한다.

장관수유 시작은 호르몬 조절기전을 자극하기 때문에 정맥 영양만 공급받는 경우보다 장관발달에 효과적이다.

2) 영양관리

미숙아의 섭식에서 구강 섭식 시작 및 중지의 적절한 시기에 대한 결정은 의료진에 의해 평가된다.

(1) 조기수유진행

극소저출생체중아 이하의 미숙아의 장관영양 개시는 괴사성장염 발생 우려가 있어 출생 초기에는 경정맥 영양만 진행하다가 호흡과 순환이 안정되는 1~2주 이후에 시작하는 경우가 대부분이었다. 그러나 요즘은 소량으로 경장관영양을 진행하는 최소 장관 영양(minimal enteral feeding) 혹은 trophic feeding, gastrointestinal priming 방법이 적용되고 있다.

미숙아들은 락토오즈, 담즙산, 췌장 리파제의 결핍, 장 운동 장애, 느린 위 배출속도 등으로 인해 장관영양이 쉽지 않으나 조기에 소량의 위장관 영양을 시작함으로 위장관 기능을 증진시키고, 감염 및 만성폐질환 형성 등을 예방할 수 있다. 다음은 최소 장관 영양의 장점이다.

- 괴사성장염 발생과 무관하다.
- 다른 병원체에 의한 군집은 제한하고, 장 내 정상 상재균의 군집화를 유도하여 위장 관계의 선천성 면역 시스템 발달을 도우며 외부항원의 장내점막 침투를 방지한다.
- 장 내 peptide 와 호르몬 반응을 증가시킨다.
- 장점막의 비후와 섬모의 위축을 방지하며 장운동을 증가시킨다.
- 수유 내성(intolerance)을 감소시키고 완전장관수유에 더 빨리 도달하게 한다.

- 체중증가가 잘 되며 입원기간을 줄인다.
- 골의 미네랄화를 증가시킨다.
- 산소 요구도가 줄어든다.

(2) 극소저출생체중아의 수유 진행

① 극소저출생체중아에 있어 수유 금기사항은 다음과 같다.

출생 시 저 산소성-허혈(낮은 아프가점수), 무호흡 또는 서맥, 패혈증, 제대동맥 도관, 인도메타신(indomethacin) 투약, 근 수축제, 혈변이 있는 경우이다.

무호흡과 서맥은 장에 일시적인 허혈을 가져와 괴사성장염(necrotizing enterocolitis) 유발할 수 있으므로 수유하지 않는 것이 좋다.

제대동맥 도관이 삽입되어 있는 경우, 빈번한 혈액 채취와 밀어주기는 장의 혈액순환을 손상시킬 수 있으며 혈전 가능성 때문에 괴사성 장염의 위험 인자가 될 수 있다.

② 장관 영양 진행 속도는 일일 체중당 20mL 보다 빠른 경우 괴사성 장염의 발병률 증가와 관련될 수 있으므로 주의해야 한다.

③ 수유 내성과 불내성을 사정해야 한다. 미숙아는 분유의 탄수화물에 대한 유당불내성 혹은 모유나 분유가 소화되지 않는 수유불내성이 생길 수 있으며 이에 따라 먹기 전 잔유량, 색 및 복부 팽만, 구토, 혈변의 유무, 무호흡과 서맥 등 임상증상을 확인해야 한다.

a) 잔유량 확인 : 수유 직전 위 흡인을 통해 잔유량을 확인한다.

- 재태기간 28~37주 사이의 아기가 금식하는 동안 기본적인 위 잔유량은 평균적으로 4시간에 3mL이다. 760g 미만 아기는 2mL 이상, 750g 아기는 3mL 정도이다. 이전 수유한 분유량의 30% 이상 잔유가 있는 경우, 비정상적인 것이므로 보다 세밀한 평가가 필요하다.
- 10~15mL 이상의 잔유는 많은 것으로 간주한다.
- 담즙이 섞인 잔유는 수유를 중단하는 충분한 이유가 될 수 없다. 장 운동이 미숙하여 주기적인으로 역 연동이 발생한 경우일 수 있다.

b) 임상증상 확인 : 복부팽만, 구토, 혈변, 무호흡 및 서맥

- 복부팽만 : 눈에 보이는 장 루프(bowel loops), 홍반을 시진하고, 장음을 청진하며, 어디가 부드럽고 단단한지 압통을 보기 위해 촉진한다. 마지막 배변이 언제였는지 확인한다.
- 구토 : 하부식도 괄약근 또는 괴사성장염, 장폐색, 소화되지 않은 우유로 인한 복압의 증가가 원인일 수 있다.
- 혈변 : 비위관에 의한 손상. 출생 직후라면 모체의 피를 삼켰을 경우, 비타민 K 결핍증, 파종성 혈관내 응고, 선천성 응고 장애와 같은 출혈성 질환 등이 원인일 수 있다.
- 스트레스성 무호흡과 서맥 : 패혈증, 괴사성 장염, 상태 변화에 대한 일반적인 반응이다.

(3) 영양요구

미숙아 및 저출생체중아의 영양요구는 정상 신생아보다 높아 만족스러운 성장을 위해 하루에 체중 당 105~ 130kcal의 열량을 섭취해야 한다.

대부분의 영양은 재태기간 마지막 달에 저장되기 때문에, 미숙아의 경우 칼슘, 철, 인, 단백질, 비타민 A와 C의 저장이 부족하여 결핍 증상이 생길 수 있다. 수유방법과 양은 신생아의 몸무게와 상태에 따라 결정된다[2].

① 모유수유

미숙아를 낳은 산모의 모유에는 조금 더 높은 농도의 단백질, 나트륨 및 염소가 포함되어 있다. 지방, 에너지, 비타민 및 미량 원소와 면역글로불린 A(immunoglobulin A, IgA)를 함유하고 있다. 만삭아 산모의 모유보다 칼슘 농도와 삼투압은 더 낮다. 이러한 차이는 젖 분비가 진행되면서 감소하고 2~4주 사이에 구성 성분이 비슷해진다(표 34-1).

모유의 면역글로불린 A은 장관 내에서 박테리아를 통제하며, 장내 상피 표면에서 박테리아의 부착과 증식을 방해한다. 또한 모유에는 백혈구, 락토페린, 라이소좀이 있어 감염으로부터 보호하는 작용을 한다. 따라서 산모가 아기를 위해 적극적으로 유축하고 모유를 공급하도록 지지하고 격려한다. 부모가 처음 방문했을 때 미숙아를 위한 모유의 중요성에 대해 이야기하여 분만 후 최대한 빨리 유축을 시작하는 것이 중요하다. 초기 모유량은 산후 24~48시간 동안은 소량 유출되지만 36시간 이후 일일 약 50mL에서 500~600mL까지 증가한다. 또한 하루에 적어도 8번 이상 유축하도록 독려한다. 모유공급이 안정되는 시기에 자주 유축하지 않으면 모유 생산량이 늘어날 가능성이 감소된다. 모유 생산은 일반적으로 산후 14일째에 안정기에 접어드며, 10~14일에 일일 600~750mL 정도 생산된다.

표 34-1. 미숙아와 만삭아 모유의 구성성분

성분	미숙아 모유 (1 week)	만삭아 모유 (1 month)
Volume (mL)	100	100
Energy (kcal)	67	70
Protain (g)	2.4	1.8
% Whey/casein	70/30	70/30
Fat (g)	3.8	4
% MCTs/LCTs	2/98	2/98
Carbohydrate (g)	6.1	7
% Lactose	100	100
Calcium (mg)	25	22
Phosphorus (mg)	14	14
magnesium (mg)	3.1	2.5
Sodium (mg)	50	30
Potassium (mg)	70	60
Chloride (mg)	90	60
Zine (mcg)	500	320
Copper (mcg)	80	60
Vitamin A (IU)	560	400
Vitamin D (IU)	4	4
Vitamin E (mg)	1	0.3
Vitamin C (mg)	5.4	5.6

산모가 자신의 모유를 줄 수 없을 때, 특히 미숙아에게는 공여자 모유가 조제 분유보다 더 선호된다. 다만 HIV, 거대 세포바이러스, B형 및 C형 간염을 줄이기 위해서 저온 살균법이 권장된다.

② 모유강화제

모유는 영양학적으로 우수하지만, 모유만으로는 미숙아의 필요한 영양을 보충할 수가 없다. 극저출생체중아에 있어 장기간의 모유수유는 저단백혈증인 구루병, 저나트륨혈증, 빈혈 등이 나타날 수 있으므로 모유수유 시 보충해 주어야 한다. 따라서 모유에 부족한 영양분을 보충하기 위한 강화제를 추가하기도 한다. 태아는 임신말기 3개월간 신체 내에 영양분이 축적되는데 미숙아의 경우 이러한 기간을 거치지 못하기 때문에 철분, 칼슘, 인, 비타민 등이 부족한 상태로 출생한다. 또한 모유만 사용하였을 경우 단백질, 나트륨, 인, 칼슘이 부족하며 모유량을 증가시키기에는 수분과잉의 우려도 있으므로 모유강화제를 이용하는 방법이 합리적이다. 장관영양이 10mL/kg/일 이상이 되면 모유 30mL 당 모유강화제(HMS-1) 1팩 정도 첨가한다.

③ 미숙아분유 및 MCT 오일

미숙아용 분유는 모유에 비해 칼로리가 70~82kcal/mL로 높고, 단백조성은 시스틴과 타우린이 강화되어 있으며, 전해질, 미네랄, 칼슘과 인이 강화되어 있다. 또한 지방산은 중쇄지방산 비율이 높은데 중쇄지방산(midium-chain fatty acids)은 담즙산이 없어도 리파아제에 의해 쉽게 가수분해되기 때문에 간 기능이 미숙한 미숙아의 지방흡수에 도움이 된다. MCT(medium-chain triglyceride) 오일의 경우 중쇄지방산과 글리세린으로 구성된 트리글리세라이드제로 미숙아의 에너지 보충 및 지방의 체내흡수에 도움이 된다.

④ 영양보충제

철분 저장량은 출생 체중에 의존하므로, 미숙아에서는 생후 2~3개월에 철분결핍상태가 온다. 장관영양이 확보되면 2~6mg/kg/일 철분을 첨가한다. 극소 저출생체중아는 엽산을 보충하여 빈혈을 예방한다.

재태기간 32주 미만의 미숙아는 생후 3개월경 구루병(rickets)이 발생하기 쉬운데 이는 인 섭취부족에 기인한다. 따라서 혈청 인 수준을 자주 측정하고 골 강화를 촉진하기 위해 인과 비타민 D를 투여한다. 또한 용혈성 빈혈을 예방하기 위해 매일 비타민 E 10mg을 투여한다.

장관영양이 개시되면 비피더스균(프리바이오틱스, 프로바이오틱스)을 투여할 수 있다.

(4) 수유종류

① 위관영양

간헐적인 위관영양(gavage feeding)은 32주 이전에 출생하였거나 체중이 1,500gm 이하인 영아에게 가장 안전한 영양 공급 방법이다.

미숙아들은 너무 약해서 효과적으로 빨지 못하여, 빨기(sucking)와 연하(swallowing)의 협응(coordination)이 안 되기 때문이다. 큰 신생아라 하더라도 지나치게 피로하거나 불안정하거나 청색증이 나타나면 에너지를 보존하기 위해 위관영양을 실시한다.

한편 위관영양을 하는 동안 신생아를 자극하여 빨기와 연하를 시도한다. 즉 비영양 빨기(nonnutritive sucking)인 공갈 젖꼭지를 빨려서 영아의 흡철 능력을 사정하고, 신생아에게 음식물에 대한 느낌과 흡철 행동을 관련시킬 수 있게 한다. 비영양 빨기는 젖병 수유 준비가 더 빨리 되게 하고 위관영양 기간을 단축시키며, 체중 증가가 더 잘 되고 더 일찍 퇴원하며 합병증 발생을 감소시키는 장점이 있다.

② 젖병수유

미숙아는 신경계 성숙에 따라 상호작용하는 능력이 발달하며 재태기간 32주 이전에는 생리학적 방법에만 의존하여 주로 수면상태로 지내며, 인공호흡기의 도움을 필요로 한다. 그러나 32주가 지나면 생리적으로 안정화되며 각성시간이 증가하고 시각, 청각반응 및 사회적 상호작용에 일부 참여할 수 있고 천천히 섭식과정을 시작한다. 또한 36주 이상이 되면 생리학적 안정성을 가지고 보호자와의 상호작용 경험에 의한 성숙과 내성을 가지게 된다.

미숙아 젖병수유는 빨기-삼키기-숨쉬기 간 조절이 나타나는 재태기간 32~33주 이후에 가능하며 체중, 활동수준, 호흡상태(무호흡이 없고 적당한 산소 포화도 수준), 강하게 빠는 능력 정도에 따라 결정 된다.

미숙아는 빨기-삼키기-숨쉬기 간 조절에 어려움이 있어 무호흡, 서맥, 산소포화도의 감소가 나타난다. 이는 무호흡 상태에서 삼킴 지속 시간이 길며, 주로 호흡의 흡기 시기에 삼키는 양상을 보이기 때문이다. 반면 만삭아는 무호흡 기간이 짧고 흡기 시작 전에 삼키기를 한다. 이는 성인이 주로 호기동안 삼키는 것과는 매우 다른 양상이다.

미숙아가 달래기 젖꼭지를 빤다고 해서 수유할 수 있는 준비가 되었다고 단정할 수는 없다. 따라서 젖병수유는 점진적으로 시작해야 하며, 빠는 동안 적절한 심폐기능이 유지되는지 주의 깊게 평가해야 한다.

수유 시 사용하는 젖꼭지는 비교적 단단하고 안전해야 한다. 젖이 많이 나오고 유연한 젖꼭지는 더 적은 에너지가 요구되기는 하지만, 젖이 흘러나오는 속도가 너무 빨라서 미숙아에게는 주의가 필요하다. 단단한 젖꼭지는 젖이 흘러나오는 속도를 조절하면서 먹일 수 있다.

미숙아가 수유를 잘하고 필요한 만큼 먹을 수 있다면, 젖병수유를 계속한다. 수유하기 전에 신생아의 입, 뺨, 혀를 두드리는 것은 구강 감각을 돕는다. 아기가 졸려하면 삼키기 전에 이완된 인두에 우유가 차게 되어 흡인될 수 있기 때문에 천천히 먹인다. 또한 미숙아는 천천히 빨므로 인내를 갖고 자주 쉬면서 자주 트림을 시킨다.

(5) 수유 지침

모유 수유를 우선으로 하되 모체 후천성면역결핍증, C형, B형간염 항원보유 시, 엄마가 복용하는 약제 중 모유를 먹이면 안 되는 경우는 예외로 한다. 만삭아는 시판되는 분유를 이용할 수 있으며, 1800gm 미만의 미숙아는 미숙아분유나 모유를 먹인다. 20kcal/30mL의 분유를 먹이며 수분제한 혹은 칼로리를 높여야 할 경우 22kcal 나 24kcal의 분유를 먹인다. 미숙아분유는 설명서대로 조제하면 24kcal/30mL가 되므로 희석하여 수유를 시작하는 것이 좋다. 일일 15~20g 체중 증가를 위해서 일일 체중당 120kcal의 열량이 필요하다. 이는 보통 20kcal/30mL의 분유 180mL/kg/day 양과 동일하다. 젖병수유는 32~34주, 체중 1250gm 이상 되었을 때 시도하며 불가능한 경우 간헐적 위관영양을 실시한다. 제대도관을 가지고 있는 아기는 보통 장관수유를 시작하기 전 제거한다. 미숙아의 경우 퇴원 시에도 특수분유 수유가 필요할 수 있다. 수유시작 전 식도개폐여부를 확인하기 위해 모유나 인공수유를 시작하기 전 멸균증류수를 몇 방울 먹인다. 조유농도는 1000gm 미만에서는 희석한 분유나 모유로 시작하고 서서히 진행한다. 1000gm 이상인 경우 모유나 희석하지 않은 분유를 사용한다. 수유량 증가는 만삭아는 아기가 원하는 만큼 증가시키며, 미숙아는 수유경과에 따라 진행하는 데, 보통 20~30ml/kg/day 수준으로 증량한다. 철분보충의 경우 미숙아는 완전수유가 되는 즉시 철분보충을 하며 필요 시 1세까지 보충한다. 모유수유 아기는 생후 4개월 이후 필요 시 철분보충을 시작한다. 모든 만삭아는 철분이 강화된 우유를 먹이도록 한다.

3) 신생아 수유방법

수유 시작 시기는 신생아의 상태와 수유법에 따라 다르다. 모유수유를 하고자 하는 산모는 장기간의 성공적인 모유수유를 위해 분만 직후에 아기 입에 젖을 물린다. 인공영양을 하고자 하는 산모는 조제유를 준비하고 신생아의 신체적 · 정서적 욕구를 만족시키기 위해 노력해야 한다.

보통 출생 후 6~8시간 금식시켰다가 수유를 시작하는데, 이 시기가 신생아가 깨어있고 배고픔을 느끼기 시작하기 때문이다. 장음이 활발하게 들리고 복부 팽만이 없으며 울 때 입 주위를 자극하면 찾기와 빨기 반사가 보이면서 조용해지는 행동은 수유가 준비되었음을 나타내는 징후이다.

팔과 다리가 이완되어 펴지거나 몸을 뒤로 젖히고 젖꼭지를 밀어내며 젖 빠는 소리가 작아지고 얼굴이 무표정해지거나 수면에 빠지는 행동은 포만감의 징후이다. 수유 시 아기의 여러 가지 증상을 확인할 필요가 있는데, 빠른 호흡, 구강주위 청색증 등은 선천성 심혈관계 합병증일 수 있으며, 구강 점액 과다나 심한 역류 혹은 수유 시 청색증이 나타나면 식도폐색증일 가능성이 있기 때문이다.

(1) 수유 전 확인사항

① 생리적 안정성

고위험신생아의 경우 수유 전 호흡양상, 심박수, 산소포화도 등을 관찰해야 한다. 호흡수가 빨라지거나 느려지는지, 콧구멍의 확장과 벌렁거림, 호흡보조근을 사용하여 흉부견축이 나타나는지, 청색증, 울음, 자세위축 등은 수유를 시작하기에 부적절한 상태이다.

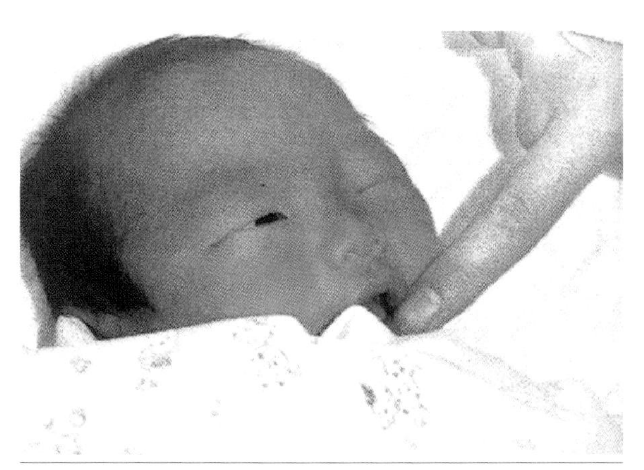

그림 34-1. 젖 찾기 반사

② 구강반사

구강내부 구조의 감각과 운동능력을 평가한다.

젖 찾기 반사(rooting reflex)의 경우 출생 후 6개월까지 지속되는데 입의 옆 부분을 살짝 건드리면 자극을 향해 고개를 돌리고 입을 벌리는 반사이다(그림 34-1).

빨기 반사(sucking reflex)는 영아의 입에 비닐장갑을 낀 손가락을 넣어봄으로 혀의 기능과 빠는 힘과 리듬을 느낄 수 있다.

구역반사(gag reflex)는 입안 뒤쪽에 새끼손가락을 넣어봄으로 확인할 수 있다.

물기 반사(phasic bite reflex)는 아래턱 융기의 어금니부위를 자극하는 것인데 아래턱이 위아래로 리듬있게 움직이는지 확인한다.

③ 비영양적 빨기(non-nutritive sucking)

비영양적 빨기는 새끼 손가락이나 고무젖꼭지를 아기의 입 안에 넣어 확인하는 것으로 섭식과 신경학적 준비로 중요하다(그림 34-2). 정상 속도는 초당 2회 정도로 피로를 예방하기 위해 1분 정도 빨기의 힘, 리듬, 지구력, 속도 및 호흡에 영향 여부를 확인한다.

④ 영양적 빨기

젖 찾기 반사를 유도하기 위해 아기의 아래 입술이나 입의 모서리에 젖꼭지나 젖병을 입을 연다면 젖꼭지를 혀의 위쪽에 둔다. 빨다가 멈추고 다시 빨기를 반복하는데 정상적인 빨기 속도는 초당 1회 정도이며 20~30회 폭발적으로 빨다가 숨쉬기위해 잠시 멈추게 된다. 충분한 수유시간은 15~20분 정도이나 30분을 넘기지는 않는다. 30분 이상 소요될 경우 경관 영양법을 병행하는 것이 좋

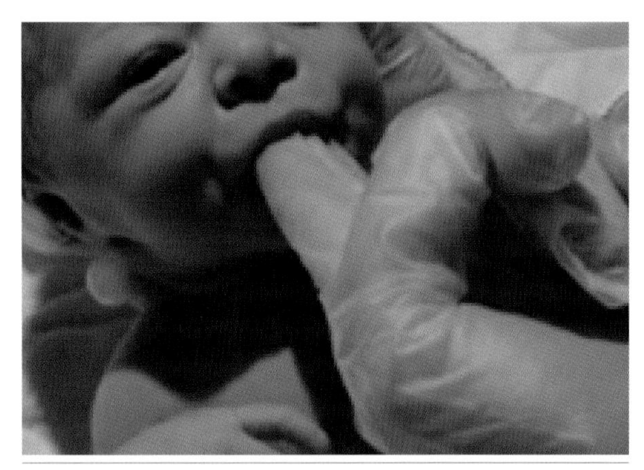

그림 34-2. 비영양적 빨기

다. 건강한 영아는 수유동안 '빨기-삼키기-호흡'의 통합적 조절이 가능하다[3,4].

(2) 수유 준비 시 고려할 점

젖병의 젖꼭지는 젖꼭지 모양, 부드러움 정도, 유출량을 고려하여 선택한다. 빠는 힘이 약한 경우 부드러운 젖꼭지(누크, 그림 34-3)와 빨 때 유출량이 비교적 많은 것이 좋다. 입이 작은 경우, 작은 젖꼭지를 선택하거나 젖꼭지 반 정도만 구강 내에 삽입한다. 미숙아의 경우 미숙아용 젖꼭지(그림 34-4)가 따로 있다. 구역반사가 심한 경우는 짧은 젖꼭지를 사용한다.

(3) 젖빨기 장애와 대처방법

① 비효율적 빨기

전신의 근 긴장 상태가 저하되어있고 빠는 힘이 약하거나 입술이 잘 닫히지 않고 구강 내 음압의 저하 등과 관련된다. 따라서 다음과 같은 지지방법이 도움이 된다.

아기의 머리를 중립으로 위치시키고 목 뒤를 지지해준 다음 턱은 아래로 당기는 것처럼 하고 먹이기 직전 입 주위, 입 안에 마사지를 하여 자극을 준다. 입술이 닫히지 못하는 경우 젖병을 쥔 손가락이나 반대편 손가락으로 아기의 양쪽 뺨을 가볍게 압박하고 뒤에서 전하방을 향해 끌어당겨 입을 막아준다. 또 젖병을 쥔 손의 새끼손가락 등을 이용해 하악을 가볍게 들고 지지하여 빨기 운동을 돕는다(그림 34-5).

② 빨기-삼키기-숨쉬기 간 조절 부전

미숙아에게 흔히 나타나며 무호흡이나 청색증이 있기 때문에 심박수, 호흡, 산소포화도 모니터링을 하며 아기의 호흡과 얼굴색을 관찰하면서 속도를 조절한다. 젖꼭지는 유출량이 많은 것은 피하며 아기가 깨어있는 상태에서 먹이도록 한다.

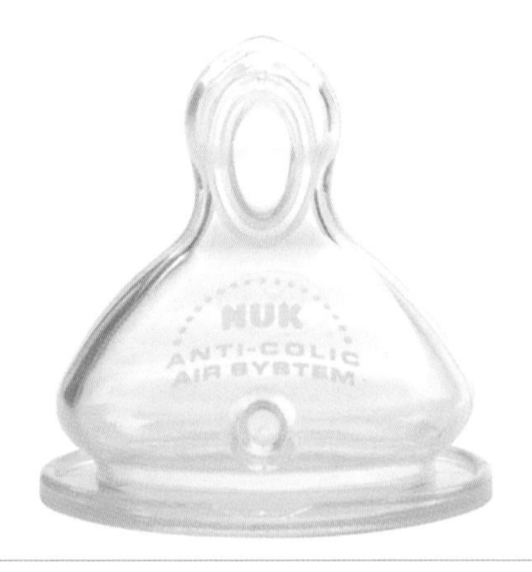

그림 34-3. 누크젖꼭지

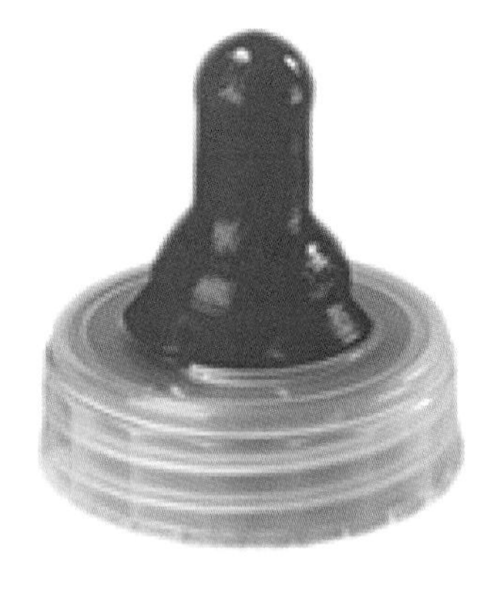

그림 34-4. 미숙아용 젖꼭지

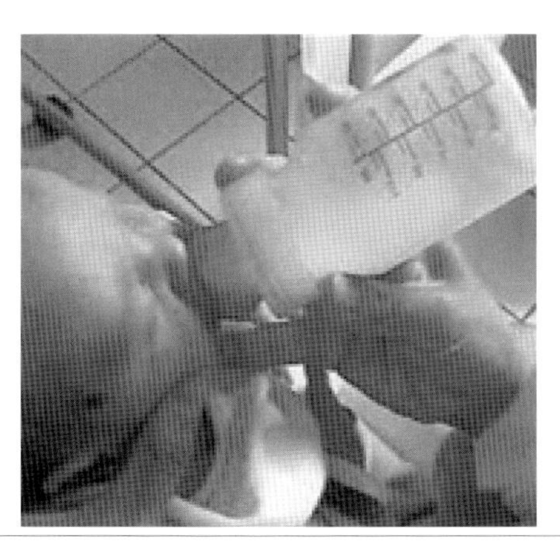
그림 34-5. 수유방법

빨기가 길어지거나 호흡이 얕아지거나 멈추면 젖병을 기울여 유출을 멈춘다. 필요하면 입에서 젖꼭지를 빼고 호흡을 시킨다. 수유시간을 조금씩 늘리면서 아기에게 맞는 속도를 찾는다.

4) 신생아중환자실 퇴원 후 수유

(1) 인공영양(post discharge formula, PDF)

일반 분유와 동일한 영양소를 포함하고 있되 대부분의 영양소가 최대량을 함유하고 있다. 단백질, 비타민 증강, 칼슘과 인, 아연, 미량원소가 첨가가 되어있으며 국외제품이 많다. 퇴원 시 체중이 10백분위수 미만에 있는 영아들은 미숙아분유나 퇴원 후 인공분유를 교정연령 3~6개월까지, 길게는 12개월까지 먹이는 방법을 추천한다.

(2) 모유영양

신생아 중환자실에 입원해 있는 동안 모유를 먹이는 경우가 많으나 퇴원 후에도 지속적으로 모유영양만을 하는 경우는 상대적으로 적다. 또한 모유영양만으로 영양적 중재의 이익이 증명된 바 없으므로 인공영양으로 보충하거나 마그네슘, 구리, 아연, 비타민 A, D, E가 보충된 상품화된 모유강화제를 사용하여 보충하기도 한다.

퇴원 시 체중 10백분위수 미만의 영아는 1/3 열량은 미숙아분유 또는 PDF로 공급(미숙아분류 2회/일, PDF 3회/일) 하거나 유축한 모유에 모유강화제를 섞는다(Emfamil, Similac 모유강화제의 경우 100mL에 2포, 매일 모유강화제는 12mL에 1포(10g)).

(3) 수유저항

수유저항을 보이는 신생아는 젖병에서 머리를 돌리거나 젖꼭지를 혀로 밀어내거나 구역질을 하거나 심지어 토하기도 한다. 구강 외 수유기간이 길수록 수유저항 문제는 더 심하다. 특히 이 기간이 영아가 반사적 수유에서 학습된 자발적인 수유행동으로 진행해 가는 과정에서 일어난다면 더욱 심해진다.

영아기는 입으로 자극과 만족감을 받아들이는 시기이다. 수유저항의 위험성이 있는 신생아는 입 주위를 톡톡 치거나, 혀를 접촉하거나 입술과 혀 위에 우유를 대어 보는 것 등 규칙적인 구강자극을 주거나, 안아 주기, 이야기하기 등 좋아하는 행동을 수유와 연관시켜 본다. 수유저항이 있는 신생아는 자극 프로그램을 시작해야 하는데, 장기간이 요구되므로 부모의 참여와 동일한 간호사의 꾸준한 간호가 필수적이다[1].

II. 정상 신생아 및 영유아기 섭식관리

1. 신생아기와 영유아기 발달특성

1) 연하발달시기

정상 신생아기 및 영유아기의 발달 패턴을 이해하는 것은 해당 시기에 장애 유무를 판단하는 근거가 된다. 섭식에 있어 영유아는 고형식으로 진행하는 데 있어 특정한 발달 이정표를 달성해야 된다. 표 34-3은 영유아의 발달시기에 따른 연하발달 및 관련식이와 방법을 제시하였다[4].

2. 영양관리

생후 첫 6개월 동안 영아에게 가장 이상적인 식품은 모유이다. 완전 모유 수유는 생후 6개월 동안 장려해야 하고, 이때는 상호보완적인 음식들을 소개해 주는 시기이다[2].

1) 모유수유

모유 수유는 적어도 생후 1년 동안 권장되고, 엄마와 아기가 서로 원하는 만큼 할 수 있다. 만삭아 조제분유는 모유수유가 금기일 때 주로 사용하고, 모유량이 부족할 경우 모유수유를 보충하기 위해서 혹은 성장부진, 산모가 모유 수유하는 것을 선호하지 않을 때 이용한다. 신생아기에는 하루 120kcal/kg이 필요하고 칼로리 공급원으로 단백질 6~12%, 지방 30~55%, 탄수화물로 나머지를 구성하는 것이 이상적이고 수분은 하루 140~160mL/kg 정도가 필요하다. 1일 6회 정도 수유하며 6개월에는 1일 4~5회 정도 점차 줄여나간다. 6~12개월에도 모유나 분유를 일차적 영양 공급원으로 제공하되 보충식이를 통해 고갈된 철분, 칼슘, 구리 등을 보충해야 한다.

(1) 모유 수유의 특징

모유는 초유, 이행유, 성유(성숙유)의 순서를 거치는데, 초유는 임신 말에서 분만 후 첫 주 동안 소량 분비되고, 성유에 비해 단백질과 지용성 비타민, 무기질이 많고, 탄수화물과 지방은 적다. 특히 비타민 A와 E가 많다. 또한 면역글로불린 중 IgA가 높고 태변 배출에 도움을 준다.

이행유는 초유보다 칼로리가 높고 분만 후 첫 주에서 둘째 주 동안 분비된다. 단백질, 면역글로불린과 지용성 비타민이 감소되고, 지방, 락토오즈와 수용성 비타민의 농도가 증가한다.

성유는 분만 2주 후부터 분비되기 시작한다. 성유의 조성은 수유시간에 따라 변하는 데 수유 시작 시 분비되는 전유는 수분이 많고 비타민과 단백질을 포함한다. 전유 이후에 분비되는 후유는 지방이 많다. 성유는 20kcal/30g 정도의 칼로리를 공급하는 데 단백질보다 지방에 의한 칼로리가 더 높다.

모유는 탄수화물은 유당으로 조제유보다 농도가 높고 포도당, 갈락토오즈, 글루코사민 등이 함유한다. 모유의 단백질 성분은 유당(lactalbumin)과 카제인(casein)이며 지방은 지질, 트리글리세라이드, 콜레스테롤로 구성되어 있다.

(2) 모유수유의 장 · 단점

모유가 아기에게 좋은 점은 아기에게 가장 이상적인 음식인 모유가 위장계 성숙을 증진할 뿐 아니라 인지발달을 높여 정서적 안정을 높이고 사회성을 향상시키며 면역체를 포함하여 설사, 장염, 크론병, 소아지방병증에 걸릴 가능성을 낮춘다. 또한 중추신경계 발달에 중요한 콜레스테롤과 DHA가 풍부하게 들어 있고, 특이 항체와 세포매개성 면역체 면역요소를 아기에게 전해주어 중이염이나 호흡기계 질환을 예방해 준다. 또한 알레르기 질환으로부터 보호를 해주고 급성 영아 돌연사, 임파종, 인슐린 의존성 당뇨로부터 보호해 준다. 모유는 철분이 많아서 빈혈 발생을 낮 춘다.

모유수유의 단점은 비타민 K 이외에 조제유에 비해 무기질 함량이 적고, 위를 빠르게 비워서 자주 수유를 해야 한다는 것이다.

모유 보관 시 손이나 유축기로 짠 젖을 깨끗하게 건조한 병이나 모유 전용 보관 용기에 넣어서 냉장실에

표 34-3. 연하발달시기에 따른 식이

시기	연하발달	식이/방법
정상 출생 전	임신 12~13주: 연하(삼킴) 시작 임신 28주: 찾기반사, 빨기 반사 출현 임신 30-31주: 빨고 삼키기 협응능력 가능 임신 34-35주: 흡철(빨기) – 연하 호흡의 통합 안정	
신생아	초기 흡철 형태: 혀가 아래턱과 함께 움직이면서 혀의 앞뒤 움직임을 통해 젖꼭지에서 젖을 짜낸다. 빨기 동안 뺨과 볼은 움직이지 않는다. 혀는 입술을 지나가지 않고 입술자체는 유두 주변을 느슨하게 물고 있는 정도이다. 볼 안쪽의 sucking pads 는 출생 직전 발달한다.	모유, 인공수유
1개월	초기 흡철 형태우세, 2회 흡철 후 호흡과 삼킴 반응이 나타난다.	모유, 인공수유
2~3개월	혀와 턱의 움직임이 커지면서 침 흘림이 많아진다. 빨고 삼키는 과정이 20회 이상 길게 나타나며 간헐적으로 빨기가 나타난다.	모유, 인공수유
4개월	혀의 위아래 움직임이 나타나면서 음압을 형성하여 빠는 힘이 증가하고 활동적인 턱과 뺨에 의해 진정한 흡철 형태가 나타남	모유, 인공수유
5~6개월	입술움직임이 활발해지며 턱을 위아래로 움직이는 형태(munching pattern)가 나타난다. 혀를 양옆으로 굴리거나 이동할 수 있다. 컵이나 스푼 사용 시 입술압력을 사용하며 컵으로 마실 경우 액체흐름과 속도조절능력이 떨어져 액체를 흘리고 숨막혀하거나 뱉어낸다.	이유식 – 스푼을 이용해 제공
7~9개월	Munching pattern과 씹기를 함께 사용하며 스푼 사용 시 윗 입술이 잘 움직인다. 컵으로 마실 때 협응력이 좋아져 2~3회 삼킬 수 있다.	혼자 젖병수유 가능, 조금 더 단단한 음식 – 부드럽게 으깬 음식 – 입에서 녹는 고형식
10~11개월	턱 조절, 혀끝 올리기 증진 스푼 사용 시 입술 다물기 가능	컵을 이용한 분유 제공, 손으로 집어먹을 수 있는 음식 – 과일, 삶은 야채, 바나나, 치즈, 요구르트 – 부드러운 면류
12개월	컵을 물거나 컵 아래에 혀를 넣어서 안정성이 있게되며 컵 주위에 입술 닫힘이 완전해진다. 음식을 입 양쪽으로 움직일 수 있으며 음식에 대한 턱의 압력조절이 가능하다.	손끝으로 집기가 가능해지므로 스푼조절능력이 향상된다. 전유 가능 부드러운 음식으로 일부 스푼으로 먹을 수 있는 종류 제공
13~18개월	혀를 이용해 아래쪽 입술을 핥을 수 있고 딱딱한 음식을 씹는 능력이 발달한다.	단백질, 과일, 채소 등 다양한 음식 제공, 컵이나 스푼을 들고 먹을 수있으나 조금씩 흘린다. 쿠키같은 약간 딱딱한 음식 가능
19~24개월	입의 한쪽면으로 물기를 지속할 수 있고 음식을 좌우로 이동시킨다.	포크사용 가능하다.

보관하고 가능하면 24시간 내에 먹인다. 짜 놓은지 24시간 내에 먹이지 않는다면 냉동해야 한다. 냉장 보관은 72시간 이내, 냉동 보관은 3개월 이내 먹인다.

2) 조제유

(1) 조제유의 특징

조제유는 우유를 저온살균 처리과정과 비타민, 무기질, 미량원소 첨가과정을 거쳐 만든 것으로, 깡통에 밀봉된 분말, 액상 조제유 및 농축 액체형 조제유가 있다. 우유와 칼로리 함량은 비슷하나 단백질에 의한 칼로리가 높고, 탄수화물에 의한 칼로리 비율은 낮다. 단백질은 모유의 3배 정도이며 85%가 카제인이고 유장(lactalbumin)은 15%에 불과하다. 따라서 응유(curd)가 크고 소화가 느리다. 탄수화물은 모유보다 적으나 무기질은 더 많다.

(2) 조제유 주의사항

조제유는 성분이 모유와 비슷하고 위생적이어서 모유수유가 어려운 신생아에게 안전하게 먹일 수 있다. 단 조유과정이 필요하며 소화흡수가 느리고, 조유와 보관이 적절하지 못하면 감염의 우려가 있다.

수유 후 복통, 설사, 복부팽만, 가스배출 등과 같은 우유 단백질에 대한 알레르기 증상이 있는 신생아에게는 저알레르기성 조제유(hypoallergic, HA)를 먹인다.

HA분유는 철분이나 미량 원소가 부족하고 지방함량이 낮아 장기간 수유 시 영양장애를 유발하므로 설사가 1~2주 이상 지속되면 만성 설사용 분유를 먹인다.

3) 고형식

생후 6개월이 되면 복합적인 영양소를 충분히 소화시킬 수 있을 정도로 위장관이 성숙하게 되며 이가 나면서 음식을 씹을 수 있고 혀를 내미는 반사가 사라지고 삼키는 능력이 발달한다.

첫 고형식는 철분이 많은 곡류를 묽게 하여 먹이는데 쌀은 알레르기 유발이 적다. 6개월 이후는 과일주스- 채소- 고기 순으로 준다. 과일은 바나나, 사과를 으깨거나 갈아서 준다. 오렌지의 경우 알레르기를 유발할 수 있다. 채소는 삶아서 곱게 으깨서 준다. 8~10개월에는 소고기, 닭고기, 생선은 찌거나 삶아서 주며

모유수유 영아의 영양보충 원칙

1. 출생 후 6개월까지는 반드시 모유수유를 하도록 한다. 그 이후에는 모유수유를 하면서 보충식이를 도입한다.
2. 아기의 요구에 따라 2세 혹은 더 늦은 나이까지도 지속적으로 모유수유를 한다.
3. 사회 심리적 돌봄의 원칙 하에 반응적인 영양(responsive feeding)을 제공한다.
4. 좋은 위생과 적절한 음식을 제공한다.
5. 6개월 경 소량의 음식을 주도록 하고 모유수유는 계속하면서 음식양을 점차 늘려나간다.
6. 점차적으로 음식의 강도를 증가시킨다. 아이의 요구와 능력에 맞게 적응시키면서 다양한 종류의 음식을 늘려간다.
7. 아이가 성장하면서 보충식이 빈도를 늘려나간다.
8. 영양요구를 맞출 수 있도록 모든 영양성분이 포함된 다양한 음식을 준다.
9. 필요하면 강화된 보충식이와 비타민 보충제를 준다.
10. 질병기 동안에는 모유수유를 자주 하고 아이가 좋아하는 부드러운 음식을 먹이면서 수액섭취량을 증가시킨다. 질병 회복 후에는 평소보다 음식 양을 좀더 늘리고 많이 먹도록 격려한다.

(World Health Organization. Complementary feeding. Infant and young child feeding. Model chapter for textbooks for medical students and allied health professionals. Geneva: WHO; 2009. p. 19–28)

출처: Giselia AP Silva, Karla AO Costa, Elsa RJ Giugliani. Infant feeding: beyond the nutritional aspects. Journal of Pediatria (Rio J). 2016;92(3 Suppl 1):S2–S7.

달걀노른자는 으깨서 주되 흰자는 알레르기를 유발할 수 있으므로 1세 이후에 준다.

우유를 먹인 후 새로운 음식을 주는 것보다 새로운 음식을 먼저 준 후 우유를 준다. 새로운 음식은 일주일 간격을 두고 한 가지씩 먹인다.

4) 이유식

이유식은 모유나 젖병수유를 끊고 스푼이나 컵으로 먹는 것을 의미하는데 8~9개월이 되면 컵 사용을 즐기게 된다. 고형식은 젖병에 담아 구멍이 큰 젖꼭지로 먹이면 안 되고 반드시 스푼으로 제공한다.

III. 특별한 영양이 필요한 아기

1. 기관지폐이형성이상(bronchopulmonary disease, BPD)

기관지폐이형성이상은 장기간의 입원으로 정상적인 자극이 부족하고 영양을 적절히 공급받기가 어려워 흔히 성장이 지연되고, 생후 성장 부진이 흔하며 초기 신생아기를 넘어 몇 년간 지속된다. 회복을 위해 폐 조직 성장과 폐혈관증의 재구조화가 필요하기 때문에 영양 요구량은 평균 요구량보다 훨씬 많다. 또한 대사 요구, 호흡일, 산소 소비를 증가시킨다. 에너지 요구는 건강한 아기보다 20~40%까지 증가할 수 있으며 성장에 필요한 적절한 열량(일 24~30kcal/30mL fomula)과 단백질(3.5g/kg/day)을 공급해야 하는데 적절한 영양 요구를 만족시키면서 수분 과다 등의 부작용을 예방하는 것이 매우 중요하다.

또한 비타민 E와 항산화 효소는 산소독성을 감소시키며 비타민 A는 내피세포의 복원을 촉진하고 섬유화를 최소화한다.

또한 기관지폐이형성이상을 가진 영아들은 호흡을 위해 많은 에너지가 요구되므로 적절한 영양공급과 더불어 충분한 휴식도 매우 중요하다. 영아가 많은 양을 수유하면 쉽게 지칠 수 있고 호흡 능력이 저하될 수도 있으므로 적은 양을 여러 번 나누어 수유하는 것이 바람직하다. 수유 시에는 고농도의 산소를 공급하고, 주변 환경의 자극을 줄임으로써 산소 소모가 증가하지 않도록 한다.

매일 체중을 측정하여 변화량을 확인하고, 전해질, 배설량, 요 비중, 부종의 증상 등을 관찰하여 탈수 상태 혹은 수분과다 상태를 평가한다.

2. 심장 문제

심장과 호흡일이 증가되면서 대사 요구도, 대사율과 산소 소비가 증가하여 성장이 지연될 수 있다. 조직 저산소증, 단백질 소실, 감염의 빈도증가 및 비장의 혈류량이 감소함에 따라 영양소의 흡수감소가 나타난다. 과순환을 줄이기 위해 수액과 나트륨을 제한한다. 아기는 쉽게 피로하고 빈 호흡을 보이며, 수유하는 동안 아기는 양육자에게 신호를 잘 보내지 않고 반응도 적다.

성장을 촉진하기 위해서 고열량 분유와 모유 혼합물로 열량 요구량을 만족시킨다.

분유와 모유는 고열량 필요를 충족하기 위해 강화될 수 있고, 가능한 열량 밀도를 증가하면서 정상 수분 공급을 초과하지 않는다.

3. 괴사성장염(necrotizing enterocolitis, NEC)

괴사성장염은 소장과 대장의 점막 및 전층의 괴사를 특징으로, 원위 회장과 가까운 직장에 가장 흔히 발생한다. 미숙아 천 명 당 0.3~2.4명으로 극소저체중출생아의 5~10%에서 발생하며 높은 사망률을 보이는 응급질환이다.

발생원인은 위 장관의 미성숙이 중요한 원인이다. 위 장관의 허혈성 저산소성 손상, 숙주의 면역기능의 장애, 박테리아의 집락화, 경관 영양과다 등이 관련된다. 출생 전후 질식, 호흡곤란 증후군, 수혈의 교환, 제대동맥 카테터가 장의 울혈을 일으킬 수 있으며 생후 48시간 이내 수유, 모유보다 조제유 수유, 고장성 장관 영양도 위험요인이다.

분만 전후에 생길 수 있는 여러 가지 요인들로 인하

여 장으로의 혈류가 감소하여 장 점막의 허혈을 가져오며 장 점막 장벽의 파괴는 특정적인 감염의 취약성을 가져온다.

또한 고농도의 수유로 순환이 결핍된 장에 스트레스를 주고 박테리아 증식의 배지가 되기 때문에 발생한다고도 한다. 이로 인해 장 점막에서의 보호성 분비물이나 윤활성 점액이 생산되지 않아 장 점막으로 세균(Klebsiella pneumoniae, E.coli)이 유입된다. 따라서 장벽이 계속 붓거나 파괴되어 IgM을 생산할 수 없게 되고 외독소가 장벽을 통과해서 배출되므로 장내 방어체계는 더욱 악화된다. 따라서 조직의 염증이 증가하고 파괴되며 괴사되면 패혈증과 장 천공이 발생할 수 있다.

4. 구순(cleft lip) 구개열(cleft palate)

구순과 구개열은 입과 비강 사이에 통로를 형성하여 코를 통한 역류와 흡인이 잘 일어나고 구강 내를 진공 상태로 만들지 못하므로 빨고 삼키는 데 어려움이 있고 수유 중 공기를 많이 삼키게 된다. 따라서 알맞은 수유방법을 결정하고 익숙해지도록 부모를 지지해 준다.

수유는 영아의 머리를 45~80도 똑바로 세운 자세에서 수유한다(그림 34-6).

수유 한시간정도 경과한 후 앙와위로 눕히는 것은 가능하나 엎드린 자세는 피한다. 수유 시 공기를 많이 삼키므로 트림을 자주 시켜주어 구토나 흡인을 예방한다. 수유 시 일반젖꼭지는 부적합하고 젖꼭지구멍이 크거나 구개열용 특수젖꼭지나(그림 34-7) 부드럽고 긴 젖꼭지를 입속에 깊숙이 넣어주는 방법을 사용한다. 점막하열이나 구개수열, 부분 구순열 신생아는 모유수유도 가능하다. 젖을 빨 때 어려움이 있는 경우 엄마의 엄지손가락이나 유방으로 구순부위를 눌러서 막으면서 수유할 수 있다.

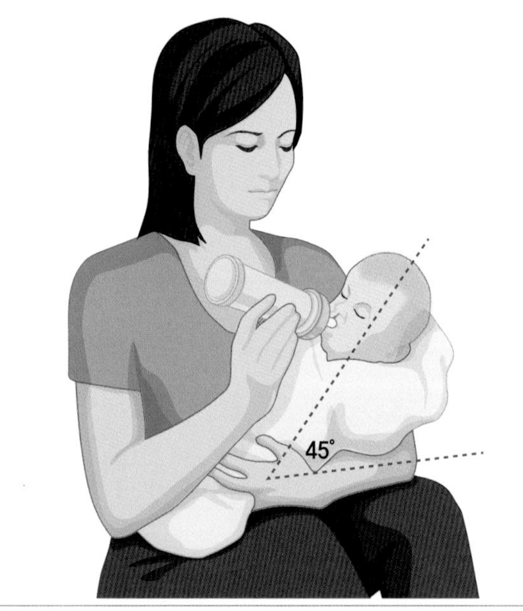

그림 34-6. **구순구개열 수유자세**

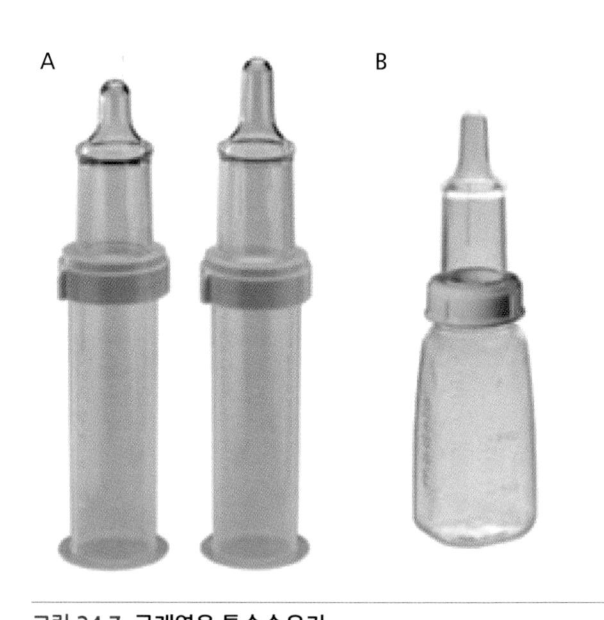

그림 34-7. **구개열용 특수수유기**
a. Mead Johnson Cleft Palate Nurser b. Haberman 수유기

5. 위식도역류(gastroesophaseal reflux, GER)

정상 영아는 하루에 한번 이상 구토를 보이며 1500gm 미만 미숙아에서 증상을 동반한 위식도역류는 3~10%이다. 병적 역류는 영양, 호흡, 식도염 등의 문제를 일으킨다.

단순역류인 경우 수유의 점도를 올리고, 천천히 수유하며 자주 트림시키거나 소량씩 자주 수유한다. 잦은 흡인이나 흉부물리요법을 삼가하고, 흡연 환경을 피한다.

수유 후에 30분간 세우는 자세를 취하는 것이 좋다. 앙와위, 반좌위는 피하고 엎드려 두거나 반듯이 세운 복위 자세를 유지한다. 단 복위자세는 깨어있는 상태이거나 보호자가 반드시 관찰해야 한다. 수유 후 1시간 이내에는 아이를 심하게 흔들지 않도록 한다.

(3) 자세

모유수유를 한다면 엄마의 식이부터 바꾸어 2~4주 동안 우유나 달걀 섭취를 피하도록 한다. 분유종류를 수화된 단백질이나 아미노산 제제의 분유로 바꾼다. 분유농도를 진하게 하는 방법도 있는데, 진한 농도 분유가 미숙아에게 괴사성장염과 관련이 있다는 보고도 있으므로 유의한다.

(4) 수유

우선 모유수유를 한다면 엄마의 식이부터 바꾼다. 2~4주 동안 우유나 달걀 섭취를 피하고, 분유종류를 변경한다. 수화된 단백질이나 아미노산 제제의 분유를 사용한다(Alimentum (Similac, Abbott Nutrition, Columbus, OH), Nutramigen (Enfamil,Mead Johnson & Company, Irving, TX), or Pregestimil (Enfamil)) 분유농도를 진하게 하는 방법도 있는데, 진한 농도 분유가 미숙아에게 있어 괴사성장염과 관련이 있다는 경우도 있으므로 주의한다[2,5,6].

참고문헌

1. 김이경. 미숙아의 퇴원 후 영양, 대한신생아학회지, 2009;16(2):131-6.
2. 방경숙 외. 아동간호학, 서울:정담미디어;2014.
3. 쯔바하라 야키오. 알기쉬운 연하장애, 서울:군자출판사; 2015.
4. Groher ME, Crary MA. 연하장애, 서울:군자출판사;2011
5. Verklan MT, Walden M. Core curriculum for neonatal intensive care nursing, 5th ed. Elesevier
6. Papachrisantho MM, Davis RL. Clinical practice guidelines for the management of gastroesophageal reflux and gastroesophageal reflux disease: Birth to 1 year of age.
J Pediatr Health Care. 2015:29(6);558-564.

chapter

35

소아 연하장애 치료 Ⅰ - 영아기

신진용, 오혜원, 최유임

I. 자세 조절

1. 목적

영아의 신체 전반에 근긴장도 정상화를 위한 자세는 먹는 동안 영아의 체간 운동조절 및 구강 운동조절과 관련이 깊다. 영아가 현 상태에서 부정적인 영향을 받을 수 있는 변수, 즉 부적절한 정렬에 의해 잘못된 자세를 하고 있다면, 이로 인해서 비정상적인 식사 패턴을 경험하여 연하장애에 좋지 않은 영향을 미치게 될 것이다[20]. 올바른 자세 조절은 영아의 자세 배열을 개선하고 안정성을 주어 구강 운동 기능을 증진시켜 준다. 영아가 신체의 중립적인 정렬을 갖추는 것은 구강 감각운동을 효과적으로 활용할 수 있게 해주며 식사 활동을 위한 신체와 구강의 협응 기술에 기반을 마련하게 해준다[1]. 이에 자세 조절의 최종적인 치료 목표는 식사 시 영아의 자세 안정성을 높이고 구강 감각운동의 기능 향상을 이끌며 가족과의 식사시간 참여를 통해서 즐거운 경험을 쌓게 해주는 것이다[3].

2. 치료 접근

일반적으로 식사 시 영아의 적절한 자세는 머리와 목을 자연스럽게 굴곡하고 머리에서부터 다리까지 신체 배열을 중립적으로 하는 것이다. 또한 머리와 사지는 신체 정중선으로 모으고 어깨는 좌우 대칭이 되게 한다(그림 35-1). 팔은 자연스럽게 안쪽으로 모으고 고관절은 45~90도로 굴곡한다[20]. 영아가 보호자와 서

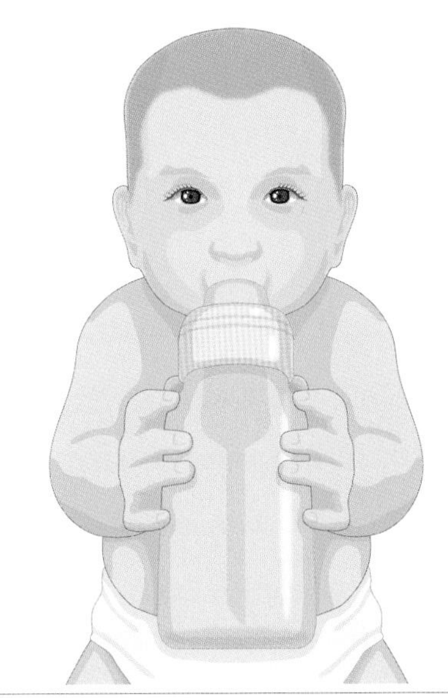

그림 35-1. **신체 대칭 자세**

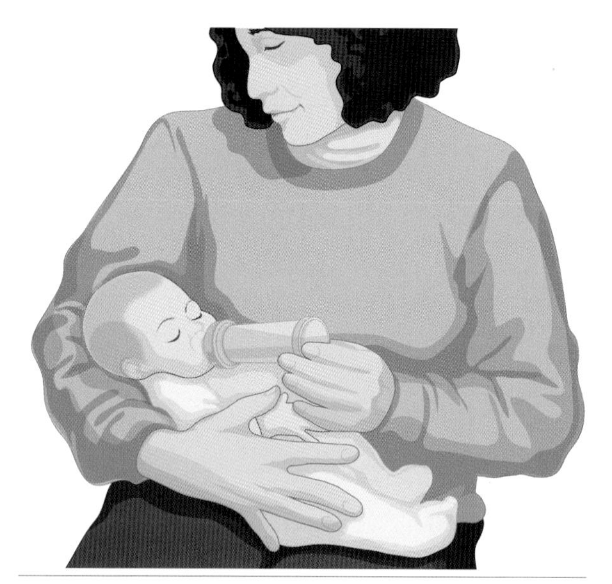

그림 35-2. **수유 시 적절한 자세**

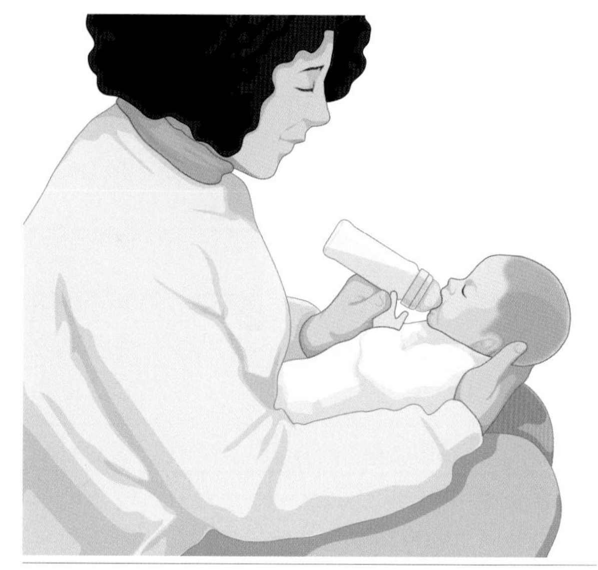

그림 35-3. **눈 맞춤 자세 1**

로 바라볼 수 있고 신체적으론 가깝게 밀착되게 하여 안전하고 기능적인 자세를 갖출 수 있도록 해준다(그림 35-2)[1]. 머리와 목의 전후 정렬이 중립을 유지하도록 하는데, 영아의 사례에 따라서 치료적인 효과를 위해 살짝 굴곡되거나 신전되는 것이 필요할 수도 있다[20]. 과긴장성 영아의 경우에는 근위부의 안정성을 제공하고 원위부의 움직임을 통해서 높아진 근긴장도를 억제시켜주기를 원하며, 저긴장성 영아는 전체적인 자세의 안정성과 정렬을 갖추고 중간 범위에서의 조절을 원하기 때문이다[3].

눈 맞춤 자세는 영아와 눈을 맞추고 식이를 제공하는 방법으로 영아를 보호자의 대퇴부에 마주보게 놓는다(그림 35-3). 이 자세는 영아의 식사 시 좋은 자세 안정성과 배열을 제공하며 정중선으로의 협응을 증진시킨다. 또한 영아의 머리를 다양하게 조절하는 것이 가능하다. 만약 영아가 체형이 상당히 작은 경우에는 체간을 받쳐주는 것보다 직립 자세를 제공해 주는 것이 좋다[1,20].

눈 맞춤 자세의 다른 방법으로는 영아를 보호자의 무릎 사이에 눕히고 눈을 맞추며 식이를 제공하는 것이다(그림 35-4). 이 자세는 영아의 머리를 좌우로 조절하기에는 어려울 수 있지만, 보호자의 양손을 자유롭게 사용할 수 있는 장점이 있다. 단, 보호자의 무릎 위쪽으로 영아의 머리가 신전되어 넘어가지 않도록

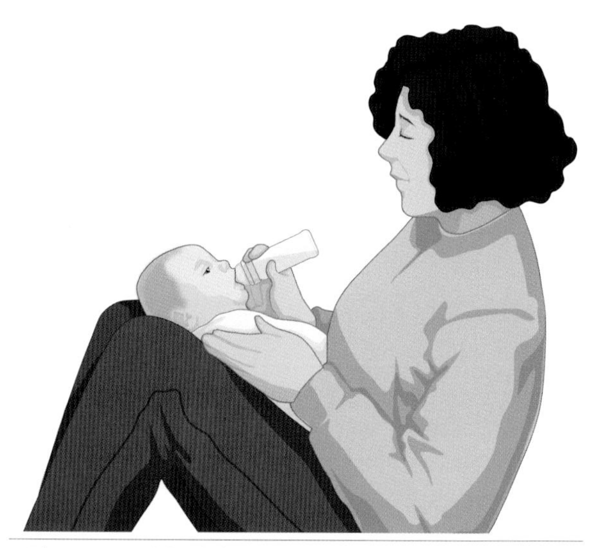

그림 35-4. **눈 맞춤 자세 2**

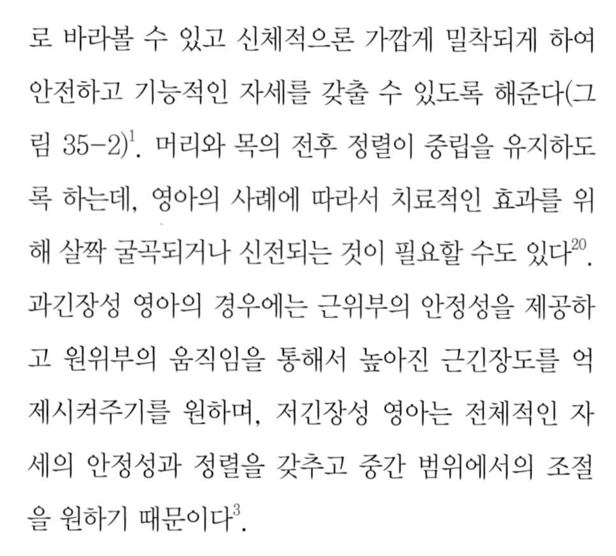

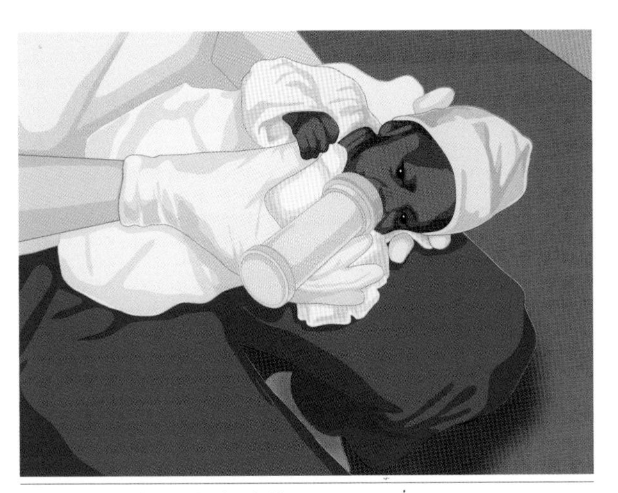
그림 35-5. 옆으로 누운 자세 1

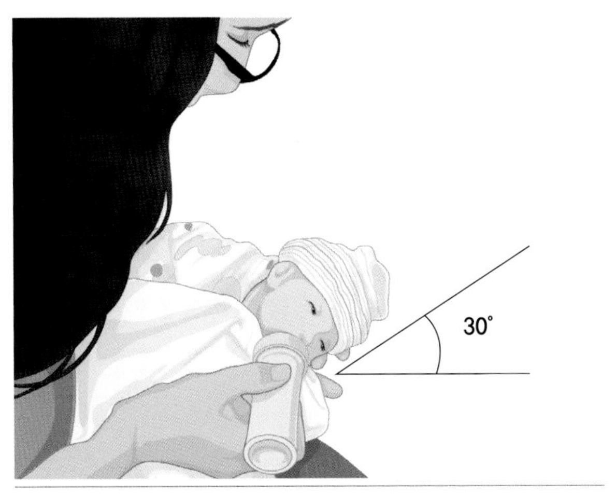

그림 35-6. 옆으로 누운 자세 2

주의해야 하며 연령이 있는 큰 영아에게는 적용하기에 적합하지 않은 단점이 있다[1,20].

옆으로 누운 자세는 체간을 옆으로 곧게 세우고, 영아의 머리가 앞으로 향하도록 하는 방법이다(그림 35-5, 35-6). 이는 중력을 제거하여 혀의 수축력을 도와주고 영아의 입술을 다물고 빨기를 촉진시키며 후두의 움직임, 후두 폐쇄, 기도 보호 기능을 증진시켜준다[20]. 치료사가 영아의 빨기-삼키기-숨쉬기의 조절을 용이하게 할 수 있어 영아에 맞게 섭식율을 제한할 수 있고, 영아는 구강인두 후방에 처리하지 못한 잔여량으로 인한 질식과 같은 무호흡에서 예방될 수 있다[10]. 또한 보호자를 바라보는데 제한이 있어 영아가 먹는 동안 산만해지는 경향을 감소시켜주는 장점이 있다[11]. 단, 보호자는 영아의 머리가 과도하게 신전되지 않도록 주의해야 한다[20].

영아를 담요와 같은 포대기로 감싸거나 덮어주는 것은 사지의 불필요한 움직임을 제한하고 신체 배열을 중립적으로 유지시켜준다(그림 35-7)[10]. 이를 통해서 근긴장도를 정상화시키고 외부 자극의 민감도를 낮출 수 있다. 포대기를 사용하여 강하게 누르거나 압박하여 촉각자극을 주는 것은 영아를 진정시키는 효과가 있다. 또한 고유수용성 감각도 제공하여 영아에게 전반적인 안정감을 주며 감각통합으로 이끌어 주는 장점이 있다[1,20].

자세가 불안정한 영아에게 신체를 지지해줄 수 있는 보조 도구 및 의자를 활용할 수 있다(그림 35-8, 35-9, 35-10). 이는 영아의 자세 안정성을 높여주어 구강 움직임에 집중할 수 있도록 해주고, 보호자의 손을 자유롭게 해주어 지지 이외에 도움을 제공하는 데 활

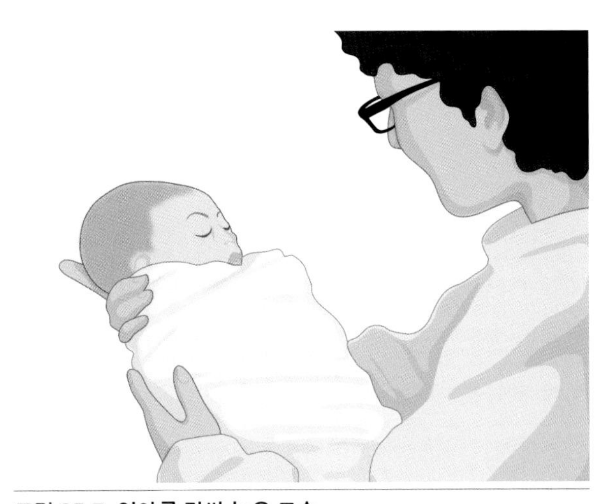
그림 35-7. 영아를 감싸 놓은 모습

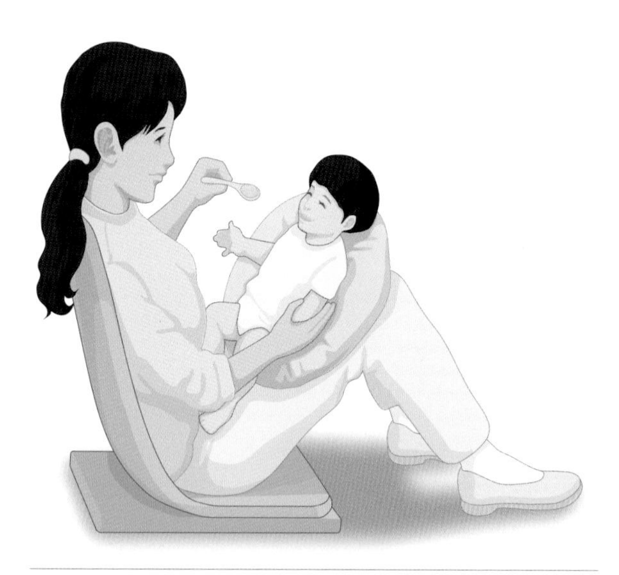

그림 35-8. **신체 지지 보조 도구 및 의자 1**

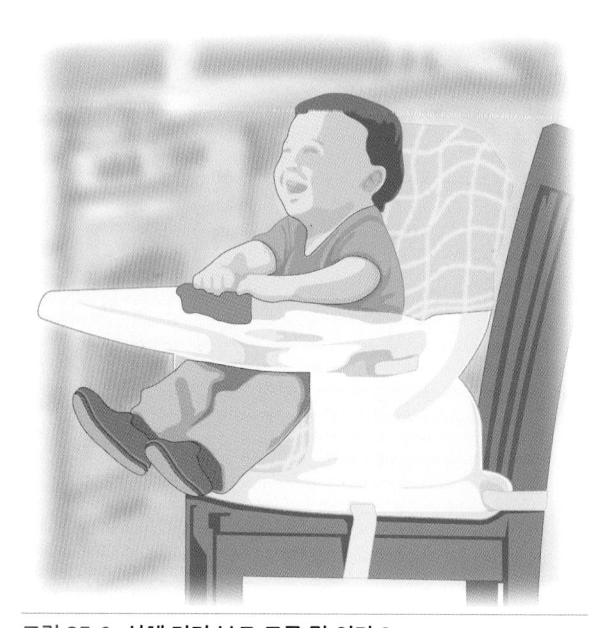

그림 35-9. **신체 지지 보조 도구 및 의자 2**

용할 수 있게 해준다[1]. 보조 도구 및 의자는 무게가 가볍고 가정에서 사용하기 쉽고 세척이 용이해야 한다. 이는 영아의 구강 움직임 뿐만 아니라 다양한 장소로 이동하여 식사시간에 참여할 수 있게 해주고 소근육 활동을 증진시켜줄 수 있다[3].

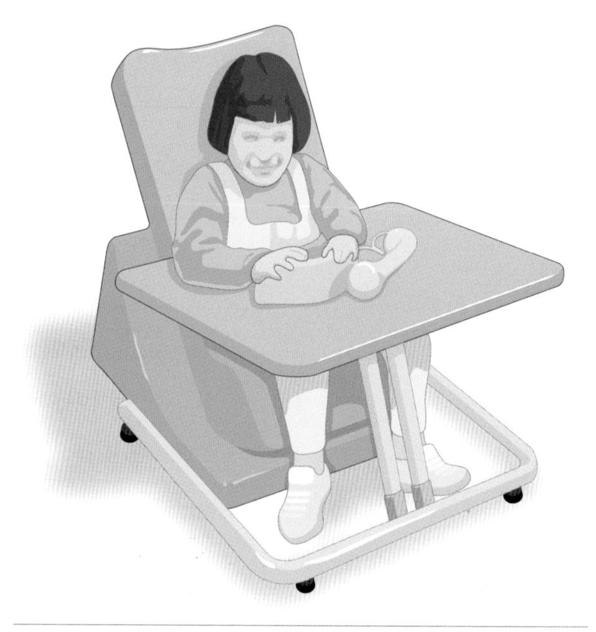

그림 35-10. **신체 지지 보조 도구 및 의자 3**

II. 빨기-삼키기-숨쉬기의 치료

1. 비영양적 빨기(non-nutritive sucking)와 영양적 빨기(nutritive sucking)

비영양적 빨기는 공갈 젖꼭지(pacifier)나 감염 예방을 위해 장갑을 착용한 손가락을 이용하여 영아의 입안으로 넣어서 빨기를 이끌어내는 것이다. 빨기 반응을 시작하도록 하기 위해서 모유 또는 적절한 형태의 유동식 1~2 방울을 함께 적용할 수도 있다. 비영양적 빨기의 치료적 목표는 빨고 삼키는 반사를 강화시켜주며 구강의 근력 강화 및 운동조절을 향상시키고, 구토 반사 및 구강의 민감도를 정상화 하는 것이다. 비영양적 빨기를 제공하는 시간은 일반적으로 10~15분 정도이다[13]. 성숙한 빨기의 반응을 이끌어내기 위해서는 영아가 기민한 각성상태에서 배고픔과 관련된 활동이 필요한 시간을 통해 초기의 구강 경험을 갖도록 해주어야 한다. 따라서 비영양적 빨기는 하루 스케줄에 맞추어 규칙적으로 적용되기 보다는 영아의 각성 상태가 어느 정도 기민하고 긍정적인 구강 반응을 보일 수 있는 시간에 제공하는 것이 중요하다[8]. 비영양적 빨기의 파급 효과를 보면, 기본적으로 삼킴의 기능을 향상시켜주고 구강 섭식으로의 전환 시기를 단축시켜준다[2]. 또한 불안정한 상황에서 영아를 진정시키는데 도움을 줄 수 있으며 위관 영양 공급(gavage feeding)을 하는 동안에 긍정적인 구강 감각 자극을 제공한다[11]. 치료 접근 방법을 보면, 첫 번째로 치료사의 손가락으로 영아의 경구개를 자극한다. 영아의 경구개와 연구개 접합부까지 치료사의 손가락을 넣어준다. 경구개 위쪽을 향해서 강하게 눌러준 뒤, 1초에 한 번 정도 경구개를 손가락으로 뒤에서 앞으로 천천히 쳐준다(stroking). 두 번째로 영아의 혀를 자극한다. 치료사의 손가락을 영아의 입 안으로 넣어 혀를 아래 방향으로 가볍게 눌러준다. 1초에 한 번 정도 혀를 손가락으로 뒤에서 앞으로 천천히 쳐준다[15].

비영양적 빨기에 반응하지 않는 영아에게는 영양적 빨기가 더욱 더 반응을 잘 이끌어낼 수도 있다. 빨기와 삼키기 사이에는 신경적 결합이 밀접하게 이루어져 있기 때문에, 영아에게서 삼키기가 한번 일어나게 되면 종종 빨기를 시작한다[5,15]. 단, 영양적 빨기는 먹는 총량보다 먹는 과정에 참여하고 수행하는 질적인 부분에 초점을 두어야 한다. 영아에게 스트레스를 주며 영양적 빨기를 진행하게 되면 구강 섭식에 대한 부정적인 인식을 갖게 되기 때문에 이 점은 주의해야 한다[16]. 치료 접근 방법을 보면, 첫 번째로 경구개에 강한 압력을 제공한다. 질감이 단단하고 곧게 뻗은 젖병을 사용하여 경구개 뒤쪽 연구개 접합부까지 넣는다. 부드럽게 위로 압력을 제공한 뒤, 영아가 빨기를 시작하는지 관찰하며 기다려준다. 만약 빨기를 하지 않는다면, 젖병으로 구개를 3~4번 정도 뒤에서 앞으로 쳐준다. 그리고 나서 젖병을 경구개 위로 눌러주며 영아가 빨기를 기다려준다. 두 번째로 걸쭉한 점도의 식이를 사용한다. 묽은 식이보다 걸쭉한 식이가 영아의 구강과 인두에서 더 많은 감각 자극을 제공하기 때문에 빨고 삼키는 과정을 더욱 더 효과적으로 이끌게 된다[15].

2. 섭식 속도의 외부 조절

영아의 빨고 멈추는 섭식 속도는 입으로부터 젖병을 기울이거나 제거하는 것으로 조절할 수 있으며, 이를 통해서 영아에게 숨을 쉬기 위한 충분한 시간을 제공할 수 있다. 특히, 호흡을 해야 할 때 빨기를 멈출 수 없는 영아에게 섭식 속도의 외부 조절은 필요하다[16,17,19,20].

치료 접근 방법을 보면, 첫 번째로 젖병을 기울이는 것이다(그림 35-11). 이렇게 하면, 영아가 호흡을 필요로 할 때, 젖병에서 식이가 더 이상 나오지 않도록 할 수 있다. 두 번째로 영아의 입으로부터 젖병을 제거하는 것이다. 젖병을 기울여도 계속해서 빨기를 지속할 경우, 영아의 입에서 젖꼭지를 완전히 제거하는 것이 필요하다. 세 번째로 영아가 빨기를 어느 정도 유지할 수 있는지를 관찰하고 파악하는 것이다. 섭식 중에 영아의 얼굴이 갑작스레 불편해보이거나 젖병을 빼려는 행동을 취하기 전까지만 자발적인 빨기를 허용한다. 일반적으로 빨고 있는 동안 호흡을 원활하게 하기 위해서 3~4번 빨고 난 후 젖꼭지를 영아의 입에서 떼어 준다[1,15].

3. 유속의 감소

영아의 구강과 인두를 통해서 식이의 유속을 감소시

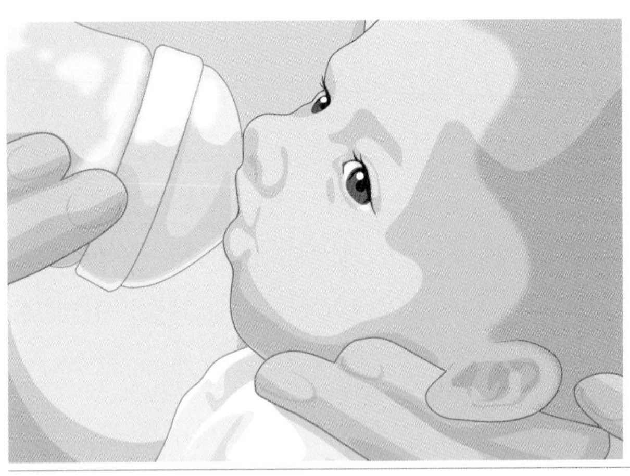
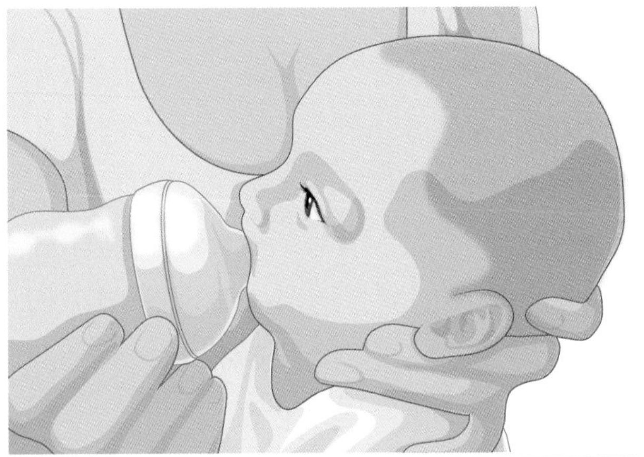

그림 35-11. 젖병을 기울이는 모습

켜주는 것은 삼키는 사이에 영아가 호흡을 원활하게 할 수 있는 시간을 마련해준다[15].

치료 접근 방법을 보면, 첫 번째로 젖꼭지의 구멍 크기나 질감의 단단한 정도가 유속에 영향을 미치므로 유속이 느린 젖병을 골라서 사용한다. 두 번째로 식사 시 영아의 자세를 조절한다. 젖병이 수평이 될 수 있도록 직립한 자세를 취하게 한다(그림 35-12). 이는 중력의 효과를 제거하여 영아가 자발적인 빨기를 하지 않을 때 식이가 흐르지 않도록 예방할 수 있다. 옆으로 누운 자세에서도 중력의 작용에서 벗어나 구강인두로 식이가 흘러가지 않도록 해준다(그림 35-13). 이는 식이를 구강에서 조절하기 더 쉽게 해주며 삼키고 호흡하는 시간을 더 늘려준다. 세 번째로 식이의 점도를 걸쭉하게 제공한다. 유속이 느린 젖병이나 자세 조절만으로 효과적이지 않을 때, 의료진과 협의하에 이 방법을 활용한다. 식이의 점도를 걸쭉하게 하

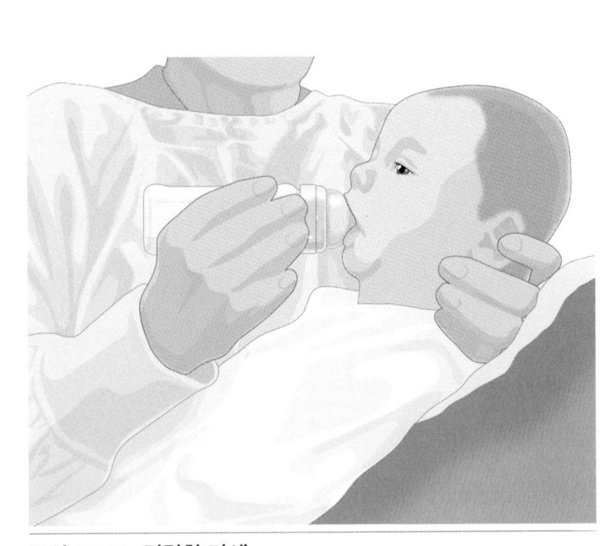

그림 35-12. 직립한 자세

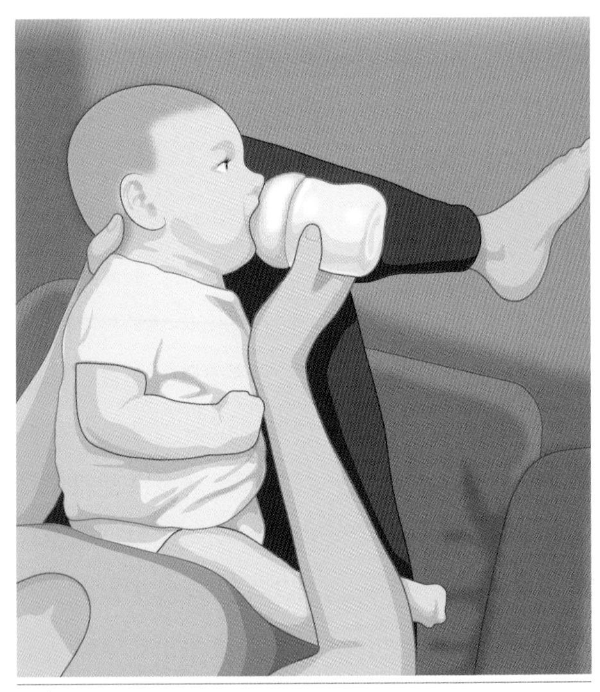

그림 35-13. 옆으로 누운 자세

면, 영아의 구강과 인두로 넘어가는 유속이 감소하게 된다. 네 번째로 모유수유와 유사한 방식으로 접근한다. 젖병을 사용할 때 젖꼭지 부분을 영아의 경구개와 연구개 접합부까지 깊이 넣어준다. 이는 모유수유와 유사한 방식으로 영아가 젖병을 빨게 만들어 주어 유속을 더 쉽게 조절하도록 해주며 식이가 더욱 더 천천히 영아의 입안으로 나오도록 해준다[12].

4. 증상에 따른 치료 접근

빨기 반응을 보이지 않을 경우, 영아의 빨기 반사를 자극할 수 있는 비영양적 빨기 또는 영양적 빨기로 치료 접근한다. 영아가 빨기에 대한 경험을 한번 갖게 되면, 더욱 더 쉽게 빨기를 이끌어내고 유지할 수 있으며 젖병수유로의 전환도 가능할 수 있다. 평소보다 영아의 입에는 더욱더 많은 감각 자극을 제공해 주어야 한다[15]. 또한 영아가 빨기를 잘할 수 있도록 환경을 조성해준다. 일반적으로 소음을 줄이고 조명을 낮춰주며 영아를 부드럽게 흔들어 주면서 리듬감 있는 음악을 들려준다[1].

약한 빨기를 보일 경우, 영아의 신체 전반에 근긴장도 정상화를 위한 자세 조절부터 치료 접근한다. 다음으로 치료사의 세 번째 손가락(중지)으로 영아의 아래 턱을 지지하고 위로 올리는 압력을 제공한다. 첫번째와 두번째 손가락(엄지, 검지)으로는 영아의 양 볼을 꽉 쥐고 전방으로 부드럽게 당겨준다(그림 35-14). 이는 턱의 안정성을 높여주고 젖꼭지 주변에 영아의 입술을 다무는 기능을 향상시켜준다[15]. 젖병수유 시 젖꼭지를 약간씩 빼주면서 빨기를 증진시켜준다[1].

짧은 빨기를 보일 경우, 영아의 호흡 패턴을 주의 깊게 관찰한다. 섭식 중에 짧은 빨기와 호흡을 보인다면 정상적인 패턴을 보일 때까지 중단하고 호흡을 도와준다.

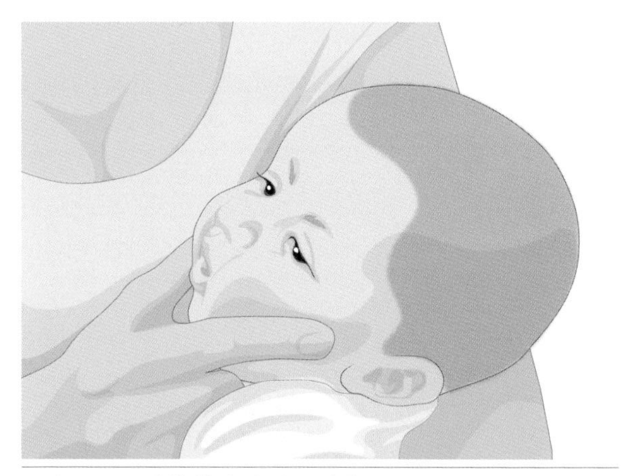

그림 35-14. **약한 빨기 시 치료 자세**

III. 구강 감각운동 자극 치료

기관 내 삽관을 장기간 하고 있거나 위식도 역류로 인해서 구강을 통해 섭식을 경험하지 못한 영아에게는 구강 감각운동 자극을 제공하는 것이 필요하다. 이는 영아에게 입을 적절하게 벌려 혀를 움직여 젖꼭지를 잘 물고 있을 수 있게 해주며 빨기 능력도 증진시켜준다[9,11]. 이를 통해 영아의 구강 운동기능 향상으로 튜브를 통한 비구강에서 구강을 통한 섭식으로 전이되는 시간이 단축된다[4,6-8,14]. 또한 영아의 섭식 효율성이 증진되고 섭취량이 증가하는 효과를 보인다[14,18].

구강 감각운동 자극은 일반적으로 입 주위의 자극(perioral stimulation)과 입 안의 자극(intraoral stimulation) 2가지로 구성된다. 입 안의 자극에 앞서 입 주위의 자극이 먼저 이루어지며, 이는 볼과 입술에 압력을 제공하는 자극과 함께 천천히 두드리는 것(stroking)으로 이루어져 있다. 입 주위 자극의 치료적 목표는 지향반응(orientation response)을 향상시키며

표 35-1. 구강 감각운동 자극 치료 방법

구 성	자 극	목 적
볼	1) 검지를 인중에 놓는다. 2) 지그시 눌러 압력을 주며 귀로 향했다가 다시 입 꼬리로 돌아온다. (C자를 그리며)	볼의 가동범위와 근력 증진, 입술 다물기 향상
윗입술	1) 검지를 한쪽 윗입술 꼬리에 놓는다. 2) 지그시 누른다. 3) 둥글게 원을 그리면서 한쪽 끝에서 출발해 입술 중앙을 지나 반대쪽 끝으로 움직인다.	입술의 가동범위와 입술 다물기 향상
아랫입술	1) 검지를 한쪽 아랫입술 꼬리에 놓는다. 2) 지그시 누른다. 3) 둥글게 원을 그리면서 한쪽 끝에서 출발해 입술 중앙을 지나 반대쪽 끝으로 움직인다.	입술의 가동범위와 입술 다물기 향상
위, 아래 입술 말아 당기기	1) 검지를 윗입술의 중앙에 놓는다. 2) 계속 누르면서 아래로 당겨 말아준다. 3) 아랫입술의 중앙에 검지를 놓고 누르면서 위쪽으로 당겨 말아준다.	입술의 근력, 가동범위와 입술 다물기 향상
윗잇몸	1) 손가락을 윗잇몸의 중앙에 대고 강하게 누르며 천천히 입 안쪽으로 이동한다. 2) 천천히 중앙으로 다시 돌아온다.	혀의 가동범위, 연하 자극, 빨기 향상
아랫잇몸	1) 손가락을 아랫잇몸의 중앙에 대고 강하게 누르며 천천히 입 안쪽으로 이동한다. 2) 천천히 중앙으로 다시 돌아온다.	혀의 가동범위, 연하 자극, 빨기 향상
볼 안쪽	1) 입 꼬리의 안쪽에 손가락을 위치한다. 2) 지그시 누르며 어금니 방향으로 이동했다가 다시 입 꼬리로 돌아온다.	볼의 가동범위와 입술 다물기 향상
혀 옆면	1) 어금니 쪽에 닿는 혀의 옆면과 잇몸 사이에 손가락을 위치한다. 2) 손가락을 가운데로 가져오며 혀를 반대쪽 방향으로 민다. 3) 혀를 밀고 나서 바로 볼로 돌아와 최대한 많이 늘려준다.	혀의 가동범위와 근력 증진
혀 윗면	1) 검지를 입의 중앙에 위치한다. 2) 경구개를 3초간 눌러준다. 3) 손가락을 혀의 중앙에 대고 강하게 아래로 눌러준다. 4) 혀를 누른 즉시 다시 경구개의 중앙으로 돌아온다.	혀의 가동범위와 근력 증진, 연하 자극, 빨기 향상
빨기 유발하기	1) 손가락을 입천장의 중앙에 위치하고 부드럽게 문질러 빨기를 유발한다.	빨기 향상, 연구개 활성화
공갈 젖꼭지	1) 공갈 젖꼭지를 입에 물리고 위/아래, 앞/뒤 방향으로 부드럽게 움직인다.	빨기 향상, 연구개 활성화

입 주위의 근력 강화 및 운동조절을 향상시키는 것이다. 입 안의 자극은 잇몸, 혀, 구개를 따라 압력을 제공하면서 움직이거나 움직이지 않고 멈춰서 자극을 제공하는 것으로 비영양적 빨기가 포함되기도 한다. 입 안 자극의 치료적 목표는 빨고 삼키는 반사를 강화시켜주고 구토 반사 및 구강의 민감도를 정상화하는 것이다(표 35-1)[6,7]. 또한 영아의 구강 구조 및 움직임의 문제로 인해 비정상적인 식사 패턴으로 나아가는

표 35-2. 구강 구조 및 움직임의 문제에 따른 치료 방법

구조 및 문제	치 료
턱 내밀기(Jaw thrust) – 높은 근긴장도	부드러운 장난감을 치아 사이에 물고 있게 한다.
턱 뒤당김(Jaw retraction) – 높은 근긴장도	엎드린 자세에서 턱을 아래–앞 방향으로 당긴다.
턱 강하게 다물기(Jaw clenching) – 낮은 근긴장도	입을 서서히 벌릴 수 있도록 구강 놀이 및 얼굴에 수용 가능한 긍정적인 자극을 제공한다.
턱 불안정성(Jaw instability) – 낮은 근긴장도	턱을 다물 수 있도록 감각 자극을 준다.
긴장성 물기 반사(Tonic bite reflex) – 근긴장도와 관련 없는 경우	측두하악 관절을 눌러 압력을 준다. 감각 자극을 제공한다.
입술 뒤당김(Lip retraction) – 낮은 근긴장도	턱을 지지하여 안정성을 제공한다. 볼과 입술을 손가락으로 두드린다(tapping).
윗입술 움직임의 제한(Limited upper lip movement) – 높고 낮은 근긴장도	손가락으로 두드리거나 쳐준다(tapping, stroking). 다양한 질감의 음식과 온도로 자극을 제공한다.
볼의 감소된 근긴장도 (Cheeks reduced tone)	손가락으로 두드리거나 쳐준다(특히, 측두하악 관절 부위).
감소된 감각인식 (Reduced sensory awareness)	입술 양끝에 액체 방울을 떨어뜨려 자극한다. 다양한 질감의 음식과 온도로 자극을 제공한다.
혀 내밀기(Tongue thrust) – 낮거나 높은 근긴장도 – 호흡관여 스트레스	턱을 지지하여 안정성을 제공한다. 어금니 옆쪽으로 음식을 넣어준다. 숟가락을 사용하여 혀 중간 부위를 아래 방향으로 누른다.
혀 뒤당김(Tongue retraction) – 높거나 낮은 근긴장도	뒤에서 앞 방향으로 혀를 누르며 당겨준다(엎드린 자세). 곧은 자세에서 턱 당김 자세를 취한다. 턱 아래 부위를 위 방향으로 두드려준다.
혀 근긴장저하(Tongue hypotonia) – 낮은 근긴장도	다양한 질감과 맛으로 감각 입력을 증가시킨다.
혀 치우침(Tongue deviation)	정중선에 머리가 맞게 자세를 조절한다. 혀의 움직임이 감소된 쪽으로 자극을 제공한다.
혀 움직임 제한 (Tongue limited movement)	다양한 질감, 온도, 맛의 감각 자극을 준다. 진동 자극을 제공한다.
연구개(Soft palate) – 비인두 역류	곧은 자세를 한다. 걸쭉한 액체를 제공한다. 볼과 혀의 기능적인 활동을 위한 감각 자극을 준다.

것을 방지하기 위해서 구강 감각운동 자극을 제공해 주는 것은 도움이 될 수 있다(표 35–2)[3]. 구강 감각운동 자극을 제공하는 시간은 위관 영양 공급 30분 내에서 10~15분 정도 적용하는 것이 일반적이다[6].

참고문헌

1. 송영진, 이한석, 정원미. 삼킴장애. 서울: 계축문화사; 2007
2. Arvedson J, Clark H, Lazarus C, et al. Evidence-based systematic review: Effects of oral motor interventions on feeding and swallowing in preterm infants. American Journal of Speech-Language Pathology 2010;19:321-340.
3. Arvedson JC, Brodsky L. Pediatric swallowing and feeding: assessment and management. New York: Delmar Publishers; 2001
4. Bache M, Pizon E, Jacobs J, et al. Effects of pre-feeding oral stimulation on oral feeding in preterm infants: a randomized clinical trial. Early Hum Dev. 2014;90:125-129.
5. Barlow S. Oral and respiratory control for preterm feeding. Current Opinion on Otolaryngology and Head and Neck Surgery. 2009;17(3):179-186.
6. Boiron M, Da Nobrega L, Roux S, et al. Effects of oral stimulation and oral support on non-nutritive sucking and feeding performance in preterm infants. Dev Med Child Neurol. 2007;49:439-444.
7. Fucile S, Gisel E, Lau C. Oral stimulation accelerates the transition from tube to oral feeding in preterm infants. J Pediatr. 2002;141:230-236.
8. Fucile S, Gisel E, Lau C. Effect of oral stimulation program on sucking skill maturation of preterm infants. Developmental Medicine & Child Neurology 2005;47:158-162.
9. Fucile S, McFarland DH, Gisel EG, et al. Oral and nonoral sensorimotor interventions facilitate suck-swallow-respiration functions and their coordination in preterm infants. Early human development 2012;88(6):345-350.
10. Garber J. Oral-Motor Function and Feeding Intervention. Physical & occupational therapy in pediatrics 2013;33(1):111-138.
11. Groher ME, Crary MA. Dysphagia: clinical management in adults and children. St Louise: Mosby; 2009
12. Kassing D. Bottle feeding as a tool to reinforce breast feeding. Journal of Human Lactation. 2002;18:56-60.
13. Kirk AT, Alder SC, King JD. Cue-based oral feeding clinical pathway results in earlier attainment of full oral feeding in premature infants. Journal of Perinatology 2007;27:572-578.
14. Lyu T-C, Zhang Y-X, Hu X-J, et al. The effect of an early oral stimulation program on oral feeding of preterm infants. Int J Nurs Sci. 2014;1:42-47.
15. Marcus S, Breton S. Infant and child feeding and swallowing. Bethesda: AOTA Press; 2013
16. Palmer MM. Identification and management of the transitional suck pattern in premature infants. Journal of Perinatal and Neonatal Nursing. 1993;7(1):66-75.
17. Premji SS, McNeil DA, Scotland J. Regional neonatal oral feeding protocol. Changing the ethos of feeding preterm infants. Journal of Perinatal and Neonatal Nursing. 2004;18(4):371-384
18. Tian X, Yi LJ, Zhang L, et al. Oral Motor Intervention Improved the Oral Feeding in Preterm Infants: Evidence Based on a Meta-Analysis With Trial Sequential Analysis. Medicine 2015;94(31):1-10.
19. Vandenberg KA. Nippling management of the sick neonate in the NICU: The disorganized feeder. Neonatal Network.. 1990;9:9-16
20. Wolf LS, Glass RP. Feeding and swallowing disorders in infancy: assessment and management. San Antonio: Therapy Skill Builders; 1992

chapter

36

소아 연하장애 치료 II - 소아기

민경철, 백지영, 차태현

I. 소아기의 먹기

먹기는 인간이 생존하고, 활동하며, 성장하는 데 필수적인 요소로 음식을 입에 가져가고, 입 안에서 씹어 식괴를 만들어 안전하게 삼키는 매우 복잡한 과정이다. 또한, 소아기는 새로운 음식, 맛, 질감을 경험하고 다양한 도구를 사용하여 음식을 먹는 것을 시작하고 배우는 시기이다[1,2].

소아에서의 연하치료는 성인의 연하장애 치료와 달리 섭식과 삼키기(swallowing)로 나누어서 접근할 수 있으며 먹기와 관련된 문제는 복합적이고 다양한 원인에서 나타난다[3]. 따라서 소아 연하치료를 다루고 있는 전문 서적이나 연구에서는 섭식장애라는 용어를 사용하고 있으며, 섭식장애는 입으로 충분히 영양소를 섭취하는데 어려움이 생기는 행동적인 문제까지 총칭하는 것으로, 성장 지연, 연하장애, 가족, 사회적 상호작용을 할 수 있는 식사 시간에 일어나는 문제 행동에 이르기까지 다양한 방식으로 나타난다[3]. 섭식은 아동의 전반적인 건강 및 발달 상태, 그리고 먹는 것에 긍정적 또는 부정적으로 영향을 끼칠 수 있는 경험의 노출 정도에 영향을 받는데[3], 소아에 나타날 수 있는 다양한 연하 문제는 초기에는 조직적, 구조적 문제로 발생하지만, 이후에는 행동 문제로 지속될 수 있다.

섭식에 어려움이 있는 아동들은 식이 제한, 성장 발육 지연 등의 성장 문제, 장기간의 튜브 영양 의존에 의한 액체 음식 고착, 편식, 음식 거부, 새로운 음식 먹기 시작 어려움 등의 문제가 나타나기도 하고, 정상 발달을 하는 아동에게서도 음식 거부, 편식, 음식 공포증 등 먹기를 거부하는 문제가 나타날 수 있으며, 심한 경우 음식을 보거나 식사를 차리는 것만으로도 음식을 거부하는 문제가 나타나기도 한다[3,4].

많은 종류의 음식을 먹어야 하고, 다양한 맛, 냄새, 질감의 음식을 새로 접하게 되는 소아기의 연하치료 목적은 단기적으로는 먹기에 긍정적인 영향을 줄 수 있는 행동의 변화로 치료를 시작할 수 있다. 장기적으로는, 의학적, 영양학적 목적이 포함된 연령에 적합한 먹기 행동 습득으로 실제 음식을 먹을 수 있도록 하는 것이 중요하다. 세부적으로는, 음식 섭취량의 증가, 식사 시간 중 행동 문제 감소, 식사 시간의 보호자 스트레스 감소, 보호자-아동 간 즐거운 상호작용 증진, 먹기와 관련한 구조화 및 일상 생활 기능 증진이 소아기 아동의 먹기 장애 치료의 목적으로 볼 수 있다.

1. 음식 거부

음식 거부는 적절한 영양, 칼로리, 수분 섭취에 방해가 될 정도로 음식을 먹지 않는 질환적 상태를 말한다. 처음에는 기질적, 자연적인 원인일 수 있으나(소화기, 호흡기 질환 등), 이후에는 부정적 경험, 통증으로 인한 불편함 등의 심리적인 문제 때문에 먹는 것을 거부할 수 있다[3].

음식 거부의 원인은 의학적 요인과 심리 행동 문제적 요인으로 나누어 볼 수 있는데, 의학적인 원인으로는 1) 대사 문제, 소화 장애, 2) 위식도관 역류 등 위장관 문제, 3) 구조적, 해부학적 문제, 4) 구강 운동 저하, 5) 음식의 질감, 냄새, 맛 등에 감각 과민(hypersensitivity), 감각 처리 저하 등의 감각 문제가 있다[5,6].

심리 행동적인 문제로는 가족 내 문제, 잘못된 강화, 부모로부터의 부적절한 먹기 행동 모방, 부적절한 구조화된 먹기 환경 등의 원인이 있다[5,7]. 먹기를 거부하는 행동들은 음식을 수용하는 것에 영향을 미친다. 예를 들어, 아동이 먹기를 방해하는 행동(머리 돌리기, 숟가락 두들기기 등)을 한다면, 입으로 음식물을 받아들이는 것을 방해하게 되고, 입에 음식물을 물고 있으면 적절한 영양 섭취가 지속적으로 일어나기 어렵게 된다. 또한 먹는 것을 방해하거나 불편감을 줄 수 있는 질환을 가진 아동, 조산, 경험 부족 등의 문제가 있는 아동, 특히 튜브로 식이에 의존했던 아동들에게서 흔하게 나타날 수 있는 문제이다[5].

2. 식성이 까다로운 아이

까다로운 아이(picky eater)는 적은 양 혹은 적은 종류의 음식 섭취가 특징으로, 친숙한 음식 또는 새로운 음식 등 다양한 음식 먹기를 거부하는 아동을 말한다. 탄수화물, 단백질 등의 음식 군 중 특정 군의 음식을 주로 섭취하려 하거나, 특정 음식에 강한 음식 선호도를 보이고, 향, 질감, 맛, 느낌 등의 이유로 먹기에 어려움이 나타난다[8,9]. 따라서 먹는 것에 까다로운 아동은 음식 섭취를 통한 적절한 영양이 제한되어 영양 섭취 및 성장에 문제가 나타나기도 한다[2].

까다로운 아이는 감각적으로 촉각 방어(tactile defensiveness) 증상을 보일 수 있다. 촉각 방어란 신체에 들어오는 다양한 감각 중 촉각 자극을 적절하게 수용하고 처리하는 데 어려운 증상을 말하며, 그 중 구강 방어(oral defensiveness)는 특히, 구강 주변, 또는 구강 내 들어오는 자극 수용 및 처리에 어려움을 보이는 것을 말한다. 아동의 발달에 꼭 필요한 구강 탐색을 하지 않거나, 입 안에 손이나 도구가 들어오는 것을 거부하고 칫솔질 등을 거부할 수 있다. 따라서 특정 질감의 음식을 새롭게 경험하는 것에 문제가 나타날 수 있으며, 부드러운 음식을 싫어하거나 반대로 딱딱한 음식을 싫어하기도 한다[9]. 유병률은 새로운 음식에 많이 노출이 되기 시작하는 어린 나이(2세에 13%)에 특히 높게 나타나며, 3%의 아동에서는 6세 이후에도 남아있기도 한다[8].

다양한 장애 아동 중 특히, 자폐 범주 장애 아동은 먹는 것에 까다로운 아이가 될 수 있는 가능성이 높다. 자폐 아동은 제한된 섭취, 다양한 음식 종류 섭취 제한, 새로운 음식 거부, 식시 환경 변화 적응 부족 등의 먹기와 관련된 문제를 나타낼 수 있으며, 감각이 예민한 경우가 많아 음식을 먹고 나서 구역질, 구토 등을 할 수 도 있고, 심한 경우 음식만 보더라도 증상이 나타날 수 있다[4].

익숙한 음식도 특정 이유에 따라 먹기를 거부하는 까다로운 아이와 달리 먹기에 어려움을 보이는 아이들 중에 새로운 음식을 회피하는 경우를 음식 공포증(food neophobia)이라고 말하며, 일반 아동들에게도 자주 나타나는 증상으로, 이는 먹는 것에 까다로운 아이와 마찬가지로 2~6세 사이에 많이 발생하였다가 이후 감소되는 것으로 보고되고 있다(그림 36-1)[9].

II. 행동 치료 접근법

1. 행동 치료 일반적 원리

일반적으로, 행동은 학습되는 것으로, 특정 환경에서 선행 자극에 의한 행동을 하고, 행동 직후에 나타나는 다양한 주변 반응(자극)에 따라서 만들어진다. 같은 자극이더라도 행동이 일어나게 된 환경, 선행 자극, 후속 반응에 따라 이후의 행동들이 다르게 나타나기도 하고 관련 행동들이 증가하거나 감소할 수 있다. 따라서 먹기에 관련된 문제 행동 역시 특정 이유가 있지 않고, 주변 환경이나 반응에 강화된 행동일 수 있다. 또한, 장애가 있는 아동은 의학적인 상태, 질환 또는 몸 상태에 따라서 문제 행동이 나타날 수도 있다. 예를 들어 아동이 위식도역류가 있는 경우, 역류로 인한 불편함과 통증 때문에 먹기를 거부하거나 부적응 행동이 나타나는지, 오랜 기간 튜브를 통한 영양섭취로 구강 섭취 경험 저하나, 감각 조절 문제로 먹기를 거부하거나 먹는 데 어려움이 있는지를 파악해야 한다[3,4].

행동 치료는 이러한 문제 행동을 일으키는 사전 환

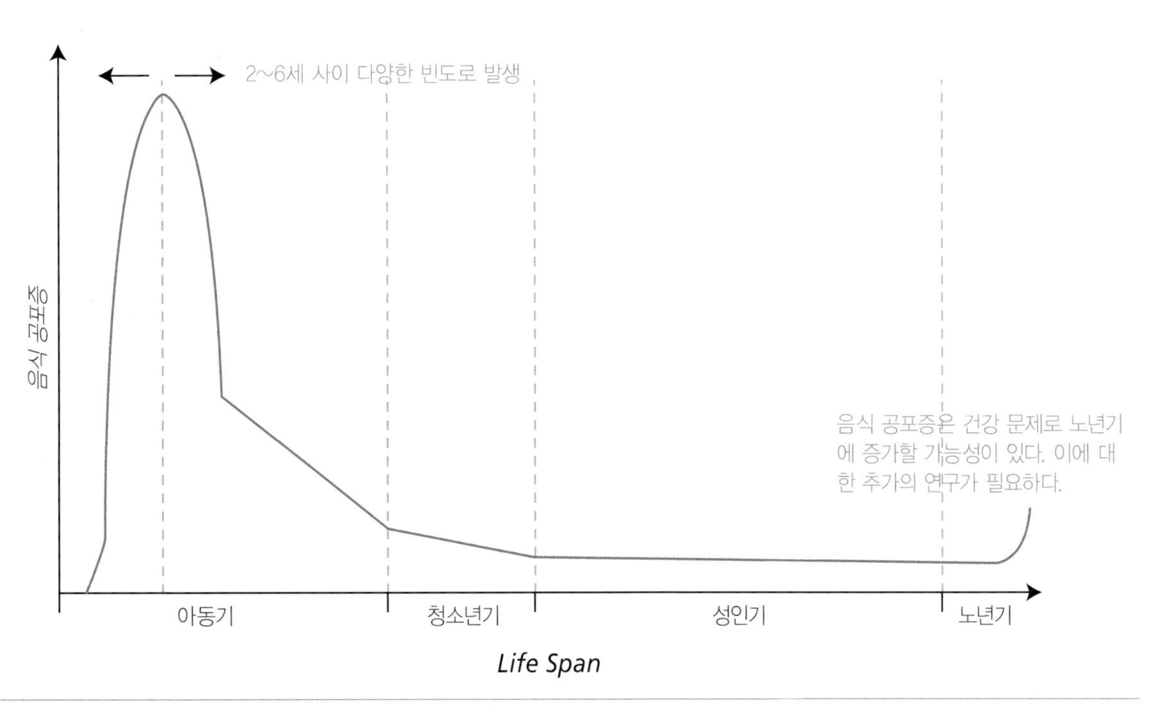

그림 36-1. 음식 공포증의 잠재성에 대한 모델(A potential lifespan model for levels of food neophobia in humans).

경, 선행 자극, 사후 반응, 조건화 등의 전 후 관계를 파악하여 사회적으로 적합한 적응 행동을 증진시키고 적합하지 않은 문제 행동을 감소시키는 것을 목적으로 하는 치료 방법이다. 행동 치료를 시작하기 전, 의학적 상태의 안정, 감각 문제, 구강 운동 기능 문제 등을 검사하고 행동에 영향을 줄 수 있는지 알아보는 것이 필요하다[3].

먹는 것과 관련된 심리적 요소로 ① 적절한 / 적절하지 않은 행동 반응 ② 아동의 발달 ③ 가족 내 역동 ④ 양육 스타일 ⑤ 애착 문제가 있을 수 있을 수 있으며[3], 아동의 문제 행동이 나타나는 이유는 사회적 관심을 얻기 위해, 보상을 얻기 위해, 좋아하는 활동을 하기 위해, 어렵고 싫은 것을 피하기 위해, 좋아하는 자극을 찾고 불편함과 통증을 피하기 위해서 등 다양하다. 이러한 다양한 요소로 아동은 적응 행동 또는 부적응 행동이 나타나게 된다. 적응 행동의 예로는 음식 받아들이기(제시 후 5초 안에 입을 벌리고 입 안에 음식을 넣기 등)[3], 부적응 행동은 음식 거부(음식을 제시한 후 5초 이상 받아들이려 하지 않기, 충분히 입을 벌리지 않기 등)가 있다. 문제 행동을 구체적으로 정량화하여 관찰하고 설명할 수 있어야 한다[3].

행동 치료를 시작하기 전 환경의 구조화 및 정해진 규칙 따르기가 중요하다. 아동은 먹기 시작 시간을 알고 정해진 위치에 앉도록 하고 먹기 시작과 관련된 활동을 정하거나 규칙을 정하는 등 아동이 인식할 수 있도록 환경 및 선행 자극을 조작할 수 있다(예: 먹기 의자에 앉아서 시작 전 잠시 장난감 가지고 놀기). 아동이 부정적인 부적응 행동이 나오지 않도록 환경을 조절하고, 긍정적인 표현을 쓰고 먹기와 관련된 아동의 흥미를 긍정적으로 연결하도록 접근한다[3].

일반적으로 문제 행동은 한 가지 행동만 발생하는 것이 아니기 때문에 다양한 문제를 일시에 고치려고 하기 보다는 한 번에 한 가지 문제를 해결하는 것이 좋다. 아동의 문제 행동은 다양하게 일어날 수 있으며, 아동의 먹기 관련 문제 행동은 아동 먹기 행동 평가(Children's Eating Behavior Inventory, CEBI) 등을 통하여 제시된 먹기 관련 문제 행동 및 보호자, 가정에서의 문제 등을 확인할 수 있다. 아동의 문제 행동을 응답자가 어느 정도의 빈도로 일어나고 있다고 여기고 있으며, 그러한 문제들이 응답자에게 문제가 되는지를 확인하여, 의료진, 치료사 와 보호자 간 치료의 목표를 결정하는 데 도움을 줄 수 있다(표 36-1)[10].

아동의 현재 능력 수준에서 치료를 시작하는 것이 원칙으로 관찰 가능한 구체적인 목표 행동을 선정하여 접근하는 것이 중요하다[11]. 변화가 필요한 목표 행동이 한 번에 성공하기 어려운 문제 행동의 경우, 성공할 수 있는 행동으로 나누어서 치료하여 조금만 노력하여도 성공할 수 있어 먹기에 대한 긍정적인 경험을 할 수 있도록 한다. 그 예로는 처음부터 입으로 음식물을 먹기가 아니라 먹는 행동을 잘게 나누어 입에 음식 대기, 입 벌리기, 5mL 음식 먹기, 다섯 번 제시 중 한 번 먹기, 삼키기, 10mL 음식 먹기, 다섯 번 제시 중 세 번 먹기, 수저 잡기, 스스로 먹기 등으로 단계적으로 접근하여 성공할 수 있도록 한다. 성공 시 제공하는 강화도 처음에는 각 단계마다 제공하였다면, 아동이 성공할 수 있는 과제 수준이 향상될수록 더 높은 단계의 과제를 수행한 경우에 강화를 제공하고, 마지막에는 목표 행동을 수행한 경우에 강화를 제공한다. 성공을 통한 긍정적인 경험이 많아질수록 먹는 것에 대한 욕구가 증가하고 먹기 기술도 증가할 수 있다[4]. 아동의 문제 행동을 확인하고 평가하는 방법은 ① 문제 행동 빈도 확인 ② 문제 행동 지속 시간 확

표 36-1. 아동의 먹기 행동(Children's Eating Behavior Inventory CEBI) 평가지

Children's Eating Behavior Inventory (CEBI)						
아동 이름 : 연 령 : 년 월			성 별: 남 / 여			
얼마나 자주 나타나나요?	없음 Never	가끔 Seldom	때때로 Sometimes	자주 Often	항상 Always	당신에게 문제가 되나요?
1. 아이는 연령에 기대되는 만큼 씹지 않는다.	1	2	3	4	5	Y / N
2. 아이는 식탁 정리하는 것을 도와준다.	1	2	3	4	5	Y / N
3. 아이는 식사 중에 텔레비전을 본다.	1	2	3	4	5	Y / N
4. 나는 아이가 먹지 않는다고 느낀다.	1	2	3	4	5	Y / N
5. 아이는 먹는데 30분 이상 걸린다.	1	2	3	4	5	Y / N
6. 친척들이 아이가 먹는 것에 대해 불평을 한다.	1	2	3	4	5	Y / N
7. 아이는 먹는 것을 즐긴다.	1	2	3	4	5	Y / N
8. 아이는 먹지 말아야 할 음식을 요구한다.	1	2	3	4	5	Y / N
9. 아이는 연령에 기대되는 만큼 음식을 스스로 먹는다.	1	2	3	4	5	Y / N
10. 아이는 식사 중에 구역질을 한다.	1	2	3	4	5	Y / N
11. 나는 아이가 먹는 양을 확신한다.	1	2	3	4	5	Y / N
12. 나는 식사 시간이 스트레스이다.	1	2	3	4	5	Y / N
13. 아이는 식사 시간에 토를 한다.	1	2	3	4	5	Y / N
14. 아이는 식사 시간 사이에 허락을 받지 않고 음식을 먹는다.	1	2	3	4	5	Y / N
15. 아이는 내가 부른 후 1~2 분 후 식탁에 온다.	1	2	3	4	5	Y / N
16. 아이는 식사 시간에 사래에 걸린다.	1	2	3	4	5	Y / N
17. 아이는 급하게 먹는다.	1	2	3	4	5	Y / N
18. 아이는 허락되지 않은 상황에서 음식을 혼자 먹는다.	1	2	3	4	5	Y / N
19. 나는 아이가 먹지 않을 때 화가 난다.	1	2	3	4	5	Y / N
20. 아이는 집에서 먹지 말아야 할 음식을 먹는다.	1	2	3	4	5	Y / N
21. 아이는 다양한 맛의 음식을 먹는다.	1	2	3	4	5	Y / N
22. 나는 아이가 밥을 안 먹으면 간식을 허용한다.	1	2	3	4	5	Y / N
23. 아이는 연령에 기대되는 식사 도구를 사용한다.	1	2	3	4	5	Y / N
24. 아이는 친구의 집에서 먹지 말아야 할 음식을 먹는다.	1	2	3	4	5	Y / N
25. 아이는 식사 시간 사이에 먹을 것을 요구한다.	1	2	3	4	5	Y / N
26. 나는 식사 시간을 생각하면 화가 난다.	1	2	3	4	5	Y / N
27. 아이는 덩어리 음식을 먹는다.	1	2	3	4	5	Y / N
28. 아이는 음식을 입 안에 물고 있는다.	1	2	3	4	5	Y / N
29. 나는 식사 시간에 아이가 원하는 음식을 고를 수 있게 한다.	1	2	3	4	5	Y / N
혼자 아이을 키우시는 경우 34번으로 가세요.						
30. 식사 시간 동안의 아이의 행동이 배우자를 화나게 한다.	1	2	3	4	5	Y / N
31. 나는 아이가 먹는 양에 대해 배우자와 동의한다.	1	2	3	4	5	Y / N
32. 아이는 식사 시간에 배우자와의 의사 소통을 방해한다.	1	2	3	4	5	Y / N
33. 나는 식사 시간에 배우자 대문에 화가 난다.	1	2	3	4	5	Y / N
34. 아이는 화를 내면서 먹는다.	1	2	3	4	5	Y / N
35. 아이는 배가 고픈 것을 이야기한다.	1	2	3	4	5	Y / N
36. 아이는 많이 먹어서 배가 고픈 것을 이야기한다.	1	2	3	4	5	Y / N
37. 아이는 식탁을 정리하는 것을 돕는다.	1	2	3	4	5	Y / N
38. 아이는 음식을 숨긴다.	1	2	3	4	5	Y / N
39. 아이는 식탁에 장난감이나 책을 가지고 온다.	1	2	3	4	5	Y / N
아이가 하나라면 40번은 넘어가세요.						
40. 식사 시간 아이의 행동이 다른 아이를 화나게 한다.	1	2	3	4	5	Y / N
모든 항목에 답변해 주세요.						

인으로 나눌 수 있다. 빈도는 문제 행동의 시작과 끝을 구분하기 쉬운 행동인 경우에 사용하고, 지속 시간은 연속하여 오랫동안 일어나는 문제 행동의 경우에 적합한 방법이다. 문제 행동의 측정 시간은 밥을 먹을 때 전체 시간(20~30분), 밥을 먹는 중 시간을 나누어서 매 5분, 10분마다 빈도를 측정할 수 있다.

2. 행동 치료 방법

1) 강화(reinforcement)

문제 행동을 적응 행동으로 변화시키는 가장 일반적인 방법으로 아동이 좋아하는 강화물을 제공하여 적절한 행동이 나왔을 때 원하는 자극을 제공하는 방법을 말한다. 강화는 물질적, 비 물질적 강화로 나눌 수 있으며, 강화의 형태에 따라 정적 강화와 부적 강화로 나뉜다. 정적 강화는 행동 수행 후 원하는 자극이나 보상을 얻게 되는 것이고, 부적 강화는 싫은 자극을 벗어나 불편함에서 벗어나 원하는 자극을 얻게 방법이다.

강화물에는 주로 좋아하는 장난감이나 음식, 텔레비전(동영상), 사회적 관심 등이 사용되고, 지각 장해 아동의 경우 불빛이나 그네 등의 감각 강화가 사용되기도 한다. 물질적 강화 외에 칭찬 및 사회적 인정, 스티커 판 등의 비물질적 강화로 적응 행동을 강화할 수 있으며, 강화물은 아동이 익숙해지지 않도록 적당한 정도만 제공하도록 한다. 또한 이 후 점진적으로 강화를 감소시키거나 지연시켜서 제공하거나 비정기적으로 강화를 제공하여 목적 행동이 강화 없이도 유지될 수 있도록 하는 것이 중요하다. 강화는 치료에 사용되는 강화물은 아동의 행동을 이끌어 낼 만큼 필요한 것이기 때문에 아동이 쉽게 얻을 수 없는 자극이어야 하며, 따라서 식사 시간에만 짧게 사용할 수 있도록 한다. 강화는 점진적으로 줄이거나 없애주어 외부적 보상이 없이도 최종 행동이 나타날 수 있도록 하고[4], 아동은 어떠한 적응 행동에 대해 강화를 받는 지에 대해서 명확히 아는 것이 중요하다.

아동이 좋아하는 강화물은 직접 관찰, 선호도(강화물) 조사서, 보호자 면담 등을 통하여 파악할 수 있다[12,13].

2) 소거(extinction)

소거법은 아동의 문제 행동 때문에 주위 사람들이 보였던 타이르기, 야단치기, 벌주기 등의 관심을 모두 중단하는 것으로, 먹기에 문제를 일으키는 행동을 무시하는 방법이다. 예를 들어 아동이 관심을 끌기 위하거나 싫어하는 것을 표현하기 위하여 음식을 던진다면, 음식을 던지는 행동에 대해서 싫어하는 표정 짓기, 던지지 말라고 말하기, 벌주기 등의 관심 행동을 하지 않아 그러한 행동으로 원하는 결과를 얻을 수 없다는 것을 알도록 한다. 이러한 방법은 추후에 소개되는 차등 보상법과 병행해서 사용하여 다른 적응 행동에 적절한 반응을 제공함으로써 적응 행동을 증가시키는 것이 바람직하다[11]. 특히 관심을 끌거나 상황을 조절하기 위한 수단으로 먹기 문제 행동을 사용하는 경우에 매우 효과적으로 적용할 수 있는 행동 치료 방법이다.

3) 회피 소거(escape extinction)

회피 소거는 아동이 먹는 상황을 피할 수 없는 상황으로 인식하게 하는 방법이다. 이러한 문제 행동의 예로는 식탁에서 일어나 다른 곳으로 자리 옮기기, 음식 반대 쪽으로 고개 돌리기, 제시된 음식에 입 벌리지 않기 등이 있다. 기본적으로 이탈할 수 없는 환경의 식탁(보드판, 벨트 고정 등)에서 먹게 하여 문제 행동이 발생하지 않게 하는 것이 선행되어야 하지만, 만약 음식을 먹지 않기 위해 식탁에서 일어난다면, 자리를 뜨기 전에 즉시 자세를 고쳐 잡아 자리에 앉게 하거나, 자리를 뜬 즉시 제자리에 앉혀 물리적으로 먹는 공간에서 벗어날 수 없음을 알도록 한다.

음식을 먹지 않고 회피하는 행동에는 크게 신체적 가이드와 수저 치우지 않기, 음식 다시 넣기 방법을 많이 사용하게 된다. 신체적 가이드는 아동의 음식 거부에 대한 부수적인 반응으로 치료사가 음식을 제공하지 않는 다른 쪽 팔로 아동의 머리를 조절하여 다른 방향으로 돌리지 못하게 하거나, 아동의 턱이나 아래턱 관절을 지긋이 압박하여 머리를 돌리는 등의 회피 행동을 물리적으로 제한하는 가이드 방법이다[1]. 수저 치우지 않기는 음식을 제공하였을 때 입을 벌리지 않는 아동에게 주로 사용하는 행동 치료 방법으로, 아동의 적절하지 않은 행동을 무시하고 저지하면서 아동에게 제시한 음식을 아동이 입을 벌리고 씹거나 마실 때 까지 숟가락을 입술에서 치우지 않아 아동으로 하여금 먹는 것을 피할 수 없게 만드는 방법이다. 음식 다시 넣기는 음식을 뱉는 것이 문제 행동인 아동에게 사용할 수 있는 치료법으로, 아동이 뱉어낸 음식을 다시 먹도록 하는 방법이다. 음식을 뱉는 방법이 먹는 상황을 회피하는 수단이 될 수 없을 알게 하는데 목적이 있으며, 위생상의 문제로 뱉은 음식을 다시 입에 넣는 것이 어렵다면, 같은 양의 음식을 다시 떠서 입안에 넣는 방법으로 치료할 수 있다[14]. 이 세 가지 방법은 아동이 먹는 행동을 피할 수 없는 상황으로 받아들여, 구강으로의 음식 섭취를 효과적으로 증진시킬 수 있는 방법이다[5].

4) 차등 보상(differential reinforcement of other behavior)

차등 보상 치료법은 고치려고 하는 특정 문제 행동 이외에 적응 행동 발현을 강화시킬 수 있는 다른 좋은 행동에 대해 집중적으로 칭찬해주거나 보상해 주어 적응 행동을 증진시키고, 상대적으로 문제 행동을 감소시키는 행동 치료 방법이다. 적절한 먹기 행동에 반응하고, 부적절한 행동에 반응하지 않으며, 때때로 신체적 가이드 방법과 함께 사용하여 적절한 먹기 반응을 이끌어내는 효과적인 방법이라고 할 수 있다[5]. 예를 들어 손가락으로 물건 두드리기 등의 문제 행동 때문에 숟가락을 잡지 않아서 먹는 것이 어려운 아동의 경우, 아동의 물건 두드리기 행동이 아닌 다른 적응 행동(물건 잡기, 손가락으로 누르기 등)에 대해서 보상해주고, 기능적으로 숟가락 사용으로 전환시키는 방법으로 문제행동을 감소시키고, 적절한 행동을 증진시킬 수 있다.

5) 감각 용암법(stimulus fading)

용암법이란 도움이나 자극의 양을 서서히 줄여서 목적 행동에 적응하도록 하는 방법을 말하는데, 감각 용암법은 음식의 질감, 온도, 변화 등 감각 자극에 민감한 아동에게 다양한 음식을 제공할 때 효과적인 방법이다.

감각 용암법은 감각을 체계적으로 변화시키는 방법으로서, 음식의 양 조절, 음식의 질감 변화, 온도 변화, 다양한 음식 먹기 등의 어려움이 있는 아동에게 현재 더 잘 먹고 있는 음식의 자극을 제공하고 변화시키려고 하는 자극을 포함시키는 방법이다[1].

예를 들어, 새로운 음식을 먹지 않아서 다양한 음식을 제공해야하는 경우, 많이 사용되는 방법으로는 선호하는 음식에 새로운 음식을 섞어서 제공하는 방법이다. 처음에는 선호하는 음식 90%에 새로운 음식 10%를 섞어서 제공하고, 다음에는 선호하는 음식 80%에 새로운 음식 20%를 섞어서 제공하면서 새로운 자극에 점진적으로 노출시키는 방법으로 새로운 음식의 비율을 점차적으로 늘리고 마지막에서는 목표한 음식, 감각에 거부 없이 적응하도록 하는 행동 치료 방법이다[15].

6) 행동 치료 적용 사례

경장 영양 아동의 음식 거부 실태와 튜브에서의 구강 영양으로의 전환(tube weaning)에 관련된 38편의 이전 연구들을 리뷰한 William 등은 의사, 작업치료사, 간호사, 영양사, 섭식 전문가(feeding specialist), 언어치료사 등 다학제적 팀의 치료 접근이 이루어졌으며, 장애 아동의 먹기 증진을 위해 하나 이상의 행동 치료 방법이 사용되는 것으로 나타났다. 먹기 문제 행동 치료를 위해 많이 사용되는 치료 방법으로는 회피 소거(83.3%), 차등 보상(77.1%), 감각 용암법이 많이 사용되었으며, 한 가지 방법이 아닌 다양한 방법의 행동 치료법을 사용하는 것이 효과가 좋았는데, 가장 많이 사용된 치료 방법은 1) 회피 소거, 차등 보상 조합, 2) 회피 소거, 차등 보상, 선행 자극 조작 조합 방법이 효과가 있었다[5].

3. 제한점

행동 치료 방법이 현재까지 소개된 먹기 문제 행동을 감소시키고, 섭취를 증가시키는 가장 효과적인 방법 중 하나라는 점은 분명하다. 그럼에도 불구하고 아동에게 부정적인 영향을 미칠 수 있는 제한점이 존재한다. 행동 치료법의 제한점은 먹기 행동을 증진시키기 위한 규칙적이고 구조화된 환경 및 경험으로 인해 먹기에 대한 부정적인 경험이 생길 수 있고, 음식에 대한 즐거운 경험이 부족해 질 수 있다는 것이다. 또한 보호자는 아동이 음식을 좋아하는지 좋아하지 않는지에 대한 신호를 알아차리기 어려울 수 있고, 아동에 대한 민감성이 저하되는 문제가 발생할 수 있어 먹기에 대한 부정적인 경험 및 심리적인 문제가 나타날 수 있어, 아동의 행동 및 심리 상태를 잘 관찰하면서 접근하는 것이 중요하다.

III. 심리적 접근법

경장 영양 등 먹기에 문제가 있는 아동에게 강압적이고 강제적인 치료를 적용하거나 행동 치료적인 접근을 통한 직접적인 먹이기가 아동에게 매우 스트레스를 줄 수 있고, 스트레스가 많아지면 치료 결과에 부정적인 영향을 줄 수 있다[16]. 먹는 활동을 치료하거나 경험하는 과정에서 압박을 주거나 제한을 하게 되면 먹기에 부정적인 경험을 하게 될 수 있어, 먹는 것에 더 까다로워지거나, 더 안전한 상황을 추구하게 되고, 먹는데 시간이 더 걸리기도 하는 등의 문제가 나타날 수 있다[8]. 따라서 먹는 상황에 긍정적으로 접근할 수 있도록, 보호자 – 아동 간의 상호 작용, 감각 놀이, 먹기 놀이 등 심리적인 방법으로 먹기 문제가 있는 아동을 치료할 수 있다. 심리적 접근은 보호자와 아동간의 상호 작용을 통한 먹기 증진에 관한 치료적 접근 및 다양한 먹기 활동 참여, 놀이 활동 등 강압적이지 않은 먹기 치료 접근, 음식의 빈번한 노출, 먹기에 도움이 되는 분위기 만들어 주는 방법이 이루어지고 있다[8,17-19].

1. 식사 시간 중 보호자 - 아동 상호작용

건강한 아동에 있어서, 먹는 활동은 엄마와 아동 사이의 가장 이른 사회적 활동으로 가정에서의 먹기 활동은 상호적 의사소통을 가능하게 한다. 먹기 상황에서 보호자와 아동간의 상호 작용을 통한 긍정적인 관계 유지는 아동의 영양 섭취 증가, 적절한 수준의 성장과 발달, 안녕에 긍정적인 연관성이 있어, 먹기와 관련된 보호자와 아동의 상호작용은 이른 시기에 적용되는 것이 중요하다[19,20].

3~6세 아동의 보호자 104명을 대상으로 아동의 먹기 문제와 기질, 보호자의 식이 제한, 아동의 먹기 습관을 확인해 본 연구에서, 보호자의 보고를 통해 확인한 아동의 음식 회피 행동은 아동의 감정, 기질, 엄마의 고강도 음식 조절, 다양한 음식 제공, 아동의 행동 조절을 위해 강화물(음식 등)를 제공하는 요소들과 연관이 있는 것으로 나타났다. 아동의 감정 접근과 엄마의 식사 제한 조정 치료 이후에는 엄마의 먹기 수행 과정이 영향을 많이 주는 것으로 나타나, 엄마와 아동과의 상호작용과 엄마의 적절한 먹이기 반응이 아동의 먹는 행동에 큰 영향을 주었다[19].

9~34개월의 먹기 문제가 있는 장애 아동 20명, 먹기 문제가 아닌 다른 문제가 있는 장애 아동 27명, 문제가 없는 정상 발달 그룹 아동 47명을 대상으로 가정에서의 엄마 - 아이 놀이 상황과 식사 중 사회적 행동(신체 접촉 패턴, 신체 접촉에 대한 반응, 근접 놀이 등)을 비교해 본 결과, 먹기 문제가 있는 아동은 다른 문제가 있거나 문제가 없는 정상 발달 아동에 비하여 덜 감정적이었으며, 부정적인 접촉이 많았고, 엄마의 접촉을 거부하는 행동이 더 많이 나타났다. 또한 아동은 엄마가 팔을 뻗으면 닿을 수 있는 거리 이상으로 멀리 있는 경우가 많으며, 식사 상황에서 회피(withdrawal) 행동이 더 많이 나타나 먹기 문제가 있는 아동에게서 친밀감, 신체 접촉 등의 상호 작용 어려움이 관찰되어, 가정 내에서의 먹는 활동이 보호자와 아동과의 상호관계가 중요한 영향을 끼치는 것으로 볼 수 있다[21].

엄마와 아이의 먹기와 관련된 상호 관계 문제는 발달, 아동의 편식, 자기 조절, 애착 관계 형성에 문제가 생길 수 있고 추후 지속적인 먹기 문제가 나타날 수 있는데, 상호작용을 배우게 되면 아이는 새로운 기술을 배울 기회가 더 많이 생기게 된다[3].

모델링(modeling)은 아동에게 바람직한 행동을 주변의 어른이나 형제, 정상 발달 아동이 보여주어 적절한 행동을 학습하게 하는 방법으로 가정에서는 주로 보호자가 모델링의 대상이 된다. 아동은 처음에는 언어적, 논리적 이유 없이 다른 사람의 행동을 따라하여 모방을 통해 학습하게 된다. 아동은 식사 시간에 일어나는 직접적인 경험을 통하여 언제, 어떻게, 무엇을 먹는지를 학습하게 되고 보호자는 아동들에게 이러한 경험을 시켜줄 수 있도록 시범을 보이며 긍정적인 경험을 제공해 줄 수 있다. 따라서, 보호자가 아동이 먹기 원하는 음식을 같이 먹거나 아동이 음식을 먹는 식사 시간에 가족 구성원이 같이 식사를 하도록 한다.

식사 시간에 먹기와 관련되어 긍정적인 표현 및 환경을 증진시키고, 부정적인 표현은 줄이도록 한다. 예를 들어 아동에게 먹는 것에 대해서 칭찬해주고, "이거 더 먹어볼까?" 등의 긍정적인 지시를 하고, "음식 던지지 마." 대신 "음식 그릇에 놓자." 등의 표현을 사용할 수 있다. 또한 보호자가 먹기와 관련되어 즐겁고 불쾌하지 않은 표현을 사용하여, 아동이 미리 음식이나 먹는 것에 대한 편견을 가지지 않도록 하는 것이 아동의 음식 섭취에 도움을 줄 수 있다.

2. 감각 접근

보호자는 아동에게 새로운 음식을 반복하여 먹을 수 있도록 격려하거나 강요하기도 하여 아동의 먹는 행동에 영향을 줄 수 있다[8]. 반복적인 맛보기는 새로운 음식을 좋아하는 것을 학습하게 되는 주요 과정으로, 친숙하지 않은 새로운 음식을 반복적으로 노출하면 아동의 음식 섭취 향상에 긍정적인 영향을 줄 수 있다[22].

소아기 아동은 직접 먹는 것을 배우고 새로운 음식을 시도하는데 있어서 질감에 많은 영향을 받게 된다[23]. 이러한 아동들은 감각 접근, 음식 단계적 제공(food chaining) 등의 방법들을 사용하여 맛, 향, 모양, 질감 등 먹기와 관련된 다양한 감각에 적응하고 익숙한 음식에서 새로운 음식으로 전환할 수 있도록 치료할 수 있다[23].

음식 단계적 제공은 아동이 기존에 잘 먹던 음식이나 경험해본 음식에서 새로운 음식 사이의 비슷한 점(맛, 질감, 온도)을 강조하여 먹는 범위를 확장시켜주는 방법이다[23]. 예를 들면, 감자 튀김만 주로 먹는 아동에게, ① 감자 튀김의 형태를 바꾸어 제공, ② 감자 튀김에 허용가능한 소스를 첨가하여 제공, ③ 다른 형태의 감자에 소스를 올려 제공, ④ 감자 요리에 허용가능한 재료(고기 등) 섞어서 제공, ⑤ 마지막으로, 고기 파이를 먹을 수 있도록 하는 것이다. 아동이 이러한 반복적인 노출을 통해 감각적으로 적응하는 과정을 거쳐 먹으려는 의지를 가지게 되면 아동들의 섭취를 향상시키는 데 도움을 준다[22].

조산, 튜브 영양 아동, 감각처리문제, 자폐스펙트럼장애 등 감각적인 문제가 있어 음식을 거부하는 아동들은 싫어하는 자극에 점진적으로 노출시켜 적응하는 것이 중요하다. 그 접근법으로는 음식, 재료와 같은 공간에 있기, 눈으로 보기, 냄새 맡기, 손으로 만지기, 입 대보기, 혀 대보기, 맛보기, 실제로 먹어 보기 등 심리적으로 적을 할 수 있도록 점진적으로 노출을 시켜 음식에 적응하고 실제로 먹기 행동으로 나타날 수 있도록 할 수 있다.

3. 놀이 활동 접근

음식과 관련된 놀이 활동 하기, 농작물 기르기, 요리하기 등 음식과 관련된 활동에 참여하는 즐거운 활동이 아동에게 먹을 기회를 더 많이 제공하게 된다[8]. 아동이 재료나 음식, 먹는 활동에 지속적이고 점진적으로 참여하는 것이 중요하고, 반복적인 학습을 통하여 적응할 수 있도록 한다.

오스트리아의 Graz 병원에서는 1987년부터 자발성을 중점적으로 스스로 먹고 싶을 때까지 최대한 직접적으로 먹이거나, 먹으라는 지시 또는 강요를 하지 않는 심리 치료 방법으로 의사, 심리치료사, 작업치료사 등이 포함된 다학제적인 Graz Model을 소개하였다[17]. 이 프로그램에서는 매일 한 시간 점심 시간을 통하여 꾸준히 소풍 놀이 시간을 제공하며, 식욕 조절 및 강화 전략을 전혀 사용하지 않고, 음식물을 제공한 후 자발적으로 탐색하고 경험할 수 있도록 하였다. 작업치료사는 매일 개별 치료 프로그램에서 감각, 조절, 인지, 감각 통합 등의 치료를 제공하여 아동이 음식에 적응할 수 있도록 치료를 진행하였다[17,18]. 이 치료 방법을 통하여 221명의 아동 중 91.8%가 경구영양으로 성공적으로 전환하였으며, 3주의 입원한 아동을 대상으로 한 결과 81.4%의 아동이 성공적인 전환이 가능하였다고 보고하고 있다.

또한 병원 치료실에서 그룹 집중치료프로그램을 통하여 구강 자극과 탈감각활동, 50mL의 물을 컵으로 마셔보기, 요리하여 먹기 등의 활동을 통한 치료[24], 행동 치료 접근과 놀이 접근을 사용하여 경장 영양 중인 아동에게 음악 듣기, 노래하기, 인형 먹여주기, 물놀이, 플라스틱 음식과 도구를 사용한 놀이 등 먹기와 관련된 놀이 활동을 제공하여[25], 자연스러운 일상 생활 참여와 놀이 활동을 통해 먹는 활동에 거부감을 줄이는 방법 등이 효과를 확인하기도 하였다. 음식의 질감, 맛, 향 등을 탐색하고 적응할 수 있는 다양한 형태의 감각 놀이, 자극 놀이, 또한 음식에 대한 편견을 없애고 다양한 음식에 대한 개념을 알고 경험할 수 있는 음식 교육 등이 먹기를 거부하거나 까다로운 아이의 음식 섭취를 향상시키는 데 도움이 되는 것으로 보고되고 있다. 먹기와 관련된 요리 활동도 음식과 먹기에 대한 즐거움을 향상시켜 까다로운 아이의 음식 섭취 향상에 긍정적인 영향을 미친다.

소아기의 먹기는 의학적, 기질적 문제, 운동 문제, 감각 문제, 인지 문제, 심리 행동 문제 등 다양한 요소에 의해서 영향을 받고 그 문제를 파악하여 치료를 하는 것이 중요하다. 먹기와 관련된 아동의 문제 행동의 원인은 다양하기 때문에 행동 치료법과 보호자와의 상호 작용, 감각 적용, 먹기 활동 참여 등의 심리적 접근 중 아동의 먹기 행동을 증진시킬 수 있는 하나 이상의 방법을 사용하여 치료하는 것이 효과적이다.

참고문헌

1. Keith EW, Douglas GF, Laura S. Food refusal in children: A review of the literature. Research in Developmental Disabilities 2010;31:625-633.
2. Sharon AC, Carol C, Linda GB. Food selectivity and sensory sensitivity in children with autism spectrum disorders. J Am Diet Assoc 2010;110:238-246.
3. Kelly V. Pediatric Feeding disorders : Evaluation and treatment.Framingham:Therapro,2012.
4. Suzanne EM, Marsha DK. Pre-feeding Skills(2nd-de). Tucson:Therapyskillbuilders,2000.
5. William GS, David LJ, Jane FM, Caitlin VH. Pediatric Feeding Disorders: A Quantitative Synthesis of Treatment Outcomes. Clin Child Fam Psychol Rev 2010;13:348-365.
6. Field D, Garland M, Williams K. Correlates of specific childhood feeding problems. Journal of Pediatrics and Child Health 2003;39:299-304.
7. Babibitt RL, Hoch TA, Coe DA, Cataldo MF, Kelly KJ, Stackhouse C. et al. Behavioral assessment and treatment of pediatric feeding disorders. Developmental and Behavioral Pediatrics 1994;15:278-291.
8. Klazine H. Overcoming picky eating enjoyment as central aspect of children's eating behavior. Appetite 2012;58:567-574.
9. Terence MD, Paul AS, E. Leigh G, Jason CH. Food neophobia and 'picky/fussy' eating in children: A review. Appetite 2008;50:181-193.
10. Archer LA, Rosenbaum PL, Streiner DL. The children's eating behavior inventory: reliability and validity results. J Pediatr Psychol 1991;16:629-642.
11. 정보인. 행동수정 이론에 의한 어린이 문제행동 지도. 서울: 중앙적성출판사; 2007.
12. Hoch T, Babbitt R, Coe D, Krell D, Hackbert L. Contingency contracting: Combining positive reinforcement and escape extinction procedures to treat persistent food refusal. Behavior Modification

1994;18:106-128.

13. Luiselli J, Gleason D. Combination sensory reinforcement and texture fading procedures to overcome chronic food refusal. Journal of Behavioral Therapy & Experimental Psychiatry 1987;18:149-155.
14. Coe D, Babbitt R, Williams L, Hajimihalis C, Synder A, Ballard C. et al. Use of extinction and reinforcement ot increase food consumption and reduce expulsion. Journal of Applied Behavior Anayalsis 1997;30:581-583.
15. Mueller PC, Patel M, Kelley M. Pruett A. Increasing variety of foods consumed by blending nonpreferred food into preferred foods. Journal of Applied Behavior Analysis 2004;37:159-170.
16. Benoit D, Wang EE, Zlotkin SH, Characteristics and outcomes of children with enterostomy feeding tubes. Pediatric Health Care 2001;6:132-137.
17. Burmucic K, Trabi T, Deutshmann A, Scheer PJ, Dunitz-Scheer M. Tube weaning according to the Graz model in two children with alagile syndrome. Pediatric Translation 2006;10:934-937.
18. Marguerite D, Arie L, Yehuda R, Elisabeth K, Hannes B, Chrstion B. Prevention and treatment of tube dependency in infancy and early childhood. Infant, Child, & Adolescent Nutrition 2009;1(2):73-82.
19. Faye CP, Claire VF, Caroline M. Food avoidance in children. The influence of maternal feeding practices and behaviours. Appetite 2011;57:683-692.
20. Sarah JM, Gillian H, Jacqueline B. Tube feeding in infancy: implications for the development of normal eating and drinking skills. Dysphagia 2005;20:46-61.21. Ruth F, Miri K, Orna G, Sam T. Mother-child patterns in infant feeding disorders: relation to maternal, child, and environmental factors. Journal of American Academy of Child and Adolescent Psychiatry 2004;43(9):1089-1097.
21. Hely T, Sari M. Reluctant trying of an unfamiliar food induces negative affection for the food. Appetite 2010;54:418-421.
22. Mark F, Sibyl C, Cheryl S, Chris M, Laura W, Cheri F. Food chaining: A systematic approach for the treatment of children with feeding aversion. Nutrition in Clinical Practice 2006;21:182-184.
23. Celia H, Abi F, Juled W. Evaluation of an intensive desensitisation, oral tolerance therapy and hunger provocation program for children who have had prolonged periods of tube feeds. International Journal of Evidence Based Healthcare 2010;8:268-276.
24. Sandra BD, Ada HJ, Marty B. The transition from nonoral to oral feeding in children. American Journal of Occupational Therapy 1991;45(5);402-408.

찾아보기

ㄱ

ㄷ

ㄹ

ㅁ

ㅂ

ㅅ

ㅇ

ㅈ

ㅊ

ㅋ

ㅌ

ㅍ

ㅎ

기타

A~Z